内 科

新医师手册

岳桂华　覃裕旺　马　宁　主编

（第三版）

U0210291

化学工业出版社
·北京·

本书详细介绍了内科各系统常见疾病的问诊要点、查体要点、辅助检查、诊断、鉴别诊断和治疗等内容；在治疗部分采用处方的形式列出不同的治疗方案，并对处方和药物使用做了详细说明。本书适合青年内科医师、研究生、实习生和进修生阅读。

图书在版编目（CIP）数据

内科新医师手册/岳桂华，覃裕旺，马宁主编．—3版．
北京：化学工业出版社，2017.3（2020.1重印）
　　ISBN 978-7-122-28965-0

　　Ⅰ．①内…　Ⅱ．①岳…②覃…③马…　Ⅲ．①内科-疾病-诊疗-手册　Ⅳ．①R5-62

中国版本图书馆 CIP 数据核字（2017）第 017634 号

责任编辑：赵兰江　　　　　　　文字编辑：何　芳
责任校对：宋　夏　　　　　　　装帧设计：张　辉

出版发行：化学工业出版社
　　　　　（北京市东城区青年湖南街 13 号　邮政编码 100011）
印　　刷：北京京华铭诚工贸有限公司
装　　订：三河市振勇印装有限公司
710mm×1000mm　1/32　印张 17½　字数 488 千字
2020 年 1 月北京第 3 版第 4 次印刷

购书咨询：010-64518888
售后服务：010-64518899
网　　址：http://www.cip.com.cn
凡购买本书，如有缺损质量问题，本社销售中心负责调换。

定　　价：58.00 元　　　　　　　　　版权所有　违者必究

编 写 人 员

主　　编　　岳桂华　　覃裕旺　　马　宁

副 主 编　　朱志华　　韦庆丰　　张爱珍　　赵　媚

编写人员　　马　宁　　马晓聪　　韦庆丰　　朱志华

　　　　　　邓学秋　　卢双双　　冯毅慧　　张爱珍

　　　　　　张进进　　杨　琪　　李玉华　　李芳艳

　　　　　　李建橡　　陈春玲　　岳桂华　　赵　媚

　　　　　　胡庆磊　　覃裕旺　　蔡　涛

第三版　前言

《内科新医师手册》第二版出版已5年时间，得到读者厚爱，我们组织了内科的专家对第二版进行了修改，增加了内科常见病种，如"病毒性肺炎"、"呼吸衰竭"、"胸腔积液"、"功能性消化不良"、"功能性便秘"、"非酒精性脂肪肝"、"酒精性肝病"、"良性小动脉性肾硬化症"、"泌尿系结石"、"甲状腺结节"、"更年期综合征"、"急性脊髓炎"、"失眠症"等，而对于第二版中的第一章"内科医师的要求与工作管理"等章节，考虑到专著中多有论述，故删去。重点增加了内科学常见疾病的新概念、新药物，同时特别增强了辅助检查和实验室检查，以便读者更好地了解疾病的诊断，我们也特别对鉴别诊断做了充实和完善，以开阔临床思维。

第三版书稿完成后，编写人员多次对书稿进行了校对和修改，但正如第一版前言所说，医学发展迅速，加上患者自身情况各不相同，各医院的医疗条件和医疗水平参差不齐，临床医师参考该书诊疗方案时，一定结合患者的具体情况及医院的医疗条件。本书编写中我们尽力保持章节规范，但多人编写，编写风格定会有些差异，且疾病临床表现、检查、治疗千差万别，不能保持完全一致。疏漏和不妥之处在所难免，望同道在阅读使用过程中多提宝贵意见，以便再版时更趋完善。

编者
2017年2月

第二版　前言

内科学是对医学科学发展产生重要影响的临床医学学科。它是一门涉及面广和整体性强的学科。它是临床医学各科的基础学科，所阐述的内容在临床医学的理论和实践中有其普遍意义，是学习和掌握其他临床学科的重要基础。新医师内科手册出版以来，深受读者欢迎，是对我们的鼓励，也让我们责任倍增。所以我们重新组织相关专业的经验丰富、熟练掌握各种内科疾病的临床专家，在第一版基础上，重编编写了新医师手册。能让新医师尽快熟悉内科常见病、多发病的诊疗常规，简明扼要，便于临床参考，是我们二版组稿的重点思考。

再版时我们增加了常见的病种，如心肌病、脂肪肝、急性胃炎、肥胖、三叉神经痛、单纯性甲状腺肿等疾病；同时也增加了慢性呼吸衰竭、自发性气胸、急性心力衰竭、肺栓塞、心肺复苏等危重疾病，以便临床快速查阅，迅速处理，增强内科急诊诊治水平；对常见的肿瘤诊治也做了介绍，以便对其诊断、常规用药有所了解。再版时我们保留了特色的问诊要点、诊断标准、辅助检查项目、药物治疗的处方形式、用法、用量、使用的注意事项等，也根据新进展增加了部分内容，尤其是更加注重了药物说明。

再版书稿完成后，虽然我们编写人员对书稿进行了多次修改，但正如第一版所说，医学发展迅速，加上患者自身情况各不相同，各医院的医疗条件水平参差不齐，临床医师参考该书诊疗方案时，一定结合患者的具体情况及医院的医疗条件。我们尽力保持章节规范，但多人编写，编写风格略有差异，且疾病临床表现、检查、治疗千差万别，不能保持完全一致。疏漏和不妥之处在所难免，望同仁不吝赐教，以资修订。

编者
2011 年 6 月

第一版　前言

随着人们生活水平的提高，人民群众对健康的需求越来越高，对医师的要求也越来越高。然而医学的基础及临床研究日新月异，各种新概念、新理论、新治疗观念不断出现，且内科疾病病种多，病情复杂，如何全面、准确掌握内科常见病、多发病诊疗常规是内科新医师面临的挑战。对刚刚进入医院的新医师来说，他们是一组特殊群体，如何尽快从一名医学生转变内科医生？虽然他们经过系统的基础及临床培养训练，各有所长，但他们面临新的工作环境、工作压力，迫切需要一本内容丰富、资料新颖、便于查阅、贴近临床的内科参考书。为使他们尽快熟悉内科工作常规，本书编者在长期的内科实践中，查阅相关内科学进展，编成这本深入浅出、通俗易懂的手册。

本书所述均为内科常见病、多发病，内容实用、简明，包括问诊的要点、查体要点、诊断的标准、辅助检查的项目及治疗，治疗方面重点说明了药物治疗的处方形式、用法、用量、使用的注意事项，可以使新医师对常见内科疾病的诊治有概况的了解，便于临床查阅使用。同时本书对临床新医师常见的临床操作、化验室检查也作了清晰的编写，便于查阅。该书不仅适合于新的住院医生，而且适合广大基层医生参考。

本书中所介绍的诊疗方法是编者根据当前的观点和临床经验编写，但医学发展迅速，加上患者自身情况各不相同，各医院的医疗条件水平参差不齐，临床医师参考该书诊疗方案时，一定要结合患者的具体情况及医院的医疗条件。我们在编写过程中力求本书内容实用、新颖、全面及阐述简明准确，但疏漏和不妥之处在所难免，望同仁不吝赐教，以资修订。

编者
2008 年 6 月

目　录

第一章 呼吸系统疾病

第一节 急性上呼吸道感染

急性上呼吸道感染是鼻腔、咽或者喉部急性炎症的概称。常见的病原体为病毒，少数是细菌。大部分患者临床症状轻微，且能自限，但某些较重的患者也很危急。

一、问诊要点

临床表现个体差异大。应注意询问患者是否急性起病，有无喷嚏、鼻塞、流清水样鼻涕等卡他症状。有无咽痛、咽痒、烧灼感或声嘶的表现，有无畏寒和高热。发病前有无诱发因素，如受凉、淋雨、疲劳过度等。有无头痛、耳痛、听力下降、游走性关节疼痛等伴随症状。有无心悸、气短、呼吸困难、心前区闷痛及心律失常且活动后加剧等。有无肺结核、肺气肿、支气管扩张症等病史。有无吸烟史，如有，应询问吸烟的每日支数及吸烟年数。

二、查体要点

① 可见鼻腔黏膜、咽部充血，甚至有喉头水肿。

② 可有扁桃体肿大、充血甚至化脓。

③ 有时咽部、软腭及扁桃体表面可有灰白色疱疹及浅表溃疡。

④ 肺部有无异常体征。

三、辅助检查或实验室检查

(1) 外周血象 病毒性感染时白细胞计数正常或偏低，淋巴细胞比例升高。细菌性感染时，白细胞总数和中性粒细胞比例可增多，可出现核左移现象。

(2) 病原学检查 一般情况下可不做。必要时可用免疫荧光法、酶联免疫吸附检测法、血清学诊断法或病毒分离和鉴定方法确定病毒的类型。细菌培养和药物敏感试验有助于细菌感染的诊断和治疗。

四、诊断和鉴别诊断

1. 诊断

（1）存在受凉、淋雨、过度疲劳等诱因。

（2）症状　上呼吸道症状可有鼻塞、流涕、咽痒、咽痛等。全身症状可有畏寒、发热、全身酸痛、乏力、头晕、头痛、便秘、腹泻等。部分患者可伴发单纯性疱疹。

（3）查体　咽部充血，咽后壁有滤泡增生，双侧扁桃体可有肿大或有脓点。胸部听诊无呼吸音减低、支气管呼吸音、胸膜摩擦音和湿啰音等。

（4）血常规　病毒感染时白细胞计数正常或偏低，淋巴细胞比例升高；细菌感染时白细胞计数常增多，有中性粒细胞增多和核左移现象。

（5）鼻咽渗出物涂片镜检有助于细菌感染和过敏反应的鉴别。病毒感染早期阶段，鼻咽部分泌物可做病毒学鉴定。血清学检查可证实特异性感染。

2. 鉴别诊断

（1）过敏性鼻炎　临床症状与本病相似，易于混淆。过敏性鼻炎与本病不同之处包括：①起病急骤，可在数分钟内突然发生，亦可在数分钟至2h内症状消失；②鼻腔发痒、频繁喷嚏、流出多量清水样鼻涕；③发作与气温突变或与接触周围环境中的变应原有关；④鼻腔黏膜苍白、水肿，鼻分泌物涂片可见多量嗜酸粒细胞。

（2）流行性感冒　患者可有上呼吸道感染表现，但具有下列特点：①传染性强，常有较大范围的流行；②起病急，全身症状较重，有高热、全身酸痛和眼结膜炎；③鼻咽部炎症症状和体征较轻；④致病原是流感病毒，患者鼻洗液中黏膜上皮细胞的涂片标本，经过荧光标记的流感病毒免疫血清染色检查、核酸或病毒分离等可明确诊断。

（3）急性传染病　麻疹、脊髓灰质炎、脑炎等急性传染病的早期常有鼻塞、发热、头痛等上呼吸道症状，易与本病混淆。对于在上述传染病流行季节和流行地区有上呼吸道感染症状的患者，应密切观察病情变化，进行必要的实验室检查。

（4）急性气管-支气管炎　以急性咳嗽、咳痰为主要表现，上呼吸道症状轻，血象见白细胞、中性粒细胞升高，X 线胸片可见肺纹理增强。

3. 分型

分为普通感冒、病毒性咽-喉炎、疱疹性咽峡炎、咽-结膜炎、细菌性咽-扁桃体炎。

五、治疗

1. 一般治疗

注意休息、多饮水、吃富含维生素的食物，保持室内空气流通。

2. 药物治疗

（1）发热的处理

处方一　布洛芬　0.2g po bid

处方二　对乙酰氨基酚　0.5g po tid

处方三　尼美舒利　0.1g po bid

处方四　复方氨林巴比妥注射液　2mL im st

【说明】以上药物用于发热而且体温超过 38.5℃的患者。消化性溃疡患者慎用。

（2）咽痛的处理（可以选下列 1～2 种药物）

处方一　银黄含化片　1 片 含服 qid

处方二　西瓜霜润喉片　1 片 含服 qid

处方三　西瓜霜喷剂　2 喷 喷咽喉 qid

（3）鼻部充血、鼻塞流涕的处理

可用 1％麻黄碱滴鼻。

【说明】高血压病、甲状腺功能亢进症慎用。

（4）复方制剂

处方一　氨酚伪麻美芬片/氨麻苯美片（白加黑）　1 片 po bid

处方二　氨咖黄敏胶囊　1 片 po tid

处方三　新康泰克胶囊　1 片 po bid

【说明】 以上处方药由多种药物复合制成，用于局部卡他症状及全身症状均有的感冒患者。

（5）抗病毒治疗

处方一　吗啉胍　0.2g po tid

处方二　利巴韦林　0.1g po tid

处方三　金刚乙胺　0.1g po bid

处方四　5%葡萄糖　250mL ┐
　　　　利巴韦林　0.3～0.5g ┘iv drip qd

　　或　5%葡萄糖　250mL ┐
　　　　阿昔洛韦　0.5g ┘iv drip qd

【说明】 口服或静脉用药根据患者病情使用。因可影响早期胎儿的发育，故孕妇禁用。

（6）中药对治疗普通感冒有一定疗效

处方一　感冒冲剂　1包 po tid

处方二　板蓝根冲剂　1包 po tid

处方三　银翘解毒片　3片 po tid

（7）抗细菌治疗

处方一　阿莫西林　0.5g po tid

处方二　头孢拉定　0.5g po tid

处方三　罗红霉素　0.15g po bid

处方四　左氧氟沙星　0.2g po bid

处方五　生理盐水　100mL ┐
　　　　青霉素　320万～400万U ┘iv drip bid～tid AST 后

处方六　生理盐水　100mL ┐
　　　　头孢呋辛　1.5～3.0g ┘iv drip bid AST 后

处方七　5%葡萄糖　500mL ┐
　　　　阿奇霉素　0.5g ┘iv drip qd

【说明】 当急性上呼吸道感染由细菌引起时，如细菌性咽炎、扁桃体炎及并发细菌性鼻窦炎、中耳炎、气管-支气管炎时，表现有高热，见脓性分泌物、脓痰等，必须用抗菌药物治疗。轻症口服，重症宜静脉滴注。

第二节　急性气管-支气管炎

急性气管-支气管炎是病毒或细菌感染、物理、化学性刺激或过敏因素等对气管-支气管黏膜所造成的急性炎症，是一种自限性的下呼吸道疾病。

一、问诊要点

患者就诊时，应询问患者咳嗽、咳痰的时间，咳嗽的声音，是否伴有声音嘶哑等。询问患者痰液的量、颜色，痰中是否带有血丝。询问有无鼻塞、咽痛、流涕等上呼吸道感染的前驱症状。有无乏力、畏寒、发热和肌肉酸痛等症状。是否伴有胸闷、哮鸣、气急的症状。咳嗽剧烈时有无恶心、呕吐、胸部、腹部肌肉疼痛。有无肺结核、支气管扩张症的病史。是否有吸烟史，如有，应询问吸烟的每日支数及吸烟年数。

二、查体要点

① 部分患者两肺呼吸音正常。

② 少数患者可在两肺听到干性啰音，咳嗽后消失；肺底部偶可听到湿性啰音，伴有支气管痉挛时，可听到哮鸣音。

三、辅助检查或实验室检查

（1）血液检查　多数患者的白细胞计数和分类无异常，细菌感染时白细胞总数和中性粒细胞可增多。

（2）痰液检查　痰涂片和培养可发现致病菌。

（3）胸部 X 线　多数表现为肺纹理增粗，少数病例无异常。

四、诊断和鉴别诊断

1. 诊断

① 起病急，常先有鼻塞、流涕、咽痛、自觉咽喉部发痒、头痛、发热等上呼吸道感染症状。

② 主要症状为咳嗽、咳痰。开始时为干咳，1～2 天后开始有痰，初为黏液性痰，渐演变为黏液脓性痰。可有胸骨后疼痛感。

③ 肺部多无阳性体征，部分可有两肺呼吸音粗，散在干湿啰

音，啰音部位不固定。

④ 白细胞计数及分类可升高。痰培养或涂片、血清学检查等有时能发现病原体。X线胸片大多正常或见肺纹理增粗。

2．鉴别诊断

（1）流行性感冒　与急性支气管炎颇为相似，但前者常呈规模不一的流行性暴发，起病急骤，全身症状明显，有高热、头痛和全身肌肉酸痛，依据病毒的分离和补体结合试验可确诊。

（2）急性上呼吸道感染　鼻咽部症状明显；一般无显著的咳嗽咳痰；肺部无异常体征；胸部X线未见异常。

（3）其他疾病　需与许多严重的下呼吸道疾病如肺结核、肺脓肿、支原体肺炎鉴别。

五、治疗

1．一般治疗

休息，多饮水，补充足够的热量。注意保暖。吸烟者应戒烟。

2．药物治疗处方

（1）抗细菌药物治疗

处方一　阿莫西林　0.5g po tid

处方二　头孢拉定　0.5g po tid

处方三　罗红霉素　0.15g po bid

处方四　左氧氟沙星　0.2g po bid

处方五　生理盐水　100mL
　　　　青霉素　320万～400万U ｜ iv drip bid～tid AST 后

处方六　生理盐水　100mL
　　　　头孢呋辛　1.5～3.0g ｜ iv drip bid AST 后

处方七　5%葡萄糖　500mL
　　　　阿奇霉素　0.5g ｜ iv drip qd

处方八　生理盐水　100mL
　　　　左氧氟沙星　0.2g ｜ iv drip bid

【说明】　急性气管-支气管炎由细菌引起时可根据经验使用以上抗菌药物治疗，当有病原菌阳性结果时再根据病原菌药物敏感试验结果适当调整。轻症一般口服用药，病情较重时以静脉滴注用药为宜。孕妇及未成年人忌用喹诺酮类药物。

（2）化痰止咳

处方一　肺力咳合剂　10mL po tid

处方二　复方甘草合剂　10mL po tid

处方三　盐酸氨溴索口服液　10mL po tid

处方四　5%葡萄糖　100mL　｜ iv drip bid
　　　　盐酸氨溴索　30mg　｜

【说明】　以上药物用于痰多或痰不易咳出的患者。

（3）伴有气喘的治疗

处方一　氨茶碱　0.1～0.2g po tid

处方二　茶碱缓释片　0.1～0.2g po bid

处方三　特布他林　2.5mg po tid

处方四　丙卡特罗　25～50μg po bid

处方五　5%葡萄糖　250mL　｜
　　　　氨茶碱　0.25～0.5g　｜ iv drip qd
　　　　地塞米松　5mg　｜

【说明】　以上药物用于气喘、两肺听诊有哮鸣音患者。轻症一般口服用药，病情较重时以静脉滴注用药为宜。氨茶碱静注过快会引起心跳骤停，所以氨茶碱静脉用药时宜静脉滴注。氨茶碱成人用量一般不超过 1.0g/d（包括口服和静脉用药）。使用地塞米松针时注意保护胃黏膜。

（4）对久咳不愈的患者可适当应用镇咳药物

① 喷托维林（咳必清）　25～50mg po tid

② 可待因　10～30mg po tid

【说明】　用于干咳无痰或少痰患者。痰多患者忌用，严重者可用可待因缓解症状。

第三节　细菌性肺炎

细菌性肺炎常见的病原体有肺炎链球菌、金黄色葡萄球菌、流感杆菌、肺炎军团菌、革兰氏阴性菌、厌氧菌等。

一、肺炎链球菌肺炎

肺炎链球菌肺炎是社区获得性肺炎的一种重要类型。发病率高，病死率也很高。多呈肺段或肺叶分布的急性炎性实变。近年来，肺炎链球菌对青霉素、β-内酰胺类等抗生素的耐药率逐渐上升。

（一）问诊要点

询问患者有无发热、畏寒，发热的时间和程度。有无咳嗽、咳痰，并询问咳嗽的性质、咳痰的量、颜色及性状。应询问有无呼吸困难和胸痛，是否放射到肩部、腹部等。是否伴随头痛、恶心、呕吐、食欲下降等。是否急性起病，有无疲劳、淋雨、喝酒、精神刺激等。询问有无慢性疾病如慢性阻塞性肺病、支气管扩张症、充血性心力衰竭、免疫缺陷病等病史。

（二）查体要点

① 患者多呈急性病容，体温 39～39.5℃。

② 呼吸浅促，鼻翼扇动，少数有口唇周围单纯性疱疹，口唇发绀。

③ 患侧肺部呼吸幅度减低，局部触觉语颤增强，叩诊呈浊音，有叩击痛，呼吸音减低，或呈支气管肺泡呼吸音，吸气相湿性啰音。

④ 如有上腹部压痛，可能由于炎症累及膈胸膜，应注意与腹部疾病的鉴别。

（三）辅助检查或实验室检查

（1）血液检查　白细胞总数增高，中性粒细胞可达 80% 以上，伴明显的中性粒细胞核左移。老年人及免疫力低下者则白细胞增高不明显，但分类中性仍占 80% 以上。

（2）痰液、血液培养检查　外观可见血痰或铁锈色痰，黏液脓性痰涂片染色革兰氏阳性球菌阳性。培养可分离出肺炎链球菌。

（3）影像学检查　早期纹理增粗或受累的肺段、肺叶稍模糊，随着病情的发展，表现为大片炎症浸润阴影。在实变的阴影中可见支气管充气征，少数患者肋膈角可见少量积液。消散期炎症逐渐吸收，可有片状区域吸收较快，呈现"假空洞"征。阴影完全消散需 2～3 周。老年人病灶吸收较慢，容易出现吸收不完全而成为机化性肺炎。

（四）诊断和鉴别诊断

1. 诊断

① 病前常有受凉淋雨、疲劳、醉酒、病毒感染等诱因。

② 起病多急骤，有稽留热、痰带血或呈铁锈色、胸痛等典型症状。

③ 有叩诊呈浊音、触觉语颤增强及支气管呼吸音等典型肺实变体征。

④ 痰涂片或痰培养等病原菌检测是确诊本病的主要依据。

⑤ X线检查显示有肺纹理增粗、片状实变阴影、支气管气道征，或者出现胸腔积液，但脓胸和空洞不多见。

2. 鉴别诊断

（1）与肺结核鉴别　肺结核多有全身中毒症状，如午后低热、盗汗、疲乏无力、体重减轻、失眠、心悸等。X线胸片见病变多在肺尖或锁骨上下，密度不匀，消散缓慢，且可形成空洞或肺内播散。痰中可找到结核杆菌。一般抗菌药物治疗无效。

（2）与急性肺脓肿鉴别　早期临床表现与肺炎链球菌肺炎相似。但随着病程进展，咳出大量脓臭痰为肺脓肿的特征。X线片显示脓腔及气液平，易与肺炎相鉴别。

（3）肺癌　多无急性感染中毒症状，有时痰中带血丝。血白细胞计数不高，若痰中发现癌细胞可以确诊。肺癌可伴发阻塞性肺炎，经抗生素治疗后肺炎症不易消散，或可见肺门淋巴结肿大，有时出现肺不张。若经过抗生素治疗后肺部炎症不易消散，或暂时消散后于同一部位再出现肺炎，应密切随访，尤其是有吸烟史及年龄较大的患者，更需加以注意，必要时进一步做 CT、MRI、纤维支气管镜和痰脱落细胞等检查，以免贻误诊断。

（五）治疗

1. 一般治疗

休息，多饮水，进易消化食物。患者如有发展为休克、急性呼吸窘迫综合征的危险，应及时入院，密切观察病情，监测生命体征，严重病例收进 ICU。有呼吸衰竭病例经治疗无改善者应行机械通气。

2．药物治疗

（1）抗生素治疗

处方一　青霉素　80万 U im tid（轻症患者）

生理盐水　100mL
青霉素　320万～480万 U ｜ iv drip q6h（重症患者）

处方二　5%葡萄糖　250mL
红霉素　0.5g ｜ iv drip bid（慢）

处方三　5%葡萄糖　250mL
克林霉素　0.6g ｜ iv drip bid

处方四　5%葡萄糖　250mL
阿奇霉素　0.5g ｜ iv drip qd

【说明】　肺炎球菌肺炎首选青霉素，用量及用药途径视病情而定。青霉素用药前需做皮试。滴注时每次量尽可能在1h内滴完。大剂量青霉素可发生抽搐等神经系统反应。红霉素不宜用生理盐水或糖盐水稀释。红霉素为最早应用的大环内酯类，疗效显著，但有严重的胃肠道副作用如恶心、呕吐，甚至引起肝脏损害、皮疹，妊娠及哺乳期妇女慎用，静脉应用时要慢。罗红霉素、克林霉素、阿奇霉素副作用与红霉素相同，但较轻。

处方五　生理盐水　100mL
头孢唑林钠　2.0g ｜ iv drip bid AST 后

处方六　生理盐水　100mL
左氧氟沙星　0.2g ｜ iv drip bid

处方七　莫西沙星氯化钠注射液　0.4g iv drip qd

处方八　生理盐水　100mL
头孢曲松钠　2.0～4.0g ｜ iv drip qd AST 后

处方九　生理盐水　100mL
头孢噻肟钠　1.0～2.0g ｜ iv drip q8h AST 后

【说明】　左氧氟沙星的副作用为恶心、呕吐等胃肠道不适，皮疹，肝功能异常。妊娠及哺乳期妇女、癫痫患者及16岁以下儿童忌用。对青霉素过敏者慎用头孢菌素类抗生素。

处方十　生理盐水　250mL ｜ iv drip q12h
　　　　万古霉素　0.5g ｜

【说明】　对于青霉素耐药的肺炎链球菌，建议使用头孢噻肟钠或者头孢曲松。对于青霉素高耐药肺炎链球菌，推荐使用万古霉素或新氟喹诺酮类如左氧氟沙星、莫西沙星等。

抗菌药物的疗程通常为 14 天，或在退热后 3 天停药，或由静脉用药改为口服，维持数日。

（2）降温治疗

非处方　冰敷大动脉（如额部、颈部、腋窝、腹股沟）物理降温，酒精擦浴物理降温

处方一　对乙酰氨基酚　0.5g po tid

处方二　布洛芬片　0.2g po tid

处方三　尼美舒利片　0.1g po bid

处方四　复方氨林巴比妥　2mL im st

【说明】　以上处方用于发热而且体温超过 38.5℃ 的患者。

（3）中药治疗

处方一　5% 葡萄糖　250mL ｜ iv drip bid
　　　　清开灵　20～30mL ｜

处方二　5% 葡萄糖　250mL ｜ iv drip qd
　　　　痰热清　20～30mL ｜

二、葡萄球菌肺炎

葡萄球菌肺炎是由致病性葡萄球菌引起的急性肺化脓性炎症。临床病情较重，细菌耐药率高，预后多较凶险。金黄色葡萄球菌是葡萄球菌属中最重要的致病菌，致病力极强，死亡率高。

（一）问诊要点

应注意询问患者发热的时间、热型，是否有高热、寒战；询问咳嗽、咳痰的性状以及痰量，有无痰中带血或脓血痰或粉红色乳样痰，有无臭味；有无胸痛、呼吸困难；有无皮肤感染灶如痈、疖、毛囊炎、蜂窝织炎等；有无流感病史；发病后是否诊治，如有，应询问诊断、治疗过程和疗效情况。应注意询问有无糖尿病、肝病营养不良及免疫功能低下或缺陷等基础疾病史。

（二）查体要点

① 起病急骤，体温高达 39～40℃，呈稽留热型，有畏寒、寒战。

② 有显著的毒血症症状，如出汗、食欲缺乏、乏力。少数体质衰弱者可出现精神萎靡，甚至神志模糊。

③ 呼吸困难，发绀，起病数天后两肺听诊可有散在湿性啰音，并发脓气胸可有相应的体征。

④ 注意腹部体征，尤其是肝脏有无触痛、叩击痛等。

⑤ 皮肤特别是下肢是否有破损和感染灶存在，如有这些体征，肺炎则由血行播散所引起。

（三）辅助检查或实验室检查

(1) 血液检查　血常规白细胞总数增高，伴明显的中性粒细胞核左移。重症患者不升高反而降低。C反应蛋白（CRP）可升高。

(2) 痰液、血液培养检查　细菌学检查是确诊葡萄球菌肺炎的依据。痰液涂片革兰氏染色可见成堆革兰氏染色阳性球菌和成堆脓细胞。如痰涂片上的白细胞内有吞噬的革兰氏染色阳性球菌诊断具有意义。痰液、血培养可呈阳性。胸腔积液、肺穿刺物和血培养分离到葡萄球菌具有肯定诊断价值，其他标本包括下呼吸道防污染技术所采集到的标本培养到葡萄球菌，其诊断价值需结合临床进行判断。

(3) 影像学检查　具有多形性、易变性特征，早期为多发片状阴影，逐渐形成脓肿，脓肿形成空洞并有液平，也可有单个液气囊腔，亦常有脓气胸。炎性浸润、肺脓肿、肺气囊、脓肿或脓气胸四大X线征象，在不同类型和不同病期以不同的组合表现。从临床过程来看，除早期病变发展迅速外，金黄色葡萄球菌肺炎的另一特征为呈迁徙性，当临床表现已明显缓解时，肺气囊肿仍可存在数月，最后可自然痊愈。治疗有效时，病变消散，阴影密度逐渐减低，2～4周后病变完全消失，偶可遗留少许条索状阴影或肺纹理增多等。

（四）诊断和鉴别诊断

1. 诊断

① 病前常有皮肤疖、痈、伤口感染史或基础疾病如糖尿病、

12

血液病、艾滋病、肝病等病史。

②起病多急骤，发热，寒战，咳嗽，咳脓痰或脓血痰，胸痛及呼吸困难等。老年人多不典型。

③体征在早期不明显，有大片支气管肺炎或脓肿时叩诊可浊音、实音，触觉语颤增强，听诊可闻及湿啰音。

④痰涂片、痰培养或血培养等病原菌检测是确诊本病的主要依据。

⑤外周血白细胞可高达 20×10^9/L，重症者白细胞可低于正常。

⑥X线检查可有肺浸润、肺脓肿、肺气囊肿和脓胸、脓气胸等X线征象。

2. 鉴别诊断

（1）革兰氏阴性杆菌肺炎　多见于体弱、心肺慢性疾病或免疫缺损患者，常为医院内获得性感染，痰多，呈砖红色胶冻样或灰绿色，X线胸片表现常呈多样性可为大叶实变，好发于右肺上叶、双肺下叶；或多发性蜂窝状肺脓肿、叶间隙下坠。血白细胞正常或增加。痰和（或）血的细菌培养阳性是确诊的依据。

（2）干酪性肺炎　患者常有低热、乏力，痰中容易找到结核菌。X线片显示病变多在肺上部，呈大片浓密阴影，密度不均，历久不消散，且可形成空洞和肺内播散。

（3）急性肺脓肿　早期临床表现与肺炎球菌肺炎相似，但于发病后 10~14 天咳出大量臭脓痰，X线片显示大片浓密浸润阴影，并有脓腔和液平形成。

（4）肺癌　肺癌可伴阻塞性肺炎，患者一般不发热或仅有低热，血白细胞计数不高，抗生素治疗后炎症吸收缓慢或炎症吸收后出现肿块阴影。对于有效抗生素治疗下炎症久不消散或消散后又复出现者，尤其是年龄较大的患者，应注意肺癌所致阻塞性肺炎的可能性。

（五）治疗

1. 一般治疗

休息，加强营养，进易消化食物，防止脱水和电解质紊乱，保护重要脏器的功能。

2. 药物治疗

抗生素治疗

| 处方一 | 生理盐水 | 100mL | iv drip bid AST 后 |
| | 苯唑西林钠 | 3.0g | |

| 处方二 | 生理盐水 | 100mL | iv drip q8h AST 后 |
| | 头孢唑林钠 | 1.0g | |

| 处方三 | 生理盐水 | 100mL | iv drip q12h（缓慢） |
| | 万古霉素 1.0g | | |

| 处方四 | 生理盐水 | 100mL | iv drip q12h（缓慢） |
| | 去甲万古霉素 | 0.8g | |

【说明】 近年来，金黄色葡萄球菌对青霉素的耐药率很高，因此选用耐青霉素酶的半合成青霉素或头孢菌素。如怀疑或经体外药敏试验证明为耐甲氧西林金葡菌（MRSA），首选糖肽类（目前国内应用的有万古霉素、去甲万古霉素、替考拉宁）抗生素，并根据药敏试验结果可加用磷霉素、复方磺胺甲噁唑、利福平等。万古霉素，其毒副作用较大，具有耳毒性、肾毒性等。抗菌治疗的疗程视病情而定，一般疗程不少于3周，如严重感染或有脓胸等并发症需4～8周甚至更长。

3. 体位引流

脓（气）胸应及早胸腔置管引流。肺脓肿患者按病变部位和全身情况做适当体位引流。

第四节　支原体肺炎

支原体肺炎是由肺炎支原体引起的呼吸道和肺部的急性炎症改变。3岁以下幼儿以上呼吸道感染多见，5～20岁年龄的人群主要表现为支气管炎和肺炎。通常预后良好。但在老年患者和已有某些慢性疾病或继发其他细菌性肺部感染者，预后差。

一、问诊要点

询问起病的急缓程度，有无发热、畏寒、咳嗽、咳痰等症状，有无咳嗽频率和严重程度逐渐加重，痰中是否含有血液。有无乏力、咽痛、食欲缺乏、恶心、呕吐或肌肉疼痛等表现。有无肝炎、肺结核病史。有无吸烟、酗酒史，如有，应询问每日吸烟、饮酒的量和年数。

二、查体要点

① 发热，体温常在 37.8～38.5℃。

② 咽部充血、水肿，通常无颈颌下淋巴结肿大。

③ 胸部检查可无明显体征，或仅肺部闻及少量湿啰音。

三、辅助检查或实验室检查

（1）血液检查　外周白细胞可不高。

（2）呼吸道标本的培养　呼吸道标本的培养 MP 可从咽拭子、痰、气管吸引物、支气管镜标本和肺组织中分离，但由于其培养条件要求较高，标本需迅速送检。菌落特征不明显，需在显微镜下观察，鉴定需用生长抑制试验，生长过程缓慢，需要 1～3 周才有结果。

（3）血清学试验　血清学试验是目前诊断 MP 感染的主要手段。其中冷凝集试验是最早用来诊断 MP 感染的方法，效价 1∶32 或以上为阳性，但其他疾病也可以引起升高，故以资鉴别。

（4）肺部影像学检查　X 线表现多样，早期呈间质性改变，随后可呈支气管肺炎改变，偶见肺门淋巴结肿大和少量胸腔积液。

四、诊断和鉴别诊断

1. 诊断

① 顽固的刺激性干咳，可见少量黏痰或黏液脓性痰。

② 多见于儿童、青少年。

③ 白细胞数大多正常或稍增高。

④ X 线表现多样，多数呈不整齐云雾状、网状、粟粒状肺浸润，从肺门向外延至肺野，尤以两肺下叶为常见，少数为大叶性实变影。X 线所见远较体征为显著。

⑤ 常规青霉素、头孢菌素类抗生素及磺胺药治疗无效。

⑥ 血清冷凝集试验、血清 IgM 抗体测定是确诊本病的主要

依据。

2. 鉴别诊断

（1）军团菌肺炎　患者有前驱症状，如无力、嗜睡等，并出现高热、肌痛、相对缓脉等症状，咳嗽以干咳为主。军团菌肺炎的特征性表现为明显的肺外症状，例如恶心、呕吐、腹泻等消化系统症状，头痛、意识障碍、嗜睡等神经系统症状；心包炎及心内膜炎等心血管系统症状，以及发生肾功能损害甚至肾衰竭。

（2）病毒性肺炎　本病临床表现一般较轻，与支原体肺炎的症状相似。起病缓慢，有头痛、乏力、发热、咳嗽，并咳少量黏痰。体征往往缺如。X线检查肺部炎症呈斑点状、片状或均匀的阴影。白细胞总数可正常、减少或略增加。

（3）浸润性肺结核　支原体肺炎由支原体引起，症状轻重不一，大多数无症状。当支原体肺炎仅有低热、干咳及肺部有片状阴影时，容易与浸润性肺结核混淆，故应鉴别。①X线检查：支原体肺炎的肺部浸润是从肺门延至肺野，有时很轻有时却弥漫较广，尤以肺中下叶为常见，少数为大叶性阴影。往往一处已消散而它处又有新的浸润发生。浸润型肺结核病多发生在两肺尖或上部呈毛玻璃样的边缘模糊阴影。②支原体肺炎体征轻微而X线常有显著病变，这是它的特征之一。③支原体肺炎病程为2～3周，可不治自愈，但常有复发。而结核性浸润病变吸收较缓慢，必须要及时用抗结核药物治疗。④冷凝集试验，在支原体肺炎发病2周后为阳性（1∶32以上），结核则为阴性。必要时需做结核菌素试验进行鉴别。

五、治疗

1. 一般治疗

适当休息，普通饮食。

2. 药物治疗

抗生素治疗

处方一　红霉素　0.5g po td

处方二　罗红霉素　0.15g po bid

处方三　阿奇霉素　0.5g po qd

| 处方四 | 5%葡萄糖　250mL | iv drip bid |
| | 红霉素　0.5g | |

| 处方五 | 5%葡萄糖　250mL | iv drip qd |
| | 阿奇霉素　0.5g | |

处方六	左氧氟沙星　0.2g po bid	
	或　生理盐水　100mL	iv drip bid
	左氧氟沙星　0.2g	

【说明】 首选大环内酯类或四环素类或奎诺酮类。四环素不宜用于妇女和儿童。妊娠及哺乳期妇女、癫痫患者及 16 岁以下儿童忌用喹诺酮类。疗程 10～14 天。

第五节　病毒性肺炎

病毒性肺炎是由病毒侵犯肺实质而引起的肺部炎症，常由上呼吸道病毒感染向下蔓延发展而引起，好发于冬春季节。

一、问诊要点

① 患者发病前是否有咽干、咽痛，继之喷嚏、鼻塞、流涕、头痛、乏力、发热、食欲减退以及全身酸痛等。

② 是否有咳嗽，咳嗽是否以阵发性干咳为主，是否伴有少量黏液痰，气急、胸痛、持续高热等。

③ 是否出现呼吸困难、心悸、气急、发绀、神志异常等心力衰竭、急性呼吸窘迫综合征（ARDS）和氮质血症等疾病的表现。

二、查体要点

轻中度病毒性肺炎患者病变部位浊音，呼吸音减弱，散在的干湿性啰音；重症患者体检可见吸气三凹征和鼻翼扇动，肺部可闻及较为广泛的干湿性啰音及哮鸣音；重症可出现 ARDS，可出现休克、心力衰竭、急性肾衰竭等。

三、辅助检查或实验室检查

（1）血液检查　外周白细胞一般正常，继发细菌感染时白细胞总数和中性粒细胞均增高，血沉、CRP 多正常。

（2）呼吸道标本的培养　痰涂片可见白细胞以单核细胞为

主，痰培养常无致病菌生长。但若痰白细胞核内出现包涵体，则提示病毒感染。

（3）血清学试验　常用检测方法如补体结合试验、血凝抑制试验、中和试验等均可用于检测。急性期病毒特异性 IgM 的检测可用于早期诊断。

（4）病毒抗原和核酸的检测　已广泛应用于病毒性肺炎的诊断。下呼吸道标本如经纤支镜肺活检标本、支气管肺泡灌洗液等可用来检测其中的 CMV 包涵体、抗原、DNA、mRNA，特异性高。

（5）肺部影像学检查　一般以间质性肺炎的改变为主，呈磨玻璃状，肺纹理增多、模糊。严重者两肺中下野可见弥漫性结节性浸润，亦有病灶融合呈大片状改变。而大叶性实变和胸腔积液不多见。

四、诊断和鉴别诊断

1. 诊断

临床确诊有呼吸系统感染的症状，外周血白细胞正常，胸部X线上有弥漫性间质性改变或散在渗出性病灶，排除细菌性或其他病原体感染的可能，可考虑病毒性肺炎的诊断。特征性皮疹、有某些危险暴露因素、处于病毒感染流行期等对诊断有提示作用。由于各型肺炎间缺乏明显的特异性，最后确诊往往需要借助病原学方面的检查，包括病毒分离、血清学检测以及病毒和病毒抗原、DNA 的检测等。

2. 鉴别诊断

（1）细菌性肺炎　成人多见，无前驱症状，发病急骤，咳嗽，痰多，为脓性、血性或铁锈色，可有胸痛。肺部体格检查多有明显啰音。X线胸片表现为片状模糊阴影，可大叶实变。血白细胞计数、中性粒细胞比例增高，核左移。痰涂片见大量中性粒细胞，痰涂片及培养检出细菌，对抗菌药物治疗反应敏感。根据上述特点不难鉴别。

（2）支原体肺炎　发热、头痛、咽痛、咳嗽、咳痰等症状与病毒性肺炎相似，应注意鉴别。一般支原体肺炎起病缓慢，以持久的中度或严重刺激性咳嗽为特征，咳痰黏液性或血痰，少数伴广泛性胸痛。胸部体征不明显，而肺部X线改变明显，两者不成比例。特异性抗体和痰液进行支原体分离可助确诊。

（3）急性粟粒型肺结核　可表现发热、咳嗽、气促、发绀等与病毒性肺炎相似的症状，但肺部啰音常不明显。根据有结核病接触史、结核菌素阳性及X线检查肺部呈粟粒状阴影可资鉴别，确诊需病原学检查找到结核杆菌。

五、治疗

1. 一般治疗

目前对于多数病毒尚缺乏特异性治疗。注意休息、保持室内空气流通，注意隔离消毒，避免交叉感染。进食易消化的营养食物，补充足够的水分，维持水电解质平衡。

对有呼吸困难缺氧者，给予氧疗。对咳嗽患者，予化痰药，若干咳致呕吐及影响睡眠者可服用右美沙芬糖浆镇咳。对有喘憋者酌情应用氨茶碱、沙丁胺醇、异丙托溴铵等。对有呼吸道梗阻、喘憋严重、中毒症状严重者，可短暂应用糖皮质激素治疗；病情较重患者应加强支持疗法，补充足够的能量，不能进食或进食少者可适当予氨基酸等，注意维持水电解质平衡。如有合并细菌感染，应选用敏感的抗生素治疗。

2. 抗病毒治疗

处方一　利巴韦林注射液　0.5g

5%葡萄糖注射液　500mL ｜ iv drip bid

处方二　阿昔洛韦注射液　10mg/kg

0.9%氯化钠注射液　100mL ｜ iv drip q8h

处方三　金刚烷胺片　100mg po bid

【说明】利巴韦林为广谱抗病毒药物，相关动物实验提示可致畸胎，故孕妇禁用。阿昔洛韦抑制疱疹病毒DNA多聚酶和掺入病毒DNA中，抑制病毒DNA的合成。阿昔洛韦可引起急性肾衰竭。老年人、孕妇及儿童应慎重使用。金刚烷胺可干扰病毒进入细胞，使病毒早期复制被中断，因此仅用于甲型流感病毒感染的早期预防及治疗。孕妇慎用。

3. 免疫治疗

处方一　干扰素（IFN-a）　10万～100万 U im qd
处方二　白介素-2　1万 U im qd

【说明】　干扰素并不是直接抗病毒，而是抑制细胞增殖、增强免疫活性、增加单核-巨噬细胞的功能、特异性细胞毒作用和NK细胞的杀伤能力，从而加强抗病毒治疗效果。干扰素也是广谱抗病毒药。白介素-2由辅助性 T 细胞（TH）产生，在防御和治疗病毒感染中起着重要作用。

第六节　肺脓肿

肺脓肿是肺组织坏死形成的脓腔。目前由化脓性细菌引起的肺脓肿已相对减少，大多由厌氧性细菌引起，误吸在厌氧菌引起肺脓肿的病理生理中占有重要地位，特别是有牙周疾病的情况下。

一、问诊要点

应注意询问发热的特点及时间，有无咳嗽、咳痰，是否咳出大量脓臭痰。有无胸痛、气急等症状。有无咯血及咯血量的多少。有无乏力、低热、盗汗、食欲缺乏、消瘦、贫血等全身症状。发病前有无发病的诱因，如劳累、受惊、神志不清、酗酒或口咽部手术史等。有无胸部外伤史、皮肤感染等病史。有无肺结核病史。有无慢性支气管炎、支气管扩张症的病史。有无肝炎、糖尿病等病史。有无长期吸烟史，如有，应询问吸烟的量、吸烟的年数。有无长期接触粉尘或有害气体的病史。

二、查体要点

① 可有畏寒、高热，体温可达 39～40℃。
② 病变范围大时，肺部叩诊可呈浊音或实音，局部语颤增强，听诊呼吸音减弱；有时可闻及湿啰音。
③ 肺脓肿破溃到胸膜空腔时有脓气胸的体征。
④ 慢性病例呈现消耗性体质、消瘦，可见杵状指（趾）。

三、辅助检查或实验室检查

（1）血常规　血白细胞和中性粒细胞显著升高，核左移，可见中毒颗粒，慢性肺脓肿患者的红细胞和血红蛋白减少。

（2）病原学检查　有助于明确致病菌，指导抗菌药物的选用，包括血培养、痰培养、气道分泌物及胸腔积液培养，由于咳出的痰液受口腔定植菌的污染，因此较理想的方法是避开上呼吸道而直接在引流支气管内或肺脓肿部位采样，立即做涂片染色和需氧、厌氧培养。

（3）胸部CT　早期以叶段分布的大片浓密、边缘模糊的炎性浸润影，后出现圆形或不规则透亮区及液平面。对于血源性肺脓肿者，病灶则分布在一侧或两侧肺边缘部，呈多发的、散在小片状的炎性阴影或边缘整齐的球形病灶，可见脓腔及液平。

（4）支气管镜检查　可达到病因学诊断和治疗的双重目的。

四、诊断和鉴别诊断

1. 诊断

① 病前常有如口、鼻、咽的化脓性感染或口咽部手术史、昏迷呕吐或异物吸入史等，及受凉、疲劳、酗酒等诱因。

② 起病多急骤、畏寒、高热、咳嗽或咳大量脓臭痰，有时可出现咯血、胸痛等。

③ 肺部听诊可有湿啰音、支气管呼吸音等。

④ 血常规白细胞总数及中性粒细胞总数显著升高。

⑤ X线检查显示有片浓密边缘模糊浸润阴影，圆形透亮区，内可有液平面或液气平面。肺部CT诊断价值较胸片好。

2. 鉴别诊断

（1）肺结核空洞　肺结核常伴空洞形成，胸部影像学检查空洞壁较厚，合并感染时空洞内可有少量液平，常伴有条索、结节状病灶或肺内其他部位结核播散灶，但整个病程长，起病缓慢，常有慢性咳嗽、午后低热、咯血、盗汗、乏力、食欲减退，痰中可找到结核杆菌，病灶周围可见卫星灶。

（2）癌性空洞　肺鳞癌可发生坏死液化形成空洞，但一般无感染症状，血肿瘤标志物升高，胸部影像呈偏心厚壁不规则形空洞，可有壁结节，空洞周围可有少许炎症浸润，可见肺门淋巴结肿大。

（3）肺囊肿　肺囊肿继发感染时，囊肿内可见气液平面，周围炎症反应轻，无明显中毒症状及脓痰，如有以往的胸部影像学资料更容易鉴别。

（4）韦格纳肉芽肿（WG）　WG是一种坏死性肉芽肿性血管炎，主要侵犯上、下呼吸道和肾脏，cANCA、PR3-ANCA检测呈阳性，CT可表现为空洞影，需注意与肺脓肿鉴别。

五、治疗

1. 一般治疗

保持室内空气流通及口腔清洁，加强营养支持，摄入高热量、高蛋白、易消化食物，纠正贫血及营养不良。

2. 药物治疗

抗生素治疗

处方一　生理盐水　100mL　｜ iv drip q6h AST 后
　　　　青霉素　240万～480万U ｜

【说明】　吸入性肺脓肿首选青霉素。对青霉素过敏者或脆弱拟杆菌对青霉素不敏感者可选用下列处方药物。

处方二　生理盐水　100mL　｜ iv drip q8h
　　　　克林霉素　0.6g　｜

处方三　生理盐水　100mL　｜ iv drip bid
　　　　头孢西丁钠　2.0g　｜

处方四　甲硝唑　0.5g iv drip bid
　　　　或　替硝唑　0.4g iv drip bid

处方五　生理盐水　100mL　　　　　 ｜ iv drip bid AST 后
　　　　头孢哌酮-舒巴坦　4.5g ｜

处方六　生理盐水　100mL　｜ iv drip q8h
　　　　万古霉素　0.5g　｜

【说明】　如果考虑合并厌氧菌感染者，可选择克林霉素、甲硝唑等；头孢西丁是第二代头孢菌素，抗菌谱包括革兰氏阳性菌、阴性菌和厌氧菌；头孢哌酮-舒巴坦钠为一复合制剂，舒巴坦为广谱抑菌剂，同时具有较弱的抗菌活性，与头孢哌酮联合，对阴性杆菌显示明显的协同抗菌活性，抗菌作用是单用头孢哌酮的 4 倍。主要用于敏感菌引起的呼吸系统感染的治疗。阿米巴原虫感染引起的肺脓肿首选甲硝唑。万古霉素用于耐甲氧西林的葡萄球菌感染的肺脓肿，其毒副作用较大，具有耳毒性、肾毒性、过敏反应等。建议抗生素疗程为 4～6 周，短疗程方案存在复发危险。对抗生素治疗不敏感时，应考虑存在无菌性肺空洞如肺癌、肺栓塞或韦格纳肉芽肿的可能。

3. 脓液引流

① 痰液黏稠不易咳出者可用祛痰药或雾化吸入生理盐水。

② 体位引流排脓：身体状况较好者可采取体位引流排脓，引流的体位应使脓腔处于最高位，2～3 次/日，每次 10～15min。

③ 经纤维支气管镜冲洗及吸引。

4. 手术治疗

急性肺脓肿经有效的抗生素治疗后，大多数肺脓肿均可治愈，部分患者可能遗留纤维化，目前外科手术已明显减少。对于患者疗效不佳者，如患者一般情况及肺功能可，可考虑外科手术治疗。手术适应证为：①慢性肺脓肿经内科治疗 3 个月以上脓腔仍不缩小，感染不能控制或反复发作；②并发支气管胸膜瘘或脓胸，经治疗疗效不佳者；③大咯血经内科治疗无效或危及生命时；④支气管阻塞疑为支气管肺癌致引流不畅的肺脓肿；⑤肺脓肿与其他病灶并存或不能完全鉴别，如结核、肺癌等。

第七节　支气管扩张症

支气管扩张症是指近端中等大小的支气管由于管壁的肌肉和弹性成分的破坏导致其异常扩张，这种扩张通常伴有慢性细菌感染。本病多见于儿童和青年，现在该病的发病率已有明显下降。

一、问诊要点

应注意询问患者有无咳嗽、咳脓痰，应了解痰液的量、性状（是否分层）、气味（有无恶臭），注意询问患者是否有反复发作史；有无咯血，询问咯血量和血液的颜色，注意询问是否有反复咯血的病史，仔细询问患者咯血的诱因以及与季节变化的关系，询问是否有发热、乏力和体重下降；询问是否有喘息、呼吸困难和发绀。有无反复发作的同一部位的肺部感染史，有无肺结核病史，幼时是否患过呼吸道严重感染，如麻疹、百日咳、支气管肺炎等。询问有无吸烟史，如有，应询问每天吸烟量和吸烟年限。应注意询问有无肺囊性纤维化等疾病的家族史。

二、查体要点

① 肺部听诊闻及固定部位的湿性啰音，咳嗽后性质不变，这是本病的特征性体征，有时可听到哮鸣音。

② 如肺部闻及粗湿啰音，表明患者存在肺部感染或伴有咯血。

③ 部分患者可有杵状指、发绀。

④ 可能会有鼻息肉或慢性鼻窦炎。

⑤ 部分患者后期可出现颈静脉怒张、下肢水肿、肝大等右心功能不全的表现，提示已有肺心病。

三、辅助检查或实验室检查

（1）血炎性指标　血白细胞、中性粒细胞计数、C反应蛋白（CRP）、血沉（ESR）、降钙素原（PCT）升高时可反映疾病活动及感染加重。PCT是细菌感染的特异性标志物，对抗生素使用有指导意义。

（2）血气分析　用于评估患者肺功能受损状态，判断有无缺氧和（或）二氧化碳潴留。

（3）痰检　支气管扩张症患者气道内常见流感嗜血杆菌、铜绿假单胞菌等致病微生物定植，致病菌的培养及药敏试验对抗菌药物的选择具有重要的指导意义，但抗菌药物使用前留痰、合格的深部痰标本、标本及时送检至关重要。

（4）肺功能检查　阻塞性通气功能障碍较为多见，病程较长时因支气管和周围肺组织纤维化，可出现限制性通气功能障碍，伴弥散功能下降，部分患者存在气道高反应性。所有患者均建议完善，且至少每年复查1次。

（5）胸部高分辨率CT扫描　可确诊支气管扩张症，但对轻度及早期支气管扩张症的诊断作用尚有争议。支气管扩张通常发生于中等大小的支气管，后基底段是病变最常累及的部位。因左侧支气管与气管分叉角度较右侧为大，且左侧支气管较右侧细长，并由于受心脏和大血管的压迫，左肺较右肺好发。结核引起的支气管扩张多分布于上肺尖后段、下叶背段。根据 CT 征象支气管扩张可分为柱状型、囊状型、静脉曲张型及混合型。当扫描层面与支气管垂直时，囊状扩张的管腔旁伴行的肺动脉呈现点状高密度影，状似印戒，名为"印戒征"；当扫描层面与支气管平行时，支气管的管腔增宽，管壁增厚，互相平行的影像形似双轨，名为"轨道征"；当多个囊状扩张的支气管聚集成簇时，可见"蜂窝状"；ABPA 常表现为中心性支气管扩张。如 CT 显示肺动脉扩张时，提示肺动脉高压，则预后不佳。

四、诊断和鉴别诊断

1. 诊断

① 患者有慢性咳嗽、咳脓痰，部分患者有咯血，可出现大咯血。

② 肺部听诊有固定部位的细湿啰音，咳嗽后性质不变。

③ 以往可有麻疹、百日咳、支气管肺炎、肺结核等病史。

④ 慢性鼻窦炎或鼻息肉。

⑤ 上述临床表现结合胸部 CT 或支气管造影可以明确诊断。

2. 鉴别诊断

（1）慢性阻塞性肺疾病　多有长期吸烟史，中老年发病，症状缓缓进展，活动后气促，反复咯血少见，肺功能表现为不完全可逆的气流受限。

（2）肺结核　常有咳嗽、咳痰、咯血等呼吸道症状和低热、盗汗、纳差、乏力、消瘦等结核中毒症状，血沉、结核抗体、PPD 皮试、TB-SPOT、胸部影像学及痰结核菌检查可协助诊断。

（3）弥漫性泛细支气管炎（DPB）　有持续咳嗽、咳痰及活动时呼吸困难症状，常合并慢性副鼻窦炎或有既往史，胸部听诊断续性湿啰音，血清冷凝集试验效价增高（1∶64 以上），低氧血症（$PaO_2 < 80mmHg$），FEV_1 占预计值%＜70%以下，胸部 CT 见两肺弥漫性小叶中心性颗粒样结节状阴影。

（4）肺脓肿　起病较急，有全身中毒症状，咳大量脓臭痰，胸部影像学可见密度较高的炎症阴影，其中可见伴有气液平面的空洞，通过有效治疗可以完全吸收。

(5) 反复咯血需要与支气管肺癌、结核病及循环系统疾病进行鉴别。

五、治疗

1. 一般和排痰治疗

戒烟，加强营养，纠正贫血。增强体质，避免受凉，预防呼吸道感染。

2. 药物治疗

(1) 物理排痰　有效排出气道分泌物是支气管扩张症患者长期治疗的重要环节。常用的排痰技术包括：①体位引流，在饭前或饭后 1～2h 内，采用适当的体位，依靠重力的作用促进肺叶或肺段中分泌物的引流；②震动拍击，拍击排痰或震动排痰机使聚积的分泌物易于咳出；③主动呼吸训练，包括深吸气、用力呼吸、呼吸控制三个环节，患者应练习主动呼吸训练促进排痰；④辅助排痰技术，如气道湿化、雾化吸入盐水、短时雾化吸入高张盐水、雾化吸入特布他林。

(2) 抗生素治疗（选择下列一种或联合应用）

处方一　左氧氟沙星　0.2g po bid

处方二　生理盐水　100mL
　　　　头孢他啶　1～3g ｜ iv drip bid AST 后

处方三　生理盐水　100mL
　　　　头孢哌酮-舒巴坦　4.0g ｜ iv drip bid AST 后

处方四　生理盐水　100mL
　　　　左氧氟沙星　0.2g ｜ iv drip bid

处方五　生理盐水　100mL
　　　　克林霉素　0.6g ｜ iv drip bid

处方六　替硝唑　0.4g×100mL iv drip bid

处方七　生理盐水　100mL
　　　　头孢吡肟　1～2g ｜ iv drip bid AST 后

处方八　生理盐水　100mL
　　　　亚胺培南-西司他汀钠　1g ｜ iv drip bid

处方九　生理盐水　100mL ⎤
　　　　哌拉西林-他唑巴坦钠　3.375g ⎦ iv drip q8h

【说明】　应根据患者所在地常见病原菌类型及药物敏感情况选用抗生素治疗。抗生素疗程应持续1~3周。轻度可选用口服制剂，重症则静脉用药或联合用药。如有厌氧菌混合感染，加用甲硝唑或替硝唑或克林霉素。铜绿假单胞菌感染者可选择头孢他啶、头孢哌酮-舒巴坦钠、头孢吡肟、碳青霉烯类、哌拉西林-他唑巴坦等，联合氨基糖苷类或者喹诺酮类。

处方十　红霉素　0.5g po tid

【说明】　稳定期重症患者，小剂量治疗8周，具有减少痰量、改善肺功能和减少巨噬细胞促黏液分泌因子分泌的作用。

3. 排痰药物治疗

处方一　溴己新　8mg po tid

处方二　氨溴索　30mg po tid

处方三　脱氧核糖核酸酶　5万~10万U 雾化吸入 tid

4. 咯血的处理

（1）小量咯血

处方一　卡巴克洛　5mg po tid

处方二　云南白药　0.5g po tid

处方三　维生素 K_4　4mg po tid

（2）中等量以上咯血

处方一　生理盐水　40mL ⎤
　　　　垂体后叶素　6U ⎦ iv（慢）

　继　生理盐水　500mL ⎤ iv drip（15~30 滴/分
　　　　垂体后叶素　12~20U ⎦ 起，依血压调速）

处方二　生理盐水　250mL ⎤ iv drip（15~30 滴/分起，
　　　　酚妥拉明　10mg ⎦ 依血压调速）

【说明】　大咯血必须积极抢救，最重要的环节是防止窒息。应迅速清除呼吸道及口腔积血，保护健侧或头低脚高引流，必要时紧急插管抽排积血。冠心病、高血压、孕妇忌用垂体后叶素。垂体后叶素注射过快可引起恶心、便意、腹痛、心悸、面色苍白等不良反应；酚妥拉明降压效果明显，应从小剂量开始使用，密切观察血压，胃、十二指肠溃疡病及冠心病患者慎用。

5. 预防支气管扩张急性发作

每年定期接种流感疫苗和（或）肺炎球菌疫苗，或使用免疫调节药，如卡介苗多糖核酸等。

6. 手术治疗

适用于反复呼吸道急性感染或大咯血的患者，病变范围局限在一叶或一侧肺组织，尤以局限性病变反复发生威胁生命的大咯血，经药物治疗不易控制，全身情况良好的患者。可根据病变范围行肺段或肺叶切除术，但在手术前必须十分明确出血的部位。

第八节　肺结核

肺结核是结核分枝杆菌引起的慢性肺部感染性疾病，占各器官结核病总数的80%～90%，其中痰中排菌者称为传染性肺结核病。随着人类免疫缺陷病毒感染、艾滋病的世界流行和耐药结核病的增加，结核病的控制受到更严重的威胁。

一、问诊要点

有无咳嗽、咯血、咳痰、胸痛等症状，如有，应询问咳嗽的性质、咯血的量、是否为痰中带血。注意询问患者有无午后低热、乏力、盗汗、体重下降等全身症状。女性患者有无月经不调甚至闭经。有无肺结核病史，如有，应注意询问诊治经过；有无与肺结核患者的密切接触史。有无糖尿病、免疫缺陷性疾病和糖皮质激素和（或）免疫抑制药的长期应用等病史。

二、查体要点

① 鉴于肺结核好发于肺上叶尖后段及下叶背段，故锁骨上下、肩胛间区叩诊浊音。

② 咳嗽后肺部偶尔可闻及湿啰音。

③ 患者有发热、消瘦等。

三、辅助检查或实验室检查

（1）血液检查　白细胞计数一般正常，在结核病的急性进展期可略有增高，并呈核左移现象。在急性粟粒型肺结核白细胞计数可偏低，重症肺结核可出现类白血病样血象。WBC>20×10⁹/L提示合并感染。慢性结核病可有正常血红蛋白正常红细胞性贫血。

（2）结核菌素皮肤试验　我国推广的方法是国际通用的皮内注射法，将结素纯蛋白衍生物（PPD）5IU（0.1mL）注入左前臂内侧上中1/3交界处皮内，使局部形成皮丘。48～96h（一般为72h）观察局部硬结大小。判断标准：硬结直径<5mm为阴性反应，5～9mm为一般阳性反应，10～19mm为中度阳性反应，≥20mm或不足20mm但有水疱或坏死为强阳性反应。

（3）病原学检查　痰中找到结核杆菌是确诊肺结核的主要依据。检查方法可用涂片法、集菌法、培养法及荧光染色法等。抗酸染色不能区分结核和非结核分枝杆菌，但在我国非结核分枝杆菌相对较少，涂片找到抗酸杆菌绝大多数为结核杆菌，可以提示诊断。结核菌的培养具有敏感性、特异性。传统方法至少需要1个月，近年应用BactecTB系统进行培养和早期鉴定，可以缩短至2周左右。培养后可进行药敏测试，药敏试验通常在培养阳性后的4～6天即可完成。

（4）纤维支气管镜　经纤维支气管镜检可极大地提高肺结核确诊率，除直接刷检涂片外，还可以从支气管冲洗液及活检标本中找抗酸杆菌。因此纤维支气管镜检查对于痰菌阴性而疑诊肺结核的病例有重要的诊断及鉴别诊断价值。

（5）影像学检查　不同性质及类型的肺结核可有不同的X线特征。

① 原发型肺结核：X线表现为肺门外哑铃状病灶。由肺门原发灶、淋巴管炎和肿大的淋巴结组成。病灶位于上肺叶下部或下肺叶上部近胸膜处。呈渗出性絮状模糊阴影，伴同侧肺门或纵隔淋巴结肿大。

② 血行播散型肺结核：分为急性、亚急性、慢性血行播散型肺结核，分别表现如下：急性血行播散型体征为双侧肺野均匀分布和大小相近的粟粒状结节阴影（三均匀），但在病程早期X线胸片（起病初4周），病灶往往太小而不被发现；亚急性和慢性血行播散型肺结核为肺内有大小不等、密度不一的点片或斑点状阴影，分布不均，常位于双肺上部或一侧肺偏多。

29

③ 浸润型肺结核：特征为多样性，呈云絮片状或斑片状、结节状、球形阴影。可出现多种形态的空洞，液平面极少见，洞壁较光整。病变好发于上肺叶尖段、后段和下肺叶背段。

a. 干酪性肺炎：是以干酪性病变为主的肺结核。X 线表现为大叶或肺段分布的密度较高、不均匀的阴影，边缘模糊，其中有单个或多个不规则透亮区或空洞形成，常发生于右上肺叶，同侧或双侧肺下部常有小叶分布的高密度絮团块状阴影的支气管播散灶。

b. 结核球：是球形干酪性病灶，X 线表现为圆形、卵圆形的病灶，边缘清晰，直径大于 1.5cm，极少超过 5cm。其中央部位形成空洞，病灶中还可见斑点状钙化。

④ 慢性纤维空洞型肺结核：多有长期肺结核病史，病变为广泛纤维组织增生伴空洞。X 线表现为肺上部，单侧或双侧密度增高阴影，有不规则的透亮区，明显的纤维条索阴影或大片纤维化收缩致肺叶体积缩小而上移，病变中可见支气管扩张的透亮区，肺门上移，下肺血管呈垂柳状，未累及的肺组织发生代偿性肺气肿。肺纤维化与胸膜肥厚致胸廓下陷，肋间隙狭窄，气管和纵隔向患侧移位。

⑤ 结核性胸膜炎：可见患侧肺野外高内低的大片弧形阴影，气管及纵隔向健侧移位。

四、诊断、鉴别诊断、分型

1. 诊断

① 有与肺结核患者密切接触史。

② 具有以潮热、盗汗、咳嗽、咯血、倦怠乏力、身体逐渐消瘦为特征的临床表现。

③ 结核菌素皮肤试验：对接种卡介苗者，阳性的意义不大，但对未接种卡介疫苗者，阳性则提示已受结核菌感染或体内有活动性结核病；当呈强阳性时表示机体处于超过敏状态，发病概率高，可作为临床诊断结核病的参考指征。

④ 直接痰涂片：镜检抗酸杆菌阳性 2 次；或阳性 1 次，且胸片显示活动性肺结核病变；或阳性 1 次加结核分枝杆菌培养阳性 1 次。

⑤ 肺部影像学显示云絮状或斑片点状阴影。

2. 鉴别诊断

（1）**肺炎** 需与浸润型师结核相鉴别，对于一时不能鉴别的病例，可暂不行抗结核治疗。支原体肺炎的病灶可在 2～3 周内消散。过敏性肺炎血中嗜酸粒细胞增多，且肺内病灶呈游走性。细菌性肺炎需与干酪性肺炎相鉴别，前者起病急，全身和呼吸道症状明显，肺炎球菌等病原菌阳性，在有效抗生素治疗下，肺部炎症一般可在 3 周左右完全消散。

（2）**肺癌** 中央型肺癌常有痰中带血，肺门附近有阴影。与肺门淋巴结结核相似，周围型肺癌呈球形、分叶状块影，需与结核球相鉴别。肺癌多发生在 40 岁以上男性，常无毒性症状，而有刺激性咳嗽、明显胸痛和进行性消瘦。X 线检查提示，结核球周围可有卫星病灶、钙化。而癌镜检查和活检有助于鉴别诊断。结素皮试在结核病多为阳性，PCR、Bactec 等实验室检查也有助于二者的鉴别。临床还应注意二者并存的可能性。对于不能除外的应尽早考虑手术治疗。

（3）**慢性支气管炎** 症状似慢性纤维空洞型肺结核，后者 X 线可显示肺结核病灶，痰结核菌阳性。

（4）**其他发热性疾病** 伤寒、败血症、白血病、纵隔淋巴瘤。结节病多种全身性、发热性疾病需与结核病相鉴别。痰结核菌和脱落细胞检查、胸部 X 线影像学检查及纤维支气管镜检查和活检以及多种实验室检查可有助于鉴别诊断。

3. 分型

（1）**原发型肺结核** 为原发结核感染所致的临床病症，包括原发综合征及胸内淋巴结结核。

（2）**血行播散型肺结核** 包括慢性血行播散型肺结核、急性血行播散型肺结核（急性粟粒型肺结核）以及亚急性血行播散型肺结核。

（3）**继发型肺结核** 是肺结核中的一个主要类型，包括纤维、空洞、干酪及浸润性肺炎等。

（4）**结核性胸膜炎** 包括结核性渗出性胸膜炎、结核性干性胸膜炎和结核性脓胸。

（5）其他肺外结核　按部位及脏器命名，如结核性脑膜炎、骨关节结核、肾结核以及肠结核等。

五、治疗

1. 化疗的基本原则

肺结核化疗应达到早期杀菌、预防耐药性的产生及最终灭菌的目的。在治疗过程中应遵循早期、联合、规律、适量、全程的原则。

① 早期：早期结核杆菌正处于生长繁殖、代谢旺盛期，结核杆菌对抗结核药物较敏感，其病灶局部血供丰富，血药浓度较高，抗结核药物可以最大限度地发挥其杀菌或抑菌作用。痰菌阴转快，病灶吸收迅速，停药后无复发或复发率低。因此结核病的早期发现、早期治疗十分关键，一旦确诊就要抓紧治疗。

② 联合：在抗结核化疗中常规采用 2 种或 2 种以上的抗结核药物同时应用，可增加药物的协同作用，增强疗效，并可减少继发性耐药性的产生，疗效较单药为佳。

③ 规律：即用药依从性，患者必须有规律地在规定时间内坚持用药，这是化疗成功的关键措施。患者遗漏、医患随意更改或中断用药都会影响疗效，并易导致结核杆菌产生耐药性，使治疗失败。

④ 全程：抗结核药物使用必须按抗结核化疗方案规定的疗程、方法用药。疗程不足是治疗失败及复发的重要原因。

⑤ 适量：即不能滥用，随意加大或缩小用药量，用药量过大易产生药物毒副作用而停药。剂量过小，组织内药物不能达到有效血浓度，影响疗效，而且易使结核杆菌产生继发性耐药。因此必须按抗结核化疗方案规定的药物剂量用药，使每一种药物都发挥最大疗效。

2. 药物治疗

（1）初治痰涂片阳性肺结核常用方案（下列药物联合用药）

处方一　异烟肼（H）　0.3g po qd

处方二　利福平（R）　0.45g po qd

处方三　吡嗪酰胺（Z）　0.5g po tid

处方四　乙胺丁醇（E）　0.75g po qd

处方五　链霉素注射液（S）0.75g im qd

【说明】2 个月强化治疗用，4 个月巩固治疗。抗结核药物使用需要注意其副作用：异烟肼的副作用有肝毒性反应、末梢神经炎、中枢神经系统症状；利福平副作用包括肝毒性反应、过敏反应、胃肠道反应；乙胺丁醇副作用较少，有视神经损害，其他偶见副作用包括胃肠道不适、肝功能损害、白细胞降低和皮疹等；吡嗪酰胺主要副作用为肝毒性及胃肠道反应，关节痛伴血清尿酸增高；链霉素最常见的副作用为第Ⅷ对脑神经损害、肾功能损害、过敏反应。

（2）初治痰涂片阴性肺结核常用方案（下列药物联合用药）

处方一　异烟肼（H）0.3g po qd

处方二　利福平（R）0.45g po qd

处方三　乙胺丁醇（E）0.75g po qd

【说明】2 个月强化治疗，4 个月巩固治疗。

3. 并发症咯血的处理

参照支气管扩张症。

4. 手术指征

化疗尤其是经过规则的强有力化疗药物治疗 9～12 个月，痰菌仍阳性的干酪样病灶、厚壁空洞、阻塞型空洞；一侧毁损肺、支气管结核管腔狭窄伴远端肺不张或肺化脓症；结核脓胸或伴支气管胸膜瘘；不能控制的大咯血；疑似肺癌或并发肺癌可能。这些患者大多数病情较重、有过反复播散、病变范围广泛、因此是否适宜手术尚需参考心肺功能、播散灶控制与否等，就手术效果、风险程度及康复诸方面全面衡量，以作出合理选择。

六、随访

① 详细交代抗结核药物的用法、副作用。

② 嘱患者定期复查肝功能及胸片。

第九节　慢性支气管炎

慢性支气管炎（简称慢支）是指气管、支气管黏膜及其周围组织的慢性非特异性炎症。临床上指除外慢性咳嗽的其他各种原因后，患者每年慢性咳嗽、咳痰至少 3 个月，并连续 2 年以上。

一、问诊要点

① 咳嗽有无规律，有无晨起重、白天轻的特点；有无季节性发病的特点。

② 应注意询问咳嗽时间的长短，反复发作了多少年。

③ 注意询问有无咳痰症状、痰量多少、痰的颜色。

④ 有无喘息症状，喘息是否呈进行性加重，有无活动后喘息加重。

⑤ 既往治疗情况和检查情况如何。

二、查体要点

① 肺部有无散在的干湿啰音，有无两肺呼吸音减弱。

② 有无胸廓前后径增大、触觉语颤减弱、叩诊呈过清音、心浊音界缩小。

三、辅助检查或实验室检查

（1）X 线检查 早期可无异常表现。随病情的反复，可见两肺纹理增粗、紊乱，呈网状或条索状、斑点状阴影，或出现双轨征和袖套征，以双下肺野较为明显。

（2）呼吸功能检查 早期无异常。如有小气道阻塞时，最大呼气流速-容量曲线（MEFV 曲线）在末期容量时流量明显降低，闭合气量和闭合容量明显增高。发展成 COPD 时，就可出现第 1 秒呼气量占用力肺活量的比值减少、最大通气量减少、MEFV 曲线降低更明显等典型的阻塞性通气功能障碍的表现。

（3）血液检查 慢支急性发作期或并发肺部感染时，可见白细胞计数及中性粒细胞增多。喘息型慢支患者还可见嗜酸粒细胞增多。缓解期白细胞多无明显变化。

（4）痰液检查 痰涂片可见革兰氏阳性菌和阴性菌，痰培养可见病原菌生长，如肺炎链球菌、流感嗜血杆菌等。痰涂片中可见大量中性粒细胞，喘息型患者可见较多嗜酸粒细胞。

四、诊断及鉴别诊断、分型、分期

1. 诊断

① 以慢性咳嗽、咳痰为主要症状或伴有喘息，每年咳嗽、咳

痰至少 3 个月，并延续 2 年以上。

② 排除具有咳嗽、咳痰、喘息症状的其他疾病，如肺结核、肺尘埃沉着病、肺脓肿、心脏病、心功能不全、支气管扩张症、支气管哮喘、慢性鼻咽疾病等。

2. 分型

(1) 单纯型　以反复咳嗽、咳痰为主要表现。

(2) 喘息型　在慢性咳嗽、咳痰的基础上伴有喘息，并经常或多次听到哮鸣音。

3. 分期

(1) 急性发作期　近 1 周内有呼吸道感染，痰量增多，出现黏液脓痰或症状明显加重。

(2) 慢性迁延期　咳嗽、咳痰、喘息迁延达 1 个月以上。

(3) 临床缓解期　症状基本消失并保持 2 个月以上。

4. 鉴别诊断

(1) 支气管哮喘　单纯型慢支与支气管哮喘的鉴别较容易。典型的支气管哮喘特点较鲜明：常于幼年和青年突然起病，一般无慢性咳嗽咳痰病史，喘息呈阵发性，发作时两肺满布哮鸣音，缓解后症状消失，常有家族史或过敏史等，故不难与慢支相区别。但喘息型慢支与气道阻塞已经一定程度上不可逆的支气管哮喘鉴别时有一定困难，但其实此时两者在治疗上亦有许多相同之处。

(2) 支气管扩张症　与慢支相似，也有慢性反复咳嗽、咳痰，但痰量常较慢支多，痰性质多为脓性，合并感染时可有发热、大量脓痰，常反复咯血。肺部听诊以湿啰音为主，部位与病灶位置相吻合，较固定。病程长的患者可见消瘦、杵状指。X 线检查常见病变部位纹理粗乱，严重者呈卷发状或蜂窝状，受累肺叶常见容积缩小，易合并肺炎。胸部 CT 检查多可明确诊断。

(3) 肺结核　肺结核患者多有发热、乏力、盗汗及消瘦、咯血等症状，X 线胸片发现肺部病灶，其表现明显不同于慢支的 X 线胸片表现。痰抗酸杆菌阳性或结核杆菌培养阳性者可确诊。

五、治疗

1. 一般治疗

戒烟，避免受凉。增强体质，提高抗病能力，预防复发。

2．药物治疗

（1）急性发作期控制感染的治疗　参见急性支气管炎。

【说明】　抗生素选用参考痰细菌培养及药敏试验结果选择。尚无培养结果前，根据感染的环境及痰涂片革兰氏染色选用抗菌药物。抗生素用量及用药途径据病情而定，轻症可选用口服制剂，感染严重者则静脉用药或联合用药。对青霉素过敏者慎用头孢菌素类抗生素。用青霉素和头孢菌素类抗生素时注意观察有无斑丘疹、荨麻疹等过敏反应。克林霉素有胃肠道副作用如恶心、呕吐，甚至引起肝脏损害、皮疹，妊娠及哺乳期妇女慎用。左氧氟沙星的副作用为恶心、呕吐等胃肠道不适，皮疹，肝功能异常；妊娠及哺乳期妇女、癫痫患者及 16 岁以下儿童忌用。

（2）祛痰、止咳　参见急性支气管炎。

（3）解痉、平喘

① 参见急性支气管炎。

② β_2 受体激动药

处方一　特布他林　2.5mg po tid

处方二　丙卡特罗　25μg bid

处方三　沙丁胺醇气雾剂　100～200μg（1～2 喷）喷吸 q4h～q6h

【说明】　此类药物副作用有肌肉震颤和心悸。高血压病、甲状腺功能亢进症禁用。沙丁胺醇气雾剂起效快速，疗效持续 4～6h，每 24h 使用不超过 8～12 喷。病情严重者用沙丁胺醇溶液氧射流雾化吸入。如长期应用 β_2 受体激动药，其支气管舒张作用可下降。

③ 抗胆碱能药

处方　异丙托溴铵气雾剂　40μg（每喷 20μg）喷吸 qid

【说明】　异丙托溴铵溶液为短效抗胆碱能药。不良反应为加重或诱发前列腺增生症患者的排尿困难症状，加重青光眼，对心功能不全、高血压患者慎用，妊娠头 3 个月慎用。

（4）缓解期治疗

处方一　核酸酪素　2mL im 每周 2 次

36

处方二　5%葡萄糖　　250mL ｜ iv drip qd
　　　　胸腺素　　40~80mg ｜

【说明】　缓解期治疗以提高机体免疫能力和预防复发为主。核酸酪素能增强机体非特异性免疫功能，从而提高人体的抗病能力。在发病季节前提早应用效果更佳。胸腺素具有调节和增强人体细胞免疫功能的作用。

（5）中药

处方一　肺力咳　　10mL po tid
处方二　复方鲜竹沥液　　20mL po tid
处方三　祛痰止咳颗粒　　6g po bid

【说明】　属于痰热者选用肺力咳或先声咳喘宁液，痰湿者用祛痰止咳颗粒。

3. 康复治疗

帮助患者咳嗽，用力呼气以促进分泌物清除；缩唇呼吸锻炼；进行步行、登楼、踏车等全身运动及腹式呼吸锻炼。

六、防护

① 戒烟。
② 避免或减少有害粉尘、烟雾等气体吸入。
③ 注意防寒保暖，避免雨淋、疲劳等。
④ 加强体育及耐寒锻炼，提高机体抗病能力。

第十节　支气管哮喘

支气管哮喘是由多种细胞和细胞组分参与的气道慢性炎症性疾病。支气管哮喘是一种世界性疾病，无地域和种族的局限性，也无年龄和性别的明显差异。

一、问诊要点

应注意询问是否为反复发作的喘息、呼吸困难、胸闷或咳嗽。其发作的程度及时间如何，有无发病诱因，发作是否与接触或吸入某些刺激物、变应原或运动有关。应仔细询问以往的发病过程及诊疗经过，是否长期服药，如有，应询问服用药物的剂量、时间等。是否为幼年发病。有无肝炎、肺结核病史,注意询问有无高血压、心脏病史。是否有烧心、返酸等症状,是否曾行胃镜证实有无胃食管反流病。

二、查体要点

① 患者呈急性病容,呼吸频率加快,以呼气性呼吸困难为主。

② 查体要点可发现两肺弥漫性哮鸣音,呼气相延长,心率加快。

③ 并发肺部感染时可闻及湿性啰音。

④ 严重者端坐位,张口呼吸、发绀、心率>120/分。

三、辅助检查或实验室检查

(1) 血液常规检查 过敏性哮喘患者可有嗜酸粒细胞增高,如并发感染可有白细胞总数和中性粒细胞增高。

(2) 痰液检查 痰涂片染色镜检可见较多嗜酸粒细胞,也可见尖棱结晶、黏液栓和透明的哮喘珠。如并发呼吸道细菌感染,痰涂片革兰氏染色、细菌培养及药物敏感试验有助于病原菌的诊断。

(3) 肺功能检查 在哮喘急性发作时,有关呼气流速的全部指标均显著下降,第一秒用力呼气量(FFV$_1$)、FFV$_1$占预计值的百分率(FEV$_1$%)、FEV$_1$占用力肺活量(FVC)比值(FEV$_1$/FVC%)、最大呼气中期流速(MMFR)、25%与50%肺活量时的最大呼气流量(MEF25%与MEF50%)、呼气流量峰值(PFF)、肺总阻力(RL)以及比气道传导率(sGaw)均减小。缓解期上述指标可全部或部分恢复。对于肺功能基本正常的患者,如果吸入组胺、乙酰甲胆碱或者低渗盐水后FEV$_1$下降>20%,则称为支气管激发试验阳性,有助于支气管哮喘的诊断。对于通气功能低于正常的患者,如果吸入支气管扩张药后FEV$_1$测定值增加≥12%,且FEV$_1$增加绝对值≥200mL,则为支气管舒张试验阳性,也有助于哮喘的诊断。

(4) 过敏原检测 过敏原皮试和血清特异性 IgE 测定,有助于了解与哮喘有关的过敏原种类,也可帮助制定特异性免疫治疗方案。

（5）胸部 X 线检查　在哮喘发作早期可见两肺透亮度增加，呈过度充气状态；在缓解期多无明显异常。如并发呼吸道感染可见肺纹理增多及炎性浸润影。同时应注意肺不张、气胸或纵隔气肿等并发症的存在。

（6）动脉血气分析　轻度哮喘发作时 PO_2 和 PCO_2 正常或轻度下降；中度哮喘发作时 PO_2 下降而 PCO_2 正常；重度哮喘发作时 PO_2 明显下降而 PCO_2 超过正常，可出现呼吸性酸中毒和（或）代谢性酸中毒。

四、诊断和鉴别诊断、分期等

1. 诊断

（1）反复发作喘息、气急、胸闷或咳嗽，多与接触变应原、冷空气、物理、化学性刺激、病毒性上呼吸道感染、运动等有关。

（2）发作时在双肺可闻及散在或弥漫性、以呼气相为主的哮鸣音，呼气相延长。

（3）上述症状可经治疗缓解或自行缓解。

（4）除外其他疾病所引起的喘息、气急、胸闷和咳嗽。

（5）临床表现不典型者（如无明显喘息或体征）应至少具备以下一项试验阳性。

① 支气管激发试验或运动试验阳性。

② 支气管舒张试验阳性［第 1 秒用力呼气容积（FEV_1）增加 15％以上，且 FEV_1 增加绝对值＞200mL］。

③ 最大呼气流量（PEF）日内变异率或昼夜波动率≥20％。

符合（1）～（4）条或（4）、（5）条者，可以诊断为支气管哮喘。

2. 分级

哮喘急性发作时病情严重程度的分级见表 1-1。

3. 分期

（1）急性发作期　是指气促、咳嗽、胸闷等症状突然发生或加剧，常有呼吸困难。

（2）慢性持续期　指相当长的时间内有不同频度和（或）不同程度地出现症状（喘息、咳嗽、胸闷等）。

表1-1　哮喘急性发作时病情严重程度的分级

临床特点	轻度	中度	重度	危重
气短	步行、上楼时	稍事活动	休息时	
体位	可平卧	喜坐位	端坐呼吸	
讲话方式	连续成句	单词	单字	不能讲话
精神状态	可有焦虑	时有焦虑或烦躁	常有焦虑、烦躁	嗜睡或意识模糊
出汗	无	有	大汗淋漓	
呼吸频率	轻度增加	增加	增加常>30次/分	
辅助呼吸肌	常无	可有	常有	胸腹矛盾运动活动及三凹征
哮鸣音	散在,呼吸末期	响亮、弥漫	响亮、弥漫	减弱、乃至无
脉率	<100次/分	100~120次/分	>120次/分	>120次/分或不规则
奇脉	无,<10mmHg	可有,10~25mmHg	常有,>25mmHg	无,提示呼吸肌疲劳
使用β_2受体激动药后PEF预计值或个人最佳值百分比	>80%	60%~80%	<60%或<100L/min或作用时间<2h	
PaO_2(吸空气)	正常	60~80mmHg	<60mmHg	
$PaCO_2$	<45mmHg	≤45mmHg	>45mmHg	
SaO_2(吸空气)	>95%	91%~95%	≤90%	
pH			降低	降低

注：PaO_2—动脉血氧分压；$PaCO_2$—动脉血二氧化碳分压；SaO_2—动脉血氧饱和度；1mmHg=0.133kPa。

（3）缓解期　指经治疗或未经治疗症状、体征消失，肺功能恢复到急性发作前水平，并维持4周以上。

4. 鉴别诊断

（1）心源性哮喘　心源性哮喘常见于左心衰。发作时的症状与哮喘相似，但心源性哮喘多有高血压病、冠心病、风心病二尖瓣狭窄等病史和体征，典型症状有咳粉红色泡沫样痰，两肺可闻及广泛的湿啰音和哮鸣音，左心界扩大，心率快，心尖部可闻奔马律。胸部X线检查可见心脏增大，肺淤血征。

（2）慢性喘息型支气管炎　慢性喘息型支气管炎多见于老年人，伴有慢性咳嗽、咳痰史，喘息常年存在，有加重期。两肺常可闻及湿啰音；部分喘息型慢性支气管炎和支气管哮喘无法鉴别。

（3）支气管肺癌　中央型肺癌导致支气管狭窄，或者伴有感染或类癌综合征时，可出现喘鸣音或哮喘样呼吸困难，肺部可闻及哮鸣音。但肺癌的呼吸困难及喘鸣症状进行性加重常无诱因，咳嗽可痰中带血，且痰中可找到癌细胞，胸部X线片、CT、MRI检查或纤维支气管镜检查常可明确诊断。有时大气道内的良性肿瘤也需与本病鉴别。

（4）嗜酸粒细胞肺浸润症　嗜酸粒细胞肺浸润症的发生多有致病原因，如寄生虫、原虫、花粉、真菌、化学药品、职业粉尘等的接触史，发病症状较轻，患者常有发热，胸部X线检查可见多发性、此起彼伏的淡薄斑片浸润影，可自行消失或再发。肺组织活检有助于鉴别诊断。

五、急性发作期的治疗

1. 一般治疗

脱离变应原，避免和控制哮喘诱发因素，减少复发。哮喘急性发作期应根据病情严重程度分级表进行分度，中度及重度患者需住院观察治疗，病情重、生命体征不平稳者需行多参数监护仪监测心率、血氧饱和度、血压、呼吸。危重度患者须立即住院抢救治疗，除以上处理措施外，根据病情行气管插管，呼吸机辅助呼吸，尽快纠正缺氧。

2. 药物治疗处方

（1）支气管扩张药

① β₂ 受体激动药

| 处方一 | 生理盐水　2mL | 氧射流雾化吸入 |
| | 0.5%沙丁胺醇雾化吸入液　3mL | q4h～q6h |

处方二　沙丁胺醇气雾剂　100～200μg 喷吸 q4h～q6h

处方三　特布他林（喘康速）气雾剂　0.25～0.5mg 喷吸 q6h～q8h

和（或）　特布他林　2.5mg po tid

【说明】　以上为临床常用的短效 β_2 受体激动药，哮喘急性发作期轻中度患者首选气雾剂吸入治疗，对于吸入配合不佳的患者可加用贮雾瓶，其次可选用口服片剂。经上述处理后哮喘不能缓解的患者以及重度、危重度患者需住院，选用氧射流雾化吸入方法治疗。选用药物原则：首选吸入，其次口服。此类药物常见的不良反应为心悸、肌颤。高血压病、心肌梗死、甲亢、糖尿病、孕妇等慎用。

② 抗胆碱能药

处方一　生理盐水　3mL　　　　　　　　　┐氧射流雾化吸入
　　　　异丙托溴铵雾化吸入液　250～500μg │q4h～q6h

处方二　异丙托溴铵气雾剂　40～60μg 喷吸 tid 或 qid
　　　　或　噻托溴铵胶囊　18μg 喷吸 qd

【说明】　异丙托溴铵溶液为短效抗胆碱能药，临床常与 0.5%硫酸沙丁胺醇（万托林）溶液 1～2mL 联合氧射流雾化吸入，抢救治疗中度以上支气管哮喘急性发作期患者。噻托溴铵（思力华）胶囊为长效抗胆碱能药，作用更强，持续时间可达 24h。

③ 茶碱类

处方一　5%葡萄糖　100mL　　　┐iv drip bid 或 tid
　　　　氨茶碱　0.25g　　　　　│

或　生理盐水　50mL　　　┐微泵注入
　　　　氨茶碱　0.25g　　　　　│[0.6～0.8mg/(kg·h)]

处方二　氨茶碱　0.1～0.2g po tid

【说明】　氨茶碱注射液静滴用于中度及重度支气管哮喘急性发作期患者，氨茶碱注射液微泵泵入用于重度及危重度支气管哮喘急性发作期患者。氨茶碱口服用于轻中度哮喘，夜间哮喘用茶碱缓释片效果更佳。日总量一般不超过 1.0g。不良反应有恶心、呕吐、心律失常、多尿。与喹诺酮类、大环内酯类、西咪替丁等合用，可使茶碱排泄减慢，应减少用药量。

（2）糖皮质激素

处方一　5%葡萄糖　　100mL ｜ iv drip bid
　　　　甲泼尼龙　　40～80mg ｜

处方二　5%葡萄糖　　　100mL ｜ iv drip bid
　　　　琥珀酸氢化可的松　100～200mg ｜

处方三　5%葡萄糖　　100mL ｜ iv drip bid 或 tid
　　　　地塞米松　　5～10mg ｜

【说明】　静脉用药用于重度及危重度支气管哮喘急性发作期患者，症状缓解后逐渐减量，然后改口服和吸入制剂维持。

处方四　沙美特罗氟替卡松的复方制剂（舒利迭）吸入剂 50/250 g/吸 1～2 吸 q12h

处方五　布地奈德气雾剂　200μg 吸入 bid

处方六　布地奈德和福莫特罗粉吸入剂（信必可都保）160μg/4.5μg/吸 1～2 吸 q12h

【说明】　此类药物用于支气管哮喘急性发作期经抢救后进入慢性持续期的患者，规律吸入糖皮质激素需1周以上方能生效，故临床上静脉用激素与吸入激素交替期需重叠数天，待吸入激素起效后才撤静脉用激素。皮质激素与长效 β_2 受体激动药联合应用，可产生互补的作用，皮质激素增加 β_2 受体的合成，减少受体的不敏感性，而长效 β_2 受体激动药则通过修饰皮质激素受体，使受体依赖皮质激素的激活更为敏感。这些相互作用表现为抗炎症活动的增强及对气道结构重塑的逆转。轻度持续 $200\sim500\mu$g/d，中度持续 $500\sim1000\mu$g/d，重度持续 $>1000\mu$g/d（不宜超过 2000μg/d）。不良反应：口咽念珠菌感染，声音嘶哑，呼吸道不适；长期大剂量（$>1000\mu$g/d）吸入可有肾上腺皮质功能抑制、骨质疏松。注意，吸药后用清水漱口。

（3）控制感染　参照慢性阻塞性肺疾病章节。

（4）补液　哮喘患者无禁忌证应补充足够的水分 2000～2500mL/d，以利于痰液引流。

（5）维持电解质及酸碱平衡　根据血气及电解质的情况补充电解质及纠正酸碱平衡失调。

（6）机械通气　哮喘患者急性重度发作，经支气管扩张药、激素、抗感染、补液等积极治疗，发生危重急性呼吸衰竭时，及时采用机械通气。机械通气的指征是：①呼吸心脏骤停；②严重低氧血症，$PaO_2 < 7.98kPa$（60mmHg）；③ $PaCO_2 > 6.67kPa$（50mmHg）；④重度呼吸性酸中毒，动脉血 pH<7.25；⑤严重意识障碍、谵妄或昏迷；⑥呼吸浅而快，每分钟超过 30 次，哮鸣音由强变弱或消失，呼吸肌疲劳明显。

六、脱敏疗法

这是特异性脱敏疗法的简称，即用变应原制成的提取液定期给相应变应原皮肤试验阳性的患者进行注射，以刺激体内产生封闭抗体，其具有识别变应原的功能。一般经脱敏疗法后，哮喘病情减轻，发作次数减少，平喘药物用量减少。但脱敏疗法有一定的局限性，因此各国学者的评价不尽相同。

七、防护

① 出院带药物应视病情而定，包括糖皮质激素和支气管扩张药，对于正在口服泼尼松的患者应制订一份书面的逐渐减量的计划。

② 应约定出院哮喘患者定期在门诊随访。

③ 应教会哮喘患者正确应用手揿式定量气雾吸入剂（MDI）。

④ 出院后注意休息，加强体育锻炼，劳逸结合，生活规律，避免接触上呼吸道感染患者。

第十一节　呼吸衰竭

呼吸衰竭是指各种原因引起的肺通气和（或）换气功能严重障碍，以致在静息状态下亦不能维持足够的气体交换，导致低氧血症伴（或不伴高碳酸血症），进而引起一系列病理生理改变和相应临床表现的综合征。按照发病缓急分类，分为急性呼吸衰竭、慢性呼吸衰竭；本节主要叙述慢性呼吸衰竭。

一、问诊要点

应注意询问是否有呼吸困难，有无呼吸频率、节律和幅度的改变；有无精神神经症状，如失眠、烦躁、躁动、夜间失眠而白天嗜睡；重者甚至出现神志淡漠，昏睡，昏迷，肌肉震颤，抽搐等；有无发绀；有无头痛。询问有无既往发作史，是否有COPD，严重肺结核、肺间质纤维化，胸廓和神经肌肉病变如胸部手术、外伤、广泛胸膜增厚、胸廓畸形、脊髓侧索硬化症等疾病。

二、查体要点

① 是否有辅助呼吸肌活动加强，如三凹征；呼吸节律改变，如陈-施呼吸。

② 口唇、指甲出现发绀。

③ 肺性脑病时，查体可出现腱反射减弱或消失，锥体束征阳性。

④ 循环系统表现，有无外周体表静脉充盈、皮肤充血、温暖多汗，血压升高，脉搏洪大，心率增快。

三、辅助检查或实验室检查

（1）动脉血气分析　呼吸衰竭的诊断基本依靠血气分析的结果。如诊断标准中所述，且常伴有酸碱失衡。

（2）胸部影像学检查　可根据胸部CT、X线等了解心脏及气管情况、气胸或胸腔积液的存在，以及有无肺炎、肺水肿、肺不张、肺实变等病变。

（3）血液检查　注意完善血常规、尿常规、电解质、肝肾功能等检查，了解有无电解质紊乱及肝肾功能损害等。

（4）肺功能检查　可通过肺功能的检查判断通气功能障碍的性质。

四、诊断

1. 诊断

① 呼吸衰竭病因不同，病史、症状、体征和实验室检查结果都不尽相同。除原发病和低氧血症导致的临床表现外，呼吸衰竭的诊断主要依靠动脉血气分析，单纯$PaO_2 < 60mmHg$为I型呼吸衰竭，若伴有$PaCO_2 > 50mmHg$则为II型呼吸衰竭。

② 肺功能检测。

③ 胸部影像学检查。

2. 鉴别诊断

（1）心源性呼吸困难　心源性呼吸困难是由左心衰竭引起肺

循环淤血的结果。表现为劳力性呼吸困难、端坐呼吸、阵发性夜间呼吸困难、心源性哮喘和急性肺水肿。可伴有咳嗽、咳痰等症状，因心排血量降低，故伴有疲乏无力、头昏、苍白、心动过速等症状。查体心脏增大，心率快，心尖区可闻及舒张期奔马律。急性肺水肿时，咳粉红色泡沫痰，双肺可闻及湿啰音。呼吸衰竭引起的呼吸困难，特别是COPD引起的呼吸困难，患者由平卧位坐起后，呼吸困难并无明显改善，心率可以不快，双肺多可闻及干湿啰音，心电图可有肺心病的相应变化，血气分析提示有低氧和（或）CO_2潴留。

（2）**重症自发性气胸** 继发于基础肺部病变，尤其COPD患者，亦可见到呼吸困难、胸闷，甚至心率快、心律失常、发绀、大汗、意识不清等表现，但气胸患者多为突然发作，伴一侧胸痛，查体可见胸部隆起，呼吸运动和语颤减弱，叩诊呈鼓音，听诊患侧呼吸音减弱或消失。X线显示气胸征是确诊依据。

（3）**重症代谢性酸中毒** 重症代谢性酸中毒，出现深大呼吸，应和呼吸衰竭引起的呼吸困难鉴别。患者可有恶心呕吐、食欲缺乏、烦躁不安甚至精神恍惚、嗜睡、昏迷等表现。且常常伴有原发病的表现，如糖尿病酮症酸中毒呼气有烂苹果味，尿毒症者有尿味，失水者皮肤黏膜干燥等。根据血气分析、尿常规结果可确诊。

五、治疗

1. 保持呼吸道通畅

对任何类型的呼吸衰竭，保持呼吸道通畅是最基本、最重要的治疗措施。主要方法如下。

① 若患者昏迷应使其处于仰卧位，头后仰，托起下颌并将口打开。

② 清除气道内分泌物及异物。

以上方法不能奏效，必要时建立人工气道。人工气道有三种方法，即简便人工气道、气管插管及气管切开。

③ 若患者有支气管痉挛，需积极使用支气管扩张药物，可选用肾上腺素受体激动药、抗胆碱药、糖皮质激素或茶碱类药物

等。参见有关章节。

2. 氧疗

（1）吸氧浓度　COPD是导致慢性呼吸衰竭的常见呼吸系统疾病，患者常伴有CO_2潴留，注意保持低浓度吸氧，防止血氧含量过高，抑制患者呼吸，造成通气状况恶化，严重时陷入CO_2麻醉状态。

（2）吸氧装置

① 鼻导管或鼻塞：优点是简单、方便；不影响咳痰、进食。缺点是氧浓度不固定，易受患者呼吸影响。吸氧浓度与氧流量关系：吸入氧浓度（％）＝21＋4×氧流量（L/min）。

② 面罩：主要包括简单面罩、带储气囊无重复呼吸面罩和文丘里（Venturi）面罩。优点是吸氧浓度稳定，可按需调节，对鼻黏膜刺激小；缺点是在一定程度上影响患者咳痰、进食。

3. 机械通气

根据病情选用无创机械通气或有创机械通气。机械通气过程中应根据血气分析和临床资料调整呼吸机参数。机械通气的主要并发症为通气过度，造成呼吸性碱中毒；通气不足，加重原有的呼吸性酸中毒和低氧血症；出现血压下降、心排血量下降、脉率增快等循环功能障碍；气道压力过高可致气压伤，如气胸、纵隔气肿或间质性肺气肿；有创人工气道长期存在，可并发呼吸机相关肺炎。无创正压通气（NIPPV）为经鼻/面罩行无创正压通气，无需建立有创人工气道，严重并发症发生率低。患者应具备的基本条件：①清醒能够合作；②血流动力学稳定；③不需要气管插管保护（即患者无误吸、严重消化道出血、气道分泌物过多且排痰不利等情况）；④无影响使用鼻/面罩的面部创伤；⑤能够耐受鼻/面罩。

4. 抗感染

慢性呼吸衰竭急性加重的常见诱因是感染，非感染因素诱发的呼吸衰竭也容易继发感染。抗生素的选择可参考有关章节。

5. 呼吸兴奋药的使用

慢性呼吸衰竭患者可服用阿米三嗪 50～100mg，每日 2 次。该药通过刺激颈动脉体和主动脉体的化学感受器兴奋呼吸中枢，增加通气量。

6. 一般支持治疗

① 纠正电解质紊乱和酸碱平衡失调：慢性呼吸衰竭常有 CO_2 潴留，导致呼吸性酸中毒。当以机械通气等方法较为迅速地纠正呼吸性酸中毒时，原已增加的碱储备会使 pH 升高，对机体造成严重危害，应当注意同时纠正潜在的代谢性碱中毒，通常给予盐酸精氨酸和补充氯化钾。

② 对重症患者常需转入 ICU 积极抢救。监测血压、心率，记录液体出入量。

③ 采取各种对症治疗，预防肺源性心脏病、肺性脑病、肾功能不全和消化道功能障碍。特别注意多器官功能障碍综合征。

第十二节　气胸

气体进入胸膜腔称为气胸。气胸可分自发性、创伤性气胸。自发性气胸（spontanus pneumothorax）是由于肺部疾病使肺组织和脏胸膜破裂，或由于靠近肺表面的微小泡和肺大疱破裂，肺和支气管内空气进入胸膜腔所致；自发性气胸又可分为原发性和继发性气胸两种，本节主要叙述自发性气胸。

一、问诊要点

应注意询问是否为突发胸闷、气急、胸痛，注意询问胸痛的部位、性质，有无诱因，如持重物、屏气、剧烈体力活动、外伤等；有无刺激性干咳；如有剧烈胸痛，要注意询问有无出汗、心悸等提示存在血气胸的症状。老年继发性气胸患者，可能胸痛症状不明显，但要注意询问有无突发加重的胸闷、气急。应注意询问以往有无气胸的发作史，如有，应询问以往的诊治经过。有无肺结核、慢性阻塞性肺病等慢性肺部疾病史。

二、查体要点

① 大量气胸时患侧胸廓饱满，肋间隙增宽，运动减弱，叩诊鼓音，呼吸音及语颤减弱或消失。

② 部分患者胸壁见有外伤体征，部分患者触之有皮下气肿。

③ 气管、纵隔向健侧移位。部分患者可有呼吸增快、发绀的表现。

④ 小量积气（100～200mL）仅有患侧呼吸音减低。

三、辅助检查或实验室检查

影像学表现为诊断气胸最可靠的方法。可显示肺压缩的程度，肺部情况，有无胸膜粘连、胸腔积液以及纵隔移位等。

典型 X 线表现为外凸弧形的细线条形阴影，系肺组织和胸膜腔内气体的交界线，线内为压缩的肺组织，线外见不到肺纹理，透亮度明显增加。气胸延及下部则肋膈角显示锐利。少量气体往往局限于肺尖部，常被骨倍掩盖。深呼气时，使萎缩的肺更为缩小，密度增高，与外带积气透光区呈更鲜明对比，从而显示气胸带。局限性气胸在后前位 X 线检查时易遗漏，透视下转动体位方能见到气胸。大量气胸时，肺被压缩聚集在肺门区呈圆球形阴影。若肺内有病变或胸膜粘连时，则呈分叶状或不规则阴影。大量气胸或张力性气胸显示纵隔和心脏移向健侧。气胸合并胸腔积液时，则见液气面。若围绕心缘旁有透光带，应考虑有纵隔气肿。X 线胸片大致可计算气胸后肺脏受压萎陷的程度，这对临床处理有一定的意义。

CT 表现为胸膜腔内出现极低密度的气体影，伴有肺组织不同程度的压缩萎陷改变。含极少量气体的气胸和主要位于前中胸膜腔的局限性气胸的诊断，X 线平片可漏诊，而 CT 上则无影像重叠的缺点，诊断非常容易。多数学者认为，对外伤患者，尤其是进行机械呼吸器通气者，进行 CT 扫描时，应对上腹部、下胸部的 CT 图像进行肺窗观察，以便发现隐匿型少量气胸；CT 还可鉴别位于纵隔旁的气胸与纵隔气肿以及肺大疱，对有广泛皮下气肿存在的患者，CT 检查常可发现 X 线平片阴性的气胸存在。

四、诊断、鉴别诊断、分型

1. 诊断

（1）有引起气胸的肺部基础疾病。部分患者发病前可有剧烈咳嗽、持重物、屏气或剧烈运动等诱因。

（2）胸痛　突然发生患侧胸痛，伴刺激性干咳，呼吸困难，呼吸急促，不能平卧。发病缓慢者胸痛、咳嗽症状不明显，甚至无自觉症状。

（3）**体征**　少量气胸可无明显体征。气体量多时患侧胸廓饱满，呼吸运动减弱，触觉语颤减弱或消失，叩诊呈鼓音，听诊呼吸音减弱或消失。大量气胸时气管，心脏向健侧移位。

（4）**X线检查**　胸片上有明确的气胸线，为萎缩肺组织与胸膜腔内积气体的分界线，呈外凸线条影，线外为无肺纹理的透光区，线内为压缩的肺组织。

（5）**心电图**　左侧气胸可出现电轴右偏，左心室导联低电压。

2. 鉴别诊断

（1）**支气管哮喘急性发作**　哮喘急性发作时可有呼吸困难，叩诊时可有过度充气体征，易与自发性气胸相混淆。但经详细询问病史，仔细体检及X线检查可以鉴别。但有时严重哮喘患者可并发自发性气胸。

（2）**慢性阻塞性肺疾病**　患者有活动后气短加重的病史，急性感染后呼吸困难可进一步加重，易与自发性气胸相混淆。仔细地了解病史，认真体检，特别是X线检查，有助于鉴别。

（3）**急性心肌梗死**　患者可有急性发作的剧烈胸骨后疼痛，呼吸困难，循环衰竭，与自发性气胸颇为相似，但急性心肌梗死患者常有高血压、动脉粥样硬化、冠心病史、心电图、胸部X线、酶学检查有助于鉴别诊断。

（4）**肺栓塞**　可有胸痛、呼吸困难、发绀等类似自发性气胸的临床表现，但患者可有低热、咯血、下肢或盆腔栓塞性静脉炎、骨折，心脏病特别是心房纤颤和感染性细菌性心内膜炎、长期卧床史，体检，X线胸片、肺通气/灌注扫描有助于鉴别。

3. 分型

（1）**闭合性（单纯性）气胸**　胸膜脏层裂口较小，随肺萎缩而闭合，空气不再进入胸膜腔，胸膜腔内气体不多，早期胸膜腔内压力接近或稍高于大气压，抽气后胸膜腔内压力很快变为负压，并不再升高，表明其破裂口不再漏气。

（2）**交通性（开放性）气胸**　胸膜裂口较大或因两层胸膜间有粘连或牵拉，使裂口持续开放，呼吸时气体可经裂口自由进出胸膜腔，胸膜腔内压力在 $0cmH_2O$ 上下波动，抽气后压力无变化。

（3）张力性（高压性）气胸　胸膜破裂口呈单向活瓣或活塞作用，吸气时裂口张开，空气进入胸膜腔，呼气时裂口关闭，气体不能排出，导致胸膜腔积气增加，使胸膜腔内压力不断升高，胸膜腔内压力测定常超过 $10cmH_2O$，甚至高达 $20cmH_2O$，抽气后胸膜腔内压可下降，但又迅速复升，对机体呼吸循环功能的影响最大，必须紧急抢救处理。

五、治疗

1. 常规医嘱

卧床休息，吸氧（浓度 40% 以下）。必要时给予呼吸、血压、脉搏、心电、血氧饱和度监测。

2. 排气治疗方法

适用于呼吸困难明显、肺压缩程度较重的患者，尤其是张力性气胸需要紧急排气者。肺萎缩程度小于 20%，如不伴有呼吸困难者可以不排气，气体可在 2～4 周内自行吸收。

（1）胸膜腔穿刺抽气法　用气胸针在患侧锁骨中线第 2 前肋间或腋下区第 4、第 5 或第 6 肋间于皮肤消毒后直接穿刺入胸膜腔，随后连接于 50mL 或 100mL 注射器，或人工气胸机抽气并测压，直至患者呼吸困难缓解为止。一般一次抽气不宜超过 1000mL 为宜，每日或隔日抽气 1 次。如属张力性气胸，病情紧急，又无其他抽气设备时，为了抢救患者生命，可用粗针头迅速刺入胸膜腔以达到暂时减压的目的。

（2）胸腔闭式引流术　单纯气胸者通常选择第 2 前肋间插入引流管；局限性气胸或有胸膜粘连者，应 X 线透视定位插管；液气胸需排气排液者，多选择上胸部插管引流，有时需置上、下两根引流管。将引流管连接于床旁的单瓶水封正压连续排气装置。本法适用于各种类型的气胸，尤其是张力性气胸。如单次引流肺不能复张，可考虑持续负压引流，或将引流管连接于集水封调压为一体的单瓶便携式气胸引流装置。

【说明】　稳定型小量气胸（闭合性气胸肺萎陷小于 20%）可采取保守治疗（卧床休息、镇静、镇痛、止咳、吸氧），此外还

51

应及时排气，使肺及早复张。排气引流治疗过程中的注意事项：水封瓶一定置于低于患者胸腔的地方，以免瓶内的水反流入胸腔；每天应更换引流瓶中的水，防止胸膜腔继发感染；经常检查引流管是否通畅，如水封瓶内液面波动突然消失，患者有气急加重，患处呼吸音减低，提示引流导管阻塞，及时进行相应处理。拔管时机为萎陷肺完全复张后维持较低的负压水平，继续吸引 1～2日，夹住引流管停止负压吸引，观察 2～3日，如气胸不再复发即可拔管。

3. 药物治疗处方

（1）镇静、止痛治疗

处方一　索密痛　0.5g po bid

处方二　地西泮　2.5～5mg po bid

（2）镇咳治疗　参见急性支气管炎。

4. 其他治疗方式的选择

（1）胸腔镜诊治　是寻找气胸病因、进行合理治疗的理想方法。可直视下进行肺大疱结扎或切除；或以 CO_2 激光封闭漏口；或对粘连带熔断；对复发性胸膜下疱采用喷撒滑石粉或涂快速医用 ZT 胶等，可迅速使肺复张和防止复发。辅助胸腔镜手术具有微创、安全等优点，对肺功能减退不能耐受手术的气胸患者，采用电视胸腔镜诊治更为适合。

（2）手术治疗　主要适用于张力性气胸，严重的交通性气胸，双侧气胸，COPD 及弥漫性肺间质纤维化并发气胸。

（3）胸膜粘连术　生理盐水 100mL 加灭菌滑石粉 1～2g；或生理盐水 100mL 四环素 15～20mg/kg 胸腔导管注入。

【说明】　由于气胸复发率高，为了防止复发，可胸腔内注入粘连剂如四环素、滑石粉，产生无菌性胸膜炎，使脏层和壁层粘连，从而消灭胸膜间隙。适应证：主要适用于拒绝手术的下列患者：①持续性或复发性气胸；②双侧气胸；③合并肺大疱；④肺功能不全，不能耐受手术者。常见副作用为胸痛、发热，滑石粉可引起急性呼吸窘迫综合征，应用时应予注意。

5. 原发病治疗

针对病因进行治疗。

6. 并发症治疗

（1）纵隔气肿和皮下气肿的治疗　一般无需特殊处理，如纵隔气肿张力过高，可在胸骨上窝穿刺或皮肤切开排气。

（2）血气胸的治疗　气胸出血系胸膜粘连带内的血管被撕断所致。肺复张后出血多能自行停止。如持续出血不止，排气、止血、输血等处理无效，应开胸手术。手术指征：①短期内胸膜腔引流量>1L/d，或每小时持续引流量>100mL，无出血停止倾向；②补足血容量后休克仍难以纠正；③持续胸膜腔引流后仍有胸膜腔积液征象；④疑有胸膜腔内血液凝固，胸膜腔内积血难以吸引出来。

第十三节　原发性支气管肺癌

原发性支气管肺癌简称肺癌，为起源于支气管黏膜或腺体的恶性肿瘤。肺癌是严重危害人类健康的疾病，在我国，肺癌已超过癌症死因的20%，且发病率及死亡率均迅速增长。自2000年至2005年，我国肺癌的发病患者数即增加了11.6万，死亡人数增加了10.1万。肺癌发病率为男性肿瘤的首位，并由于早期诊断不足致使预后差。

一、问诊要点

① 应注意询问患者是否有咳嗽，注意询问咳嗽的时间、性质（本病多为刺激性，有时带有金属声，无节律）；有无咳痰中带血甚至咯血。

② 有无胸痛、乏力、消瘦、喘鸣、发热等。

③ 有无慢性支气管炎、慢性阻塞性肺病、肺结核等病史。有无糖尿病、重症肌无力等。

④ 应注意询问有无吸烟史，包括长期被动吸烟史，并记录吸烟的每日支数及吸烟年数。

⑤ 还应注意询问职业状况，如是否从事与煤烟、石棉、煤焦油等有关的工作；有无放射性物质接触史等。

二、查体要点

① 颈部和锁骨上淋巴结可有肿大。

② 肺部听诊常可闻及局限性喘鸣音、局部呼吸音减弱、干湿啰音等。

③ 侵犯至胸膜者出现相应的积液体征，如胸闷、气促、气管移位等。

④ 晚期患者可见有肺外体征，如消瘦、杵状指（趾）、转移部位的异常表现等。

三、辅助检查或实验室检查

1. 胸部 X 线检查

（1）中央型肺癌的 X 线特征　肿瘤发生于总支气管、叶和段支气管。①直接 X 线征象：多为一侧肺门见类圆形阴影，边缘毛糙，或有分叶或切迹等表现，支气管造影可见支气管壁不规则增厚、狭窄、中断或腔内肿物。②间接 X 线征象：由于肿块的生长，可使支气管部分或完全阻塞，形成局限性肺气肿、肺不张、阻塞性肺炎和继发性肺脓肿等征象。

（2）周围型肺癌的 X 线特征　肿瘤发生于段以下支气管。早期常呈现局限性小斑片状阴影，也可呈球状、网状或结节状阴影。肿块周边可有毛刺、切迹和分叶，常有胸膜被牵拽即胸膜皱缩征。动态观察可见肿块逐渐增大，引流的肺门淋巴结肿大、胸腔积液、肋骨被侵犯等。如发生癌性空洞，多呈偏心性，内壁不规则，凹凸不平，可作为与肺脓肿和肺结核空洞鉴别的参考。

（3）细支气管肺泡癌的 X 线特征　可表现为肺部孤立结节阴影、肺炎型或双肺弥漫性小结节型，后者颇似血行播散型肺结核。部分病灶发展缓慢，可经历数年无变化，易于被误诊为浸润型或血行播散型肺结核、肺炎和间质性肺炎。

2. 胸部 CT

胸部 CT 可发现细小的和普通 X 线摄片难以显示的部位（如位于心脏后、脊柱旁、肺尖、近膈面及肋骨头部位等）的病灶，能显示肺门及纵隔淋巴结的肿大，有助于肺癌的临床分期。

3. 磁共振成像（MRI）

MRI 在明确肿瘤与大血管之间关系，分辨肺门淋巴结或血管阴影方面优于 CT，而在发现小病灶（<5mm）方面不如 CT 高。

4. 痰脱落细胞学检查

当怀疑肺癌时痰脱落细胞检查为一项重要检查。为提高痰涂片阳性率，必须留取气管深部咳出的痰并及时送检，保持标本新鲜，可送检达 6 次以上，痰脱落细胞学检查的阳性率可达 80% 左右，其中中央型肺癌较高。亦可配合免疫组化检查。

5. 纤维支气管镜检查

这是诊断肺癌的主要方法之一，对于中央型肺癌，刷检加活检的阳性率可达 90% 左右。对周围型肺癌，可在荧光屏透视指导下行经纤支镜肺活检（TBLB）或肺泡灌洗（BAL）等检查。荧光肺部内镜成像术（LIFE），可分辨出支气管黏膜的原位癌和癌前期病变，以便进行活检，可提高早期诊断的阳性率，也有助于更好地选择手术切除范围。

6. 经胸壁细针穿刺活检

在透视、胸部 CT 或 B 超引导下采用细针经胸壁穿刺进行肺部病灶针吸活检或切割活检。创伤小、操作简便，尤适用于病灶紧贴胸膜或距胸壁较近的病灶。

7. 肿瘤标志物的检测

目前尚无任何一种血清肿瘤标志物对诊断肺癌具有理想的特异性。目前临床上用于 NSCLC 诊断的癌标志物包括癌胚抗原（CEA）、组织多肽抗原（TPA）、鳞癌抗原（Scc-Ag）和细胞角蛋白 19 片段抗原（CYFRA2l-I）等；用于 SCLC 诊断的癌标志物包括神经元特异性烯醇化酶（NSE）、蛙皮素（BN）、肌酸磷酸酶 BB（CPK-BB）和胃泌肽（GRP）等。

四、诊断和鉴别诊断

1. 诊断

对于下列情况之一的人群（特别是 40 岁以上男性长期或重度吸烟者）应提高警惕，及时进行排癌检查：①刺激性咳嗽 2～3 周而抗感染、镇咳治疗无效；②原有慢性呼吸道疾病，近来咳嗽性质改变者；③近 2～3 个月持续痰中带血而无其他原因可以解释者；④同一部位、反复发作的肺炎；⑤原因不明的肺脓肿，无毒性症状，无大量脓痰，无异物吸入史，且抗感染治疗疗效不佳者；⑥原因不明的四肢关节疼痛及杵状指（趾）；⑦X线显示局限性肺气肿或段叶性肺不张；⑧肺部孤立性网形病灶和单侧性肺门阴影增大者；⑨原有肺结核病灶已稳定，而其他部位又出现新增大的病灶者；⑩无中毒症状，而血性、进行性增多的胸腔积液患者等。

根据上述肺癌的临床表现和各种检查方法的合理应用，70%～95%的肺癌患者是可以明确诊断的。

2. 分型

（1）按解剖学部位分类

① 中央型肺癌：发生于段支气管以上的癌称为中央型，约占3/4，以鳞状细胞癌和小细胞癌多见。

② 周围型肺癌：发生于段以下的癌称为周围型，约占1/4，以腺癌多见。

（2）组织学分类　目前肺癌分为两大类，即小细胞肺癌（SCLC，占15%～25%）和非小细胞肺癌（NSCLC，占80%～85%），后者包括鳞癌、腺癌、大细胞癌及腺鳞癌。

3. 分期

（1）肺癌的 TNM 分期标准　2002 年 UICC/JICC 肺癌的 TNM 分期见表 1-2。

表 1-2　肺癌的 TNM 分期标准

原发肿瘤（T）

T_X：原发肿瘤不能评价；或痰、支气管冲洗液找到癌细胞，但影像学或支气管镜没有可视肿瘤

T_0：没有原发肿瘤的依据

Tis：原位癌

T_1：癌肿最大直径≤3cm，周围为肺或脏层胸膜所包绕，支气管镜下肿瘤没有累及叶支气管近端①（即没有累及主支气管）

T_2：肿瘤大小或范围符合以下任何一点

肿瘤最大直径>3cm

累及主支气管，但距隆突≥2cm

累及脏层胸膜

原发肿瘤扩展到肺门区伴肺不张或阻塞性肺炎，但不累及全肺

T_3:任何大小的肿瘤直接侵犯了下述部位之一者:胸壁(包括上沟瘤)、膈肌、纵隔、胸膜、壁层心包;肿瘤位于距隆突 2cm 以内的支气管,但尚未累及隆突;全肺的肺不张或阻塞性炎症

T_4:任何大小的肿瘤已直接侵犯了下述部位之一者:纵隔、心脏、大血管、气管、食管、椎体、隆突;恶性胸腔积液或恶性心包积液②,原发肿瘤同一肺叶内出现单个或多个的卫星结节

区域性淋巴结(N)

N_X:区域淋巴结不能评价

N_0:没有区域淋巴结转

N_1:转移至同侧支气管周围淋巴结和(或)同侧肺门淋巴结
原发肿瘤直接侵及肺内淋巴结

N_2:转移至同侧纵隔和(或)隆突下淋巴结

N_3:转移至对侧纵隔、对侧肺门淋巴结,同侧或对侧斜角肌或锁骨上淋巴结

远处转移(M)

M_X:远处转移不能评价

M_0:没有远处转移

M_1:有远处转移③

① 任何大小的非常见的表浅肿瘤,只要局限于支气管,即使累及主支气管,也定义为 T_1。

② 大部分癌患者的胸腔积液是由肿瘤引起的,但如果胸液多次细胞学检查未能找到癌细胞,胸液又是非血性和非渗出性的,临床判断该胸液与肿瘤无关,这种类型的胸液不影响分期。心包积液分类相同。

③ 同侧非原发肿瘤所在叶的其他肺叶出现转移性结节定义为 M_1。

(2)肺癌的临床分期 见表 1-3。

表 1-3 2002 年 UICC/JICC 肺癌的 TNM 分期

分期		TNM
隐性肺癌		$T_X N_0 M_0$
原位癌 0 期		$TisN_0 M_0$
I	I$_A$	$T_1 N_0 M_0$
	I$_B$	$T_2 N_0 M_0$
II	II$_A$	$T_1 N_1 M_0$
	II$_B$	$T_2 N_1 M_0$
		$T_3 N_0 M_0$

分期		TNM
III	III A	$T_3 N_1 M_0$
		$T_1 N_2 M_0$
		$T_2 N_2 M_0$
		$T_3 N_2 M_0$
	III B	T_4,任何 N,M_0
		任何 T,N_3,M_0
IV		任何 T,任何 N,M_1

说明：小细胞肺癌的分期，采用美国退伍军人医院和国际肺癌研究会制定的 VA 分期分为局限期和广泛期两期，局限期的特点是肿瘤局限于一侧胸腔内，包括锁骨上或前斜角肌淋巴结转移和同侧胸腔积液。对于局限期小细胞肺癌应进一步按 TNM 分期（表 1-4）进行临床分期，才能根据不同期别的患者施以个体化的最佳治疗。广泛期的特点是病变超过局限期的范围。

表 1-4　肺癌 TNM 分期（IASLC 2009）

分期	TNM
隐形肺癌	T_x,N_0,M_0
0	Tis,N_0,M_0
I A	$T_{1a,b}$,N_0,M_0
I B	T_{2a},N_0,M_0
II A	$T_{1a,b}$,N_1,M_0
	T_{2a},N_1,M_0
	T_{2b},N_0,M_0
II B	T_2,N_1,M_0
	T_3,N_0,M_0
III A	T_1,N_2,M_0
	T_2,N_2,M_0
	T_3,N_1,M_0
	T_3,N_2,M_0
	T_4,N_0,M_0
	T_4,N_1,M_0
III B	T_4,N_2,M_0
	任何 T,N_3,M_0
IV	任何 T,任何 N,$M_{1a,b}$

4. 鉴别诊断

（1）**肺结核** 肺癌和肺结核的许多临床表现相似，易混淆。肺门淋巴结结核易与中心型肺癌相混淆，多见于青少年，常伴有低热、盗汗等结核中毒症状，结核菌素试验多为强阳性，抗结核治疗有效。结核球需与周围型肺癌相鉴别，鉴别要点见表1-5。

表1-5 结核球与周围型肺癌的鉴别要点

鉴别点	结核球	周围型肺癌
分叶特征	略呈波浪状分叶，但分叶较浅，无明显切迹	分叶有3个弧度以上，并有明显切迹，典型者呈脐样切（肿瘤向肺门的凹陷）
边缘毛刺	边缘光滑，少有毛刺	周边轮廓模糊毛糙，伴有1～3mm长的短毛刺，有时呈放射冠状
肿块大小	<3cm，有完整纤维包膜	>5cm
部位	上叶尖后段、下叶背段	部位不定，可发生于任何部位
密度	较高，不均匀，可有钙化	不如结核球，密度比较均匀
洞壁	较厚（2～5mm），内壁光滑空洞外壁清楚、光滑	洞壁厚薄不一、凹凸不平，有癌嵴
空泡征	少见	见于局限性肺泡细胞癌
胸膜牵拉征	少见	有，伴胸膜肥厚
周围卫星灶	常有（78%～91%）	常无

（2）**急性粟粒型肺结核** 急性粟粒型肺结核需与弥漫性细支气管肺泡癌相鉴别。粟粒型肺结核的胸片特征为病灶大小相等和分布均匀的粟粒结节，常伴有发热等全身中毒症状，而肺泡癌在胸片上表现为两肺大小不等、分布不均的结节状播散病灶，且有进行性呼吸困难。

（3）**肺炎** 癌性阻塞性肺炎表现常与肺炎相似。但一般肺炎抗菌药物治疗多有效，而癌性阻塞性肺炎吸收较慢，或炎症吸收后出现块状阴影，可通过纤支镜检查和痰脱落细胞学检查等进一步明确诊断。

（4）**肺脓肿** 原发性肺脓肿起病急，全身中毒症状明显。胸片表现为壁厚空洞，内有液平。癌性空洞多无明显中毒症状，胸片上厚壁的偏心性空洞，内壁凹凸不平，纤支镜检查和痰脱落细胞检查有助于鉴别。

五、治疗

1. 一般治疗

内科护理常规，一级护理（卡氏评分＜50）或二级护理（卡氏评分 50～80）或三级护理（卡氏评分＞80）。高蛋白、低脂半流质饮食或普通饮食。平卧位或半卧位。必要时吸氧。必要时测呼吸、血压、脉搏每 2～4h 1 次。

2. 治疗原则

（1）手术治疗　非小细胞肺癌Ⅰ期和Ⅱ期患者应首选手术治疗，对于病变累及同侧纵隔淋巴结或胸壁的Ⅲa期患者可试行肿瘤切除加纵隔淋巴结清扫或胸壁重建。Ⅰ期小细胞肺癌也应首选手术，术后加以化疗，Ⅱ期及Ⅲ期小细胞肺癌均应在化疗后争取手术治疗或放疗。

（2）放疗　根治性放疗对于年老体弱、病灶局限、因解剖原因不便手术或不愿手术者，辅助以化疗，可提高疗效。姑息性放疗适用于晚期不能手术者，可阻止肿瘤的发展和缓解症状，如肿瘤浸润或转移引起的咯血、肺不张、上腔静脉综合征、骨转移和神经侵犯引起的剧痛，颅内转移所致颅内压增高等，经放疗后常可使症状减轻或缓解。

（3）化学药物治疗　非小细胞肺癌Ⅰ期和Ⅱ期、Ⅰ期小细胞肺癌患者手术后应进行化疗，有助于防止局部复发和远距离转移。非小细胞肺癌Ⅲa期、Ⅱ期及Ⅲ期小细胞肺癌均应在化疗后争取手术治疗或放疗，此后再进行化疗。Ⅲb期及Ⅳ期患者化疗后有助于延长生存期。

（4）介入治疗　①支气管动脉灌注化疗：适用于失去手术指征、全身化疗无效的晚期肺癌者，其局部化疗毒副作用小，可缓解症状。②经纤维支气管镜进行 YAG 激光、腔内放疗、局部肿瘤内注射抗肿瘤药物。

（5）免疫治疗　干扰素、白介素、肿瘤坏死因子、集落刺激因子等在肺癌的治疗中能增加机体对化疗和放疗的耐受性，提高疗效。

3. 化疗方案

（1）小细胞肺癌（SCLC）

处方一　CAV方案

生理盐水　60mL
环磷酰胺（CTX）　1000mg/m² ｜ iv 第1天

生理盐水　60mL
多柔比星（ADM）　40mg/m² ｜ iv 第1天

生理盐水　20mL
长春新碱（VCR）　1mg/m² ｜ iv 第1天

【说明】　每21天重复，3～4个周期为一个疗程，适用于 SCLC。CTX 是双功能烷化剂及细胞周期分特异性药物，可干扰 DNA 和 RNA 功能，尤其对前者的影响大，它与 DNA 发生交叉联结，抑制 DNA 合成，对 S 期作用最明显。ADM 有很强的抗癌药理活性，可直接作用于 DNA，插入 DNA 的双螺旋链，使后者解开，改变 DNA 的模板性质，抑制 DNA 聚合酶从而抑制 DNA，也抑制 RNA 合成。VCR 体外实验能抑制纺锤体的形成，使有丝分裂停止于中期，主要作用于 M 期，为细胞周期特异性药物，也可抑制 RNA 和脂质的合成。

ADM 和 VCR 局部刺激及毒性极大，注射时切勿露出血管，ADM 除具有常见化疗药物毒副作用外，可引起心脏毒性，注意其累积剂量及患者的心脏状况，该方案 CTX 剂量大，肝肾功能异常时毒性增强，且有尿路刺激，应用时鼓励患者多饮水。

处方二　CAE方案

生理盐水　60mL
环磷酰胺（CTX）　500mg/m² ｜ iv 第1天

生理盐水　60mL
多柔比星（ADM）　40mg/m² ｜ iv 第1天

生理盐水　250mL
依托泊苷（VP16）　50mg/m² ｜ iv 第1～5天

【说明】　每21天重复，3～4个周期为一个疗程，适用于广泛期 SCLC。CTX、ADM 的药理作用、毒副作用及注意事项同

61

上。VP16 是鬼臼毒素的半合成衍生物，属细胞周期特异性药物，主要作用于 S 期和 G2 期，其除常见化疗药物毒副作用外，在快速滴注时可发生直立性低血压，应嘱患者卧床，不要骤然起立、站立，并测血压。

处方三　EP 方案

生理盐水　250mL
依托泊苷（VP16）　100mg/m² ｜ iv drip 第 1～3 天

生理盐水　500mL
顺铂（DDP）　25mg/m² ｜ iv drip 第 1～3 天

【说明】　每 21 天重复，3～4 个周期为一个疗程，适用于 SCLC。VP16 的药理作用、毒副作用及注意事项同上。DDP（顺铂）为无机铂的金属络合物，类似于双功能烷化剂，可与 DNA 形成链内和链间交叉联结，破坏 DNA 功能，阻止 DNA 复制，为细胞周期非特异性药物。DDP 是目前致吐性最强的化疗药之一，耳、肾毒性亦是其最严重的毒性反应，大剂量应用时应注意水化、利尿，并预防性应用强止吐药。

处方四　VIP 方案

生理盐水　500mL
顺铂（DDP）　20～25mg/m² ｜ iv drip 第 1 天

生理盐水　250mL
依托泊苷（VP16）　60～70mg/m² ｜ iv drip 第 1～4 天

生理盐水　250mL
异环磷酰胺（IFO）　1.2g/m² ｜ iv drip 第 1～4 天

生理盐水　10mL
美司钠　400mg ｜ iv 第 1～4 天 于 IFO 给药 0、4h，8h 用

【说明】　每 21 天重复，3～4 个周期为一个疗程，适用于复发性 SCLC。DDO、VP16 药理作用、毒副作用及注意事项同上。IFO 为氮芥类抗癌药，与癌细胞 DNA 可交叉联结。IFO 除具有常见化疗药物的毒副作用外，其主要毒性为泌尿道刺激，如不给尿路保护药有 18%～40% 可出现血尿，所以应用时同时配合应用尿路保护药美司钠及适当水化，高剂量时可导致肾小管坏死，故肾功能不全的患者慎用。

处方五　ICE 方案

生理盐水　1500～2000mL
异环磷酰胺（IFO）　5000mg　｜iv drip 第 1 天

生理盐水　10mL
美司钠　400mg　｜iv 第 1 天 于 IFO 给药 0、4h、8h 用

5% 葡萄糖　500mL
卡铂（CBP）　400mg　｜iv drip 第 1 天

生理盐水　250mL
依托泊苷（VP16）　100mg/m²　｜iv drip 第 1～3 天

【说明】　每 21 天重复，3～4 个周期为一个疗程，适用于 SCLC。IFO、VP16 药理作用、毒副作用及注意事项同上。CBP 作用机制与 DDP 相似，引起 DNA 链内及链间交联，使 DNA 合成受到抑制。与 DDP 相比，CBP 的消化道反应、耳毒性、肾毒性均较低，但骨髓抑制明显，应用时无需水化，但肝肾功能不良者禁用本品，且静滴时应避光。

（2）非小细胞肺癌（NSCLC）

处方一　EP 方案

生理盐水　250mL
托泊苷（VP16）　100mg/m²　｜iv drip 第 1～3 天

生理盐水　500mL
顺铂（DDP）　80mg/m²　｜iv drip 第 1 天

【说明】　每 21 天重复，3～4 个周期为一个疗程，适用于 NSCLC。VP16、DDP 的药理作用、毒副作用及注意事项同上。

处方二　NP 方案

生理盐水　100mL
长春瑞滨（NVP）　25mg/m²　｜iv drip 第 1、8 天

生理盐水　500mL
顺铂（DDP）　80mg/m²　｜iv drip 第 1 天

【说明】　每 21 天重复，3～4 个周期为一个疗程，适用于 NSCLC。DDP 的药理作用、毒副作用及注意事项同上。NVB 通过阻滞微管蛋白聚合形成微管和诱导微管解聚，使细胞停止于细胞分裂中期，系抗有丝分裂的细胞周期特异性药物。NVB 除具

常见化疗药物的毒副作用外，其局部血管刺激为目前所用化疗药物之最，故在快速滴注完本品后，再给 0.9% 氯化钠 100～250mL 快速静点冲洗静脉以减轻局部刺激，可将地塞米松 5mg 加入冲液中，个别腹部手术后的患者可出现肠麻痹。

处方三　PP 方案

生理盐水　500mL	iv drip 第 1 天
紫杉醇（PTX）　135～175mg/m²	
生理盐水　500mL	iv drip 第 2 天或第 3 天
顺铂（DDP）　60～80mg/m²	

【说明】　每 21 天重复，3～4 个周期为一个疗程，适用于 NSCLC。DDP 的药理作用、毒副作用及注意事项同上。PTX（紫杉醇）是一种新型的抗微管药物，可促进微管双聚体装配成微管，而后通过防止去多聚化过程而使微管稳定。PTX 有较为严重的过敏反应，用前需进行预处理，且有较为严重的心脏毒性，用药期间应进行心电监护，另外还有骨髓抑制、肝脏毒性、周围神经毒性及骨关节和肌肉疼痛等，注意对症处理，需避光，置于 2～8℃ 保存。化疗过程中应先用 PTX，后用 DDP，可起到增效作用。

处方四　DP 方案

生理盐水　500mL	iv drip 第 1 天
多西紫杉醇（DOC）　60～75mg/m²	
生理盐水　500mL	iv drip 第 1 天
顺铂（DDP）　60～80mg/m²	

【说明】　每 21 天重复，3～4 个周期为一个疗程，适用于 NSCLC。DDP 的药理作用、毒副作用及注意事项同上。DOC 的作用机制与 PTX 相同，稳定微管作用比 PTX 大 2 倍。DOC 制剂需避光，置于 2～8℃ 保存，过敏反应发生率明显较 PTX 低，但也应进行预处理：推荐在用药前一天开始口服地塞米松 8mg、每日 1 次，或 4mg、每日 2 次，连服 3 天；同时服用法莫替丁 20mg、每日 2 次。

处方五　GP 方案

生理盐水　250mL	iv drip 第 1、8 天
健择（Gem）　1000mg/m²	

生理盐水	500mL	
顺铂 (DDP)	60～80mg/m²	iv drip 第 1 天

【说明】 每 21 天重复，3～4 个周期为一个疗程，适用于 NSCLC。DDP 的药理作用、毒副作用及注意事项同上。Gem（吉西他滨，dFdC）为脱氧胞苷的类似物，进入人体后在细胞内经过核苷酸激酶的作用转换成具有活性的二磷酸核苷（dFdCDP）及三磷酸核苷（dFdCTP），前者可抑制核苷酸还原酶的活性，从而减少了 DNA 合成所需的三磷酸脱氧核苷，特别是 dCTP；后者与 dCTP 竞争掺入 DNA 链中，引起掩蔽链终止，DNA 断裂，细胞死亡。Gem 的主要不良反应为骨髓抑制，大剂量静点时可出现较为严重的血液毒性，特别是血小板的减少，可应用 IL-11 进行治疗，另外在滴注过程中可发生支气管痉挛，应当注意。

4. 靶向治疗

肺癌的内科治疗已经进入了一个新的阶段，即靶向治疗已经全面融入内科各个治疗阶段的时代，靶向药物单药或联合化疗已成为肺癌标准治疗的一部分，如 EGFR-TKI，代表药物有吉非替尼（gefitinib，Iressa）、厄罗替尼（erlotinib，Tarceva）等单药治疗或抗 EGFR 单抗药物西妥昔单抗（cetuximab，Erbitux）联合化疗，治疗晚期 NSCLC，使患者获益。根据每位患者的分子生物学改变（EGFR 突变状态、K-ras 突变等），选择个体化的化疗方案，这将是今后一段时间的重点研究方向，也是提高肺癌治疗水平、延长患者长期生存的关键措施。

第二章 循环系统疾病

第一节 高血压病

高血压病是以体循环动脉循环血压增高为主要表现的临床综合征。在绝大多数患者中，高血压原因不明，称之为原发性高血压。我国成人高血压患病率达 18.8%，估计全国有高血压患者 2 亿，高血压是多种心脑血管疾病的重要病因和危险因素，影响重要脏器如心、脑、肾的结构与功能，最终导致这些器官的功能衰竭，迄今仍是心血管疾病死亡的主要原因之一，高血压的防治仍然任重道远。

一、问诊要点

① 详细询问发现高血压的时间、血压水平。

② 有无头晕、头痛、心慌、气短、失眠、肢体麻木等非特异性症状。

③ 询问心、脑、肾等靶器官并发症的表现。

④ 询问有无水肿、消瘦、乏力等以排除继发性高血压。

⑤ 询问是否接受抗高血压治疗及其疗效如何。

二、查体要点

① 心脏听诊注意有无主动脉瓣第二心音亢进、主动脉收缩早期喷射音、第四心音等左心室肥厚的征象。

② 检查眼底。

三、辅助检查或实验室检查

① 常规检查如尿常规、血脂、血糖、肾功能、血尿酸、心电图。

② 心脏超声、动态血压检测。

四、诊断和鉴别诊断

1. 诊断

① 在未使用抗高血压药物的情况下，非同日 3 次测量血压，

收缩压≥140mmHg 和（或）舒张压≥90mmHg，并排除继发性高血压，则可诊断为高血压病。患者既往有高血压病史，目前正使用抗高血压药物，血压虽低于 140/90mmHg，也可诊断为高血压。收缩压≥140mmHg 和舒张压＜90mmHg 为单纯性收缩期高血压。

② 高血压诊断性评估的内容应包括以下三个方面：确定血压水平及其他心血管危险因素；判断高血压的原因，明确有无继发性高血压；寻找靶器官损害以及相关临床表现。从而做出高血压病因的鉴别诊断和评估患者的心血管风险程度，以指导诊断和治疗。

2. 高血压分类

高血压的分类见表 2-1。当患者的收缩压和舒张压分属不同分类时，归入较高的分类。

表 2-1　血压水平的定义和分类

类别	收缩压/mmHg	舒张压/mmHg
正常血压	＜120	＜80
正常高值	120～139	80～90
高血压	≥140	≥90
1 级高血压（轻度）	140～159	90～99
2 级高血压（中度）	160～179	100～109
3 级高血压（重度）	≥180	≥110
单纯收缩期高血压	≥140	＜90

注：当患者的收缩压和舒张压分属不同分类时，应该用较高的分类。

3. 预后危险分层

高血压预后危险分层见表 2-2。

表 2-2　高血压预后危险分层

其他危险因素和疾病史	高血压 1 级	高血压 2 级	高血压 3 级
无其他危险因素	低危	中危	高危
1 个或 2 个危险因素	中危	中危	很高危
3 个或以上危险因素或靶器官损害或糖尿病	高危	高危	很高危
并存临床情况	很高危	很高危	很高危

注：危险分层（10 年中发生主要心脑血管事件的危险性）：低危组低于 15%、中危组 15%～20%、高危组 20%～30%、极高危组 30%以上。

4. 鉴别诊断

（1）急性肾小球肾炎　起病急骤，血压为一过性升高，青少年多见。发病前1～3周多有链球菌感染史，有发热、水肿、血尿等，尿常规检查可见蛋白、红细胞和管型。

（2）慢性肾小球肾炎　血压可持续升高，反复出现水肿、明显贫血、血浆蛋白低、氮质血症、蛋白尿等。

（3）嗜铬细胞瘤　可出现阵发性或持续性血压升高，阵发性血压升高时可伴心动过速、出汗、头痛、面色苍白等症状，一般抗高血压药无效，发作间隙血压正常。肾上腺CT、MRI可有助诊断。

（4）原发性醛固酮增多症　女性多见。血压多轻中度升高，以长期高血压伴低钾血症为特征。实验室检查有血钾低、血钠高、代谢性碱中毒、血浆肾素活性降低。血尿醛固酮增多，尿钾增多。螺内酯试验阳性有助于诊断。肾上腺CT、MRI有助于诊断。

（5）肾动脉狭窄　有类似恶性高血压表现，药物治疗无效。一般可见舒张压中重度升高，可在上腹部或背部肋脊角处可闻及血管杂音。肾动脉彩色B超及肾动脉造影可明确。

五、治疗

1. 非药物治疗（生活方式干预）

健康的生活方式，在任何时候，对任何高血压患者都是有效的治疗方法，可降低血压、控制危险因素和临床情况。

（1）减少钠盐摄入　每天钠盐摄入应低于6g，增加钾盐摄入。主要措施如下：尽量减少烹调用盐；减少味精、酱油等含钠盐的调味品用量；少食或不食含钠盐量较高的各类加工类食品；多食蔬菜和水果；肾功能好的患者食用含钾的烹调用盐。

（2）控制体重　最有效的控制体重的措施是控制能量摄入、增加体力活动。饮食方面应平衡膳食，控制高热量食品摄入，适当控制主食（碳水化合物）的入量。运动方面应有规律的、中等强度的有氧运动。重度肥胖患者可适当使用减肥药物。

（3）戒烟限酒　戒烟的益处是肯定的，而且是任何年龄戒烟均能获益。限制饮酒可显著降低高血压的发病风险，不提倡高血压患者饮酒，如饮酒应少量，男性每日酒精摄入量应低于25g，女性不应超过 15g。

（4）适当锻炼　定期的体育锻炼可降低血压，改善血糖代谢，建议每天适当的体力活动，30min/d 左右；每周至少 1 次以上的有氧体育锻炼，如步行、慢跑、骑车、游泳等。

（5）减轻精神压力　保持心理平衡。帮助患者预防和缓解精神压力，纠正和治疗病态心理，必要时专业心理辅导和治疗。

2. 药物治疗

（1）利尿药

处方一　吲达帕胺　2.5～5mg po qd

处方二　氢氯噻嗪　12.5～25mg po qd～bid

【说明】　吲达帕胺具有利尿作用和钙拮抗作用，降压肯定，主要是使血管扩张引起降压，利尿作用较弱，并可逆转左心室肥厚，适用于轻中度高血压，特别是老年高血压以及伴有糖尿病、血脂代谢异常与心功能不全的患者。对磺胺过敏、严重肾功能不全、肝性脑病、低钾血症者禁用。氢氯噻嗪主要适用于轻中度高血压、收缩性高血压、高血压合并心力衰竭的患者。痛风者禁用，肝肾功能衰竭者慎用，孕妇及哺乳期妇女不宜使用。常见的不良反应有低钾血症、高血糖及高尿酸血症、氮质血症等。

（2）β受体阻滞药

处方一　美托洛尔　50～100mg po bid

处方二　比索洛尔　2.5～10mg po qd

【说明】　适用于青年或合并心绞痛、心肌梗死后、高动力性高血压，或伴有偏头痛、青光眼、窦性心动过速者。临床上哮喘、肺气肿、过敏性鼻炎、缓慢型心律失常、血脂异常慎用或禁用。应用后可以引起神经系统紊乱、阳痿等。

（3）钙通道阻滞药（CCB）

处方一　硝苯地平控释片　30mg po qd

处方二　氨氯地平　2.5～10mg po qd

【说明】　CCB 降压适用于各种类型的高血压，尤其是老年以及合并冠心病与外周血管疾病者，高血压合并糖耐量异常及肾病者，高血压并有脑卒中者的二级预防。特别是降低高血压脑卒中的死亡率与发生率方面，优于其他一线抗高血压药物。但短效制剂不作为常规抗高血压药物。二氢吡啶类的主要副作用为心动过速、下肢水肿、头昏、面潮红、心悸不适等。其他副作用有便秘、厌食、牙龈增生、视觉异常等。

（4）血管紧张素转化酶抑制药（ACEI）

处方一　卡托普利　12.5～50mg po bid 或 tid

处方二　贝那普利　5～20mg po qd

处方三　培哚普利　4～8mg po qd

处方四　福辛普利　10～40mg po qd

【说明】　ACEI 具有改善胰岛素抵抗和减少尿蛋白作用，在肥胖、糖尿病和心脏、肾脏靶器官受损的高血压患者具有相对较好的疗效，特别适用于伴有心力衰竭、心肌梗死后、糖耐量减退或糖尿病肾病的高血压患者。不良反应主要是刺激性干咳和血管性水肿。干咳发生率为 $10\%\sim20\%$，停用后可消失。高钾血症、妊娠妇女和双侧肾动脉狭窄患者禁用。血肌酐超过 3mg/dL 患者使用时需谨慎。

（5）血管紧张素受体阻滞药（ARB）

处方一　缬沙坦　80～160mg po qd

处方二　氯沙坦　50～100mg po qd

处方三　坎地沙坦　4～32mg po qd

处方四　厄贝沙坦　150～300mg po qd

【说明】　该类药物降压作用起效缓慢，但持久而平稳，一般在 6～8 周时才达最大作用，作用持续时间能达到 24h 以上。多数 ARB 随剂量增大降压作用增强，治疗剂量窗较宽。最大的特点是直接与药物有关的不良反应很少，不引起刺激性干咳，持续治疗的依从性高。

第二节　血脂异常

血脂异常指血浆中脂质量和质的异常。血脂异常实际上表现为脂蛋白异常血症。长期血脂异常可导致动脉粥样硬化、增加心脑血管病的发病率和死亡率。我国成人血脂异常患病率为 18.6%，估计患者人数 1.6 亿。防治血脂异常对延长寿命、提高生活质量具有重要意义。

一、问诊要点

① 初期多数患者没有临床症状，导致动脉硬化后可有头痛、肢体麻木、头晕或肾功能减退、高血压、冠心病、脑梗死等疾病的临床症状，故问诊时多集中于心血管、脑血管、肾脏、周围血管疾病等临床情况问诊。

② 询问患者有无糖尿病、高尿酸血症、甲状腺功能低下、肾病病史，是否经常服用某些药物如利尿药、激素类，以上疾病或用药均可以导致血脂异常。

③ 是否有长期大量进食含胆固醇多的食物史，是否经常进食肥肉、猪油、动物内脏、贝壳类海鲜等食物。

④ 详细询问家族中有无高脂血症、动脉粥样硬化史。高脂血症与家族遗传有关。

二、查体要点

有些高血脂没有明显的体征，必须提高对高血脂的认识，仔细检查，常见的是黄色瘤在肌腱、手掌及手指间皱褶处，身体关节伸侧以及髋、踝、臀等部位，眼睑周围有异常的局限性皮肤隆起，其颜色可为黄色、橘黄色或棕黄色，多呈结节、斑块或丘疹形状，边界清楚，质地柔软；角膜弓（或称老年环）；眼底改变（如脂质性视网膜炎）；或有反复发生的胰腺炎；肝、脾大；或伴有肥胖、高尿酸血症、糖尿病等。

三、辅助检查或实验室检查

常规检查血脂、血糖；决定治疗前，至少有两次血脂检查的结果。

四、诊断和分类

1. 诊断标准

根据《中国成人血脂异常防治指南（2007 年）》，中国人血清 TC 的合适范围为＜5.18mmol/L（200mg/dL），5.18～6.19mmol/L（200～239mg/dL）为边缘升高，≥6.22mmol/L（240mg/dL）为升高。血清 LDL-C 的合适范围为＜3.37mmol/L（130mg/dL），

3.37～4.12mmol/L（130～159mg/dL）为边缘升高，≥4.14mmol/L（160mg/dL）为升高。血清 HDL-C 的合适范围为≥1.04mmol/L（40mg/dL），≥1.55mmol/L（60mg/dL）为升高，<1.04mmol/L（40mg/dL）为减低。TG 的合适范围为<1.70mmol/L（150mg/dL），1.70～2.25mmol/L（150～199mg/dL）为边缘升高，≥2.26mmol/L（200mg/dL）为升高。

2. 分类

高脂血症分为高胆固醇血症、高甘油三酯血症、混合性高脂血症和低高密度脂蛋白胆固醇血症。

五、治疗

1. 一般治疗

门诊或住院患者应该检查血脂、血糖、脂蛋白电泳等检查，查找继发性血脂增高的疾病，一般情况下，饮食与非调脂治疗后 3～6 个月复查血脂水平，如果能达到目标即继续治疗，6 个月或 12 个月复查血脂水平。区别一级与二级预防并根据一级预防对象有无其他危险及血脂水平分层防治，以饮食治疗为基础，根据病情、危险因素、血脂水平决定是否或何时开始药物治疗。研究结果表明，血浆胆固醇降低 1%，冠心病事件发生危险性可降低 2%。

治疗性生活方式改变是控制血脂异常的基本和主要措施，恰当的生活方式改变对多数血脂异常者能起到与降脂药物相近的治疗效果，主要内容包括减少饱和脂肪酸和胆固醇的摄入，选择如可溶性纤维等降低 LDL-C 的食物，减轻体重，增加有规律的体力活动，采取针对其他心血管危险因素的措施如戒烟、限盐、降低血压。

在进行治疗性生活方式改变 6～8 周后，应该检测血脂水平，如果已达标或有明显改善，应继续进行，否则应再强化或选用降脂药物。多种手段综合降低 LDL-C 的效果可以达到标准剂量他汀类药物的治疗效果。因此无论缺血性心血管疾病的一级预防还是二级预防，治疗性生活方式改变均应作为血脂异常患者首选的治疗措施。

合理膳食包括：控制饮食；低脂饮食；不饱和脂肪酸饮食；

低动物蛋白饮食；低糖饮食；富含纤维素和维生素食品。适当增加体力活动，如步行、慢跑、体操、骑自行车等。

2．药物治疗

（1）他汀类药物

处方一　洛伐他汀　10～80mg qn po

处方二　辛伐他汀　5～40mg qn po

处方三　阿托伐他汀　10～80mg qn po

【说明】　该类药物作用强、疗效好、耐受性好，已经成为治疗高脂血症的一线药物。除阿托伐他汀可在任何时间服药外，其余制剂均为晚上一次口服。他汀类副作用较轻，少数患者出现胃肠道反应、转氨酶升高、肌肉疼痛、血清肌酸激酶升高，极少严重者横纹肌溶解而致急性肾衰竭。

（2）贝特类药物

处方一　非诺贝特　100mg po tid

处方二　苯扎贝特　200mg po tid

处方三　吉非贝特　300mg po bid

【说明】　适应证为高甘油三酯血症和以甘油三酯升高为主的混合性高脂血症。主要副作用为胃肠道反应；少数出现一过性肝转氨酶和肌酸激酶升高。

（3）烟酸类

处方一　烟酸　100mg po tid（逐渐增至1～3g/d）

处方二　烟酸肌醇酯　200～600mg po tid

【说明】　适应证为高甘油三酯血症和以甘油三酯升高为主的混合性高脂血症。烟酸主要副作用为面部潮红、瘙痒和胃肠道症状，偶见肝功能损害，有可能使消化性溃疡恶化，糖尿病患者一般不宜用烟酸。

（4）胆酸螯合药

处方　考来烯胺　4～16g po qn 或 bid

【说明】　适应证为高胆固醇血症和以胆固醇升高为主的混合性高脂血症。主要副作用为恶心、呕吐、腹胀、腹痛、便秘。

（5）中药

处方一　血脂康胶囊　0.6g po bid

处方二　　脂必妥胶囊　　0.24g po bid

处方三　　蒲参胶囊　　2~4 粒 po tid

第三节　心绞痛

一、稳定型心绞痛

稳定型心绞痛亦称稳定型劳力性心绞痛，是在冠状动脉固定性严重狭窄的基础上，由于心肌负荷的增加引起心肌急剧的、暂时的缺血与缺氧的临床综合征。本症患者男性多于女性，多数患者年龄在 40 岁以上，劳累、情绪激动、饱食、受寒、急性循环衰竭等为常见的诱因。

（一）问诊要点

（1）部位　　主要在胸骨体中段或上段之后可波及心前区，有手掌大小范围，甚至横贯前胸，界限不很清楚。常放射至左肩、左臂内侧达无名指和小指，或至颈、咽或下颌部。

（2）性质　　胸痛常为压迫、发闷或紧缩性，也可有烧灼感，但不像针刺或刀扎样锐性痛，偶伴濒死的恐惧感觉。有些患者仅觉胸闷不适不认为有痛。发作时，患者往往被迫停止正在进行的活动，直至症状缓解。

（3）诱因　　发作常由体力劳动或情绪激动（如愤怒、焦急、过度兴奋等）所诱发，饱食、寒冷、吸烟、心动过速、休克等亦可诱发。疼痛多发生于劳力或激动的当时，而不是在一天劳累之后。典型的心绞痛常在相似的条件下重复发生，但有时同样的劳力只在早晨而不在下午引起心绞痛，提示与晨间交感神经兴奋性增高等昼夜节律变化有关。

（4）持续时间　　疼痛出现后常逐步加重，然后在 3~5min 内渐消失，可数天或数周发作一次，亦可一日内多次发作。

（5）缓解方式　　一般在停止原来诱发症状的活动后即可缓解；舌下含用硝酸甘油也能在几分钟内使之缓解。

（二）查体要点

平时一般无异常体征。心绞痛发作时常见心率增快、血压升高、表情焦虑、皮肤冷或出汗，有时出现第四或第三心音奔马律。可有暂时性心尖部收缩期杂音，是乳头肌缺血以致功能失调引起二尖瓣关闭不全所致。

（三）辅助检查或实验室检查

（1）常规心电图　所有胸痛患者均应动态检测心电图。首先行 12 导联静息心电图检查，症状缓解后立即复查，若静息时心电图与发作时心电图有动态改变，则强烈支持冠心病心绞痛的诊断。静息心电图正常不能除外心绞痛可能，对静息心电图无明显异常者可行心电图负荷试验。

（2）24h 动态心电图　扩大了心电图临床运用的范围，发现有与症状相一致的 ST-T 改变，对心绞痛诊断有参考价值。

（3）心电图运动负荷试验

① Ⅰ 类适应证：有心绞痛症状怀疑冠心病，静息心电图无明显异常者；稳定型心绞痛的患者心绞痛症状明显异常改变者；确诊的稳定型心绞痛患者用于危险分层。

② Ⅱa 类适应证：血运重建治疗后症状明显复发者。

采用 Bruce 方案，运动试验的阳性标准为：运动中出现典型的心绞痛，运动中或后即刻 ECG 出现 ST 段水平或下斜型压低≥1mm（J 点后 60～80ms），或运动中出现血压下降者。运动试验适应证为明确诊断可疑冠心病心绞痛患者，或确诊的稳定型心绞痛患者进行危险分层。运动试验禁忌证：未经治疗的急性冠状动脉综合征、已知的左主干狭窄、未控制的严重心律失常、未控制的心力衰竭、严重高血压、急性肺动脉栓塞、主动脉夹层、重度主动脉狭窄、梗阻性肥厚型心肌病、活动性心肌炎、心包炎等。

（4）超声心动图或核素心室造影检查　超声心动图应作为胸痛患者的常规检查，必要时行核素心室造影检查以评价心肌缺血的严重程度和左心室功能。

（5）有创检查

① 冠状动脉造影：仍是目前冠心病诊断的"金标准"，可以明确诊断血管病变情况并决定治疗策略及预后。适应证：严重稳定型心绞痛，特别是药物治疗不能很好缓解症状者；无创方法评价为高危的患者，不论心绞痛严重如何；心脏停搏存活者；患者

有严重的室性心律失常者；血运重建的患者有早期中等或严重的心绞痛复发；伴有慢性心力衰竭或左心室射血分数明显低的心绞痛患者；无创评价属中高危的心绞痛患者需考虑大的非心脏手术时，尤其是血管手术时。

② 血管内超声：可以检查冠状动脉管腔和管壁的病变，精确地了解冠状＋动脉腔径，血管腔内及血管壁粥样硬化病变情况，指导介入治疗操作并评价介入治疗效果，弥补冠状动脉造影的不足。但不作为常规检查方法。

（6）多层CT　可以检出冠状动脉钙化并进行积分，CT造影为显示冠状动脉病变及形态的无创检查方法。冠状动脉造影至今仍是临床评价最精确的检查方法。血管内超声可以检查冠状动脉管腔和管壁病变，弥补冠状动脉造影的不足。

（四）诊断和鉴别诊断

1. 诊断

胸骨后疼痛、不适感、胸闷；劳累或情绪激动诱发；休息或含服硝酸甘油可以缓解。

心电图异常表现：非特异性ST-T改变伴有或不伴有以往Q波心肌梗死；发作时可有一过性ST段压低或抬高；ST段水平下移或斜型下移≥1mm，时间≥1min，且两侧缺血间隔时间≥1min；ST段水平下移或斜型下移≥2mm。

超声心动图可能有左心室室壁阶段性运动障碍，左心室顺应性下降，射血分数降低等。非典型（可疑）心绞痛具备上述特征中的两项。

2. 心绞痛分级

心绞痛严重度的分级根据加拿大心血管病学会（CCS）标准分为四级。

Ⅰ级：一般体力活动（如步行和登楼）不受限，仅在强、快或持续用力时发生心绞痛。

Ⅱ级：一般体力活动轻度受限。快步、饭后、寒冷或刮风中、精神应激或醒后数小时内发作心绞痛。一般情况下平地步行200m以上或登楼一层以上受限。

Ⅲ级：一般体力活动明显受限，一般情况下平地步行200m或登楼一层引起心绞痛。

Ⅳ级：轻微活动或休息时即可发生心绞痛。

3. 鉴别诊断

（1）食管疾病　有痛性食管疾病，常见的食管反流及食管动力异常，这些疾病可以刺激心绞痛发作，也可以与心绞痛并存，经典的食管痛为"烧心"，与体位改变及用餐有关。

（2）颈、胸脊神经根病变　所有累及颈、胸脊神经根病变均可以引起胸痛，其部位和放射范围与心绞痛相似，疼痛的发生常与颈部和脊柱的动作、平卧或提重物有关，此类疾病包括椎间盘病变、颈椎病和胸廓出口综合征。

（3）胸壁神经、软组织来源的疾病　疼痛固定、局部压痛，胸廓运动如深呼吸、咳嗽和举臂，可使疼痛加重。常见的疾病有扭伤、肋间神经炎和肋软骨炎。

（4）其他　参见不稳定型心绞痛的鉴别诊断。

（五）治疗

1. 危险因素处理和常规治疗

完善相关检查评估患者的危险性，发现危险因素，以利确定治疗方案。低盐低脂饮食、戒烟限酒、减轻体重等治疗性生活方式的改变应该是基础治疗措施。吸烟能增加患者心血管疾病死亡率50%，心血管死亡的风险与吸烟量直接相关。运动应成为冠心病患者综合治疗的一部分，稳定型心绞痛患者每日运动30min，每周运动不少于5天。减肥也是冠心病二级预防的重要组成部分。稳定型心绞痛的治疗有两个主要目的：一是预防心肌梗死和猝死，提高生活质量，二是减轻症状和缺血发作。

如果伴有高血压进行降压治疗，血压与心血管事件密切相关，只要降低血压，心血管危险就会降低；临床大规模研究表明，降脂治疗不但能显著地减少心血管事件和血运重建的需求，而且奠定了他汀类在冠心病中的防治地位，因此必须强化降脂治疗；同时在有糖尿病的慢性稳定型心绞痛中，建议进行严格的血糖控制。

此外，抗氧化剂如维生素 C、维生素 E，从理论上讲对冠心病动脉硬化有益，但现用量未能改善终点指标，高同型半胱氨酸血症与冠心病的风险相关，但补充维生素 B₆、维生素 B₁₂ 及叶酸未显示其治疗价值。

2. 药物治疗

针对心绞痛的治疗原则是改善冠状动脉的血供和降低心肌的耗氧，同时治疗动脉粥样硬化。长期服用阿司匹林 75～100mg/d 和给予有效的降血脂治疗可促使粥样斑块稳定，减少血栓形成，降低不稳定型心绞痛和心肌梗死的发生率。

（1）发作期治疗

处方一　硝酸甘油　0.3～0.6mg 舌下含化

处方二　硝酸异山梨酯　5～10mg 舌下含化

【说明】　长时间反复应用可由于产生耐受性而效力减低，停用 10h 以上，即可恢复有效。与各种硝酸酯一样，副作用有头晕、头胀痛、头部跳动感、面红、心悸等，偶有血压下降。因此第一次用药时，患者宜平卧片刻。

（2）缓解期治疗

① β 受体阻滞药

处方一　美托洛尔　25～100mg po bid

处方二　比索洛尔　2.5～10mg po qd

【说明】　临床上哮喘、肺气肿、过敏性鼻炎、缓慢型心律失常、血脂异常者慎用或禁用。应用后可以引起神经系统紊乱、阳痿等。使用任何一种 β 受体阻滞药治疗，都应从小剂量开始，逐渐增加用药剂量直至达到理想的治疗效果，然后改为维持量口服，对于长期使用者，不宜骤然停药，以防停药综合征。

② 硝酸酯制剂

处方一　硝酸异山梨酯　5～10mg po tid

处方二　单硝酸异山梨酯胶囊　20mg po bid

【说明】　可能出现面部潮红、眩晕、直立性低血压和反射性心动过速。偶见血压明显降低、心动过缓、心绞痛加重和晕厥。禁忌证为急性循环衰竭（休克、循环性虚脱）；严重低血压（收缩压≤90mmHg）；急性心肌梗死伴低充盈压（除非在有持续血流动力学监测的条件下）；梗阻性肥厚型心肌病；缩窄性心包炎或心脏压塞；严重贫血；青光眼；颅内压增高；对硝基化合物过敏者。

③ 钙通道阻滞药

处方一　硝苯地平缓释片　10mg po bid

处方二　地尔硫䓬　30～60mg po tid

【说明】　副作用有头痛、头晕、乏力、血压下降、心率增快、水肿等。

（3）改善预后的药物

处方一　阿司匹林　75～300mg po qd

处方二　氯吡格雷　75mg po qd

处方三　洛伐他汀　10～80mg po qn

处方四　辛伐他汀　5～40mg po qn

处方五　普伐他汀　10～40mg po qn

【说明】　阿司匹林抑制环氧化酶和血小板 TXA_2 合成，除非有禁忌证，所有的患者均使用阿司匹林治疗，并长期维持，可以有效预防首次心肌梗死，明显减少未来心肌梗死等不良心脏事件的发生，在稳定型心绞痛患者中应用可以减少心血管事件 33%。氯吡格雷主要是抑制 ADP 受体诱导的纤维蛋白原与 GP Ⅱ b/Ⅲ a 受体结合从而起到抗血小板的作用。对不能耐受阿司匹林的稳定型心绞痛，可以作为抗血小板治疗的替代药物，与阿司匹林合用可用于冠脉支架、急性冠脉综合征或 ST 段提高的心肌梗死，但联合治疗目前不推荐用于稳定型心绞痛治疗的患者。对冠心病患者早期降脂早期获益，强化降脂更大获益，其获益的机制除降低LDL-C 外，还与他汀类药物抗炎及其使斑块进展缓慢、斑块稳定、消退并减少心脑血管临床事件的发生率有关。无论对任何类型的冠心病强化降脂可进一步降低患者的心血管疾病的风险。

（4）ACEI 或 ARB 类药物

处方一　培哚普利　4～8mg po qd

处方二　贝那普利　5～20mg po qd

处方三　氯沙坦　50mg po qd

【说明】　ACEI 对慢性稳定型心绞痛有症状的患者应使用以

预防心肌梗死、死亡、减轻症状，对无症状的冠心病患者［同时伴有糖尿病和（或）左心室功能不全］，如果没有禁忌证，应使用 ACEI 以预防心肌梗死和死亡，所有冠心病患者均能从 ACEI 治疗中获益。ARB 可安全地用于冠心病患者，改善反映心肌耗氧的血流动力学因素，从而降低缺血的风险，当不能耐受 ACEI 类药物时，可考虑使用 ARB 类。

3. 其他治疗方式的选择

下列情况要做冠脉介入治疗或手术治疗：近期内心绞痛反复发作，胸痛持续时间较长，药物治疗效果不满意者；原有劳力型心绞痛近期内突然出现休息时频繁发作者；近期活动耐量明显减低者；梗死后心绞痛；原有陈旧性心肌梗死，近期出现由非梗死区缺血所致的劳力型心绞痛；严重心律失常、左心室射血分数（LVEF）$<40\%$或充血性心力衰竭。

4. 运动锻炼疗法

谨慎安排进度适宜的运动锻炼有助于促进侧支循环的形成，提高体力活动的耐受量而改善症状。

二、非 ST 段抬高急性冠脉综合征

急性冠脉综合征（ACS）特指冠心病中急性发作的临床类型，近年来将 ACS 分为非 ST 段抬高的 ACS（NSTE-ACS）和 ST 段抬高的 ACS 两大类。前者包括不稳定型心绞痛（UA）和非 ST 段抬高的 AMI（NSTE-ACS），后者主要是指 ST 段抬高的 AMI。根据血中肌钙蛋白是否升高，可以区分不稳定型心绞痛和非 ST 段抬高的 AMI。

（一）问诊要点

① 应仔细询问胸痛的部位、性质、时间、诱因和缓解情况，一般 UA 胸痛后疼痛，可放射至颈部、下颌、牙齿、手臂、背部或上腹部，或有呼吸困难、胸部烧灼感，有些老年人可能有疲劳、出汗、头昏、恶心等，持续时间一般为 15～30min 或者时间更长，发作频繁，易于诱发。一般较稳定型心绞痛发作时间长、程度重、诱因不明显等是其特点。

② 既往有无类似发作史、高血压、糖尿病、血脂异常等病

史，若有应询问诊治过程。可以进一步对 NSTE-ACS 的危险分层提供既往资料，以利确定治疗策略。

③ 是否有吸烟、饮酒史，若有应询问量和时间；有无缺乏运动、喜食高脂饮食等其他不良生活。

（二）查体要点

NSTE-ACS 一般无特异的体征，严重患者会出现休克、心衰症状，所以查体时注意观察有无肺水肿、出汗、低血压等体征。为与心包炎鉴别，听诊时注意有无心包摩擦音。有时心脏听诊会有第三心音、第四心音或暂时性二尖瓣关闭不全的杂音，发作时有的会出现反常的左心室心尖搏动。

（三）辅助检查或实验室检查

（1）三大常规、肝肾功能、电解质、血糖、血脂；必要时检查甲状腺功能；CAG 术前行相关免疫学检查；胸痛明显者检查心肌标志物，如肌钙蛋白 T 或 I（cTnT 或 cTnI），肌酸激酶及其同工酶、BNP/NT-proBNP。

（2）心电图 ST-T 动态变化是 NSTE-ACS 最可靠的心电图表现，约一半以上的 UA/NSTEMI 患者发生 ST 段压低（或暂时性 ST 段抬高）和 T 波改变。新的 ST 段改变是心肌缺血和预后的一个重要特异性指标。T 波改变对急性缺血的诊断很敏感但不够特异，只有其显著改变（>0.3mV）时才有意义。

NSTEMI 的心电图 ST 段压低和 T 波倒置比 UA 更明显和持久，并有一系列演变过程，如 T 波倒置逐渐加深，再逐渐变浅，部分还会出现异常 Q 波。

（3）心肌损伤标记物 CK-MB 及 cTnT 或 cTnI 是评估 ACS 的主要血清心肌损伤标记物。可以帮助诊断 NSTEMI，并提供有价值的预后信息。在临床症状符合 UA/NSTEMI 的患者当中，心肌坏死标志物（CK-MB、cTnT 或 cTnI）增高者可确诊 NSTE-MI。同时心肌损伤标记物水平与预后密切相关。

（4）超声心动图 作为常规检查，可准确测定左心室收缩功能，帮助判断 NSTE-ACS 患者预后。

（5）多层 CT 对于 NSTE-ACS 患者，冠状动脉 CT 不推荐作为常规的冠状动脉影像学检查。

（6）冠状动脉造影　NSTE-ACS患者具有以下情况时应视为冠状动脉造影的强适应证：近期内心绞痛反复发作、持续时间较长、药物治疗效果不满意者，原有劳力型心绞痛近期内突然出现休息时频繁发作、近期活动耐量明显减低以及伴有严重心律失常、心力衰竭者均应及时行冠状动脉造影，以决定是否急诊介入性治疗或急诊冠状动脉旁路移植术（CABG）。

（四）诊断和鉴别诊断

1. 诊断要点

典型的心绞痛症状，缺血性心电图改变及心肌损伤标志物测定，可以作为NSTE-ACS诊断。

2. 不稳定型心绞痛分型

（1）初发劳力型心绞痛　病程在2个月内新发生的心绞痛（从无心绞痛或有心绞痛病史但在近半年内未发作过心绞痛）。

（2）恶化劳力型心绞痛　病情突然加重，表现为胸痛发作次数增加，持续时间延长，诱发心绞痛的活动阈值明显减低，按加拿大心脏病学会劳力型心绞痛分级（CCSC Ⅰ～Ⅳ）加重1级以上并至少达到Ⅲ级，硝酸甘油缓解症状的作用减弱，病程在2个月之内。

（3）静息型心绞痛　心绞痛发生在休息或安静状态，发作持续时间相对较长，含硝酸甘油效果欠佳，病程在1个月内。

（4）梗死后心绞痛　指AMI发病24h后至1个月内发生的心绞痛。

（5）变异型心绞痛　休息或一般活动时发生心绞痛，发作时心电图显示ST段暂时性抬高。

3. 危险评估

见表2-3。

近期分层中用来评估远期死亡或心肌梗死的预测因素有：临床指标（年龄、心率、血压、Killip分级、糖尿病、心肌梗死或冠心病史）；心电图（ST段压低）；实验室检查；影像学检查（射血分数低、左主干病变、三支病变）；危险积分等。

表 2-3　NSTE-ACS 患者早期危险分层

项目	高度危险性 （至少具备下列 一条）	中度危险 （无高度危险特征但 具备下列如何一条）	低度危险性 （无高、中度危险特征 但具备下列如何一条）
病史	缺血性症状在 48h 内恶化	既往心肌梗死或 脑血管疾病，或冠 状动脉旁路移植术 或使用阿司匹林	
疼痛特点	长时间（>20min） 静息性胸痛	长时间（>20min） 静息性胸痛目前缓 解，并有高度或中 度冠心病可能，静 息胸痛（<20min） 或因休息或舌下含 服硝酸甘油缓解	过去 2 周内新发 CCS 分级 Ⅲ 级或 Ⅳ 级心绞痛，但无长时 间（>20min）静息性 胸痛，有中度或高度 冠心病可能
临床表现	缺血性引起的肺 水肿，新出现二尖 瓣关闭不全或原杂 音加重，S_3 或新出 现啰音加重，低血 压、心动过速，年龄 >75 岁	年龄>70 岁	
心电图	静息型心绞痛伴 一过性 ST 段改变 （>0.05mV），新出 现束支传导阻滞或 新出现的持续性心 动过速	T 波倒置 > 0.2mV，病理性 Q 波	胸痛时心电图正 常或无变化
心脏 标志物	明显增高（即 cTnT >0.1μg/L）	轻度增高（即 cTnT >0.01μg/L 但 < 0.1μg/L）	正常

4. 鉴别诊断

（1）急性心肌梗死　急性心肌梗死胸痛的时间较长，不易缓解，且心电图有动态变化，心肌损伤标志物升高。

（2）急性主动脉夹层　该病胸痛时间长，程度重，呈撕裂样，同时伴有双侧非对称性脉搏和血压，可以通过心脏超声、磁共振、CT或主动脉造影明确。

（3）急性心包炎　心包炎的疼痛多随呼吸、咳嗽、吞咽和体位改变而改变，心包摩擦音对急性心包炎的诊断意义大，心电图有持续广泛的ST段抬高。

（4）急性肺栓塞　胸痛为胸膜炎性疼痛，同时伴有呼吸困难、动脉血氧降低、心电图出现心动过速和电轴右偏。

（5）胃肠道引起的疼痛　各种胃肠道疾病临床表现与UA相似，包括食管痉挛、消化性溃疡、食管裂孔疝，上述疾病有相应的病史，消化道内镜检查有助于诊断。

（五）治疗

1. 一般内科治疗

NSTE-ACS患者急性期需住院观察，发作严重者鼻塞管吸氧，及时心电监护仪。低危组患者留观12～24h未发现CK-MB升高，心肌肌钙蛋白T或I正常，可留观24～48h出院；中危或高危组患者特别是肌钙蛋白T或I升高者，住院时间延长，内科治疗强化。

NSTE-ACS标准的强化治疗包括：抗缺血治疗、抗血小板、抗凝治疗和他汀类治疗。在危险分层基础上，低危患者应住院治疗并早期保守治疗，缺血并发症高危的患者应考虑早期介入治疗，中危患者在接受恰当的治疗基础上考虑介入治疗的可能性。

2. 药物治疗处方

（1）抗血小板治疗处方

处方一　阿司匹林　150mg po qd

处方二　氯吡格雷　75mg po qd

【说明】　对于NSTE-ACS的所有患者，只要没有禁忌证，均推荐使用阿司匹林。急性期剂量应在150～300mg，可达到快速抑制血小板聚集作用，3天后改为小剂量维持治疗。阿司匹林可使产生心肌梗死的危险性降低50%，低剂量可以减少阿司匹林的胃肠道副作用，应尽早应用阿司匹林，并长期应用，对阿司匹林过敏或胃肠道症状者，可以用氯吡格雷。

（2）抗凝治疗处方

处方一　普通肝素　500U/h　┃ iv drip st
　　　　生理盐水注射液　250mL ┃

处方二　依诺肝素　1mg/kg ih bid

【说明】　对于 NSTE-ACS 的患者，应当使用静脉普通肝素或皮下低分子肝素。肝素是治疗急性冠脉综合征的基础，肝素增强抗凝血酶活性而阻断凝血酶形成，短期使用肝素，不稳定型心绞痛发展为 AMI 的危险性降低 90%，心肌缺血发生次数下降 70%。

（3）硝酸酯类药物

处方一　硝酸异山梨酯　10mg po tid

处方二　单硝酸异山梨酯　20mg po bid

处方三　单硝酸异山梨酯缓释片　40～60mg qd

【说明】　对于 NSTE-ACS 的患者，主要目的是控制心绞痛发作。口服硝酸酯类说明参见稳定型心绞痛。

（4）β受体阻滞药

处方一　酒石酸美托洛尔片　12.5～25mg po bid

处方二　比索洛尔　2.5～5mg po qd

【说明】　β受体阻滞药可以通过负性肌力和负性频率作用，降低心肌需氧量和增加冠状动脉灌注时间，有抗心肌缺血作用，使用后可以减少心肌缺血发作的次数，但可使冠状动脉痉挛，故对于变异型心绞痛禁用。该药可以减少心肌再梗死的发生率和心肌梗死后死亡率。

（5）钙通道阻滞药

处方一　地尔硫䓬　30～60mg po tid

处方二　维拉帕米　40mg po tid

【说明】　维拉帕米能显著减少心绞痛的发作次数，但因其抑制心肌收缩力和房室传导的作用较强，一般不与β受体阻滞药配伍，多用于心绞痛合并支气管哮喘不能使用β受体阻滞药患者。

（6）ACEI

处方一　培哚普利　4mg po qd

处方二　福辛普利　10mg po qd

【说明】　ACEI 可以降低 AMI、糖尿病伴有左心室功能不全及高危冠心病患者的死亡率。

（7）他汀类药物

处方一　洛伐他汀　10～80mg po qn

处方二　辛伐他汀　5～40mg po qn

处方三　普伐他汀　10～40mg po qn

【说明】　他汀类药物除具有调脂治疗外，能稳定斑块，延缓及阻止动脉硬化的发生，在 ACS 早期给予他汀类药物，可以改善预后，降低终点事件，因此在确诊 NSTE-ACS 后应尽早给予较大剂量的他汀类药物。

（六）预后

心功能是最强的独立危险因素，左心功能越差，其预后越差，左冠状动脉主干病变最危险，三支冠状动脉病变的危险性大于双支或单支病变，年龄增大，合并肾功能不全，未控制的糖尿病和高血压病变、脑血管或恶性肿瘤可以明显影响近期、远期预后。

第四节　ST 段抬高急性心肌梗死

急性心肌梗死（AMI）是指由于冠状动脉急性狭窄或闭塞所产生的严重的心肌缺血和坏死。其主要的病理生理机制是冠状动脉粥样硬化斑块由于有些机械原因（高血压或冠脉痉挛等）诱发了斑块破裂和继发性血栓形成而导致心肌全层损伤，伴有心肌坏死标志物升高，临床诊断为 ST 段抬高急性心肌梗死（STEMI）。

一、问诊要点

① 询问发病前是否有过度用力、剧烈运动、情绪激动、疲劳、吸烟和饮酒，是否有初发或自发的一过性胸闷、憋气、胸痛、胃部不适和咽部堵塞感。询问患者是否有持续性心前区、胸骨后或剑突下难以忍受的压榨样剧烈疼痛，胸痛的时间，是否有其他部位的放射。询问发病后患者是否用过硝酸甘油，用药后的症状变化情况。AMI 不典型症状可以表现胃部、背部、左上肢不适，疲

乏和恶心呕吐；某些老年 AMI 患者可以以急性左心衰竭、高度房室传导阻滞、反复晕厥或心源性休克为首发表现；晚些 AMI 患者常有发热、头晕、乏力、心悸等。临床上应该高度警惕，在问诊中要注意询问。

② 近期有无心绞痛频繁发作史以及高血压、糖尿病、血脂异常等病史，若有应询问诊治过程。有无药物、食物过敏史等。

二、查体要点

STEMI 体格检查应重点检查患者的一般生命体征和心血管的阳性体征。小面积 STEMI 患者，心脏检查可无特殊发现。严重的心动过缓见于下后壁伴低血压、房室传导阻滞和迷走反射者，如果在胸骨左缘 3～4 肋间有收缩期杂音伴震颤，则提示室间隔破裂，心尖部或心前区出现全收缩期杂音伴有震颤，提示乳头肌断裂及二尖瓣反流。几乎所有患者有血压下降。还应注意有无颈静脉压升高、肝大和两肺湿啰音，以及外周动脉搏动、四肢循环状况和患者的精神状态。

三、辅助检查或实验室检查

（1）心电图　心电图改变常有进行性变化，对心肌梗死的诊断、定位、梗死范围、估计病情演变和预后都有意义。但不能仅凭一份心电图就否定心肌梗死的诊断，应定时复查。下壁 STEMI 者，应当加做右胸导联心电图。怀疑急性心梗患者，12 导联的心电图在接诊 10min 内进行，大多数心梗患者通过心电图即可明确诊断，如果首份心电图不能诊断但患者仍有症状，应每隔 5～10min 做一份。

（2）超声心动图　根据超声心动图所见的节段性室壁运动异常可对心缺血区域作出判断。同时可帮助除外主动脉夹层，评估心脏整体和局部功能、乳头肌功能不全、室壁瘤和室间隔穿孔等。

（3）实验室检查

① 细胞计数：白细胞计数可增加，血沉可增快，可持续 1～3 周。

② 心脏特异性标志物：cTnT 或 cTnI 是评估 STEMI 患者心肌损伤的最佳生化标记物，对心肌梗死的诊断具有重要意义。肌

钙蛋白 I（cTnI）或 T（cTnT）起病 3~4h 后升高，cTnI 于 11~24h 达高峰，7~10 天降至正常，cTnT 于 24~48h 达高峰，10~14 天降至正常。

③ 肌红蛋白：在心梗时出现较 CK-MB 早，恢复也快，敏感性高，但缺乏特异性，需与其他指标如 CKMB、肌钙蛋白同时分析才能有助于心肌梗死诊断。

④ 肌酸激酶（CK）：CK 在 4~8h 内升高，其主要缺点是缺乏心脏特异性，CK-MB 同工酶主要存在于心肌，具有较高心肌特异性。

四、诊断和鉴别诊断

1. STEMI 诊断标准

必须至少具备下列 3 条标准中的 2 条：①缺血性胸痛的临床表现；②心电图的动态变化和特征性改变；③心肌坏死的血清心肌标志物浓度的动态改变。

2. 心肌梗死的分类

见表 2-4。

表 2-4　急性心肌梗死的分类

分类依据	类别
病因病理分类	非透壁性心肌梗死；不完全性心肌梗死；心肌梗死扩展
症状分类	腹性心肌梗死；心力衰竭型心肌梗死；心律失常型心肌梗死；休克型心肌梗死；无痛型心肌梗死；脑卒中型心肌梗死
解剖部位分类	心房心肌梗死；右心室心肌梗死；心内膜下心肌梗死；室间隔心肌梗死；乳头肌梗死
心电图	ST 段抬高型心肌梗死和非 ST 段抬高型心肌梗死；Q 波心肌梗死和非 Q 波心肌梗死；前壁、侧壁、下壁、后壁、前间隔心肌梗死
梗死面积	显微镜下（局灶性坏死）；小面积（<左心室的 10%）；中面积（左心室的 10%~30%）；大面积（左心室的 30%）
其他分类	复发性心肌梗死；溶栓后再梗死；PCI 后梗死

3. 急性心肌梗死并发症

（1）乳头肌失调或断裂　发生率约 50%，主要是由于乳头肌缺氧、缺血、坏死所致，可以引起二尖瓣反流甚至左心室衰竭和（或）心源性休克。

（2）心脏破裂　较少见。多由于梗死后持续高血压所致，常发生心室游离壁，可突然出现休克、意识丧失、阿-斯综合征和心电-机械分离，可因为心包积血而发生心脏压塞而猝死。

（3）栓塞　AMI 后动脉栓塞的发生率为 $1\% \sim 6\%$，多在起病后 $1 \sim 2$ 周出现。若为左心室附壁血栓脱落，则引起脑、肾、脾或四肢等动脉栓塞。

（4）室壁瘤　主要在左心室，发生率为 $5\% \sim 20\%$，心电图呈病理性 Q 波的导联，ST 段持续性抬高，X 线透视、超声心动图和左心室造影可见局部心缘突出，搏动减弱或有反常搏动。

（5）心肌梗死后综合征　在梗死后 $2 \sim 10$ 周出现，发生率约 10%，临床上有发热、胸痛等症状，可以有心包炎、胸膜炎、肺炎等表现。

（6）心脑综合征　指有 AMI 同时发生脑血管意外，预后较差。

4. 鉴别诊断

与心绞痛鉴别见表 2-5，其他参照心绞痛。

五、治疗

1. 院前及急诊处理

院前急救包括停止任何主动活动和运动；立即舌下含服硝酸甘油 0.6mg，每 5min 可重复使用；并拨打急救电话；救护车内需尽快吸氧、建立静脉通道和急救药品，必要时给予除颤和心肺复苏。急诊应在 10min 内完成临床检查和 18 导联心电图，作AMI 的诊断，对有适应证者应在 30min 内开始溶栓，或 90min 内开始直接经皮内冠脉成形术（PCI）。询问缺血性胸痛病史和即刻描记心电图是筛查 AMI 的主要方法。

2. 一般治疗

对于动脉血氧饱和度 $<90\%$ 的患者给予吸氧，建立静脉通道和持续的 ECG 检测；急性心肌梗死血流动力学稳定、无并发症者一般卧床休息 $1 \sim 3$ 天，对病情不稳定及高危患者卧床时间适当延长；AMI 初期即使没有并发症，也应给予鼻导管吸氧，以纠

表 2-5 心绞痛与急性心肌梗死的鉴别诊断要点

鉴别项目	心绞痛	急性心肌梗死
疼痛		
诱因	由于体力活动、饱餐后诱发	不明显
性质	压榨性或窒息性	相似
部位和放射范围	多位于胸骨后，较局限	可在心前区或胸骨后，较广泛
持续时间	3～5min，较少超过15min	常超过30min，甚至数小时或1～2天
发作频率	频繁	少
硝酸甘油或休息	常能显著缓解	无效
坏死物质吸收表现		
发热	无	常有
血白细胞增高	无	常有
血沉快	无	常有
心肌坏死物质标志	多无	有
血压	无明显变化，或轻度升高	常降低
心电图变化	无变化或暂时性ST段移位	有特征性和动态变化

正因肺淤血和肺通气/血流比例失调所致的中度缺氧；在严重左心衰、肺水肿或机械并发症的患者，多伴有严重的低氧血症，需要面罩加压给氧或气管插管并机械通气；同时少食多餐，进食易消化食物，保持大便通畅，避免患者情绪紧张，尽早用药以消除疼痛。

3. 药物治疗处方

（1）抗血小板药物

处方一　肠溶阿司匹林　300mg 嚼服 即刻

处方二　氯吡格雷　300mg po 即刻

【说明】嚼服阿司匹林能在20min内起效，可明显减少死亡率。STEMI急性期，阿司匹林的使用量在150～300mg/d，3天后改为50～150mg维持。如果阿司匹林过敏或阿司匹林无效，可以给氯吡格雷。氯吡格雷是新型 ADP 受体拮抗药，口服后起效快，初始剂量 300～600mg。

（2）止痛药物

处方一　硫酸吗啡　2～5mg iv st

处方二　哌替啶　50～100mg im st

【说明】　吗啡具有较强的镇痛作用，还能扩张血管，从而降低左心室前、后负荷和心肌耗氧量的作用。也可以给哌替啶以缓解疼痛。

（3）硝酸酯类药物

处方　硝酸甘油注射液　5～20mg ┐
　　　5% 葡萄糖注射液　250mL ┘ iv drip（5～10μg/min）

【说明】　患者只要没有禁忌证通常使用硝酸甘油静脉注射24～48h，后改用硝酸甘油口服制剂。其禁忌证有低血压、心动过速、严重的心动过缓。下壁伴右心室梗死时，因易出现低血压更应慎用。

（4）β受体阻滞药

处方一　美托洛尔注射液　5mg iv st（间隔 5min 后可再给予1次）

处方二　普萘洛尔　1～3mg iv st

【说明】　β受体阻滞药可通过减慢心率，降低体循环血压和减弱心肌收缩力来减轻心肌耗氧量，对改善缺血区的氧供需失衡、缩小心肌梗死面积、降低急性期病死率有肯定的疗效。

（5）ACEI

处方一　培哚普利　2～4mg po qd

处方二　雷米普利　5～10mg po qd

处方三　福辛普利　5～10mg po qd

【说明】　ACEI 主要作用机制是通过影响心肌重塑、减轻心室过度扩张而减少充血性心力衰竭的发生率和死亡率。

4. 再灌注治疗

对所有的 STEMI 患者，医疗机构应快速识别并评估是否需要再灌注治疗，使"就诊—开始溶栓治疗时间"缩短至 30min 以内、"就诊—球囊扩张治疗时间"缩短至 90min 以内。

（1）药物再灌注治疗

处方一　尿激酶　　150万U｜iv drip（30min内完成）
　　　　生理盐水　　100mL

处方二　链激酶　　150万U｜iv drip（60min内完成）
　　　　生理盐水　　100mL

处方三　重组织型纤维酶原激活剂（rt-PA）15mg iv
　　　　后　rt-PA　　50mg｜iv drip（30min内）
　　　　　　生理盐水　　100mL

　　　　继　rt-PA　　35mg｜iv drip（60min内）
　　　　　　生理盐水　　100mL

【说明】　以下情况优先溶栓治疗：发病早期，症状出现小于3h；不能或不及时行介入治疗患者。溶栓已经成为治疗STEMI的首要的急救措施，而且开始得越早越好，来院30min内应开始溶栓。溶栓治疗后短时间内（6～12h）不存在再次血栓形成的可能，对溶栓成功的患者，可以于溶栓治疗后6～12h开始应用肝素，以防再次血栓形成，对溶栓治疗失败的STEMI患者，辅助抗凝治疗则无明显临床益处。

溶栓治疗的适应证：①两个或两个以上的相邻导联ST段抬高（胸导≥0.2mV，肢体导联≥0.1mV），起病时间<12h，年龄<75岁；②提示AMI病史伴左束支传导阻滞、前壁心肌梗死、低血压（收缩压<100mmHg或心率>100次/分）的患者意义更大。

溶栓治疗的禁忌证：①既往任何时间发生过出血性脑卒中；②1年内发生过缺血性脑卒中或脑血管事件；③目前正在使用治疗剂量的抗凝血药已知的出血倾向；④颅内肿瘤；⑤近期2～4周有活动性内脏出血；⑥可疑主动脉夹层；⑦入院时严重且为控制的高血压（>180/100mmHg）；⑧近期有创伤史，包括头部外伤、创伤性心肺复苏或较长时间的（>10min）的心肺复苏；⑨近期有外科大手术，不能压迫部位的大血管穿刺；⑩妊娠；⑪活动性消化性溃疡。

（2）PCI治疗　STEMI患者有下列情况之一需要进行诊断性冠状动脉造影：准备行直接PCI或补救性PCI患者；准备血管重

建的心源性休克患者；室间隔破裂或严重的二尖瓣关闭不全不准备外科手术者；持续血流动力学和心电不稳定的患者。

① 直接 PCI：与溶栓相比，直接 PCI 能够降低短期死亡率、减少非致死性心肌梗死，减少脑卒中，降低死亡率。目前对于症状发作在 12h 内 ST 段抬高或伴有新发生的左束支传导阻滞的 STEMI；对于发生 ST 段抬高的 STEMI 36h，出现心源性休克，年龄小于 75 岁；患者有溶栓治疗禁忌证者适合做直接 PCI。

② 补救性 PCI：溶栓治疗后常规立即行 PCI 临床预后差，出血并发症多，心功能改善不明显，目前不主张溶栓后常规即刻 PCI，在溶栓后患者仍存在持续性胸痛、血流动力学不稳定，心电图持续异常改变缺乏演变，选择 PCI 可帮助达到正常的血流灌注，改善预后。

③ 溶栓后早期 PCI：溶栓后约有 20% 的患者复发心肌缺血，与无并发症患者相比，这些患者预后差，有复发梗死或缺血的客观证据，心源性休克或血流动力学不稳定可行 PCI 治疗。但对于是否对溶栓后常规行冠脉造影和血运重建尚无定论。

④ 易化 PCI：指 STEMI 在不能马上行 PCI 时，先给全量或半量溶栓剂或血小板糖蛋白Ⅱb/Ⅲa 受体拮抗药后按计划实行 PCI。但目前不提倡这种治疗发生。

（3）再灌注治疗的辅助用药

处方一　普通肝素钠　5000U ｜ iv drip（30min 内）
　　　　5% 葡萄糖注射液　100mL ｜
　　　　后　1000U/h iv drip（使 APTT 时间延长至对照的 1.5～2 倍）

处方二　依诺肝素钠（可赛）　4000U 皮下注射 q12h

处方三　达肝素钠（法安明）　5000U 皮下注射 q12h

处方四　那曲肝素钙（速碧林）　5000U 皮下注射 q12h

【说明】普通肝素作为对抗凝血酶的药物在临床应用最普遍，肝素作为溶栓治疗的辅助用药，对于非 ST 段抬高的 STEMI，静脉滴注肝素作为常规治疗，静脉滴注过程中每 4～6h 测定一次 APTT 或 ACT，以便及时调整肝素用量，保持其凝血时间延长至对照组的 1.5～2.0 倍，静脉肝素一般使用时间为 48～72h，以后改为皮下注射 2～3 天。低分子肝素为普通肝素的一个片段，从预防血栓形成的总效应方面低分子肝素优于普通肝素，且因应用方便、不需要监测凝血时间、出血并发症少而广泛应用。

处方五　阿司匹林　　50～150mg po qd
处方六　氯吡格雷　　75mg po qd

【说明】　冠脉内斑块破裂诱发局部血栓形成是导致 STEMI 的主要原因，在急性血栓形成中导致 STEMI 的主要原因，抗血小板治疗已经成为 STEMI 的常规治疗，溶栓前即应使用，用于每日均有新生的血小板产生，而当新生血小板占整体的 10% 时，血小板的功能即可恢复正常。

六、预后

预后与梗死范围的大小，侧支循环产生的情况以及治疗是否及时有关。急性期住院死亡率过去一般为 30% 左右，采用监护治疗后降至 15% 左右，采用溶栓治疗后再降至 8% 左右，住院 90min 内实施介入治疗后进一步降低 4% 左右。死亡多发生在第 1 周内，尤其是在数小时内，发生严重的心律失常、休克或心力衰竭者病死率尤高。

第五节　心力衰竭

心力衰竭（HF）是各种心脏结构或功能性疾病导致心室充盈和（或）射血能力受损而引起的一组综合征。通常在静脉回流正常的情况下，由于心脏损害而引起心排血量减少，不能满足人体组织代谢需要，器官、组织血液灌注不足，同时出现肺循环和（或）体循环淤血，临床表现主要是呼吸困难和无力而致体力活动受限和水肿。

一、急性心力衰竭

急性心力衰竭（acute heart failure，AHF）是指由于急性心脏病变引起心排血量显著急骤降低导致的组织器官灌注不足和急性淤血综合征。临床上急性左心衰较为常见，以肺水肿或心源性休克为主要表现，是严重的急危重症，抢救是否及时合理与预后密切相关。

（一）问诊要点

① 询问患者病史，如有无冠心病、风心病、心梗、高血压病史等。

② 询问发病的诱因，是否出现原因不明的疲乏或运动耐力明显减低以及心率增加。是否出现劳力性呼吸困难、夜间阵发性呼吸困难、睡觉需用枕头抬高头部等；或突发的严重呼吸困难、端坐呼吸、喘息不止、烦躁不安并有恐惧感，呼吸频率可达 30～50 次/分；频繁咳嗽并咳出大量粉红色泡沫样血痰；甚至出现低血压、皮肤湿冷、苍白和发绀、意识障碍等。

（二）查体要点

听诊时两肺满布湿性啰音和哮鸣音，心尖部第一心音减弱，频率快，同时有舒张早期第三心音而构成奔马律，肺动脉瓣第二心音亢进。

（三）辅助检查或实验室检查

（1）心电图　能提供许多重要信息，包括心率、心脏节律、传导以及某些病因依据如心肌缺血性改变、ST 段抬高或非 ST 段抬高心肌梗死以及陈旧性心肌梗死的病理性 Q 波等。

（2）胸部 X 线检查　可显示肺淤血的程度和肺水肿，还可根据心影增大及其形态改变，评估基础的或伴发的心脏和（或）肺部疾病以及气胸等。

（3）超声心动图　可用以了解心脏的结构和功能、心瓣膜状况、是否存在心包病变、急性心肌梗死的机械并发症以及室壁运动失调；可测定左心室射血分数，监测急性心衰时的心脏收缩/舒张功能相关的数据。

（4）动脉血气分析　急性左心衰竭常伴低氧血症，肺淤血明显者可影响肺泡氧气交换。应监测动脉氧分压（PaO_2）、二氧化碳分压（$PaCO_2$）和氧饱和度，以评价氧含量（氧合）和肺通气功能。无创测定血氧饱和度可用作长时间、持续和动态监测，由于使用简便，一定程度上可以代替动脉血气分析而得到广泛应用，但不能提供 $PaCO_2$ 和酸碱平衡的信息。

（5）心衰标志物　B型利钠肽（BBNP）及其N末端B型利钠肽原（NT-proBNP）的浓度增高已成为公认诊断心衰的客观指标，也是心衰临床诊断上近几年的一个重要进展。

（6）心肌坏死标志物　旨在评价是否存在心肌损伤或坏死及其严重程度。有心肌肌钙蛋白、肌酸磷酸激酶同工酶、肌红蛋白等。

（7）血流动力学检查　PCWP≥18mmHg，心脏排血指数≤36.7mL/（s·m）［≤2.2 L/（min·m）］。

（四）诊断和鉴别诊断

（1）急性左心衰竭　应与可引起明显呼吸困难的疾病如支气管哮喘和哮喘持续状态、急性大块肺栓塞、肺炎、严重的慢性阻塞性肺病尤其伴感染等相鉴别。还应与其他原因所致的非心源性肺水肿（如急性呼吸窘迫综合征）以及非心源性休克等疾病相鉴别。

（2）急性右心衰竭　临床上应注意与急性心肌梗死、肺不张、急性呼吸窘迫综合征、主动脉夹层、心脏压塞、心包缩窄等疾病相鉴别。

（五）治疗

1. 一般治疗

患者取坐位，双腿下垂，以减少静脉回流。立即高流量鼻管给氧，对病情特别严重者应采用面罩呼吸机持续加压（CPAP）或双水平气道正压（BiPAP）给氧，使肺泡内压增加，一方面可以使气体交换加强，另一方面可以对抗组织液向肺泡内渗透。

2. 药物治疗

处方一　吗啡　3～5mg iv

【说明】　静脉注射不仅可以使患者镇静，减少躁动所带来的额外的心脏负担，同时也具有小血管舒张的功能而减轻心脏的负荷。必要时每间隔15min重复1次，共2～3次。老年患者可酌减剂量或改为肌内注射。

处方二　呋塞米　20～40mg iv

【说明】　除利尿作用外，本药还有静脉扩张作用，有利于肺水肿缓解。

处方三　5%葡萄糖注射液　100mL ｜ iv drip（缓慢）
　　　　硝酸甘油　5~20mg

【说明】　扩张小静脉，降低回心血量，使 LVEDP 及肺血管压降低，患者对本药的耐受量个体差异很大，可先以 $10\mu g/min$ 开始，然后每 10min 调整 1 次，每次增加 $5~10\mu g$，以收缩压达到 90~100mmHg 为度。

处方四　5%葡萄糖注射液　100mL ｜ iv drip（缓慢）
　　　　硝普钠　50mg

【说明】　硝普钠为动静脉血管扩张药，静注后 2~5min 起效，起始剂量 $0.3\mu g/(kg \cdot min)$ 滴入，根据血压逐步增加剂量，最大量可用至 $5\mu g/(kg \cdot min)$，维持量为 $50~100\mu g/min$。硝普钠含有氰化物，用药时间不宜连续超过 24h。

处方五　5%葡萄糖注射液　250mL ｜ iv drip
　　　　多巴胺　20~80mg

【说明】　小剂量多巴胺 $[<2\mu g/(kg \cdot min)]$ 静注可降低外周阻力，扩张肾、冠脉和脑血管，较大剂量 $[>2\mu g/(kg \cdot min)]$ 可增加心肌收缩力和心排血量，均有利于改善 AHF 的病情。但 $>5\mu g/(kg \cdot min)$ 的大剂量静注时，因可兴奋 α 受体而增加左心室后负荷和肺动脉压而对患者有害。

处方六　5%葡萄糖注射液　250mL ｜ iv drip
　　　　多巴酚丁胺　20~80mg

【说明】　起始剂量为 $2~3\mu g/(kg \cdot min)$，可根据尿量和血流动力学监测结果调整剂量，最高可用至 $20\mu g/(kg \cdot min)$。多巴酚丁胺可使心律失常发生率增加，应特别注意。

处方七　5%葡萄糖注射液　20mL ｜ iv（慢）
　　　　去乙酰毛花苷　0.2~0.4mg

【说明】　适合用于有心房颤动伴有快速心室率并已知有心室扩大伴左心室收缩功能不全者。首剂可给 0.4~0.8mg，2h 后可酌情再给 0.2~0.4mg。对急性心肌梗死，在急性期 24h 内不宜用洋地黄类药物；二尖瓣狭窄所致肺水肿用洋地黄类药物也无效。后两种情况如伴有心房颤动快速室率则可应用洋地黄类药物

97

减慢心室率，有利于缓解肺水肿。

3. 其他治疗

（1）主动脉内球囊反搏　临床研究表明，这是一种有效改善心肌灌注同时又降低心肌耗氧量和增加心排血量的治疗手段。

IABP的适应证：①急性心肌梗死或严重心肌缺血并发心源性休克，且不能由药物治疗纠正；②伴血流动力学障碍的严重冠心病（如急性心肌梗死伴机械并发症）；③心肌缺血伴顽固性肺水肿。

IABP的禁忌证：①存在严重的外周血管疾病；②主动脉瘤；③主动脉瓣关闭不全；④活动性出血或其他抗凝禁忌证；⑤严重血小板缺乏。

急性心衰患者的血流动力学稳定后可撤除IABP。撤除的参考指征为：①心脏排血指数$> 2.5 L/(min \cdot m^2)$；②尿量$> 1 mL/(kg \cdot h)$；③血管活性药物用量逐渐减少，而同时血压恢复较好；④呼吸稳定，动脉血气分析各项指标正常；⑤降低反搏频率时，血流动力学参数仍然稳定。

（2）机械通气　急性心衰患者行机械通气的指征：①出现心跳呼吸骤停而进行心肺复苏时；②合并Ⅰ型或Ⅱ型呼吸衰竭。机械通气的方式有下列两种：①无创呼吸机辅助通气是一种无须气管插管、经口/鼻面罩给患者供氧、由患者自主呼吸触发的机械通气治疗；②气管插管和人工机械通气应用指征为心肺复苏时、严重呼吸衰竭经常规治疗不能改善者，尤其是出现明显呼吸性和代谢性酸中毒并影响到意识状态的患者。

（3）血液净化治疗　此法不仅可维持水、电解质和酸碱平衡，稳定内环境，还可清除尿毒症毒素（肌酐、尿素、尿酸等）、细胞因子、炎症介质以及心脏抑制因子等。治疗中的物质交换可通过血液滤过（超滤）、血液透析、连续血液净化和血液灌流等来完成。适应证：本法对急性心衰有益，但并非常规应用的手段。出现下列情况之一可以考虑采用：①高容量负荷如肺水肿或严重的外周组织水肿，且对袢利尿药和噻嗪类利尿药抵抗；②低钠血症（血钠$< 110 mmol/L$）且有相应的临床症状如神志障碍、肌张力减退、腱反射减弱或消失、呕吐以及肺水肿等，在上述两

种情况时应用单纯血液滤过即可；③肾功能进行性减退，血肌酐＞500μmol/L或符合急性血液透析指征的其他情况。

（4）心室机械辅助装置　急性心衰经常规药物治疗无明显改善时，有条件的可应用此种技术。此类装置有体外模式人工肺氧合器、心室辅助泵（如可置入式电动左心辅助泵、全人工心脏）。根据急性心衰的不同类型，可选择应用心室辅助装置。

（5）外科手术　冠心病、心瓣膜疾病除缺血性乳头肌功能不全外、急性主动脉夹层、其他疾病所致主动脉窦瘤破裂、心脏内肿瘤（如左心房黏液瘤）以及心脏内巨大血栓形成（在左心房或肺动脉）等，若有适应证或手术指征可以手术。

二、慢性心力衰竭

慢性心力衰竭是指心脏由于收缩和舒张功能严重低下或负荷过重，使泵血明显减少，不能满足全身代谢需要而产生的临床综合征。

（一）问诊要点

① 询问在日常生活中出现的症状、程度和持续时间。

② 询问体循环淤血的症状，如食欲缺乏、尿少、疲劳或肢体沉重等。

③ 询问患者有无下肢水肿，如有，则询问患者水肿的出现时间、减轻的时间等情况。

④ 既往有无高血压、冠心病、心肌炎、心肌病、心包疾病、瓣膜病、先天性心脏病（简称先心病）、肺动脉高压病史。

（二）查体要点

① 有无发绀、交替脉，有无心界扩大、心尖部舒张期奔马律，两肺底有无湿啰音。

② 有无颈静脉充盈或怒张，有无对称性、凹陷性水肿；有无肝大、肝颈静脉反流征阳性；有无胸腔积液（多位于右侧）和腹腔积液。

（三）辅助检查或实验室检查

① 做心电图了解是否有心肌的肥厚、心肌劳损等，以及有无心肌缺血、心肌梗死、心律失常等心力衰竭的原因和诱因。

② X线检查：对判断原有的心脏病和心力衰竭的早期诊断和预后都有重要的意义。

③ 心脏彩色超声心动图更能具体反映心脏功能及心脏结构。

④ 有条件可做核素心室造影及核素心肌灌注显像。

⑤ 此外还要检查是否有电解质及酸碱紊乱、血气分析常有低氧血症伴呼吸性碱中毒等。

（四）诊断、鉴别诊断、心功能分级

1. 诊断

（1）主要条件

① 阵发型夜间呼吸困难和（或）睡眠中憋醒。

② 颈静脉曲张或搏动增强。

③ 有湿啰音和（或）呼吸音减弱，尤其双肺底。

④ 心脏扩大。

⑤ 急性肺水肿。

⑥ 第三心音奔马律。

⑦ 交替脉。

⑧ 颈静脉压升高>15cmH$_2$O。

⑨ X线胸片示中上肺野纹理增粗，或见 Kerley 线。

（2）次要条件

① 踝部水肿和（或）尿量减少而体重增加。

② 无上呼吸道感染的夜间咳嗽。

③ 劳力性呼吸困难。

④ 淤血性肝大。

⑤ 胸腔积液。

⑥ 降低至最大肺活量的 1/3。

⑦ 心动过速。

⑧ 按心力衰竭治疗 5 日内体重减少大于 4.5kg。

（3）判断标准　具有两项主要条件或具有一项主要条件及两项次要条件即可诊断。

2. 心功能分级

纽约心脏病协会（NYHA）心功能分级标准如下。

① Ⅰ级体力活动不受限制，日常活动不引起乏力、心悸、呼吸困难或心绞痛发作。

② Ⅱ级体力活动轻度受限，休息时无症状，日常活动即引起乏力、心悸、呼吸困难或心绞痛发作。

③ Ⅲ级体力活动明显受限，休息时无症状，轻于日常活动即引起上述症状。

④ Ⅳ级不能从事任何体力活动，休息时亦有症状，体力活动后加重。

3. 鉴别诊断

（1）支气管哮喘　该病以年轻者居多，常有多年病史，查体心脏正常，双肺可以闻及哮鸣音，胸部 X 线肺野清晰、心脏正常。

（2）心包积液、缩窄性心包炎所致肝大、下肢水肿　可以根据病史、心脏及周围血管体征及超声心动图可以鉴别。

（3）肝硬化腹水伴下肢水肿与右心室衰竭鉴别　基础病有助于鉴别，且仅有心源性肝硬化才有颈静脉怒张。

（五）治疗

1. 药物治疗

（1）利尿药

处方一　氢氯噻嗪　12.5～25mg po qd 或 bid

处方二　呋塞米　20～40mg po qd

处方三　呋塞米注射液　20～120mg iv qd 或 bid

处方四　螺内酯（安体舒通）　20～40mg po qd 或 bid

【说明】　长期应用利尿药最常见的副作用是电解质紊乱、低血压、氮质血症等。特别是低钾血症，应注意监测，并且合用排钾与保钾利尿药。保钾利尿药和 ACEI 亦导致高钾血症的发生。

（2）ACEI 或 ARB

处方一　卡托普利　12.5～50mg po tid

处方二　依那普利　2.5～10mg po qd

处方三　培哚普利　2～12mg po qd

处方四　氯沙坦　25～50mg po qd

处方五　坎地沙坦　4～16mg po qd

【说明】 ACEI 可以预防和延缓心力衰竭的发生；其疗效在数周或数月后才出现，即使症状未见改善，仍可降低疾病进展的危险性；适宜慢性心力衰竭的长期治疗，只有长期应用才能降低死亡率，不应用于心力衰竭的抢救治疗。ARB 同 ACEI，可应用于对 ACEI 不能耐受的患者。

（3）β受体阻滞药

处方一　比索洛尔　1.25～10mg po qd

处方二　美托洛尔　12.5～100mg po qd 或 bid

处方三　卡维地洛尔　3.125～50mg po qd

【说明】 所有 NYHA 心功能Ⅱ、Ⅲ级患者，LVEF＜35％～40％，病情稳定者，均必须应用β受体阻滞药，除非有禁忌证。应用时从低剂量开始，治疗应该个体化，长期维持，避免突然撤药，防病情恶化。

（4）血管扩张药

处方一　硝酸异山梨酯　5～10mg po tid

处方二　哌唑嗪　1～6mg po tid

处方三　5％葡萄糖注射液　250mL | iv drip（5～100μg/min
　　　　硝酸甘油　10～20mg | 或微泵泵入）

处方四　5％葡萄糖注射液　250mL | iv drip（10～100μg/min
　　　　硝普钠　50mg | 或微泵泵入）

【说明】 血管扩张药通过减轻前和（或）后负荷来改善心力衰竭患者血流动力学，减轻淤血症状，改善心功能。

（5）洋地黄类正性肌力药物

处方一　地高辛　0.125～0.5mg po qd

处方二　生理盐水　10mL
　　　　去乙酰毛花苷　0.2～0.4mg | iv

【说明】 适用于中重度收缩性心力衰竭，对轻度者疗效不肯定，对伴有心房纤颤而心室率快速的患者特别有效。禁忌证：窦房传导阻滞、二度或高度房室传导阻滞无永久性起搏保护患者、预激综合征、梗阻性肥厚型心肌病禁用。此外对窦性心律的单纯二尖瓣狭窄不用，伴心房纤颤者可以应用，对心包缩窄所致的心力衰竭无效，肺心病合并快速心房颤动或感染已经控制的心力衰竭可慎用，急性心肌梗死发生后的 24h 内不用洋地黄。与抑制窦房结或房室结功能的药物（如胺碘酮、β 受体阻滞药）合用时，需谨慎。

2. 其他治疗方式的选择

（1）心脏再同步化治疗 近年来研究显示心脏失同步的 CHF 患者常规药物治疗往往效果欠佳，对于此类患者心脏再同步化治疗（CRT）取得重要进展，不仅提高 CHF 患者生活质量、增加日常生活能力，缓解临床症状，而且使 CHF 患者住院率、病死率明显下降。心脏再同步化治疗的工作原理心力衰竭时由于心肌收缩及舒张功能障碍致心腔内压力升高，心腔扩大，加之心腔内缺血缺氧，心肌细胞凋亡、坏死，心房及心室肌纤维化形成，引起房室、室间和（或）室内传导异常，导致其运动不同步。CRT 是在传统右心房、右心室双心腔起搏的基础上增加左心室起搏，以恢复房室、室间和室内运动的同步性。

心脏再同步化治疗的适应证如下。

① Ⅰ 类：a. 缺血性或非缺血性心肌病；b. 充分抗心力衰竭药物治疗后，心功能仍在Ⅲ级及不必卧床的Ⅳ级；c. 窦性心律；d. 左心室射血分数（LVEF）≤35％；e. 左心室舒张末期内径（LVEDD）≥55mm；f. QRS 时限≥120ms 伴有心脏运动不同步。

② Ⅱa 类：a. 充分药物治疗后心功能好转至Ⅱ级，并符合Ⅰ类适应证其他条件；b. 慢性心房颤动患者，符合Ⅰ类适应证其他条件可行 CRT 治疗，部分患者结合房室结射频消融以保证有效夺获双心室。

③ Ⅱb 类：a. 符合常规心脏起搏适应证并心室起搏依赖患者，合并器质性心脏病或心功能Ⅲ级以上；b. 常规心脏起搏并心室起搏依赖患者，起搏治疗后出现心脏扩大，心功能Ⅲ级及以上；c. QRS 时限<120ms 并符合Ⅰ类适应证的。

（2）左心室辅助装置（LAVD） LAVD 是将人工制造的机械装置植入体内，从左心房或左心室引出血液，通过植入的机械装置升压后将血液泵入主动脉系统，起到部分或全部替代心脏泵血功能，以维持全身组织、器官血液供应；此外 LAVD 免除左心室负荷，可改善心力衰竭患者症状；同时通过正常化心室压力-容积，使肥大的心室逐渐缩小，发挥逆转左心室重塑、降低病死率的作用。

LAVD适用于：①心脏手术后心功能不全恢复前辅助治疗；②心脏移植术前临时支持；③终末期心力衰竭长久支持。

（3）基因治疗　当前采用的药物治疗虽能控制心力衰竭症状，减轻左心室扩张，改善功能，延缓死亡，但不能使其治愈。随着心血管疾病发生机制的分子生物学深入研究，认识到心力衰竭的实质是心肌细胞基因异常表达，造成心肌细胞膜上受体、细胞内信号转导系统、钙离子（Ca^{2+}）调节及细胞生长和凋亡调控机制等发生一系列改变，从而出现以心肌舒缩功能不全为特征的临床综合征，最终导致心肌储备能力耗竭。基因治疗通过对引起心力衰竭的相关基因进行调整和修补，从而达到获得、替代或放大目标蛋白组、改善心功能的目的。

（4）其他治疗方式的选择　其他有外科手术、心脏移植等。

对于终末期心衰来说，尽管有最好的药物治疗，仍有患者病情得不到改善且症状反复发作，不能从事日常活动，频繁出现恶病质的证据，需反复或延长住院以加强治疗，此时应予以上治疗。外科治疗直接针对基础病因和发病机理，除血管重建术外，严重心瓣膜病患者在发展到明显左心功能不全进行手术是十分重要的，心脏移植是终末期心衰的一种治疗方法，能明显增加存活率、运动耐量和改善生活质量。

第六节　常见的心律失常

心律失常是指心脏冲动的频率、节律、起搏部位、传导速度或激动的次序异常，按其发生的原理区分为冲动形成和传导异常。心律失常的治疗目的不仅是要消除心律失常，更重要的是挽救患者的生命、降低死亡率、提高生存质量。

（一）问诊要点

让患者客观描述发生心悸等症状时的感受。病史通常能提供对诊断有用的线索：①心律失常的存在及其类型；②心律失常的诱发因素，如烟、酒、咖啡、运动及精神刺激等；③心律失常发作的频繁程度、起止方式；④心律失常对患者造成的影响，产生症状或存在潜在预后意义；⑤心律失常对药物和非药物治疗如体位、呼吸、活动等的反应。

（二）查体要点

① 除检查心率与节律外，某些心脏体征有助于心律失常的诊断。

② 颈动脉窦按摩通过提高迷走神经张力，减慢窦房结冲动发放频率和延长房室结传导时间与不应期，可对某些心律失常的及时终止和诊断提供帮助。

（三）辅助检查或实验室检查

心电图检查、长时间心电图记录、运动试验、食管心电图、临床心电生理检查。

一、病态窦房结综合征

窦房结本身的病变和（或）窦房结周围组织的病变导致窦房结起搏和（或）窦房传导障碍，产生多种心律失常的综合征称病态窦房结综合征，简称病窦。

（一）诊断

1. 心电图诊断标准

心电图上具有下列一项或一项以上者可确诊断为病态窦房结综合征。

① 窦性心动过缓<40 次/分，持续>1min。

② 一度Ⅱ型窦房阻滞；窦性停搏>3.0s。

③ 窦性心动过缓伴短阵心房颤动、心房扑动、室上性心动过速、房性心动过速，发作停止时窦性恢复时间>2.0s。

2. 窦房结功能的评定

固有心率测试、激发试验、窦房结恢复时间测定对诊断有辅助意义。

（二）治疗

1. 药物治疗处方

（1）缓慢型心律失常

处方一	阿托品	0.3～0.6mg po tid
处方二	麻黄碱	15～30mg po tid
处方三	异丙肾上腺素	5～10mg po tid
处方四	氨茶碱	0.1g po tid

处方五　5%葡萄糖注射液　250mL ⎤
　　　　环磷腺苷葡胺　180～240mg ⎦ iv drip qd

处方六　5%葡萄糖注射液　500mL ⎤
　　　　异丙肾上腺素　1mg ⎦ iv drip (1～4μg/min)

【说明】　无症状、心率大于50次/分者，无须特殊治疗；对不伴快速型心律失常的患者，可试用阿托品、异丙肾上腺素以提高心率。氨茶碱可以提高窦房结自律性和加速房室传导的作用，可口服或静脉滴注。

（2）快速型心律失常

处方一　50%葡萄糖注射液　20mL ⎤
　　　　去乙酰毛花苷　0.2mg ⎦ iv st

处方二　美托洛尔　6.25～25mg po bid

【说明】　当出现快速型心律失常时可针对心律失常的类型短期应用洋地黄制剂，尤其合并心功能不全的患者，无心功能不全可短期应用β受体阻滞药及钙通道阻滞药。

2. 其他治疗

安装人工起搏器，其适应证为窦性心动过缓，心率小于40次/分、窦房传导阻滞或窦性停搏，药物治疗无效；频繁晕厥、黑蒙及阿-斯综合征发作；心房扑动、心房颤动伴有缓慢心室率及心衰不能控制者；有明显症状的心动过缓-心动过速综合征者。

二、房性早搏

房性早搏指起源于窦房结以外心房的任何部位的期前收缩（早搏）。

（一）心电图诊断标准

提前出现一个变异的P′波，QRS波一般正常，P′-R>0.12s，代偿间期常不完全，部分期前收缩P′波之后无QRS波，且与前面的T波相融合而不易辨认，称为房性期前收缩未下传。P′-R

可以较正常的P-R间期延长，P′波后的QRS波有时会增宽变形，多似右束支传导阻滞，称为房性期前收缩伴室内差异性传导。

（二）治疗

处方一　美托洛尔　25～50mg po bid

处方二　维拉帕米　40～80mg po tid

处方三　胺碘酮　0.2g po tid

【说明】 在积极治疗病因基础上，可给β受体阻滞药，也可以使用洋地黄或钙通道阻滞药、胺碘酮等。

三、心房颤动

心房颤动简称房颤，是临床上最常见的持续性室上性心律失常；大多发生于器质性心脏病患者，少数患者可无器质性心脏病，但其发生率随年龄增高。

（一）心电图诊断

心电图上P波消失，代之以f波，R-R间期极不规则，QRS通常是窄的，如伴有差异性传导、束支传导阻滞或预激综合征（WPW）可增宽。

（二）治疗

1. 药物治疗

（1）转复房颤为窦性心律

处方一　胺碘酮　0.2～0.4g po tid

处方二　生理盐水　10mL ｜ iv
　　　　胺碘酮　150mg ｜

【说明】 对房颤持续时间＞48h或持续时间不明的患者，在心律转复之前和之后都应当按照常规用华法林作抗凝治疗。

（2）控制心室率

处方一　地高辛　0.125～0.25mg po qd

处方二　美托洛尔　12.5～50mg po bid

处方三　维拉帕米　40～80mg po tid

处方四　地尔硫䓬　5～10mg iv

【说明】 一般静息时心室率60～80次/分，而运动时90～115次/分，可大致认为是心室率已得到较好的控制。

（3）预防血栓栓塞

处方一　华法林　2～5mg po qd

处方二　阿司匹林　100～325mg po qd

【说明】　安全有效使用华法林应监测国际标准化比值（INR）。现对非风湿性房颤的靶点 INR 应是 2.0～3.0。

2. 其他非药物治疗

（1）直流电转复心律　体外直流电击技术对房颤转复为窦性心律十分有效简便，只要操作适当也是安全的。房颤伴心肌缺血、症状性低血压、心绞痛或心力衰竭者，药物治疗无效者建议立即实施 R 波对直流电转复心律。伴有经房室旁路前传并有血流动力学恶化的房颤患者，体外直流电复律常作为一线治疗措施。低能量心内直流电击技术，不但心脏介入性诊断或治疗过程发生的房颤可立即成功地转复为窦性心律，也可为植入型心房除颤器治疗作预试验。持续时间＞48h 或持续时间不明的患者，必须有抗凝治疗的准备，并于恢复窦性心律后继续抗凝治疗 4 周。

阵发性房颤发作时，往往心室率过快，还可能引起血压降低甚至晕厥，应该紧急处理，对于预激综合征经旁路前传的房颤或任何引血压下降的房颤，立即施行电复律。对持续性（不能自行转复的）房颤和经选择的慢性房颤患者，转复为窦性心律是所希望的终点。如果没有暂时性禁忌证存在，诸如洋地黄毒性反应、低钾血症、急性感染或炎性疾病以及失代偿的心力衰竭等，体外电转复是首选的治疗措施。体外电转复需要全身麻醉，对全身麻醉有禁忌证的患者不宜进行。经食管超声心动图未发现心房血栓，静脉注射肝素后进行心律转复，转复后继续用肝素和华法林抗凝。

（2）植入型心房除颤器　植入型心房除颤器对反复发作药物治疗无效而症状明显的房颤患者，是一种有效且安全的治疗措施。

（3）外科手术治疗　外科手术治疗是预防房颤复发的有效治疗手段，其中以 Cox 迷宫术的疗效好且安全，围术期及随访期内的并发症和病死率较低，较长的随访内仍保持窦性心律的百分率较高，以及术后左、右心房收缩功能恢复，左心室功能有较明显改善。对药物治疗失败的房颤，尤其器质性心脏病患者进行心脏病外科手术治疗的同时进行迷宫术是适宜的，特别是那些需要人工心脏瓣膜置换术的患者。

（4）心脏起搏预防房颤　右心房双部位起搏和双心房起搏预防房颤复发的效果比较肯定；而单心房起搏如左或右心房起搏以及双腔（如 DDD）起搏，预防房颤复发的效果不好，无论是在窦房结病变的患者、心脏直视手术后或冠状动脉旁路移植术后的患者。传统的双腔起搏，预防房颤的作用小。

（5）房颤的导管消融治疗　房颤非药物治疗的目的有：改变可能产生房颤的心房肌异常的电生理基质，消除触发因素，既改变基质又消除触发因素。Cox迷宫术和根据迷宫术原则而设计的导管射频线性消融术针对的是前者；而局灶性消隔术是针对触发因素。局灶性消融术和线性消融术是很有希望的非药物治疗方法，适用于发作频繁、症状明显、药物无效的非心脏病瓣膜病的阵发性房颤患者。

四、阵发性室上性心动过速

阵发性室上性心动过速简称室上速，通常包括房室结折返性心动过速、房室折返性心动过速。广义上的室上速还包括窦房结折返性心动过速、房速、房扑等。

（一）心电图诊断标准

心室率 150～250 次/分，节律规则；QRS 波正常，当伴室内差异性传导时，QRS 波增宽；P 波呈逆行型，可位于 QRS 波之前、之中或之后，P 波与 QRS 波有恒定关系；ST-T 有继发性改变。

（二）治疗

1. 一般治疗

刺激腭垂诱发恶心呕吐；深吸气后屏气，再用力做呼气动作（Valsalva）或深呼气后屏气，再用力做吸气动作（Muller 法）；颈动脉窦按摩，按摩前应听颈动脉，如有杂音，则不宜按摩。患者取仰卧位以免发生昏厥。先按摩右侧约 10min，如无效，则按摩左侧，且不可两侧同时按摩，以免引起脑缺血。颈动脉窦按摩的同时，做 Valsalva 动作可能提高疗效；将面部浸没于冷水中。

2. 药物治疗

处方一　维拉帕米　5～10mg iv（缓慢）

处方二　普罗帕酮　70mg iv

处方三　腺苷　6～12mg iv

处方四　三磷腺苷（ATP）　10～20mg iv

处方五　去乙酰毛花苷　0.2～0.4mg iv

【说明】 维拉帕米无效时可追加，一般总量不超过15mg；或普罗帕酮（普罗帕酮）70mg稀释后缓慢静推，室上性心动过速无终止，再给70mg。有心力衰竭者首选毛花苷C，首剂0.4mg。快速静注ATP 20mg可终止室上性心动过速。

3. 其他治疗

直流电复律、食管心房调搏终止心动过速、经导管射频消融、外科手术治疗。

五、室性早搏

室性早搏是起源于心室的期前收缩，是最常见的一种心律失常。

（一）心电图诊断标准

QRS波群提前出现，时限常大于0.12s，ST段及T波的方向与QRS主波方向相反；提前出现的QRS波群与前面的窦性搏动之间常有固定的间期；代偿间歇完全。

（二）治疗

处方一　美托洛尔　25～50mg po bid

处方二　普罗帕酮　0.1～0.15g po tid

【说明】 不伴有器质性心脏病室性早搏，即使在24h动态心电图检测中有属于频繁发作或少数多性、成对、成串的，预后一般良好，可以使用少量的镇静药或小剂量的β受体阻滞药，对某些患者可考虑短时间使用Ⅰb或Ⅰc类抗心律失常药（美西律或普罗帕酮），不宜选用可能对人体有害或有不良反应的药物，如奎尼丁、索他洛尔等药物。长期口服美托洛尔可预防室性早搏发作。

六、房室传导阻滞

房室传导阻滞是指房室交界区脱离了生理不应期后，心房冲动传导延迟或不能传导到心室。房室传导阻滞可发生于房室结、希氏束以及束支等不同部位。

（一）心电图特征

① 一度房室传导阻滞 P-R 间期延长＞0.20s，无 QRS 波脱落。

② 二度Ⅰ型房室传导阻滞又称莫氏Ⅰ型或文氏型，P-R 间期逐渐延长，直至 P 波后脱落 QRS 波；R-R 间期逐渐缩短，直至 P 波受阻；包含受阻 P 波在内的 R-R 间期小于正常窦性 P-P 间期的 2 倍。

③ 二度Ⅱ型房室传导阻滞 R-R 间期恒定（可正常也可延长）；间有 P 波后 QRS 波的脱落，形成 3∶2、2∶1 等房室传导。

④ 三度房室传导阻滞房率和室率匀齐，房率大于室率，心室率常＜60 次/分。P 波与 QRS 波完全无关。

（二）治疗

1. 一般治疗

一度、二度Ⅰ型由于迷走神经功能亢进引起的，无器质性心脏病、无明显血流动力学改变者可不治疗。二度Ⅱ型、三度多伴有血流动力学障碍，除积极进行病因治疗外，应该积极治疗，防止阿-斯综合征发作。应休息、吸氧、心电监护等。

2. 药物治疗

处方一　阿托品　0.3～0.6mg po tid 或 qid

处方二　阿托品注射液　1mg iv

处方三　异丙肾上腺素　10mg po tid

处方四　5%葡萄糖注射液　500mL ｜ iv drip（1～3μg/min）
　　　　异丙肾上腺素　1mg ｜

3. 其他治疗

（1）临时起搏治疗适应证　阿-斯综合征发作；急性下壁心肌梗死并发高度房室传导阻滞；急性前壁心肌梗死并发二度以上房室传导阻滞或双束支传导阻滞；心脏术后出现二度以上房室传导阻滞；三度以上房室传导阻滞进行一般手术治疗者。

（2）永久性起搏治疗适应证　二度Ⅱ型以上房室传导阻滞伴顽固性心力衰竭或反复发生晕厥、阿-斯综合征；完全性结上传导阻滞，心室率小于 40 次/分，完全性结下传导阻滞，且发生过晕厥者。

七、室性心动过速

室速常发生于各种器质性心脏病患者。最常见为冠心病，特别是曾有心肌梗死的患者。

（一）心电图特征

① 3个或以上的室性期前收缩连续出现。

② QRS波群形态畸形，时限超过0.12s；ST-T波方向与QRS波群主波方向相反。

③ 心室率通常为100～250次/分；心律规则，但亦可略不规则。

④ 心房独立活动与QRS波群无固定关系，形成室房分离；偶尔个别或所有心室激动逆传夺获心房。

⑤ 通常发作突然开始。

（二）治疗

1．一般治疗

有器质性心脏病或有明确诱因应首先给以针对性治疗；无器质性心脏病患者发生非持续性短暂室速，如无症状或血流动力学影响，处理的原则与室性期前收缩相同；持续性室速发作，无论有无器质性心脏病，应给予治疗。

2．药物治疗

处方一　美托洛尔片　6.25～50mg po bid

处方二　盐酸胺碘酮片　0.2g po tid

【说明】β受体阻滞药能降低心肌梗死后猝死发生率，其作用可能主要通过降低交感神经活性与改善心肌缺血实现。胺碘酮显著减少心肌梗死后或充血性心力衰竭患者的心律失常或猝死的发生率。药物长期治疗应密切注意各种不良反应。

八、心律失常的介入治疗

近年来，心脏电生理监测技术飞跃发展，特别是采用射频导管消融技术治疗快速型心律失常成为介入心脏病学发展的又一里程碑。它使心脏电生理导管介入技术从单纯诊断进入诊断与治疗融合于一体的高新科技时代。许多临床上长期以来难以解决的心律失常诊断和治疗问题已经取得可喜的突破，已成为与药物、外科手术并驾齐驱的治疗手段。同时，从射频消融治疗中获得的大量新的电生理资料又极大地丰富和发展了电生理学和心律失常的知识，促使了大量新概念、新技术、新方法、新器械不断涌现。

（一）心脏起搏器治疗

1. 起搏治疗的目的

正常的心脏节律是维持人体功能活动的最基本因素。如果心率过缓，会导致以脑缺血为首发症状的各主要脏器的供血不足的临床综合征。过缓的心律失常也可并发或引发引起快速型心律失常，如慢-快综合征的房颤及严重心动过缓，Q-T间期延长导致多形性室速、室颤等，可危及患者的生命。部分患者可能由于反复交替发生窦性停搏和快速房性或室性心律失常（慢-快综合征），给药物治疗带来困难。

起搏治疗的主要目的就是通过不同的起搏方式纠正心率和节律的异常，以及左、右心室的协调收缩，提高患者的生存质量，减少病死率。

2. 起搏治疗的适应证

植入永久性心脏起搏器的适应证为：①伴有临床症状的任何水平的完全或高度房室传导阻滞；②束支-分支水平阻滞，间歇发生二度Ⅱ型房室阻滞，有症状者；在观察过程中阻滞程度进展、H-V间期＞100ms者，虽无症状，也是植入起搏器的适应证；③病窦综合征或房室传导阻滞，心室率经常低于50次/分，有明确的临床症状，或间歇发生心室率＜40次/分；或有长达3s的R-R间隔，虽无症状，也应考虑植入起搏器；④由于颈动脉窦过敏引起的心率减慢，心率或R-R间隔达到上述标准，伴有明确症状者，起搏器治疗有效；但血管反应所致的血压降低，起搏器不能防治；⑤有窦房结功能障碍和（或）房室传导阻滞的患者，因其他情况必须采用具有减慢心率的药物治疗时，为了保证适当的心室率，应植入起搏器。

随着起搏新技术的不断研究和开发，起搏器治疗的应用已经不局限于单纯治疗缓慢型心律失常，现已经扩展到其他心血管疾病的治疗，如抗心动过速功能的起搏器、改善心脏功能的心衰起搏器（心脏再同步化治疗）等。

3. 起搏器的功能及类型

临床工作中常根据电极导线植入的部位分为：①单腔起搏器，常见的有 VVI 起搏器（电极导线放置在右心室心尖部）和 AAI 起搏器（电极导线放置在右心耳）。根据室率或房率的需要进行心室或心房适时的起搏；②双腔起搏器，植入的两支电极导线常分别放置在右心耳（心房）和右心室心尖部（心室），进行房室顺序起搏；③三腔起搏器、是近年来开始使用的起搏器，目前主要分为双心房＋右心室三腔起搏器和右房＋双心室三腔心脏起搏。前者应用于存在房间传导阻滞合并阵发房颤的患者，以预防和治疗心房颤动，后者主要适用于某些扩张型心肌病、顽固性心力衰竭协调房室和（或）室间的活动，改善心功能。

（二）导管射频消融治疗快速型心律失常

射频电能是一种低电压高频（30kHz～1.5MHz）电能。射频消融仪通过导管头端的电极释放射频电能，在导管头端与局部心肌内膜之间电能转化为热能，达到一定温度（46～90℃）后，使特定的局部心肌细胞脱水、变性、坏死（损伤直径 7～8mm，深度 3～5mm），自律性和传导性能均发生改变，从而使心律失常得以根治。操作过程不需全身麻醉。

1. 射频消融的适应证

根据我国 RFCA 治疗快速型心律失常指南，RFCA 的明确适应证为：①预激综合征合并阵发性心房颤动和快速心室率；②房室折返性心动过速、房室结折返性心动过速、房速和无器质性心脏病证据的室性心动过速（特发性室速）呈反复发作性，或合并有心动过速心肌病，或者血流动力学不稳定者；③发作频繁、心室率不易控制的典型房扑；④发作频繁、心室率不易控制的非典型房扑；⑤发作频繁，症状明显的心房颤动（主要是阵发性房颤）；⑥不适当窦速合并心动过速心肌病；⑦发作频繁和（或）症状重、药物预防发作效果差的心肌梗死后室速。

2. 射频消融的方法

① 首先明确心律失常的诊断。

② 经心内电生理检查在进一步明确心律失常的基础上确定准确的消融靶点。

③ 根据不同的靶点位置，经股静脉或股动脉置入消融导管，并使之到达靶点。

④ 依消融部位及心律失常类型不同放电消融，能量 5～30W，时间持续或间断 10～60s。

⑤ 检测是否已达到消融成功标准，如旁路逆传是否已不存在，原有心律失常用各种方法不再能诱发等。

3. 射频消融的并发症

导管射频消融可能出现的并发症为误伤希氏束，造成二度或三度房室传导阻滞；心脏穿孔致心脏压塞等，但发生率极低。

（三）埋藏式心脏复律除颤器（ICD）

在所有自然死亡中猝死占 12%～13%，其中 75%～88% 为心源性猝死，而致命性室性心律失常（室性心动过速、心室颤动）是后者的主要原因。自 20 世纪 80 年代初，世界上第一台埋藏式心律转复除颤器（ICD）应用于临床，为致命性室性心律失常的治疗开辟了新的领域。由于 ICD 可在恶性室性心律失常发生的 10～20s 内做出识别并进行反应，通过释放电脉冲对心律失常进行及时分层干预，必要时可以进行不同能量的心内电击，终止心动过速发作，从而在最大限度上争取宝贵的抢救时间，挽救患者的生命，防止心源性猝死的发生，是目前防治心源性猝死的最有效方法。此项技术的开展反映了心律失常的现代治疗水平。ICD 对于心源性猝死的预防作用已被充分肯定，明显优于常规抗心律失常药物，已成为致命性室性心律失常患者的首选治疗方法。

ICD 的明确适应证包括：①非一过性或可逆性原因引起的室性心动过速（简称室速）或心室颤动（简称室颤）所致的心脏骤停，自发的持续性室速。②原因不明的晕厥，在电生理检查时能诱发有血流动力学显著临床表现的持续性室速或室颤，药物治疗无效、不能耐受或不可取。③伴发于冠心病、陈旧性心肌梗死和左心室功能不良的非持续性室速，在电生理检查时可诱发持续性室速或室颤，不能被 I 类抗心律失常药物所抑制。

ICD 的随访：植入 ICD 的患者必须经常随诊，术后第一年每

2~3个月随诊一次，此后可半年随诊一次。随诊时，有关 ICD 的工作状态的测试及有关功能及参数的设置，技术性要求很高，应由相关的专科医生接诊。

（四）心脏再同步化治疗（CRT）慢性充血性心力衰竭

长期以来，慢性充血性心力衰竭一直是困扰心血管病学界的一个难题，其五年存活率与恶性肿瘤相似。有相当一部分患者即使应用最佳的药物治疗仍不能阻止心力衰竭的进行性加重。CRT 即植入三腔起搏器是近十余年来心力衰竭非药物治疗领域的重要进展。多项新的随机、对照临床研究表明，CRT 可以改善心力衰竭患者心功能和症状，提高运动耐量和生活质量，降低心衰恶化住院率、进行性心衰死亡率及全因死亡率。该手术创伤小、技术成熟、疗效可靠，已成为顽固性心力衰竭患者新的有效治疗手段。

第七节　心脏瓣膜病

心脏瓣膜病是各种病因所导致的心脏瓣膜（瓣叶、腱索和乳头肌）发生解剖结构和（或）功能的异常病变，造成单个或多个瓣膜性狭窄和（或）关闭不全，引起心血管血流动力学改变而出现的一系列临床综合征。

一、问诊要点

① 有无风湿热、先天性心脏病史、冠心病、心肌梗死病史。如有风湿热病史，应仔细询问以往诊治经过。

② 注意有无呼吸困难，有无进行性发展、加重的特点，有无夜间阵发性呼吸困难；有无干咳、咯血，有无上腹部胀满、食欲减退、下肢水肿等右心衰竭症状。

③ 应该注意患者有无疲劳、乏力、头昏等表现。

④ 有无上腹部饱胀、肝区腹痛、食欲减退、尿少、下肢水肿等右心室衰竭表现。

⑤ 注意询问患者有无发黑或暂时意识丧失的表现，晕厥是否

与劳累、体位改变有关，有无心绞痛发作，发作前有无情绪激动、劳累等诱因。

⑥ 应仔细询问以往的诊治经过，注意以往心脏超声等检查结果。

二、查体要点

① 有无二尖瓣面容（两颧部呈紫红色）、口唇发绀、颈静脉怒张、下肢水肿等体征。

② 心脏听诊时要注意各瓣膜听诊区有无特征性杂音，杂音时期、响度和传导方向。

③ 检查有无心力衰竭的体征，如双肺有无湿啰音，有无下肢凹陷性水肿，有无肝大和肝颈反流征等。

三、辅助检查或实验室检查

超声心动图检查可判定瓣口面积，观察瓣膜损害程度、瓣下结构、房室客观大小、有无附壁血栓以及肺动脉压、各心腔压力差等情况。X线检查和心电图对诊断均有帮助。

四、诊断、鉴别诊断及治疗

（一）二尖瓣狭窄

正常成人二尖瓣口面积为 $4.0 \sim 6.0 \mathrm{cm}^2$，按瓣口大小可将二尖瓣狭窄的程度分为轻度（$<1.5 \mathrm{cm}^2$）、中度（$1.0 \sim 1.5 \mathrm{cm}^2$）及重度（$<1.0 \mathrm{cm}^2$）。

1. 诊断要点

① 有呼吸困难、干咳、咯血等左心力衰竭症状；有上腹部胀满、食欲减退、下肢水肿等右心衰竭症状。

② 心尖区有隆隆样舒张期杂音。

③ X线检查有左心房扩大征，肺动脉扩张及右心室肥大征；可有肺淤血征，Kerley B线等。

④ 心电图示二尖瓣型 P 波，$PtfV_1$ 负值增大，右心室肥厚，以及心房颤动等表现。

⑤ 超声心动图示瓣口面积小于正常。

2. 鉴别诊断

（1）急性风湿性心脏炎　杂音出现在舒张早期且柔和，每日变化较大，为心室扩大，二尖瓣相对狭窄所致，即 Carey-Coombs 杂音。风湿活动控制后可消失。

（2）"功能性"二尖瓣狭窄　见于各种原因所致的左心室扩大，如大量左向右分流的动脉导管未闭和心室间隔缺损、主动脉瓣关闭不全等，二尖瓣瓣口流量增大，或二尖瓣在心室舒张期受主动脉反流血液的冲击所致，杂音历时较短，无开瓣音，性质较柔和，吸入亚硝酸异戊酯后减轻，应用升压药后加强。

（3）左心房黏液瘤　其症状和体征与二尖瓣狭窄相似，但呈间歇性，随体位而变更，一般无开瓣音而可有肿瘤扑落音，心房颤动少见而易有反复的周围动脉栓塞现象。超声心动图发现二尖瓣后面收缩期和舒张期均可见一团云雾状回声波。心导管检查显示左心房压力明显升高，造影示左心房内充盈缺损。

（4）三尖瓣狭窄　胸骨左下缘闻及低调的隆隆样舒张期杂音，吸气时回心血量增加可使杂音增强，呼气时减弱，窦性节律时颈静脉 a 波增大。而二尖瓣狭窄舒张期杂音位于心尖区，吸气时无变化或减弱。超声心动图可明确诊断。

（5）原发性肺动脉高压　多发生于女性患者，无心尖区舒张期杂音和开瓣音，左心房不扩大，肺动脉楔嵌压和左心房压力正常。

3. 并发症

心房颤动，急性肺水肿，血栓栓塞，右心衰竭，感染性心内膜炎，肺部感染。

4. 治疗

（1）药物治疗

① 预防感染

处方　苄星青霉素　120 万 U im 每 3～4 周 1 次

【说明】　做小手术（如拔牙等）时，应尽早采用适当抗生素，以消除可能发生的菌血症，预防感染性心内膜炎。

② 抗心衰治疗

处方一　氢氯噻嗪　25mg po bid

处方二　螺内酯（安体舒通）　20mg po bid

处方三　美托洛尔　12.5～25mg po bid

118

【说明】 美托洛尔无论是窦性心律或心房颤动，都可用于减慢心率而增加患者的运动耐力，也可以应用钙通道阻滞药。心衰明显者，间断给予利尿药，一般不主张常规应用洋地黄类药物。

③ 抗凝治疗

处方 华法林 2.5～5mg po qd

【说明】 慢性心房颤动，特别是左心房巨大、有左心房血栓证据或栓塞病史者，应考虑长期口服抗凝血药物。

（2）其他治疗

① 内科介入治疗：经皮二尖瓣球囊瓣膜成形术（PBMV）是治疗风湿性心脏病二尖瓣狭窄的一项较新的技术。其治疗机制与二尖瓣闭式分离术相似，即在高压球囊作用下，使粘连的二尖瓣交界区分离，二尖瓣口面积扩大。因其方法相对简单、疗效可靠、创伤小、并发症低，目前已广泛用于二尖瓣狭窄的治疗，对适应证患者是理想的外科手术替代方法。

② 外科手术治疗：外科治疗的目的是扩张瓣口，改善瓣膜功能，主要有二尖瓣分离术和人工心脏瓣膜狭窄替换术。人工心脏瓣膜狭窄替换术是目前治疗重度、中度二尖瓣狭窄的最佳治疗方法。人工瓣膜有金属机械瓣膜和生物瓣膜。前者应用较后者更为广泛，也相对经济实惠，但是术后需要终身服用华法林片抗凝治疗。人工心脏瓣膜狭窄替换术的适应证为：a. 严重瓣叶结构和瓣下结构钙化、畸形，不适宜行分离术者；b. 二尖瓣狭窄合并明显二尖瓣关闭不全者。手术的最佳时机在于心力衰竭和风湿活动得以控制，而无严重肺动脉高压。

（二）二尖瓣关闭不全

二尖瓣关闭不全可由瓣叶、瓣环、腱索和乳头肌的任一结构异常所致，导致收缩期的二尖瓣反流。

1. 诊断

① 有感染性心内膜炎、急性心肌梗死、风湿热等病因。

② 有无疲劳、乏力、头昏等表现，有无呼吸困难、端坐呼吸症状。

③ 听诊心尖区听到一响亮、较粗糙、音调高、时限较长的全收缩期吹风样杂音，响度 3/6 级以上，多向左腋下传导，吸气时

119

减弱。

④ 心电图主要有左心房增大、左心室肥厚和非特异性 ST-T 段变化。

⑤ X 线检查常有左心房、左心室增大征，有心衰时伴肺淤血征。

⑥ 超声心动图发现有二尖瓣区反流。

2. 鉴别诊断

(1) 相对性二尖瓣关闭不全　见于各种原因所致左心室扩大，但二尖瓣本身无增厚、粘连等病变，瓣叶活动良好，杂音较柔和，多出现在收缩中晚期。

(2) 室间隔缺损　为全收缩期杂音，在胸骨左缘 4、5、6 肋间最明显，不放射到腋下，常伴有收缩期震颤。心电图可有双心室肥厚，胸部 X 线可示左、右心室扩大。

(3) 主动脉瓣狭窄　心底部喷射性收缩期杂音偶伴有收缩期震颤，呈递增-递减型，杂音向颈部传导。

(4) 三尖瓣关闭不全　为全收缩期杂音，在胸骨左缘 4、5 肋间最明显，几乎不传导，少有收缩期震颤。右心室扩大显著时可传至心尖区杂音在吸气时增强，伴有颈静脉收缩期明显搏动（V 波）和肝收缩期搏动。心电图示右心室肥厚，胸部 X 线示右心室扩大。

3. 并发症

心房颤动，感染性心内膜炎，体循环栓塞，心力衰竭等。

4. 治疗

参见本节二尖瓣狭窄治疗。

(三) 主动脉瓣狭窄

正常主动脉瓣口面积为 $2.6 \sim 3.5 cm^2$。轻度主动脉瓣狭窄对血流动力学影响不大，当瓣口面积减少到 $<1cm^2$ 时左心室排血明显受阻，为重度狭窄。

1. 诊断

① 成人以劳力性呼吸困难、心绞痛和晕厥为主要临床表现。

② 心尖搏动向左下移位，心尖区可扪到缓慢的抬举性搏动，

主动脉瓣区可触及收缩期细微震颤，心浊音界向左下扩大。

③ 主动脉瓣区第二心音减弱或消失；在胸骨右缘第2肋间或左缘第3肋间可听到粗糙、响亮的喷射性收缩期杂音，呈递增-递减型，向颈动脉、胸骨上下缘和心尖区传导。

④ 超声心动图可明确诊断和判断狭窄程度；还可提供心腔大小和心功能状态等多种信息。

2. 鉴别诊断

（1）先天性主动脉瓣狭窄　先天性主动脉瓣上狭窄的杂音最响处在右锁骨下，杂音和震颤明显传导至胸骨右上缘和右颈动脉，喷射音少见。约半数患者右颈动脉和肱动脉的搏动和收缩压大于左侧。先天性主动脉瓣下狭窄难以与主动脉瓣狭窄鉴别。前者常合并轻度主动脉瓣关闭不全，无喷射音，第二心音非单一性。

（2）心肌病　梗阻性肥厚型心肌病有收缩期二尖瓣前叶前移，致左心室流出道梗阻，产生收缩中晚期喷射性杂音，胸骨左缘最响，不向颈部传导，有快速上升的重搏脉。

3. 并发症

有心律失常，心脏性猝死，感染性心内膜炎，体循环栓塞，心力衰竭，胃肠道出血等。

4. 治疗

（1）药物治疗

处方一　地高辛　0.125～0.25mg po qd

处方二　硝酸异山梨酯　5mg po tid

【说明】　心衰患者应给予洋地黄类药物，慎用利尿药以防血压低，禁用扩张小动脉的药物。

（2）其他治疗

① 内科介入治疗：经皮穿刺主动脉瓣球囊扩张术是内科介入治疗主动脉瓣狭窄的有效方法。手术创伤较外科手术小，术后并发症少，康复快。但是经皮穿刺主动脉瓣球囊扩张术手术难度较大，而且部分患者术后跨主动脉瓣压力阶差虽然下降了，但是总体疗效不佳，术后有较高的再狭窄率，尤其是老年性退行性主动脉瓣狭窄。因此需要严格把握好手术适应证。适应证如下。a. 儿童和青年的先天性主动脉瓣狭窄，不合并主动脉瓣关闭不全；b. 不愿

意接受外科手术的重度主动脉瓣狭窄者；c. 妊娠合并主动脉瓣重度狭窄；d. 有外科手术禁忌证的老年性退行性主动脉瓣狭窄，瓣膜钙化不严重者，主动脉瓣球囊扩张术可以改善临床症状和缓解病情；e. 存在严重心脏病或者心源性休克，急诊外科手术危险性高，可先行主动脉瓣球囊扩张术，待病情稳定后再行外科人工瓣膜置换术。

② 外科手术治疗：人工瓣膜置换术是治疗瓣膜疾病最佳治疗手段。对于主动脉瓣狭窄者，其人工瓣膜置换术的手术指征如下。a. 重度主动脉瓣狭窄有猝死可能性的，无论是否有临床症状都应当尽早手术治疗。b. 有明显临床症状的钙化性主动脉瓣狭窄。c. 主动脉瓣狭窄合并关闭不全，在出现临床症状前施行手术远期疗效较好，手术死亡率较低。即使出现临床症状如心绞痛、晕厥或左心室功能失代偿，亦应尽早施行人工瓣膜替换术。虽然手术危险相对较高，但症状改善和远期效果均比非手术治疗好。d. 明显主动脉瓣狭窄合并冠状动脉病变时，宜同时施行主动脉瓣人工瓣膜替换术和冠状动脉旁路移植术。

第八节　病毒性心肌炎

心肌炎是指病原微生物感染或物理化学因素引起的心肌炎症性疾病。病毒性心肌炎指嗜心肌性病毒感染引起的，以心肌非特异性间质性炎症为主要病变的心肌炎。

一、问诊要点

① 问诊时详细询问患者发病前 2～3 周有无病毒感染症状，如发热、咽痛、咳嗽、急性胃肠炎症状、肌肉酸痛等。

② 有无夜间心率增快，有无类似心绞痛的胸闷、胸痛等症状。有无气短、劳力性呼吸困难及夜间呼吸困难，有无咳泡沫痰。

二、查体要点

① 心动过速与体温升高不相称；心律失常尤以早搏常见，其次为房室传导阻滞。

② 心界扩大，心尖部第一心音减弱或分裂，较重病例可出现

奔马律、交替脉。

③ 并发心包炎、胸膜炎者，可闻及心包摩擦音、胸膜摩擦音。

三、检查

① 胸部 X 线检查可见心影扩大或正常。

② 心电图常见 ST-T 改变和各型心律失常，特别是室性心律失常和房室传导阻滞等。如合并有心包炎可有 ST 段上升，严重心肌损害时可出现病理性 Q 波，需与心肌梗死鉴别。

③ 超声心动图检查可示正常，左心室舒张功能减退，节段性或弥漫性室壁运动减弱，左心室增大或附壁血栓等。

④ 血清肌钙蛋白（I 或 T）、心肌肌酸激酶（CK-MB）增高，血沉加快，高敏 C 反应蛋白增加等有助于诊断。

⑤ 发病后 3 周内，相隔 2 周的两次血清病毒中和抗体滴度呈 4 倍或以上增高，或一次高达 1∶640，病毒特异型 IgM≥1∶320（按不同实验室标准），外周血白细胞肠道病毒核酸阳性等，均是一些可能但不是肯定的病因诊断指标。

⑥ 病毒感染心肌的确诊有赖于心内膜、心肌或心包组织内病毒、病毒抗原、病毒基因片段或病毒蛋白的检出，反复进行心内膜心肌活检有助于本病的诊断、病情和预后判断。但一般不作为常规检查。

四、诊断和鉴别诊断

1. 诊断要点

① 上呼吸道感染、腹泻等病毒感染后 1～3 周内发生心力衰竭或心律失常。

② 心脏浊音界扩大，心尖区、胸骨左下缘闻及相应的杂音，可能有肺淤血、肺水肿的体征。

③ 心肌酶谱增高。

④ 病原学检查阳性。

⑤ 心肌活检病毒基因检测及病理学检查阳性。

2. 分期

一般以 3 个月以内为急性期，6 个月到 1 年为恢复期，1 年以上为慢性期。

3. 鉴别诊断

在考虑病毒性心肌炎诊断时，应除外β受体功能亢进、甲状腺功能亢进症、二尖瓣脱垂综合征及影响心肌的其他疾病如风湿性心肌炎、中毒性心肌炎、冠心病、结缔组织病、代谢性疾病以及克山病（克山病地区）等。

五、治疗

1. 一般治疗

有心律失常、心力衰竭、晕厥、血栓栓塞、低血压、休克患者应住院治疗。

怀疑心肌炎患者，应卧床休息，一般至少应休息至体温正常。伴有心律失常、白细胞计数升高、血清CPK升高者应严格卧床休息2～4周或至检验指标正常，然后逐渐增加活动量。伴有心脏扩大者应休息半年至1年，力求心脏缩小恢复正常为止。并发心力衰竭者，应确定更长的休息时间及活动强度。补充营养，进食富含维生素及蛋白质的食物，严重心力衰竭者应限制钠盐，并吸氧。

2. 药物治疗

（1）抗病毒治疗

处方一　金刚烷胺　100mg po tid

处方二　吗啉胍　200mg po tid

处方三　板蓝根冲剂　1包 po tid

处方四　双黄连口服液　20mL po tid

【说明】金刚烷胺对于精神病、脑动脉硬化、癫痫、哺乳期妇女慎用。可致畸胎，孕妇禁用。较常见的不良反应有幻觉、精神错乱，特别是老年患者。吗啉胍可引起出汗及食欲缺乏等不良反应。抗病毒治疗尚无特效药物，中草药板蓝根、连翘、大青叶、虎杖等可能对病毒感染有效。

（2）改善心肌营养、代谢药物

处方一　维生素C　0.2g po tid

处方二　辅酶Q10　10mg po tid

处方三　曲美他嗪　20mg po tid

处方四　肌苷　0.2g po tid

处方五　维生素 B₁　10mg po tid

处方六　1,6-二磷酸果糖　5g iv drip qd

【说明】　长期应用大量维生素 C 偶可引起尿酸盐、半胱氨酸盐或草酸盐结石。大量应用（每日用量 1g 以上）可引起腹泻、皮肤红而亮、头痛、尿频（每日用量 600mg 以上时）、恶心呕吐、胃疼挛。辅酶 Q10 是一种脂溶性抗氧化剂，医学上广泛用于心血管系统疾病。曲美他嗪个别患者可有头晕、食欲缺乏、皮疹等。新近心肌梗死患者忌用。维生素 B₁ 偶尔会出现发抖、疱疹、水肿、神经质、心跳增快及过敏等副作用。1,6-二磷酸果糖在伴有心力衰竭时剂量应减半。

（3）糖皮质激素治疗

处方一　泼尼松　10mg po tid

处方二　地塞米松　10～20mg iv qd

【说明】　糖皮质激素治疗有较大分歧。一般认为发病初始前 14 天内轻症不宜使用，因而能加速病毒复制。

（4）抗心力衰竭、心律失常治疗

处方一　地高辛　0.125～0.25mg po qd

处方二　20% 葡萄糖注射液　20mL　｜
　　　　去乙酰毛花苷　0.2～0.4mg　｜ iv qd

处方三　氢氯噻嗪　25mg po qd～tid

处方四　呋塞米　20mg iv

处方五　胺碘酮　0.2g po tid

处方六　索他洛尔　40～80mg po tid

【说明】　同一般心衰、心律失常治疗。应注意炎症心肌易发生洋地黄中毒，可能使心肌损害加重，均应小剂量，密切观察使用。

3. 其他治疗

对有症状的缓慢型心律失常在使用糖皮质激素的同时可行临时心脏起搏，对遗留有慢性、不可恢复的缓慢型心律失常、有症状的患者应安置埋藏式永久心脏起搏器，并选择合适的起搏方式。

第九节 心肌病

心肌病是指以心肌病变为主要表现的心脏疾病。一般分为特发性心肌病和特异性心肌病两大类。前者又称原发性心肌病；后者为病因基本已知或与其他全身疾病有关，故又称继发性心肌病。一般分为扩张型心肌病、肥厚型心肌病和限制型心肌病。

一、扩张型心肌病

扩张型心肌病简称扩心病，是以不明显原因的单侧或双侧心室扩大、心室收缩功能减退、伴或不伴充血性心力衰竭、心律失常为主要表现的最常见的一种心肌病。

（一）问诊要点

① 询问近期是否有病毒感染史，是否有自身免疫性疾病、营养代谢障碍、氧化代谢缺陷、酒精中毒史等。

② 有无类似心绞痛的胸闷、胸痛等症状。有无气短、劳力性呼吸困难及夜间呼吸困难。

（二）查体要点

① 有心力衰竭时检查可见心率加快，心尖搏动向左下移位，可有抬举性搏动。心浊音界向左扩大，常可闻及第三心音和第四心音，心率快时呈奔马律，可有相对性二尖瓣或三尖瓣关闭不全所致的收缩期吹风样杂音。

② 晚期患者血压低，脉压小及出现心力衰竭的各种体征。常合并各种心律失常，个别患者可发生脑、心、肾、肺栓塞或猝死。

（三）辅助检查或实验室检查

（1）血液检查　血沉快，偶有血清心肌酶活性增加，肝淤血时可有球蛋白异常。

（2）心电图检查　可见左心室肥厚劳损，右心室肥厚，广泛ST段压低，T波平坦、双向或倒置，异常Q波。可见各种心律失常，如心动过速、心房纤颤、束支传导阻滞等。

（3）X线检查　心衰时，心脏普遍扩大，心胸比率多在0.6以上，以左心室增大为主。常有肺淤血，可有心包积液或胸腔积液。

（4）超声心动图（UCG）检查　早期可发现心腔轻度扩大，左心室室壁运动减弱，后期各心腔内径明显增大，心室壁不厚或变薄，室壁运动普遍减弱，二尖瓣开放幅度变小，EF值常在50%以下。

（5）心导管检查及造影　可见左心室舒张末压、左心房压和肺毛细血管楔嵌压增高，心排指数降低。左心室造影可见左心室腔扩大，弥漫性室壁运动减弱。

（6）心内膜下心肌活检　扩张型心肌病可见心肌细胞变性、坏死、纤维化，心肌纤维肥大、排列紊乱。

（7）免疫学检查　以分离的心肌天然蛋白或合成肽作抗原，用酶联免疫吸附试验检测抗 ADP/ATP 载体抗体、抗 β_1 受体抗体、抗肌球蛋白重链抗体、抗 M_2 胆碱能受体抗体对诊断具有较高的特异性和敏感性。

（四）诊断和鉴别诊断

1. 诊断参考标准

① 临床表现：心脏扩大，心室收缩功能减低伴或不伴有充血性心力衰竭，常有心律失常，可发生栓塞和猝死等并发症；心脏扩大。

② X线检查心胸比率＞0.5，超声心动图示全心扩大，尤以左心室扩大为显著，心脏可呈球形。

③ 超声心动图检测室壁运动弥漫减弱，射血分数小于正常值。

④ 必须排除其他特异性（继发性）心肌病和地方性心肌病。

2. 鉴别诊断

（1）与风湿性心脏病的鉴别　扩张型心肌病可在心尖部内侧和三尖瓣区听到反流性杂音，与风湿性二尖瓣和三尖瓣关闭不全的杂音类似。但扩张型心肌病的杂音在心力衰竭加重时增强，很少有震颤。风湿性心瓣膜病的杂音则在心力衰竭时由于心脏收缩力减弱、反流减少而杂音减弱，心力衰竭控制后杂音增强，且可伴有震颤。风心病 UCG 检查可显示瓣膜有明显病理性改变。而心肌病则无，但可见二尖瓣环扩大。

（2）与高血压性心脏病鉴别　扩张型心肌病患者血压多正

常，但在发生心力衰竭时，可有血压增高，需与高血压性心脏病相鉴别。扩张型心肌病的舒张压一般不超过 14.7kPa，且多在心力衰竭好转后血压下降，无高血压的眼底和肾脏损害。X 线检查示左、右心室扩大而无主动脉扩张。高血压病的血压多持续增高，常有眼底及肾脏改变。X 线检查常有主动脉弓扩大、扭曲、延长，或只有左心室肥大，且两者的病程亦不同。

（五）治疗

1. 药物治疗

（1）心力衰竭的治疗

处方一　地高辛　0.125～0.25mg po qd

处方二　卡托普利　6.25～12.5mg po tid

处方三　氢氯噻嗪　25mg po bid

处方四　螺内酯　20mg po bid

处方五　10%氯化钾　10mL po tid

处方六　美托洛尔　6.25～12.5mg po bid

处方七　硝酸异山梨醇　5～10mg po tid

处方八　10%葡萄糖液　20mL ⎤
　　　　　毛花丙 C　0.4mg　　⎦ iv

处方九　5%葡萄糖液　250mL ⎤ iv drip
　　　　　硝酸甘油　10～20mg ⎦ 或泵入（5～100μg/min）

【说明】　药物应用参见本章心力衰竭等。

（2）肾上腺糖皮质激素处方

处方一　泼尼松　10～40mg po qd

处方二　地塞米松　5～10mg iv qd

【说明】　激素类不宜常规应用，下列情况可用，心肌活检或核素检查证实心肌有炎性病变者，合并急性左心衰和（或）心源性休克者，有利于控制心衰，挽救生命；晚期，难治性心衰；合并病窦综合征、三度房室传导阻滞者，短期应用以期改善窦房结功能或房室传导。

（3）抗凝治疗处方

处方一　阿司匹林　100mg po qd

处方二　华法林　3～5mg po qd

处方三　低分子肝素　4000U 皮下注射 q12h

【说明】　对心功能不全、伴持久心房颤动、以往有血栓栓塞史或超声心动图所见有附壁血栓者，应预防栓塞性并发症，可用口服抗凝血药或抗血小板聚集药。应用时需注意监测有无出血并发症。若有严重高血压、严重肝胆疾病、活动性出血或有出血倾向者慎用或忌用。

（4）改善心肌代谢处方

处方一　5% 葡萄糖液　250mL ⎫
　　　　维生素 C　2.0～3.0g ⎪
　　　　三磷腺苷　20～40mg ⎬ iv drip qd
　　　　辅酶 A　100U ⎪
　　　　维生素 B_6　0.1～0.2 ⎭

处方二　1,6-二磷酸果糖　5g iv drip qd

处方三　曲美他嗪　20mg po tid

处方四　辅酶 Q10　10～20mg po tid

【说明】　以上药物均可改善心肌细胞的代谢，作为该病的辅助治疗。

2. 其他治疗

心脏起搏治疗、左心室成形术、心脏移植。

二、肥厚型心肌病

肥厚型心肌病是一组原因不明的以心肌非对称性肥厚、心室腔变小、左心室血液充盈受阻、舒张期顺应性降低为基本病理特征的心肌病。

（一）问诊要点

① 注意临床常见的症状和特点，患者大多数在 30～40 岁出现症状。患者多有呼吸困难，多为劳力性；有心绞痛，劳力后易发作，持续时间长，硝酸甘油含化难以缓解，也可能加重；头晕或晕厥，多发生于站立及劳力时，或心悸甚至猝死。

② 家族成员中是否有类似病史，本病 55% 患者有明确的家族史，故又称为家族性肥厚型心肌病，多认为本病系一种遗传决定障碍，是常染色体显性遗传病。

（二）查体要点

有无第一心音增强，心尖部分触及收缩期细震颤，是否闻及明显的收缩中晚期喷射性杂音；胸骨左下缘是否有收缩期喷射性杂音。

（三）辅助检查或实验室检查

1. 心电图检查

常有 ST 段下降，T 波低平或倒置，左心室肥厚等。由于心室间隔肥厚及心肌纤维化和排列紊乱，30%～50%患者可在 Ⅱ、Ⅲ、aVF 及 V_4～V_6 导联出现异常 Q 波。可有各种心律失常，常见室性早搏、心房颤动、传导阻滞等。

2. X 线检查

（1）心衰 心脏普遍扩大，心胸比率多在 0.6 以上，以左心室增大为主。常有肺淤血，可有心包积液或胸腔积液。

（2）肥厚型心肌病 左心缘明显突出，左心室及左心房增大。肺淤血征。

3. 超声心动图（UCG）检查

室间隔肥厚，活动度差，心室腔小，左心室收缩期直径缩小，室间隔与左心室游离壁厚度之比率＞1.3～1.5，间隔活动幅度低。梗阻性肥厚型可见心室流出道狭窄，一般小于 20mm。二尖瓣前叶在收缩期时向前移动，主动脉瓣在收缩期提前关闭。

4. 心导管检查及造影

左心室腔与左心室流出道之间出现压力阶差，在使用增加心肌收缩力药物及做 Valsalva 动作后，压力阶差明显增加。左心室舒张末期压力增高，左心室造影显示左心室腔缩小变形，主动脉瓣下显 S 形改变，心室壁增厚，室间隔不规则的增厚突入心腔。也可见二尖瓣口轻度或中度反流。

5. 心内膜下心肌活检

可见心肌细胞排列紊乱及形态奇特、肥大的心肌，电镜下也可以见到心肌肌丝细胞的组织构造紊乱，但无特异性。

（四）诊断和鉴别诊断

1. 诊断标准

（1）梗阻性肥厚型心肌病 确诊条件：①心导管检查显示左心

室腔与左心室流出道之间收缩期压力阶差＞2.7kPa，或＜2.7kPa用药物负荷后压力阶差增强；②血管造影检查左心室流出道狭窄；③超声心动图显示二尖瓣前叶在收缩期向前移动贴近肥厚的室间隔，心室间隔肥厚≥15mm，舒张期室间隔与左心室后壁厚度之比值≥1.3。

（2）非梗阻性肥厚型心肌病　确诊条件：①心血管造影显示左心室壁肥厚，无左心室流出道狭窄；②心导管检查左心室流出道无压力阶差。

2. 鉴别诊断

（1）与冠心病心绞痛或心肌梗死的鉴别　冠心病和肥厚型心肌病均可出现心绞痛及心电图 ST 段、T 波改变和异常 Q 波。在急性心肌梗死时，X 线见心脏明显扩大，心电图出现异常 Q 波及 ST 段改变，并有演变规律。冠心病心绞痛发作时间短，含硝酸甘油可缓解，而肥厚型心肌病心绞痛不典型，持续时间较长，含硝酸甘油效果不好，且梗阻性肥厚型心肌病发生心绞痛时，硝酸甘油可使症状加重。冠心病时 UCG 示节段性室壁运动异常，梗阻性肥厚型心肌病则表现为：心室间隔肥厚并超过左心室游离壁，其比例达 1.3∶1 以上。左心室造影及冠状动脉造影可助鉴别。

（2）与主动脉瓣狭窄（AS）的鉴别　主动脉瓣狭窄和肥厚型心肌病均有左心室排血障碍的临床表现。但主动脉瓣狭窄杂音位置以胸骨右缘第 2 肋间为主，向颈部传导，杂音为喷射性、全收缩期、低频、粗糙，Valalva 动作使之减弱；梗阻性肥厚型心肌病的收缩期杂音在胸骨左缘中、下段并可伴有震颤，不向颈部传导，Valalva 动作使之增强。X 线检查主动脉瓣狭窄主动脉扩张，主动脉可有钙化阴影，心导管检查示左心室与流出道之间无压力阶差，而与主动脉之间则有压力阶差，左心室造影示瓣膜狭窄。而梗阻性肥厚型心肌病心导管检查左心室与流出道之间有压力阶差，左心室造影可见非对称性室间隔肥厚，心腔变小，二尖瓣前叶前移。磁共振成像可清楚地显示肥厚型心肌病的心肌异常肥厚部位、分布范围和程度，以及房室腔的大小、形态、左心室流出道狭窄的程度等。

（3）与室间隔缺损（VSD）的鉴别　室间隔缺损患者的心脏杂音的位置及性质与本病非常相似，但室间隔缺损患者杂音传播范围较广，心尖区无双重搏动、无水冲脉，X线显示肺充血，严重者出现肺动脉高压、心电图无异常Q波。UCG、心导管及造影可鉴别。

（五）治疗

1. 药物治疗

（1）β受体阻滞药

处方一　美托洛尔　6.25～50mg po bid

处方二　普萘洛尔　10～20mg po tid

【说明】　能改善肥厚型心肌病患者的胸痛和劳力性呼吸困难症状，其机制是抑制心脏交感神经兴奋性，减慢心率，降低左心室收缩力和室壁张力，降低心肌需氧量，从而减轻流出道梗阻。主要用于梗阻性肥厚型心肌病改善症状。使用本药要注意：①本药与硝酸酯类合用有协同作用，因而用量应偏小，开始剂量尤其要注意减小，以免引起直立性低血压等副作用；②停用本药时应逐步减量，如突然停用有诱发心肌梗死的可能；③低血压、支气管哮喘以及心动过缓、二度或以上房室传导阻滞者不宜应用。

不宜用硝酸甘油单独应用，因外周血管扩张，左心室内压差增大，加重流出道梗阻。

（2）CCB

处方一　维拉帕米　40mg po tid

处方二　地尔硫䓬　30mg po tid

【说明】　CCB可降低左心室收缩性，改善其舒张功能，进而改善患者的心脏症状及运动耐力；一般适用于β受体阻滞药无效或不能耐受的病例。

（3）抗心律失常

处方一　胺碘酮　0.2g po tid

处方二　索他洛尔　40～80mg po tid

【说明】　可使流出压力阶差明显下降，心排血量增加，并可防治室性心律失常，有报道用于梗阻型心肌病取得较好的疗效，并可望减少猝死。

2. 其他治疗

起搏治疗、埋藏式自动复律器、化学消融治疗、手术治疗。

三、限制型心肌病

限制型心肌病是一组以心室壁变硬、顺应性下降为主要改变的特殊类型的心肌病；其特征为原发性心肌和（或）心内膜纤维化，或是心肌的浸润性病变，引起心脏充盈受阻的舒张功能障碍。我国少见，散发于南方地区。

（一）问诊要点

右心病变为主时，起病缓慢，可有腹胀、腹痛、腹腔积液；大量腹水时隔肌上升可有呼吸困难；心排血量降低而感乏力，运动耐力下降，心前区不适；半数患者有咳嗽、咳痰。左心室病变时可有心悸、气短、咳嗽、咳泡沫样痰、端坐呼吸等左心衰竭症状。双心室病变可综合出现上述症状，而以右心室功能不全表现为主。

（二）查体要点

颈静脉怒张、静脉压增高、心尖搏动弱、心浊音界扩大、心尖部第一心音减弱、心率快、心尖部及其内侧可闻及舒张期奔马律，少数可有轻的收缩期杂音。血压低、脉压小，脉细弱，可有奇脉。腹膨隆，有移动性浊音，往往腹腔积液量大，而下肢肿胀轻。以左心室病变者为主者，可有肺水肿体征。此外，可有栓塞及心律失常体征。

（三）辅助检查或实验室检查

（1）心电图检查　左心房或左心室肥大，QRS波群低电压，心房颤动，异常Q波，T波低平或倒置，房室传导阻滞及束支传导阻滞等。

（2）X线检查　心影轻度至中度增大，可有肺淤血表现，偶见右或左心室内膜有线状钙化阴影。

（3）超声心动图（UCG）检查　其特征性改变为心内膜回声增强，心肌厚薄不均、僵硬、心腔变形、狭小，心尖多呈闭塞等。

（4）心导管检查及造影　右心室型者右心室舒张末期压力增高，呈舒张早期下陷，舒张期高原波。左心室型者可出现肺循环

133

高压。右心室造影可见右心房大、心室腔小、血流缓慢、三尖瓣反流、心室收缩力降低。

（5）心内膜下心肌活检　可见心内膜增厚、弹性纤维增生或心肌纤维化改变。

（四）诊断和鉴别诊断

1. 诊断要点

（1）左心衰和右心衰的典型临床表现和体征。

（2）超声心动图　心室腔正常或缩小，左、右心房扩大，下腔静脉和肝静脉显著增宽，心肌、心内膜结构超声回声密度异常，心室顺应性差，心功能减退，收缩功能正常或减弱。

2. 鉴别诊断

应与缩窄性心包炎鉴别：缩窄性心包炎和限制型心肌病均有心室舒张充盈功能障碍的临床表现。前者多有急性心包炎史，心脏听诊有心包叩击音，X线示心影不增大，可有心包增厚、心包钙化，心电图示低电压及 ST-T 改变；超声心动图亦提示心包增厚，室间隔运动异常，左心室缩小，心房通常不扩大；二尖瓣及三尖瓣呈限制性充盈模式，随呼吸明显改变；心肌活检正常或非特异性心肌肥大及纤维化。而限制型心肌病心脏听诊二尖瓣和三尖瓣关闭不全杂音，S_3 奔马律，X线示心影增大，有时可呈球形，心内膜可有线状钙化影，心包薄而无粘连，心电图示心房或心室肥大，以右心室为主，右束支传导阻滞，有异常 Q 波。UCG 及心血管造影可鉴别。心肌活检提示心内膜增厚，间质纤维化。

（五）治疗

1. 药物治疗

（1）抗心衰治疗处方

处方一　地高辛　0.125～0.25mg po qd

处方二　氢氯噻嗪　25mg po bid

处方三　螺内酯　20mg po bid

处方四　卡托普利　12.5～25mg po tid

（2）抗凝治疗

处方一　华法林　3～5mg po qd

处方二　低分子肝素　4000U 皮下注射 q12h

【说明】　有栓塞者可行静脉溶栓或血管内溶栓和抗凝治疗。亚急性感染性心内膜炎时应给予大剂量敏感抗生素。

2. 其他治疗

外科行心内膜剥离术，加二尖瓣和三尖瓣置换术效果良好。

第十节　急性心包炎

急性心包炎为心包脏层和壁层的急性炎症，可由细菌、病毒、肿瘤、自身免疫、物理、化学等因素引起。心包炎常是某种疾病表现的一部分或为其并发症，故常被原发疾病所掩盖，但也可以单独存在。

一、问诊要点

① 有无心前区疼痛，患者疼痛的部位、特点、性质，是否因咳嗽、深呼吸或变换体位而加重。

② 有无呼吸困难，有无发绀。

③ 有无畏寒、发热、多汗、食欲缺乏、倦怠、全身不适等症状。

二、查体要点

① 注意听诊心包摩擦音，深吸气或前倾坐位摩擦音明显，表现为表浅的抓刮样、粗糙的刺耳的高频音。

② 注意检查有无心脏搏动减弱或消失，心音低钝遥远，心率快。

③ 注意检查有无颈静脉怒张、动脉压下降、奇脉三大心脏压塞征的主要症状。

三、辅助检查或实验室检查

（1）实验室检查　取决于原发病，感染性心包类者常有白细胞计数增加、血沉增快等炎症反应。

（2）X 线检查　对纤维蛋白性心包炎诊断价值不大，对渗出性心包炎有一定价值；可见心脏阴影向两侧增大，心脏搏动减弱或消失；尤其是肺部无明显充血现象而心影显著增大是心包积液的有力证据，可与心力衰竭相区别。成人液体量少于 250mL、儿童少于 150mL 时，X 线难以检出其积液。X 线可对继发于结核及恶性肿瘤等诊断提供线索。

（3）心电图　心包本身不产生电动力，急性心包炎时心电图异常来自心包下的心肌，主要表现为：①ST 段抬高，见于除 aVR 导联以外的所有常规导联中，呈弓背向下型，aVR 导联中 ST 段压低；②一至数日后，ST 段回到基线，出现 T 波低平及倒置，持续数周至数月后 T 波逐渐恢复正常；③心包积液时有 QRS 低电压，大量渗液时可见电交替；④除 aVR 和 V_1 导联外 P-R 段压低，提示包膜下心房肌受损；⑤无病理性 Q 波，无 Q-T 间期延长；⑥常有窦性心动过速。

（4）超声心动图　对诊断心包积液简单易行、迅速可靠。M 型或二维超声心动图中均可见液性暗区以确定诊断。心脏压塞时的特征为：右心房及右心室舒张期塌陷；吸气时右心室内径增大，左心室内径减少，室间隔左移等。可反复检查以观察心包积液量的变化。

（5）磁共振成像　能清晰地显示心包积液的容量和分布情况，并可分辨积液的性质，低信号强度一般系病毒感染等非出血性渗液；中、重度信号强度可能为含蛋白、细胞较多的结核性渗出液等。但此检查费用高，故少用。

（6）心包穿刺　可证实心包积液的存在并对抽取的液体做生物学（细菌、真菌等）、生化、细胞分类的检查，包括寻找肿瘤细胞等；抽取一定量的积液也可解除心脏压塞症状；同时，必要时可经穿刺在心包腔内注入抗癌药物或化疗药物等。心包穿刺的主要指征是心脏压塞和未能明确病因的渗出性心包炎。

四、诊断和鉴别诊断

1. 诊断要点

① 有无心前区疼痛、呼吸困难等临床表现。

② 有畏寒、发热、多汗、食欲缺乏、倦怠、全身不适等症状。

③ 听诊有心包摩擦音，心脏搏动减弱或消失，心音低钝遥远。

④ 有无颈静脉怒张、动脉压下降、奇脉三大心脏压塞征的主

要症状。

⑤ M 型或二维超声心动图中均可见液性暗区以确定诊断。

2．常见心包炎鉴别

见表 2-6。

表 2-6　四种常见心包炎的鉴别

鉴别点	结核性	化脓性	非特异性	风湿性
起病	缓慢	急骤	急骤	随风湿活动而起
原发病变	多有心外结核病灶	败血症或体内化脓灶	多先有上呼吸道感染	常伴有心肌炎或瓣膜病体征
全身反应	常有低热、无力、盗汗等症状	高热、有明显毒血症表现	有低热或高热	轻或中度不规则发热
胸痛	常无	常有	剧烈咳嗽或胸痛	常有
体征	心包摩擦音少见，可有急性或慢性心脏压塞征	易出现心包摩擦音，可有急性心脏压塞征	易有心包摩擦音少见心脏压塞	易有心包摩擦音少见心脏压塞征
血化验	血沉快	白细胞总数和中性粒细胞明显增高	血象正常血沉可增快	血沉增快，抗 O 增高
心包液检查	常有大量血性渗出液较少为草黄色，浓缩或培养可查到抗酸杆菌	脓性，涂片或培养可查到致病菌	小量或中量，黄色或血色	常为小量、黄色
病程及预后	抗结核药物疗效好，易形成缩窄性心包炎	及时治疗，预后好，治疗不及时，易致缩窄性心包炎	预后良好，大致 2 周自愈，少数复发	病程随风湿活动而异

137

3. 鉴别诊断

（1）**急性心肌梗死**　非特异性心包炎的剧烈疼痛酷似急性心肌梗死。非特异性心包炎起病前常有上呼吸道感染史，疼痛因呼吸、咳嗽或体位改变而明显加剧，早期出现心包摩擦音，血清门冬氨酸氨基转移酶、乳酸脱氢酶、肌酸磷酸激酶及肌钙蛋白等正常，心电图无异常 Q 波；急性心肌梗死发病年龄较大，常有心绞痛或心肌梗死的病史，心包摩擦音出现于起病后 3～4 天，心电图有异常 Q 波、ST 段动态改变和 T 波倒置等，常有严重的心律失常和传导阻滞。

（2）**急腹症**　急性心包炎的疼痛主要在腹部，可能被误诊为急腹症，详细的病史询问和体格检查可以避免误诊。

（3）**主动脉夹层**　对中老年患者要密切注意并详细询问病史，行 X 线检查、超声心动图检查，以确定先前是否存在主动脉夹层分离，因主动脉夹层分离最早可表现为血液缓慢渗入心包腔而致亚急性炎症性心包炎。

（4）**肺栓塞**　肺栓塞常有长期行动不便或卧床的特点，胸痛突发伴有严重呼吸困难和低氧血症，可有咯血、发绀等，ECG 显示 Ⅰ 导联 S 波加深、Ⅲ 导联 Q 波显著、T 波倒置等。

五、治疗

1. 药物治疗

（1）镇痛

处方一　吲哚美辛　25～50mg po tid

处方二　布洛芬　100～200mg po tid

【说明】　大部分患者给予大剂量非甾体抗炎药物治疗，并用数月的时间缓慢减量直至停药。

（2）减轻心脏压塞

处方一　氢氯噻嗪　25mg po bid

处方二　呋塞米　20mg po bid

【说明】　如果有心包积液，除心包穿刺外，可以用利尿药，应用时注意复查电解质。

（3）病因治疗

① 结核性心包炎应用抗结核药治疗有效。

② 肿瘤性心包炎治疗选择依据肿瘤的组织学及其基础情况决定。

③ 病毒性心包炎治疗主要是对症处理、缓解胸痛。

④ 化脓性心包炎静脉应用足量有效抗生素（根据药敏试验选择）；心包穿刺引流，使用大的导管应用尿激酶、链激酶冲洗，溶解化脓性渗液；剑突下心包切开引流更好。

第十一节　感染性心内膜炎

感染性心内膜炎（IE）是指病原微生物（细菌、真菌和其他微生物）经血流直接侵犯心内膜、心瓣膜或大动脉内膜所致，伴赘生物形成。常见的病原体为草绿色链球菌。

一、问诊要点

① 询问是否有心脏手术、拔牙、扁桃体摘除、尿道手术、人工流产、心导管术等诱发 IE 的重要原因。

② 既往有无器质性心脏病，如风心病（尤其是二尖瓣和主动脉瓣关闭不全）、先天性心脏病、瓣膜脱垂、退行性心瓣膜病。

③ 有无高热、寒战、进行性贫血、肌肉关节疼痛、乏力、多汗等症状。

④ 有无急性充血性心力衰竭的症状，如有，仔细询问症状持续的时间、治疗过程。

二、查体要点

（1）心脏杂音　80%～85%的患者可闻及心脏杂音，由基础心脏病和（或）心内膜炎导致瓣膜损害所致。急性者较亚急性者更易出现杂音强度和性质的改变，或出现新的杂音。

（2）周围体征　多为非特异性，近年已不多见，包括：①淤点，可出现于任何部位，以锁骨以上皮肤、口腔黏膜和睑结膜常见，病程长者较多见；②指和趾甲下线状出血；③Roth 斑，为视网膜的卵圆形出血斑，其中心呈白色，多见于亚急性感染；④Osler 结节，为指和趾垫出现的豌豆大的红色或紫色痛性结节，较常见于亚急性者；⑤Janeway损害，为手掌和足底处直径1～4mm无痛性出血红斑，主要见于急性患者。引起这些周围体征的原因可能是微血管炎或微栓塞。

（3）动脉栓塞 动脉栓塞常由赘生物脱落或破碎引起，栓塞可发生在机体的任何部位，如脑、心脏、脾、肾、肠系膜和四肢等。在有左向右分流的先天性心血管病或右心内膜炎时，肺循环栓塞常见。栓塞后可引起局部感染及脓肿。

（4）感染的非特异性症状 ①脾大：见于30%、病程>6周的患者，急性者少见。②贫血：有苍白无力和多汗，尤其多见于亚急性者，多为轻中度贫血，晚期患者可重度贫血。主要由于感染抑制骨髓所致。

三、辅助检查或实验室检查

1. 常规检验

（1）尿液 常有显微镜下血尿和轻度蛋白尿。肉眼血尿提示肾梗死。红细胞管型和大量蛋白尿提示弥漫性肾小球性肾炎。

（2）血液 血象呈进行性贫血。白细胞数轻度增多或正常，核左移；脾大明显时白细胞数减少。

2. 免疫学检查

25%的患者有高丙种球蛋白血症。80%的患者出现循环中免疫复合物。病程6周以上的亚急性患者中50%类风湿因子试验阳性。血清补体降低见于弥漫性肾小球肾炎。上述异常在感染治愈后消失。

3. 血培养

血培养是诊断菌血症和感染性心内膜炎的最重要方法。在近期未接受过抗生素治疗的患者血培养阳性率可高达95%以上，其中90%以上患者的阳性结果获自入院后第一日采取的标本。对于未经治疗的亚急性患者，应在第一日间隔1h采血1次，共3次。如次日未见细菌生长，重复采血3次后，开始抗生素治疗。已用过抗生素者，停药2～7天后采血。急性患者应在入院后3h内，每隔1h 1次共取3个血标本后开始治疗。本病的菌血症为持续性，无需在体温升高时采血。每次取静脉血10～20mL做需氧和厌氧培养，至少应培养3周，并周期性做革兰氏染色涂片和次代培养。必要时培养基需补充特殊营养或采用特殊培养技术。血培养阴性率为2.5%～64%。念珠菌（约1/2病例）、曲霉菌、组织胞浆菌、Q热柯克斯体、鹦鹉热衣原体等致病时，血培养阴性。2周内用过抗生素或采血、培养技术不当，常降低血培养的阳性率。

4. X线检查

肺部多处小片状浸润阴影提示脓毒性肺栓塞所致肺炎。左心衰竭时有肺淤血或肺水肿征。主动脉细菌性动脉瘤可致主动脉增宽。细菌性动脉瘤有时需经血管造影诊断。CT扫描有助于脑梗死、脓肿和出血的诊断。

5. 心电图

偶可见急性心肌梗死或房室、室内传导阻滞，后者提示主动脉瓣环或室间隔脓肿。

6. 超声心动图

如果超声心动图发现赘生物、瓣周并发症等支持心内膜炎的证据，可帮助明确IE诊断。经胸超声检查可检出50%～75%的赘生物；经食管超声（TTE）可检出<5mm的赘生物，敏感性高达95%以上，因此，当临床诊断或怀疑IE时，主张行TEE检查，超声心动图未发现赘生物时并不能除外IE，必须密切结合临床。赘生物≥10mm时，易发生动脉栓塞。感染治愈后，赘生物可持续存在。除非发现原有赘生物增大或新赘生物出现，否则难以诊断复发或再感染。超声心动图和多普勒超声还可明确基础心脏病（如瓣膜病、先天性心脏病）和IE的心内并发症（如瓣膜关闭不全、瓣膜穿孔、腱索断裂、瓣周脓肿、心包积液等）。

四、诊断和鉴别诊断

1. 诊断

（1）主要标准

① 心内膜炎感染的阳性血培养：从两次血培养中得出感染心内膜炎的典型微生物；草绿色链球菌、牛链球菌、HACEK组细菌、社区获得性金黄色葡萄球菌、肠球菌，原发病灶的脓肿，或持续阳性血培养，定义为与感染的心内膜炎一致的微生物，源

于：间隔 12h 以上抽取的血培养；三次连续血培养的全部，四次或更多次单独血培养的大部分结果，首次及末次抽血时间间隔 1h 以上。

② 感染心内膜炎的证据：超声心动图发现的阳性结果，如活动性心内肿块，见于心瓣膜或辅助结构上，反流性喷射区域，或置换材料上，符合解剖学改变区域的脓肿；置换瓣膜的部分裂开，或新出现的瓣膜反流（已有、不明显的杂音响度增加或发生变化）。

(2) 次要标准

① 已存在的心脏病状况或向静脉内注射毒品者。

② 发热，38.0℃ 以上。

③ 血管现象，主动脉血栓，败血症，肺梗死，真菌动脉瘤，颅内出血，结膜出血和 Janeway 损伤。

④ 免疫现象，肾小球肾炎，Osler's 结节，Roth's 小结，风湿小体。

⑤ 微生物依据，阳性血培养结果但不符合先前所标识的主要标准，或活动性感染区微生物的血清学培养证明与感染性心内膜炎不一致。

⑥ 超声，与感染性心内膜炎一致。

(3) 病理标准　微生物通过培养得以表现，包括源于手术当中的微生物、血栓赘生物及心内脓肿。病理切片赘生物或心内脓肿的出现，通过组织学表现证实的活动性心内膜炎。

(4) 临床诊断标准　2 个标准或 1 个主要和 3 个次要标准或 5 个次要标准可疑病例。

2. 鉴别诊断

(1) 风湿热　有风湿活动症状，心电图示 P-R 间期延长，抗溶血性链球菌抗体滴度增高。抗风湿治疗有效。

(2) 系统性红斑狼疮　常有颊面部蝶形红斑，白细胞计数减少，血液或骨髓液内可找到狼疮细胞，抗核抗体阳性，血培养阴性，抗生素治疗无效，而糖皮质激素可使其缓解。

(3) 心房黏液瘤　可有发热、栓塞及心脏杂音，酷似感染性心内膜炎，唯血培养阴性，无脾大，超声心动图可显示肿瘤回声图像。

此外，尚需与伤寒、结核、上呼吸道感染等疾病相鉴别。

五、治疗

1. 药物治疗

（1）抗生素治疗

处方一　生理盐水　100mL ｜ iv drip q4h 或 q6h×4 周
　　　　青霉素　320 万～400 万 U ｜

处方二　生理盐水　100mL ｜ iv drip qd×4 周
　　　　头孢曲松钠　2～4g ｜

处方三　生理盐水　100mL ｜ iv drip qd
　　　　阿米卡星　0.4g ｜

处方四　生理盐水　100mL ｜ iv drip bid×4 周
　　　　万古霉素　1g ｜

处方五　丙磺舒　0.5g po tid

【说明】　抗生素治疗原则是尽早治疗，但对于无并发症的病例应推迟抗生素的使用（甚至 48h），直到最初的血培养结果明确，如果患者在前 8 天已经接受抗生素治疗，更应等待血培养结果。而合并有败血症、严重的瓣膜功能不全或栓塞事件的病例，在三个血培养标本抽取完后马上开始经验性治疗。丙磺舒可抑制青霉素及头孢菌素类从肾小管中排泌，增加它们的血药浓度，故可作为一些需维持长期高浓度青霉素和头孢菌素血药浓度的疾病的辅助治疗，如亚急性感染性心内膜炎、淋病等。同服大量水，并加服碳酸氢钠，防止尿酸盐在泌尿道形成尿结石。

（2）抗凝、抗血小板治疗

处方一　低分子肝素　4000～5000U ih q12h

处方二　肠溶阿司匹林　100mg po qd

2. 外科治疗

对已发展为充血性心力衰竭，内科药物治疗过程中不断有栓子再次出现并且保守治疗未能奏效时，推荐使用外科手术治疗。一般认为，脓肿形成或真菌性心内膜炎是外科干预的相对适应证。大的赘生物，尤其当有细菌不断释放入血并有栓塞的倾向时，则是外科干预的适应证。在左心房室的感染性心内膜炎者，充血性心力衰竭是外科手术的最常见适应证，而右侧心内膜炎者，难以控制的感染则是最常见的适应证。外科干预治疗基本上能提高所有心内膜炎合并充血性心力衰竭患者的生存率。

第十二节　慢性肺源性心脏病

慢性肺源性心脏病是由肺组织、肺血管或胸廓的慢性病变引起肺组织结构和（或）功能异常，产生肺血管阻力增加，肺动脉压力增高，使右心室扩张和（或）肥厚，伴或不伴右心功能衰竭的心脏病，并排除先天性心脏病和左心病变引起者。

一、问诊要点

应注意询问慢性咳嗽、咳痰的病程，有无活动后胸闷、气促和呼吸困难，有无反复双下肢水肿，有无上呼吸道感染等诱发因素。询问本次头昏脑涨发病的特点和用药情况。应注意询问有无肺结核、慢性阻塞性肺病、支气管扩张症等慢性肺部疾病史。应注意询问有无吸烟史，如有，应记录吸烟的量和年限。

二、查体要点

① 胸廓有无畸形或明显肺气肿的征象，肺部听诊有无呼吸音减弱、有无干湿啰音。

② 是否心浊音界常因肺气肿而不易叩出，是否心音遥远；三尖瓣区是否出现收缩期杂音，心尖搏动是否位于剑突下。

③ 有无发绀、球结膜充血，肢体温暖多汗，颈静脉怒张，肝颈反流征阳性，肝、脾大，双下肢水肿，胸腹水等症状。

三、辅助检查或实验室检查

（1）X线检查　了解是否有肺动脉高压征、右心室增大征及肺、胸基础疾病与急性肺部感染的征象。

（2）心电图检查　是否有心肌肥厚、心肌劳损等。

（3）超声心动图检查　反映心脏功能及心脏结构。

（4）肺功能检查　对早期或缓解期肺心病患者有意义。

（5）血液检查　血常规反映是否合并感染；部分患者血清学检查可有电解质、肾功能或肝功能改变。

（6）痰细菌学检查　明确病原体，可以指导抗生素的选用。

(7) 血气分析　　了解是否出现低氧血症或合并高碳酸血症或呼吸衰竭。

四、诊断和鉴别诊断

1. 诊断要点

① 有慢性肺胸疾病特别是慢性支气管炎、阻塞性肺气肿病史。

② 有肺气肿体征：桶状胸，呼吸运动减弱，双肺触觉语颤减弱，叩诊过清音，双肺下界下移，呼吸音减弱。

③ 肺动脉高压、右心室肥大表现：剑突下出现收缩期搏动，肺动脉瓣区第二心音亢进，三尖瓣区心音明显增强和出现收缩期杂音。心电图、X线胸片、超声心动图有右心室肥大表现。

④ 失代偿期可出现右心功能不全、缺氧和二氧化碳潴留。表现为颈静脉怒张、肝颈静脉回流征阳性、肝大、下肢水肿、静脉压增高、发绀、烦躁不安、甚至神志不清、球结膜水肿等。

2. 鉴别诊断

(1) 冠心病　　肺心病与冠心病均多见于老年人，冠心病患者可发生全心衰竭，并出现下肢水肿及发绀，与肺心病相似，但冠心病有典型的心绞痛、心肌梗死的病史。体检、X线及心电图检查呈左心室肥厚为主的征象，可资鉴别。

(2) 风湿性心脏病　　风湿性心脏病三尖瓣疾病应与肺心病的相对三尖瓣关闭不全相鉴别。前者多见于青少年，有风湿活动史，X线表现为左心房扩大为主。而肺心病多见于 40 岁以上患者，常有慢性肺胸疾病病史和右心室肥大的体征，X线检查左心房不大。可资鉴别。

(3) 原发性心肌病　　原发性心肌病多见于中青年，无明显慢性呼吸道疾病史，无明显肺气肿体征，无肺动脉高压的 X线表现等，而以心肌广泛损害多见。心脏多为全心增大，心脏彩色多普勒检查可见各心室腔明显增大，室间隔和左心室后壁运动幅度减低，可资鉴别。

3. 并发症

主要并发症是肺性脑病，酸碱失衡及电解质紊乱，心律失常，休克等。

五、治疗

1. 急性加重期治疗

（1）控制感染　参考痰菌培养及药敏试验选择抗生素。用药参照呼吸系统急性支气管炎章节。

（2）氧疗　低氧浓度鼻导管吸氧或面罩吸氧。

（3）支气管扩张药和祛痰药

处方一　氨茶碱　0.1g po tid

处方二　氨茶碱缓释片　0.1g po bid

处方三　沙丁胺醇液　1mL
　　　　布地奈德雾化混悬液　1mg ｜ 雾化吸入 bid～tid
　　　　生理盐水　4mL

处方四　注射用盐酸氨溴索　30mg ｜ iv drip qd
　　　　生理盐水　250mL

（4）控制心力衰竭　用药参照心力衰竭章节。

【说明】　慢性肺心病心力衰竭的治疗与其他心脏病心力衰竭的治疗有不同之处，因为慢性肺心病患者一般在积极控制感染、改善呼吸功能后心力衰竭便能得到改善，患者尿量增多，水肿消退，不需加用利尿药。但对治疗无效的重症患者，可适当选用利尿药、正性肌力药或扩血管药物。肺心病患者常常合并缺氧，去乙酰毛花苷宜小剂量使用，否则易中毒。

2. 缓解期

① 进行生活指导：使患者了解发病的诱因及防治常识，做好生活日志，记录呼吸频率、痰量、痰色、体温、体重等，以利及时发现病情变化，早期治疗。

② 锻炼：腹式呼吸及缩唇呼气。

③ 镇咳、祛痰。

④ 家庭氧疗：长期家庭氧疗，对合并慢性呼吸衰竭者可提高生活质量和生存率。

⑤ 加强营养：少食多餐，增加热量，并发高碳酸血症者应限制碳水化合物的摄入。

⑥ 提高机体免疫力。

处方 注射用胸腺素 10mg
0.9%氯化钠注射液 3mL | im 或 ih qd

3. 中药治疗

处方一 通心络胶囊 3粒 po tid

处方二 血府逐瘀口服液 10mL po tid

处方三 5%葡萄糖 250mL | iv drip qd
川芎嗪注射液 20mL

处方四 5%葡萄糖 250mL | iv drip qd
生脉注射液 40mL

【说明】属于气虚血瘀者选用通心络，气滞血瘀者用血府逐瘀口服液或川芎嗪静滴，气阴两虚者用生脉注射液。

第十三节 肺栓塞

肺栓塞（PE）是以各种栓子阻塞肺动脉系统为其发病原因的一组疾病或临床综合征的总称，包括肺血栓栓塞症（PTE）、脂肪栓塞综合征、羊水栓塞、空气栓塞等。

PTE为来自静脉系统或右心的血栓阻塞肺动脉或其分支所致的疾病，以肺循环和呼吸功能障碍为其主要临床和病理生理特征。PTE为PE最常见的类型，占PE中的绝大多数，通常所称的PE即指PTE。

肺动脉发生栓塞后，若其支配区的肺组织因血流受阻或中断而发生坏死，称为肺梗死（PI）。引起PTE的血栓主要来源于深静脉血栓形成（DVT）。DVT与PTE实质上为一种疾病过程在不同部位、不同阶段的表现，两者合称为静脉血栓栓塞症（VTE）。

一、问诊要点

有无不明原因的呼吸困难及气促；有无胸痛，包括胸膜炎性胸痛或心绞痛样疼痛；有无晕厥，可为PTE的唯一或首发症状；有无烦躁不安、惊恐甚至濒死感；有无咯血、咳嗽、心悸等。

二、查体要点

（1）呼吸系统体征 呼吸急促最常见；发绀；肺部有时可闻

及哮鸣音和（或）细湿啰音，肺野偶可闻及血管杂音；合并肺不张和胸腔积液时出现相应的体征。

（2）循环系统体征　心动过速，血压变化，严重时可出现血压下降甚至休克；颈静脉充盈或异常搏动；肺动脉瓣区第二心音（P_2）亢进或分裂，三尖瓣区收缩期杂音。

三、辅助检查或实验室检查

（1）常规实验室检查　如胸片、心电图、血气分析、血液生化试验、D-二聚体，必要时可进行肺动脉 CTA、肺动脉造影等。

（2）血浆 D-二聚体　是纤维蛋白胶连蛋白的代谢产物，急性肺栓塞时血浆含量增加。如 D-二聚体低于 $500\mu g/L$，可排除急性肺栓塞诊断。

（3）X 线胸片　多有异常改变。最常见的征象为肺纹理稀疏、减少，透过度增加和肺血分布不匀。偶见形状不一肺梗死浸润影；典型表现为底边朝向胸膜或膈肌上的楔形影，有少至中量胸腔渗液。此外还可见气管移向患侧或较重侧，膈肌抬高。当并发肺动脉高压或右心扩大或衰竭时，上腔静脉影增宽，肺动脉段凸出，右肺下动脉增宽，右心室扩大。X 线胸片可为诊断提供初步线索。

（4）肺动脉 CT 造影　可对急性或慢性肺血栓作出确定诊断。

（5）下肢静脉超声　可发现下肢深部静脉血栓形成。

（6）通气-血流灌注比值　可发现栓塞后继发的肺实质灌注缺损，但特异性不高，因许多肺部疾病也可以影响其数值。V/Q 对诊断亚段及以下的肺栓塞和慢性肺栓塞性肺动脉高压有独到价值。

（7）肺动脉造影　是诊断肺栓塞的"金标准"，敏感性 98%，特异性 95%～98%。但它属于有创检查，应严格掌握适应证。利用 CTPA 可做栓塞的定量分析，结果与临床严重程度相关性好，诊断肺栓塞的敏感性和特异性达 95%。

四、诊断和鉴别诊断

1. 诊断

诊断程序一般包括疑诊、确诊、求因三个步骤。

（1）根据临床情况疑诊 PTE（疑诊）　如患者出现上述临床症状、体征，特别是存在前述危险因素的病例出现不明原因的呼吸困难、胸痛、晕厥、休克，或伴有单侧或双侧不对称性下肢肿胀、疼痛等，应进行如下检查：血浆 D-二聚体、动脉血气分析、心电图、X 线胸片、超声心动图、肢深静脉超声检查等检查进一步明确。

（2）对疑诊病例进一步明确诊断（确诊）　在临床表现和初步检查提示 PTE 的情况下，应安排 PTE 的确诊检查，包括以下 4 项，其中 1 项阳性即可明确诊断。螺旋 CT、放射性核素肺通气/血流灌注扫描、MRI、肺动脉造影检查。

（3）寻找 PTE 的成因和危险因素（求因）　明确有无 DVT，寻找发生 DVT 和 PTE 的诱发因素，如制动、创伤、肿瘤、长期口服避孕药等。同时要注意患者有无易栓倾向。

2. 鉴别诊断

由于 PTE 的临床表现缺乏特异性，易与其他疾病相混淆，以致临床上漏诊与误诊率极高。做好 PTE 的鉴别诊断，对及时检出、诊断 PTE 有重要意义。

应与冠心病、肺炎、特发性肺动脉高压等非血栓栓塞性肺动脉高压、主动脉夹层、其他原因所致的胸腔积液、其他原因所致的晕厥、其他原因所致的休克进行鉴别。

五、治疗

1. 一般处理与呼吸循环支持治疗

对高度疑诊或确诊 PTE 的患者，应进行严密监护，监测呼吸、心率、血压、静脉压、心电图及动脉血气的变化；卧床休息，保持大便通畅，避免用力，以免促进深静脉血栓脱落；可适当使用镇静、止痛、镇咳等相应的对症治疗。

采用经鼻导管或面罩吸氧，以纠正低氧血症。对于出现右心功能不全但血压正常者，可使用多巴酚丁胺和多巴胺；若出现血压下降，可增大剂量或使用其他血管加压药物，如去甲肾上腺素等。

2. 溶栓治疗

处方一　5% 葡萄糖注射液　250mL　｜ iv drip

尿激酶　150 万 U

或　　尿激酶负荷量 4400U/kg iv 10min［随后以 2200U/（kg·h）持续静滴 12h；另可考虑 2h 溶栓方案，即按 20000U/kg 剂量持续静滴 2h］

| 处方二 | 5% 葡萄糖注射液 250mL | iv drip |
| | 重组型纤维酶原激活剂（rt-PA）50mg | (2h 内) |

【说明】 溶栓主要适用于大面积 PTE 病例（有明显呼吸困难、胸痛、低氧血症等），对于次大面积 PTE，若无禁忌证可考虑溶栓，但存有争议；对于血压和右心室运动功能均正常的病例，不宜溶栓。溶栓的时间窗一般定为 14 天以内，但若近期有新发 PTE 征象可适当延长。

常用的溶栓药物有尿激酶、链激酶和重组组织型纤溶酶原激活剂（rt-PA）。使用尿激酶、链激酶溶栓时无须同时使用肝素治疗；但以 rt-PA 溶栓，当 rt-PA 注射结束后，应继续使用肝素。

3. 抗凝治疗

药物处方参见心肌梗死有关章节。

【说明】 为 PTE 和 DVT 的基本治疗方法，抗凝血药物主要有普通肝素、低分子肝素和华法林。抗血小板药物的抗凝作用不能满足 PTE 或 DVT 的抗凝要求。

4. 介入治疗

（1）肺栓塞介入治疗　适应证包括：急性大面积肺栓塞伴进展性低血压、严重呼吸困难、休克、晕厥、心脏骤停；溶栓禁忌证者；开胸禁忌证者和（或）伴有极易脱落的下腔静脉及下肢静脉血栓者。肺栓塞介入治疗主要包括以下几个方面：①导管内溶栓，肺动脉内局部用药特别是小剂量时可减少出血并发症，但局部治疗的不利方面是需要通过肺动脉导管，故现已多采用外周静脉给药方法。②导丝引导下导管血栓捣碎术，用可旋转猪尾导管进行碎栓。③局部机械消散术（Amplatz Thrombectomy Device，ATD），是一种机械性的血栓切除装置，利用再循环式装置可以将血栓块溶解成 $13\mu m$ 的微粒。应用 ATD 进行的肺动脉血栓切除术适用于致命性 PE、循环低血压者、不伴低血压的急性右心扩张者、有溶栓禁忌证者，其最适于中心型栓子，对新鲜血栓有较好疗效且无需完全溶解血栓。④球囊血管成形术，通过球囊扩张挤压血栓使得血栓碎裂成细小血栓，利于吸栓或溶栓。若急性肺栓塞合并肺动脉狭窄，球囊扩张还可使管腔扩大，必要时行支架置入术。⑤导管碎栓和局部溶栓的联合应用，用旋转猪尾导管破碎巨大血栓同时局部应用溶栓剂，48h后肺动脉平均压明显下降，有效率为60%，死亡率为20%。

急性肺栓塞的介入治疗安全性较高、技术难度不大，是一种有效方法，有着广阔的研究前景，但仍有待于进一步补充与完善，特别是碎栓、吸栓的导管装置还有待于改进和创新。

（2）深静脉血栓的介入治疗　永久性腔静脉滤器置入术（IVC）的主要适应证：虽经充分抗凝治疗仍再发静脉血栓者、下肢静脉近端反复血栓形成者和预防有绝对抗凝禁忌证者的PE的发生。

此外大面积肺栓塞或近端深静脉血栓溶栓前、慢性血栓栓塞性肺动脉高压外科手术前、高危患者骨科手术前等也可考虑应用滤器，但这种预防性的治疗方式的价值仍有待于进一步的评价，而且此类患者更适合应用临时性滤器。

应严格掌握IVC的适应证和禁忌证，目前的研究表明IVC并未延长首次出现静脉血栓栓塞患者的生存率，而且虽然IVC可以减少肺栓塞的发生率，但并不降低DVT的复发率，因此安置滤器后应长期口服华法林，维持INR在2.0～3.0。安置滤器后可能出现下肢静脉淤滞、阻塞以及滤器移行、脱落和静脉穿孔等并发症。

5. 外科治疗

（1）急性肺栓塞的外科治疗　肺动脉血栓摘除术主要用于伴有休克的大块PE、收缩压低于100mmHg、中心静脉压增高、肾功能衰竭、内科治疗失败或有溶栓禁忌证不宜内科治疗者。急性肺栓塞的手术死亡率较高，国外一些资料报道可高达80%。

（2）慢性血栓栓塞性肺动脉高压的外科治疗　到目前为止，全世界文献可查的肺动脉血栓内膜剥脱术不足1500例，大部分病例由美国圣地亚哥加州大学医院完成，手术死亡率降至6.6%。

六、预防

对存在发生DVT-PTE危险因素的病例，宜根据临床情况采用相应的预防措施。主要方法为：①机械预防措施，包括加压弹力袜、下肢间歇序贯加压充气泵和腔静脉滤器；②药物预防措施，包括皮下注射小剂量肝素、低分子肝素和口服华法林。对重点高危人群，应根据病情轻重、年龄、是否合并其他危险因素等来评估发生 DVT-PTE 的危险性，并给予相应的预防措施。

第十四节　心肺脑复苏

抢救突然心跳、呼吸停止即心肺复苏术（CRP），CRP 的最终目标是保护脑功能完整，使患者恢复正常社会生活能力，所以又称心肺脑复苏（CRCR）。是旨在恢复生命活动和智能的一系列及时、规范、有效的抢救措施。包括基础生命支持、高级心血管生命支持，延续生命支持。

一、诊断

① 检查患者反应：在检查中，可以拍打其肩膀，问"你还好吗"，以迅速判断患者反应。

② 判断有无自主呼吸：开放气道后，先将耳朵贴近患者口鼻附近，感觉有无气流呼出，看胸部有无起伏动作，听有无气流呼出的声音，评价时间不超过 10s。

③ 心搏骤停的识别：意识突然丧失；大动脉搏动消失；心音消失；血压测不出；面色苍白、发绀；四肢抽搐；瞳孔散大固定、呼吸停止或抽搐、叹气样呼吸。

具有意识突然丧失、大动脉搏动消失心即可作出临床诊断。

二、治疗

1. 紧急治疗

传统的基础生命支持采用 ABC 顺序，即开放气道（A）、人工呼吸（B）、心脏按压（C）。

（1）开放气道　开放气道是 CPR 的首要措施，是保证其他操作的基础。舌根后坠和异物阻塞是造成气道阻塞最常见原因。

开放气道应先去除气道内异物。如无颈部创伤，清除患者口中的异物和呕吐物时，可一手按压开下颌，另一手用食指将固体异物钩出，或用指套或指缠纱布清除口腔中的液体分泌物。

意识丧失的患者由于颈部、下颌及舌肌无力，致使舌根后坠；有自主呼吸的患者，因吸气产生的负压产生"阀门效应"，将舌吸附到咽后壁，导致气道阻塞。此时将头后仰并上抬下颌，可使舌离开咽喉部，即可打开气道。

① 仰头-抬颏法：将一手放在患者前额，用手掌用力向后推额头，使头部后仰，另一手指放在下颏骨处，向上抬颏。向上抬动下颏时，避免用力压迫下颌部软组织，避免人为造成气道阻塞。对于创伤和非创伤的患者，均推荐使用仰头抬颏法开放气道。

② 托颌法：将肘部支撑在患者所处的平面上，双手放置在患者头部两侧并握紧下颌角，同时用力向上托起下颌。如果需要进行人工呼吸，则将下颌持续上托，用拇指把口唇分开，用面颊贴紧患者的鼻孔进行口对口呼吸。托颌法因其难以掌握和实施，常常不能有效地开放气道，还可能导致脊髓损伤，因而不建议基础救助者采用。

（2）人工呼吸　开放气道后，将耳朵贴近患者的口鼻附近，感觉有无气流通过，同时观察胸廓有无起伏，最后仔细听有无气流呼出的声音。也可将少许棉絮放在口鼻处，观察有无气流通过致使棉絮飘动。若无上述表现即可确定患者无呼吸，必须在 10s 内完成呼吸状态的判定。

① 口对口呼吸：人工呼吸时，要确保气道通畅，捏住患者的鼻孔，防止漏气，急救者用口唇把患者的口全罩住，呈密封状，缓慢吹气，每次吹气应持续 1s 以上，确保呼吸时胸廓起伏，如第 1 次呼吸未能使胸廓起伏，应给予 2 次通气，无论胸廓起伏与否，不建议尝试两次以上的人工呼吸，应立即进行胸外按压。因为心脏骤停的起初几分钟内，人工呼吸效果不及胸外按压。通气频率应为 10～12 次/分。口对口呼吸常导致胃肠胀气，并可能伴发严重并发症，如胃内容物反流，致误吸或吸入性肺炎，胃内压升高后，膈肌上抬，限制肺的运动，因而更易发生胃胀气。缓慢吹气，减少吹气量及气道压峰值水平，有助于减低食管内压，减少胃胀气的发生。对大多数成人，规定在 1s 以上给予 6～7mL/kg（500～600mL）潮气量，能观察到胸廓起伏，避免迅速而强力的

153

人工呼吸，吹气量过大，频率过快可导致肺泡破裂，救护者也易疲劳。在人工呼吸时，胸外按压不应停止，同时注意交叉感染的预防。

② 口对鼻呼吸：在对患者不能经口呼吸时应推荐采用口对鼻呼吸，如牙关紧闭不能开口、口唇创伤、口对口呼吸难以实施，救治溺水者最好应用口对鼻呼吸方法。

③ 球囊面罩装置：使用球囊面罩可提供正压通气，一般球囊充气容量约为 1000mL，足以使肺充分膨胀，但急救中挤压球囊难保不漏气，因此，单人复苏时易出现通气不足，双人复苏时效果较好，双人操作时一人压紧面罩，一人挤压皮囊通气。成人球囊面罩通气应具有以下特点：有入口阀门，允许最大氧气流量 30L/min；如果有减压阀门，需处于关闭状态；标准的 15mm/22mm 装置；有氧气存储器，能保证提供高浓度氧；具有非再呼出阀门，而且不能被梗阻；正常环境及高温情况下易于操作，功能良好。如果仅单人提供呼吸支持，急救者位于患者头顶，可以使患者头后仰或下垫毛巾或枕头，使之处于嗅闻位，便于打开气道，一手压住面罩，另一手挤压球囊，并观察通气是否充分，双人球囊一面罩通气效果更好，如有第三人，可通气时压住环状软骨，防止气体充入胃内。

(3) 循环支持　专业人员检查循环体征时，要一方面检查颈动脉搏动，另一方面观察呼吸、咳嗽和运动情况，专业人员能鉴别正常呼吸、频死呼吸以及心搏骤停时其他通气形式。在抢救者目击下发生心搏骤停时，可指导患者"咳嗽 CRP"，即让患者在意识尚未丧失时用力咳嗽，使胸内压力升高而血液继续向脑部流动，以维持意识清醒。

胸外按压是重建循环最简单和实用的方法，是指对胸骨下段给予一系列有节律的压力。该方法可达到胸泵机制重建血流和直接按压心脏的两个目的，正确的应用方法可使患者收缩压达 60～80mmHg，颈动脉血流量达正常血流量的 1/3，是心肺复苏重建血液循环的重要措施。

① 体位：患者仰卧平躺在硬质平面上，抢救者跪在胸旁。

② 胸外按压部位：按压的位置在胸骨体中、下 1/3 交界处前

正中线。或以剑突为定位标志，将食、中两指横放在剑突上方，手指上方的胸骨正中部为按压区；或用手指按压在靠近急救者一侧患者的胸廓下缘，手指向中线滑动，找到肋骨和胸骨连接处。

③ 手法：将手掌贴在患者胸骨的下半部，另一手掌重叠放在这只手背上，手掌根部长轴与胸骨长轴一致，保证手掌全力压在胸骨上，可避免发生肋骨骨折，不要按压剑突。无论是手指是伸直，还是交叉在一起，都不应该离开胸壁。肘关节伸直，上肢呈一直线，双肩正对双手，以保证每次按压的方向与胸骨垂直。每次按压后，放松使胸骨恢复到按压前的位置，放松时双手不要离开胸壁，一方面使双手位置保持固定，另一方面减少直接对胸骨本身的冲击力，以免发生骨折。

④ 按压幅度：对正常形体的患者，按压幅度 $4\sim5cm$，即达胸廓前后径的 $1/3\sim1/2$，为达到有效按压，可根据形体大小增加或减少按压幅度，最理想的按压效果是可触及颈或股动脉搏动。但按压力量以按压幅度为准，而不仅仅依靠触及脉搏。

⑤ 按压频率：100 次/分。

⑥ 按压/通气比例：目前主张无论单人或双人，按压-通气比值为 30：2。

【说明】 胸外按压的有效指征：有大动脉搏动如颈动脉、股动脉搏动，血压维持在 $60mmHg$ 左右；面色、口唇、甲床及皮肤等色泽由发绀转为红润；扩大的瞳孔再度缩小，睫毛发射恢复；脑复苏迹象包括肌张力增高、自主呼吸、吞咽动作、昏迷变浅及开始挣扎等。

对于成人患者，即使实施正规的胸部按压，也难以避免造成肋骨骨折、胸骨骨折、继发心血管损伤、气胸、血胸、肺挫伤、肝脾撕裂伤、胃内容物反流和脂肪栓塞等。因此在按压过程中，定位要准确，用力要均匀适度，尽可能避免并发症的发生。为减少并发症，挤压时需注意：a. 挤压部位不宜过高或过低，也不可偏于左右侧，切勿挤压胸骨下剑突处；b. 在挤压间歇的放松期，操作者虽不加任何压力，但仍宜将手置于患者胸骨下半部不离开其胸壁，以免移位；c. 挤压需均匀、有节奏地进行，切忌突然急促地猛击。

（4）电除颤 早期除颤对于心脏骤停患者的抢救至关重要，其原因如下：VF 是临床上最常见的导致心脏骤停的心律失常；电除颤是终止 VF 最有效的方法；随着时间的推移，除颤成功率迅速下降。在未同时实施心肺复苏的情况下，从电除颤开始到生命终止，每延迟 1min，VF 致心脏骤停患者的存活率下降 7%～10%；短时间内 VF 即可恶化并导致心脏停搏。

除颤与 CPR：院外目击心脏骤停且现场有 AEDs 可用时，应尽早使用 AEDs 除颤；对于院内心脏骤停患者，应立即进行 CPR，一旦 AEDs 或除颤仪准备就绪，宜立即除颤；而对于院外发生的心脏骤停且持续时间>4～5min 或无目击者的心脏骤停患者，应立即给予 5 个周期约 2min 的 CPR（一个 CPR 周期包括 30 次胸部按压和 2 次人工呼吸）后再除颤。

颤波形和能量水平：目前推荐优先使用较低能量双相波除颤（<200J）。因为双相波除颤的成功率相当或高于单相波 360J 能量除颤，且双相波的有效能量比单相波的有效能量低 25%～60%，使用较低能量对心肌的损伤也较小。双相波除颤器首次电击能量可用该仪器标明的值，如未标明可选用 150～200J。第二次和随后的除颤用相同或更高的能量。

单相波除颤器的首次除颤成功率低于双相波除颤器。尽管二者的最佳除颤能量尚未确定，但目前认为单相波除颤时首次电击可用 360J。如 VF 再发，仍可用 360J 进行除颤。

除颤效果的评价：电击后 5s 内 VF 终止即为除颤（电击）成功。电击成功后 VF 再发不应视为除颤失败。电击后 5s 心电显示心搏停止或非室颤无电活动均可视为电除颤成功。除颤程序必须争取改善患者的存活状况，而不应仅仅以电击成功为目的。

【说明】 除颤时电流通过患者的胸壁到达心脏，使心肌细胞除极，从而终止室颤，早期除颤对心脏骤停的存活率极为重要。在心肺复苏过程中，电击除颤是一项非常重要且有效的抢救措施。大多成人突发非创伤心搏骤停的原因是心室颤动，对这些患者除颤时间的早晚是决定能否存活的关键，应尽可能早期电除颤。对大多数患者，应该在心搏骤停后（3±1）min 内给予除颤。

电极位置：一是标准位置，一个电极放在患者胸骨右缘第 2

肋间处，另一个电极板置于心尖区，两电极相距 10cm；另一个是前后位置，一个电极置于前胸部左缘第 4 肋间水平，另一个电极置于背部左肩胛下。

电除颤前后中断胸部按压的时间要尽可能短，胸部按压和电击间隔时间越短，除颤成功的可能性越大。因此，应在除颤器准备放电时才停止胸部按压，急救者一旦完成电击，应立即重新开始胸部按压，实施 5 个周期的 CPR 后再次检查脉搏或评估心律。

2. 药物治疗

在心脏和呼吸骤停中，基本的 CRP 和尽早除颤是最重要的，药物治疗是次要的，在心脏骤停治疗中几乎没有有力的证据支持使用药物。经过初始 CRP 和除颤后，可考虑建立静脉通路，应用药物治疗。

（1）肾上腺素能受体激动药

处方一　生理盐水　20mL　｜ iv（3～5min 后可以重复）
　　　　肾上腺素　1mg　｜

处方二　5% 葡萄糖注射液　500mL　｜ iv drip（2～10μg/min）
　　　　异丙肾上腺素　1mg　｜

【说明】　肾上腺素是抢救心脏骤停的首选药，并可以改变细室颤为粗室颤，以利电除颤，无论是室性颤动，还是心室停搏或电机械分离，均适用。

（2）其他肾上腺素能受体药

处方一　生理盐水　250mL　｜ iv drip 或泵入
　　　　多巴胺　100～200mg　｜ [5～20μg/(kg·min)]

处方二　5% 葡萄糖注射液　250mL　｜ iv drip 或泵入
　　　　多巴酚丁胺　250mg　｜ [2～7.5μg/(kg·min)]

【说明】　复苏过程中，由于心动过缓和恢复自主循环后造成的低血压，常选用多巴胺治疗。多巴胺与其他药物合用，尤其和多巴酚丁胺仍然是治疗复苏后休克的一种治疗方案。

（3）抗心律失常

处方一　生理盐水　10mL　｜ iv
　　　　利多卡因　50～100mg　｜

157

处方二　生理盐水　10mL
　　　　胺碘酮　150mg ｜iv（10min）

【说明】　抗快速型心律失常的药物同时也有降压作用，故此类药物应维持足够的血压水平以便使用，如药物引起的低血压需立即行电转复终止异位心律。

（4）抗胆碱能药物

处方　阿托品　1mg iv（3～5min 可重复）

【说明】　阿托品逆转胆碱能性心动过缓、血管阻力降低和血压下降，可治疗窦性心动过缓，对发生在交界区的房室传导阻滞或室性心脏停搏可能有效。

（5）碱性药物

处方　5% 碳酸氢钠　40～60mL iv

【说明】　碳酸氢钠不作为心脏骤停的第一线药物，不增加复苏的成功率。

（6）扩容药物

处方一　羟乙基淀粉　500mL iv drip

处方二　右旋糖酐-40　500mL iv drip

【说明】　血液稀释能促使脑的再灌注，可降低血液黏稠度，短期内可以升高血压。

（7）脱水药物

处方　20% 甘露醇　125～250mL iv drip q12h

【说明】　对自主循环已重建、未能脑复苏者，必须应用，脱水治疗必须在血压正常情况下应用。

（8）其他药物

处方一　纳洛酮　0.4～0.8mg iv

处方二　地塞米松　10～20mg iv

【说明】　纳洛酮是吗啡受体的拮抗药，早期大剂量应用可提高心肺脑复苏的成功率。肾上腺皮质激素具有减轻脑水肿、稳定血脑脊液屏障和改善脑缺氧、降低颅内压等多种功能，临床上多用地塞米松和甲泼尼龙，其应用原则是早期、足量、短期应用。

3. 其他治疗方法

（1）亚低温疗法　低温对脑缺血具有保护作用，同时又有复苏作用。因此强调以头部降温为重点，头部放置冰槽或冰帽。

（2）高压氧疗法　高压氧能快速、大幅度提高组织氧含量和氧储备，增加血氧弥散量及有效弥散距离，对脑水肿条件下的细胞缺氧有良好的治疗作用。

4. 复苏后的治疗

复苏后，自身循环恢复时常伴有心血管功能和血流动力学紊乱，包括低血压、心源性休克、全身炎性反应综合征、相关血管扩张休克等。复苏后期的目标是重新建立脏器功能和组织灌注。系统反复评价心血管功能、呼吸功能和神经系统状态。其他如防治肾衰竭、消化道出血等。

第三章 消化系统疾病

第一节 胃食管反流病

胃食管反流病（GERD）是指胃、十二指肠内容物反流入食管所引起烧心等症状，可引起反流性食管炎，以及咽喉、气道等食管邻近的组织损害。发病率随年龄增长而增加，40～60岁为高峰发病年龄，男、女发病无差异。胃食管反流病在北京、上海两地的患病率为5.77%，反流性食管炎为1.92%，低于西方国家，病情亦较轻。

一、问诊要点

① 询问有无烧心和反流症状。是否有胸痛，疼痛是否与进食有关，与体位之间的关系。

② 是否有腹痛、胸痛、嗳气、腹胀、上腹不适、咽部异物感、吞咽痛、吞咽困难等，是否有慢性咳嗽、哮喘发作。

③ 既往有类似发作史，食管裂孔疝、胃肠炎、胃十二指肠溃疡、胃轻瘫、高脂血症、胃排空功能障碍等病史。

二、查体要点

一般无阳性体征。注意胸部的检查，以排除心脏疾病。

三、辅助检查或实验室检查

1. 上消化道内镜检查

对于拟诊患者一般先进行内镜检查，特别是症状频、程度重、伴有报警征象或有肿瘤家族史者。先行内镜检查比先行诊断性治疗能够有效地缩短诊断时间。

2. 诊断性检查

质子泵抑制药诊断性治疗（PPI试验）已经被证实是行之有效的方法。建议用标准剂量的PPI疗程1～2周。如服药后症状明显改善，则支持与酸相关的 GERD；如服药后症状改善不明显，可能有酸以外的因素参与或不支持诊断。

3. 胃食管反流证据的检查

（1）24h 食管 pH 监测　24h 食管 pH 监测意义在于证实反流的存在与否，24h 食管 pH 监测能详细显示酸反流、昼夜酸反流规律、酸反流和症状的关系及对治疗的反应，使治疗个体化。一般在内镜检查和 PPI 试验之后，仍不能确定是否有反流存在时应用。

（2）食管胆汁反流测定　部分 GERD 患者有非酸性反流物质因素的参与，特别是与胆汁反流相关。可通过检测胆红素来反映胆汁反流存在与否和其程度。但多数十二指肠内容物的反流与胃内容物的反流同时存在，并在抑酸后症状有所缓解，因此胆汁反流检测的应用有一定局限性。

（3）放射性核素检查　胃食管反流检查能定量显示胃内核素标记的液体反流，在胃食管交界处（EGJ）屏障低下时较易出现阳性，但阳性率不高，应用不普遍。

（4）上消化道 X 线钡餐检查　传统的食管钡餐检查将胃食管影像学和动力结合起来，可显示有无黏膜病变、狭窄及食管裂孔疝等，并显示有无钡剂的胃食管反流，因而对诊断有互补作用，但灵敏度较低。

4. 食管测压

食管测压不直接反映胃食管反流，但能反映胃食管交界处的屏障功能。在 GERD 患者的诊断中，除帮助食管 pH 电极定位，术前评估食管功能和预测手术外，也能预测对抗反流治疗的疗效和是否需要长期维持治疗。因而，食管测压能帮助评估患者食管功能，尤其是对治疗困难者。

四、诊断与鉴别诊断

1. 诊断

① 凡有与体位改变有关的烧灼样胸骨后疼痛或偶有首发原因不明的夜间发作性呛咳、喘息甚至窒息者，应疑与本病有关。

② 内镜及活检组织学检查证实有食管炎。

③ 通过测定食管括约肌压力、pH，滴酸实验及 X 线吞钡检查证实有食管括约肌功能不全。

2. 鉴别诊断

（1）食管癌　临床表现与 GERD 相似。其主要区别在于：①食管癌的发病年龄常在 50 岁以上；②食管癌呈进行性吞咽困难，多数患者可以明确指出病变部位；③食管癌的食物反流物呈非酸性、来自食管反流，含黏液或呈血性，甚至可见坏死脱落组织块；④食管癌晚期会出现全身消耗及转移、扩散等临床表现；⑤可辅助 X 线，内镜检查及病理以确诊。

（2）消化性溃疡　临床多见反复阵发性的上腹痛、腹胀、嗳气、泛酸。与本病的鉴别点在于：①消化性溃疡呈反复发作的慢性疾病；②呈周期性发作，多于冬春和秋冬季节发病；③消化性溃疡症状呈节律性发作，胃溃疡呈餐后中上腹痛，十二指肠溃疡呈空腹痛、夜间痛；④可于内镜下见溃疡部，上消化道造影下可见"龛影"样病变，可与 GERD 鉴别。

（3）功能性烧心　当患者合并功能性消化不良、睡眠障碍、焦虑、抑郁状态等症状时，需考虑与功能性烧心相鉴别。根据罗马Ⅲ标准，患者的烧心症状持续至少有 6 个月，而且近 3 个月需满足以下标准：①内镜下无食管黏膜损伤；②24h 食管 pH 监测显示食管酸反流阴性；③症状指数为阴性；④PPI 诊断性治疗为阴性。即没有由反流引起的症状，则诊断为功能性烧心。

（4）心源性心痛　心脏与食管的感觉神经纤维在体表的投射部位定位相互重叠，故两者的疼痛性质较相似，其鉴别点主要在于：①既往史不同，心源性心痛患者有冠心病病史，GERD 患者有反酸、烧心病史；②心源性心痛发作时，会随之活动加剧，持续时间在 3~5min 或疼痛剧烈而持续不解，而 GERD 的胸痛和姿势有关，平躺会加剧，立位时减轻，进食或服抑酸药后症状减轻或缓解；③心源性心痛患者可有典型的心电图改变。

3. 并发症

食管狭窄出血、溃疡，Barrett 食管、Delahunty 综合征、支气管哮喘、出血和贫血。

五、治疗

1. 一般治疗

改变生活方式有助于改善症状，如保持躯干直立、睡时抬高床头部15～20cm（注意不是枕头）、餐后不平卧、避免过饱；少饮含气或酸性饮料和刺激性食物如橘汁、柠檬汁、烟酒、浓茶、咖啡、辣椒等，少食甜品和进低脂饮食能减轻腹胀；肥胖患者可适当减肥以减轻腹压。要使患者对本病有正确的认识，保持心情舒畅，减少精神压力。

2. 药物治疗处方

(1) 促动力药物治疗

处方一　多潘立酮　10mg po tid（餐前30min）

处方二　莫沙比利　5mg po tid（餐前30min）

【说明】多潘立酮为多巴胺受体拮抗药，对食管和胃平滑肌有显著促动力作用。孕妇慎用。治疗用量为每次10～20mg，每日3次，饭前30min服用。莫沙比利是5-羟色胺受体激动药，对全胃肠平滑肌均有促动力作用，同时还能提高食管括约肌的张力。孕妇和哺乳期妇女、儿童及青少年、有肝肾功能障碍的老年人慎用。治疗用量为每次5mg，每日3次，饭前30min服用。

(2) 抑酸药治疗

① H_2 受体拮抗药

处方一　西咪替丁　0.4g po bid

处方二　雷尼替丁　0.15g po bid

处方三　法莫替丁　20mg po bid

【说明】西咪替丁能明显地抑制胃酸分泌，对因化学刺激引起的腐蚀性胃炎有预防和保护作用。雷尼替丁为一选择性的 H_2 受体拮抗药，作用比西咪替丁强5～8倍，具有速效和长效的特点，副作用小而且安全。孕妇及哺乳期妇女禁用，肝肾功能不全患者慎用。法莫替丁作用强度比西咪替丁大30～100倍，比雷尼替丁大6～10倍。肾衰竭或肝病患者、有药物过敏史患者慎用，孕妇慎用，哺乳妇女使用时应停止授乳。

② 质子泵抑制药

处方一　奥美拉唑　20mg po bid

处方二　兰索拉唑　15mg po bid

处方三　泮托拉唑　40mg po bid

【说明】　奥美拉唑对组胺、五肽胃泌素及刺激迷走神经引起的胃酸分泌有明显的抑制作用。对本品过敏者、严重肾功能不全者及婴幼儿禁用，严重肝功能不全者慎用。兰索拉唑对有药物过敏史、肝功能障碍患者及老龄患者应慎用。泮托拉唑与前两者相比，其与质子泵的结合选择性更高，而且更稳定。肝功能不良患者慎用，妊娠头 3 个月和哺乳期妇女禁用。服时不可嚼碎。

（3）黏膜保护药治疗

处方一　硫糖铝片　1.0g po qid

处方二　铝碳酸镁片　0.5g 嚼服 tid

处方三　三钾二枸橼酸铋片　240mg bid

【说明】　硫糖铝不宜与多酶片合用，否则两者疗效均降低，与西咪替丁合用时可能使本品疗效降低。铝碳酸镁对预防非甾体抗炎药造成的胃黏膜损伤有重要意义，应嚼服。三钾二枸橼酸铋服药时可使舌、粪染成黑色。严重肾病患者及孕妇禁用，一般肝肾功能不良者应减量或慎用。服药前、后半小时不要喝牛奶或服用抗酸药和其他碱性药物。

3. 其他治疗方式

（1）手术治疗　包括开腹和腹腔镜下外科手术，如胃底完全折叠术和胃底部分折叠术，临床观察显示相当一部分患者术后仍需规则用药，不能降低食管腺癌的风险。现已证实有癌变的 BE 患者，原则上应进行手术治疗。

（2）内镜治疗　包括内镜下针式射频治疗、胃底腔内折叠全层缝合术及注射治疗。由于其远期效果尚未明确，应谨慎对待。伴有异型增生和内癌的 BE 患者，超声内镜检查排除淋巴结转移后，可考虑内镜切除术，一般认为大多数 GERD 患者的症状和食管损伤可通过药物治疗得到控制，如无效时，应重新考虑诊断是否正确或调整剂量。

第二节　食管癌

食管癌（carcinoma of the esophagus）是指由食管鳞状上皮或腺上皮的异常增生所形成的恶性病变。临床上以进行性吞咽困难为其最典型的症状。食管癌以食管中段最常见，下段次之，上段最少。其中食管中上段以鳞癌为主，食管贲门部则以腺癌多见，其发生与 Barrett 食管有关。中国是世界上食管癌的高发国家，也是世界上食管癌高死亡率的国家之一，我国北方发病率可达 130/10 万，男性高于女性，其比例为（1.3～3）：1，中老年人易患。早期食管癌及时根治预后良好，手术切除 5 年生存率＞90%。症状出现后未经治疗的食管癌患者一般在 1 年内死亡。食管癌位于食管上段、病变长度超过 5cm、已侵犯食管肌层、癌细胞分化程度差及已有转移者，预后不良。

一、问诊要点

① 有无食管内异物感，或自觉食物通过时缓慢或有哽噎感。初期吞咽食物哽噎感，只有轻的吞咽不适症状，症状发生常与患者情绪波动有关。

② 有无吞咽时胸骨后烧灼感、针刺样或牵拉样痛。胸骨后疼痛或闷胀不适，多在吞咽粗糙硬食、热食或具有刺激性食物时疼痛明显。

③ 有无吞咽困难呈进行性发展，甚至完全不能进食。食管内异物感，患者感觉食管内有类似米粒或蔬菜片贴附于食壁，咽不下又吐不出来，与进食无关。咽喉干燥与嗓缩感，咽下食物不利或轻微疼痛，进干燥或粗糙食物尤为明显。食物通过有缓慢感及滞留感。

④ 有无呕吐、上腹痛、体重减轻等症状。

二、查体要点

① 病变晚期因长期摄食不足可伴有明显的营养不良、消瘦、恶病质，并可出现癌转移、压迫等并发症。

② 上腹部偶可摸到质硬的腹部包块，或触到锁骨上肿大淋巴结。

三、辅助检查或实验室检查

（1）内镜检查与活组织检查　纤维食管镜可在直视下观察癌肿的形态，并可做组织病理学检查。髓质型：癌肿侵犯管壁各层及全周，呈管状肥厚，切面灰白色，食管钡餐可见肿瘤部位管腔狭窄，黏膜破坏，有不规则充盈缺损，近段食管扩张。蕈伞型：癌肿向腔内生长，突出如蘑菇，食管钡餐可见偏心性充盈缺损。胃镜可见突入腔内的新生物。溃疡型：癌肿向管壁外生长形成溃疡，梗阻症状轻。X线钡餐可见龛影。缩窄型：癌肿沿管壁环形生长，造成管腔明显狭窄，梗阻症状出现早，程度重，预后差。食管钡餐可见管腔狭窄。

（2）食管造影检查　是可疑食管癌患者影像学诊断的首选，应尽可能采用低张双对比方法。对隐伏型等早期食管癌无明确食管造影阳性征象者应进行食管镜检查，对食管造影提示有外侵可能者应进行胸部 CT 检查。

（3）CT 检查　胸部 CT 检查目前主要用于食管癌临床分期、确定治疗方案和治疗后随访，增强扫描有利于提高诊断准确率。CT 能够观察肿瘤外侵范围，T 分期的准确率较高，可以帮助临床判断肿瘤切除的可能性及制订放疗计划；对有远处转移者，可以避免不必要的探查术。

（4）超声检查　主要用于发现腹部脏器、腹部及颈部淋巴结有无转移。

（5）MRI 和 PET-CT　均不作为常规应用，需要时到上级医院进一步检查。MRI 和 PET-CT 有助于鉴别放化疗后肿瘤未控、复发和瘢痕组织；PET 检查还能发现胸部以外更多的远处转移。

四、诊断和鉴别诊断

1. 诊断

该病早期症状无特异性，起病隐匿，对于 50 岁以上出现进食后胸骨后停滞感或咽下困难，应注意食管癌的可能。内镜与活组织检查是食管癌首选诊断方法。

2. 分期

见表 3-1、表 3-2。

表 3-1　食管癌国际 TNM 分期标准第 7 版（UICC，2009）

T 分级

Tx 原发肿瘤不能确定

T0 无原发肿瘤证据

Tis 高度不典型增生(腺癌无法确定原位癌)

T1a 肿瘤侵及黏膜固有层

T1b 肿瘤侵及黏膜下层

T2 肿瘤侵及固有肌层

T3 肿瘤侵及纤维膜

T4a 肿瘤侵及胸膜、心包、膈肌

T4b 肿瘤侵及其他邻近器官

N 分级①

Nx 区域淋巴结无法确定

N0 无区域淋巴结转移

N1a 1～2 个区域淋巴结转移

N1b 3～5 个区域淋巴结转移

N2 6～9 个区域淋巴结转移

N3 ≥10 个区域淋巴结转移

M 分级②

Mx 远处转移无法确定

M0 无远处转移

M1 有远处转移

① AJCC 建议清扫淋巴结总数不少于 12 个，并应记录清扫的区域淋巴结总数。

② 锁骨上淋巴结和腹腔动脉干淋巴结不属于区域淋巴结，而为远处转移。

表 3-2　食管癌国际 TNM 分期标准第 7 版（UICC，2009）

0 期	TisN0M0G1	Ⅲa 期	T3～4aN1aM0
Ⅰa 期	T1N0M0G1 T1N0M0H2G2	Ⅲb 期	T3～4aN1bM0 T-N2M0
Ⅰb 期	T1N0M0H1G2 T1N0M0G3～4 T2N0M0G1	Ⅳ 期	T4bN-M- T-N3M- T-N-M1

0 期	TisN0M0G1	Ⅲa 期	T3～4aN1aM0
Ⅱ 期	T2N0M0G2～4 T3～4aN0M0 T1～2N$_1$M$_0$		

注：H 分级（癌细胞类型）：H$_1$鳞癌，H$_2$腺癌。

G 分级（细胞分化程度）：G1 高分化癌，G2 中分化癌，G3 低分化癌，G4 未分化癌。

3. 鉴别诊断

（1）食管良性狭窄　食管化学性烧伤或反流性食管炎引起的瘢痕狭窄。前者以儿童及年轻人较多，一般有误服强酸或强碱的历史，后者病变一般位于食管下段，常伴有食管裂孔疝或先天性短食管。鉴别主要依靠食管镜及活检。

（2）贲门痉挛　主要症状为吞咽困难，病程长，间歇性发作，患者平均年龄较小，食管造影有典型的改变。

（3）食管憩室　食管中段的憩室常有吞咽障碍、胸骨后疼痛等症状，而吞咽困难较少。食管憩室有发生癌变的机会，因此在诊断食管憩室的时候应避免漏诊。

（4）食管结核　少见，可有吞咽困难，影像学表现为食管黏膜破坏，鉴别主要靠食管镜及活检。

（5）食管其他肿瘤　以平滑肌瘤常见，一般症状较轻，X 线检查表现为"涂抹征"，进一步鉴别主要依靠食管镜检查，一般不取活检。

五、治疗

1. 化疗

处方一　DF 方案

DDP　50mg/(m^2 · d) iv drip d1、d2

5-FU　750～850mg/(m^2 · d) civ 24h d3～d7

【说明】该方案 21～28 天为一周期，三周期为一疗程。适用于食管癌一线化疗的标准方案。DDP（顺铂）为细胞周期非特异性药物。DDP 是目前致吐性最强的化疗药之一，耳、肾毒性亦

168

是其最严重的毒性反应，大剂量应用时应注意水化、利尿，并预防性应用强止吐药。5-FU（氟尿嘧啶）为抗嘧啶类抗代谢药，对多种动物肿瘤有抑制作用，5-FU 主要不良反应为骨髓抑制，大剂量或持续静滴可出现较为严重的黏膜反应及心脏毒性；腹泻每日 5 次以上或血性腹泻者应停药。

处方二　DVP 方案

DDP　60mg/m² iv drip d1

VDS　3mg/m² iv drip d1、d8

PYM　10mg/m² im d3、d6、d10、d13、d17、d20

【说明】　该方案 21 天重复，2～3 周期为一疗程。适用于食管鳞癌的一线化疗。VDS（硫酸长春地辛）主要作用于 M 期，为细胞周期特异性药物，其神经毒性主要表现为感觉异常、深腱反射消失或减低、肌肉疼痛或无力，与药物剂量有关，停药后可逐渐恢复。PYM（平阳霉素）能使 DNA 链发生非特异性断裂，为细胞周期特异性药物。PYM 可出现发热、胃肠道反应及皮肤反应等不良反应，对超敏状态患者应慎用。

处方三　DBVp 方案

DDP　60mg/m² iv drip d1

BLM　10mg/m² im d3

VP-16　70mg/m² iv drip d1、d3、d5

【说明】　该方案 21～28 天为一周期，3 个周期为一疗程。适用于食管癌的一线化疗。由于 PYM 与 BLM（博来霉素）成分相近，毒性较小，目前多用 PYM 代替，药理、不良反应及注意事项同上。VP-16 是鬼臼毒素的半合成衍生物，属细胞周期特异性药物，VP-16 的主要不良反应为骨髓抑制、脱发；快速滴注时可出现直立性低血压。

处方四　DFT 方案

DDP　30mg/(m²·d) iv drip d1、d2、d3

5-FU　500mg/(m²·d) iv drip d2～d6

TAX　135mg/m² iv drip d1

【说明】　该方案 21～28 天为一周期，3 个周期为一疗程。适用于食管癌的二线化疗的标准方案。

TAX（紫杉醇）是一种新型的抗微管药物，TAX 有较为严重的过敏反应，用前需进行预处理，且有较为严重的心脏毒性，用药期间应进行心电监护，另外还有骨髓抑制、肝脏毒性、周围神经毒性及骨关节和肌肉疼痛等，注意对症处理。化疗过程中应先用 TAX，后用 DDP，可起到增效作用。

处方五　TP 方案

TAXOL　135～175mg/m² iv drip d1

DDP　100mg/m² iv drip d2

【说明】　该方案 21～28 天为一周期，3 个周期为一疗程。是食管癌最常用的二线化疗方案。该方案的毒副反应较严重，化疗后应用 G-CSF 支持治疗可明显减轻化疗反应。

处方六　GP 方案

Gem　1000mg/m² iv drip d1、d8

DDP　100mg/m² iv drip d8

【说明】　该方案 21～28 天为一周期，3 个周期为一疗程。是食管癌最常用的二线化疗方案，用于治疗转移性和复发的食管癌。Gem（吉西他滨，dFdC）为脱氧胞苷的类似物，Gem 的主要不良反应为骨髓抑制，大剂量静滴时可出现较为严重的血液毒性，特别是血小板的减少，可应用 IL-11 进行治疗，另外在滴注过程中可发生支气管痉挛，应当注意。

2. 其他治疗

【说明】　早期癌可采用内镜下剥离切除或局部手术切除，无需化疗，中晚期癌则强调以手术或放疗为主的综合方案。

（1）手术治疗

【说明】　我国食管外科手术切除率已达 80%～90%，术后 5 年存活率已达 30% 以上，而早期切除常可达到根治效果。有远处转移者一般不宜手术，只能采用姑息治疗或化疗。

（2）放射治疗

【说明】　主要适用于手术难度大的上段食管癌和不能切除的中下段食管癌。上段食管癌放疗效果不亚于手术，故放疗作为首选。手术前放疗可使癌块缩小，提高切除率和存活率。但并发有食管瘘或肿瘤出现远处转移者不适合放疗。

（3）内镜治疗　包括黏膜剥离切除术、透明帽吸引法黏膜切除术、内镜下消融术、内镜下支架置入术、镜下注射药物。

（4）支持及对症治疗　加强肠外营养支持，提高免疫力，抑制肿瘤生长，三阶梯药物镇痛，止吐等。

（5）靶向治疗　随着生物技术在医学领域的快速发展和从细胞分子水平对肿瘤发病机制认识的不断深入，恶性肿瘤的治疗正从前基因组的细胞毒药物治疗过渡到后基因组的靶向治疗时代。目前已有靶向治疗药物爱必妥（西妥昔单抗）、阿瓦斯汀（贝伐单抗）联合化疗应用到治疗晚期食管癌的报道，并取得了一定的疗效，使我们看到了治疗晚期食管癌的新希望。但目前尚缺乏大宗、有效的临床证据，需进一步研究。

第三节　慢性胃炎

慢性胃炎指不同病因引起的胃黏膜的慢性炎症或萎缩性病变。临床上常见，接受胃镜检查者80％～90％属于本病，男性多于女性，随年龄增长，萎缩性病变的发生率逐渐增高。

一、问诊要点

① 询问病因，如某些饮食因素（如长期饮浓茶、烈酒、咖啡、过热、过冷、过于粗糙的食物）、服用非甾体抗炎药（如阿司匹林、吲哚美辛等）及吸烟。

② 询问有无上腹疼痛、餐后饱胀、食欲减退、嗳气、反酸、恶心等症状，并了解这些症状的程度、加重因素（如与进食、空腹的关系）、发作时间和季节。

二、查体要点

检查上腹部有无局限性轻压痛。

三、辅助检查或实验室检查

（1）胃镜和活组织检查　是诊断慢性胃炎的主要方法。非萎缩性胃炎常以胃窦部最为明显，表现为黏膜充血和水肿混杂出现；镜下呈红白相间以红为主，表面附着有灰白色或黄白色分泌物，可见局限性出血点和糜烂。萎缩性胃炎的黏膜多呈苍白或灰白色，亦可呈红白相间，白区凹陷；皱襞变细或平坦，由于黏膜变薄可透见呈紫蓝色黏膜下血管；病变可弥漫或主要在胃窦部，如伴有增生性改变者，黏膜表面颗粒状或结节状上皮增生。活检有助于慢性胃炎诊断、鉴别诊断和病理分型。

（2）HP检测 HP检测有助于慢性胃炎病因诊断和选择治疗措施。检测方法有黏膜组织染色、尿素酶快速试验、血清Hp抗体测定、尿素呼吸试验、组织细菌培养。

（3）胃肠X线钡餐检查 用气钡双重造影显示胃黏膜细微结构时，萎缩性胃炎可出现胃黏膜皱襞相对平坦、减少。胃窦胃炎X线征表现为胃窦黏膜呈钝锯齿状及胃窦部痉挛，或幽门前段持续性向心性狭窄，黏膜粗乱等。疣状胃炎X线餐特征改变为胃窦部有结节状粗大皱襞，某些皱襞结节的中央有钡斑。

（4）自身免疫性胃炎的相关检查 怀疑为自身免疫性胃炎者应检测血PCA和IFA，如为该病患者，PCA多呈阳性，伴恶性贫血时IFA多呈阳性，血清维生素B_{12}浓度测定及维生素B_{12}吸收试验有助于恶性贫血的诊断。

四、诊断和鉴别诊断

1. 诊断要点

（1）症状 有上腹部胀满或疼痛、食欲减退、嗳气、反酸等症状。

（2）内镜检查 内镜检查见浅表性胃炎表现为黏膜充血、水肿，呈花斑状红白相间的改变，且以红为主，或呈麻疹样表现，可有灰白或黄白色分泌物附着，也可有局限性糜烂和出血点。腺体明显萎缩时，黏膜可呈淡红色、灰色、灰黄色或灰绿色，重度萎缩呈灰白色，色泽深浅不一，皱襞变细、平坦，黏膜下血管透见如树枝状或网状。

（3）实验室检查 幽门螺杆菌检测有助于病因诊断。

2. 鉴别诊断

（1）胃癌 慢性胃炎之症状如食欲缺乏、上腹不适、贫血等少数胃窦胃炎的X线征与胃癌颇相似，需特别注意鉴别。绝大多数患者纤维胃镜检查及活检有助于鉴别。

（2）消化性溃疡　两者均有慢性上腹痛，但消化性溃疡以上腹部节律性、周期性疼痛为主，而慢性胃为疼痛很少有节律性并以消化不良为主。鉴别依靠 X 线钡餐透视及胃镜检查。

（3）慢性胆道疾病　如慢性胆囊炎、胆石症常有慢性右上腹、腹胀、嗳气等消化不良的症状，易误诊为慢性胃炎。但该病胃肠检查无异常发现，胆囊造影及 B 超异常可最后确诊。

五、治疗方法

1. 一般治疗

避免引起胃炎的因素，如避免服用对胃有刺激性的食物及药物。注意生活、工作、饮食的规律性，避免过度劳累和精神紧张；进餐要定时，宜少食多餐，避免进食辛辣、浓茶、咖啡及一些过甜、过酸食物，忌烟酒等，进食需细嚼慢咽。

2. 药物治疗

（1）根除 Hp 药物

处方一　克拉霉素胶囊　0.5mg po bid

处方二　雷贝拉唑钠肠溶片　20mg po qd

处方三　阿莫西林胶囊　1.0mg po bid

或加　处方四　胶体果胶铋胶囊　1 粒 po tid

【说明】　2006 年中国慢性胃炎共识意见，建议根除幽门螺杆菌特别适用于下列 HP 相关性慢性胃炎患者：①有明显异常（指有胃黏膜糜烂、萎缩及肠化生、异型增生者）；②常规治疗疗效差者；③有胃癌家族史者；④伴糜烂性十二指肠炎者。根除的治疗方案建议使用三联根治方案，对根治失败的可选用含铋剂的四联方案

（2）对症治疗

处方一　多潘立酮片　10mg tid（餐前半小时）

处方二　枸橼酸莫沙必利片　1 片 po tid（餐前半小时）

【说明】　以腹胀、早饱者为主要表现者用促动力药，选择上述一种药物，枸橼酸莫沙必利有一定的心脏毒性，剂量较大或与酶抑制剂联用可发生尖端扭转型室性心律失常。对本品过敏者禁用，哺乳妇女勿用本品。

处方三　丙胺太林　15～30mg po tid

处方四　颠茄合剂　5～10mL po prn

【说明】 上述药物为解痉药，主要用来缓解疼痛。

处方五　硫糖铝片　1.0g po tid (餐前)

【说明】 保护胃黏膜。

第四节　急性胃炎

急性胃炎是由多种病因引起的胃黏膜急性炎症。临床上急性发病，常表现为上腹部症状。内镜检查可见胃黏膜充血、水肿、出血、糜烂（可伴有浅表溃疡）等一过性病变。急性胃炎主要包括：急性幽门螺杆菌感染的急性胃炎；除幽门螺杆菌之外的病原体感染和（或）其毒素对胃黏膜损害引起的急性胃炎；急性糜烂出血性胃炎。

一、问诊要点

① 询问起病之前有无不洁饮食、大量饮酒或有无进食非甾体抗炎药、严重疾病状态、误食腐蚀剂等。

② 询问起病缓急，有无上腹部疼痛、恶心、呕吐、食欲缺乏，或伴有腹泻、发热等全身不适的症状。呕吐、腹泻严重者可有脱水、酸中毒甚至休克等。

二、查体要点

无特异性体征，部分患者可有上腹部压痛，应激性溃疡常有原发病的体征。

三、辅助检查或实验室检查

(1) 血常规检查　了解是否有白细胞计数、中性粒细胞比例增高。

(2) 粪常规、粪培养检查　了解大便常规是否见有黏液及红细胞、白细胞，大便培养可检出病原菌。怀疑有出血者，应做大便潜血或呕吐物潜血试验。

(3) 胃镜检查　可见局部或弥漫性充血、水肿、散在点状或片状糜烂（可伴有浅表溃疡），甚至出血等一过性病变。病理组织学可见胃黏膜固有层以中性粒细胞为主的炎症细胞浸润。

（4）X线钡剂检查　无诊断价值。

四、诊断与鉴别诊断

1. 诊断

① 急性起病，以呕血或黑粪为主诉，有应激性刺激或服用损害胃黏膜药物的病史者，需考虑急性胃炎的诊断。

② 紧急内镜检查可以确定病变部位并进行内镜下止血治疗，但如发病已3～5天还未及时内镜检查，常不易发现溃疡或出血病变。内镜下表现为弥漫性胃黏膜水肿、充血及多发性黏膜糜烂、出血或溃疡形成。

③ 组织病理学检查可见组织活检表现为黏膜固有层毛细血管扩张充血、间质水肿及黏膜内出血；严重病例可在表层黏膜固有膜内形成出血斑，血斑附着处黏膜上皮破坏脱落；炎细胞反应轻重不等，一般有中性粒细胞为主的炎细胞浸润。

④ 血常规部分可见白细胞增加，中性粒细胞增多，出血多者可见红细胞、血红蛋白减少。

2. 分类

（1）急性单纯性胃炎　多由外源性刺激因子所引起，如各种理化刺激、微生物感染或细菌毒素污染食物等。患者出现腹痛、恶心、呕吐、食欲缺乏，或伴有腹泻，严重者可有发热、失水、酸中毒甚至休克，少数患者出现呕血或黑粪。上腹部及脐周轻度压痛，肠鸣音亢进。病程短，数天内可好转。

（2）急性腐蚀性胃炎　本病由吞服或误服强酸、强碱或其他腐蚀剂引起急性胃黏膜糜烂所致。患者出现口腔、咽喉、胸骨后及中上腹部剧痛，常伴有吞咽困难、恶心、呕吐、发热，严重者可致呕血、急性食管或胃穿孔和急性腹膜炎，甚至虚脱或休克。急性期后，可逐渐形成食管、贲门或幽门的瘢痕性狭窄和萎缩性胃炎。

（3）急性糜烂出血性胃炎　患者发病前常有服用非甾体抗炎药、激素等药物，大量饮酒或严重感染、损伤等应激状态的病史。以呕血或黑粪为首发症状，但出血量一般不大，出血呈间歇性发作，伴上腹灼痛，恶心、呕吐，严重者可出现休克。

（4）急性化脓性胃炎　由于抗生素的使用，目前本病已少见。临床上以全身败血症和急性腹膜炎为主要临床表现。

3. 鉴别诊断

（1）急性阑尾炎　本病以转移性右下腹疼痛为特点，多伴有发热、呕吐等，麦氏点压痛、反跳痛，血常规提示白细胞、中性粒细胞百分比增高，腹部 CT 或阑尾 B 超可协助诊断。

（2）急性胆囊炎　本病表现为反复发作的右上腹疼痛，呈持续性剧痛或绞痛，疼痛可放射到右肩部、背部，注意巩膜、皮肤是否有黄染，墨菲（Murphy）征阳性，或可触到肿大的胆囊。腹部 B 超、CT 或 MRI 等影像学检查可协助诊断。

（3）急性胰腺炎　本病常因胆石症或暴饮暴食引起，出现上腹痛，疼痛沿腰背部呈带状放射痛，弯腰和蜷曲体位时好转，进食后加剧，伴恶心、呕吐、发热等。严重者可出现低血压、呼吸困难、休克等。中上腹压痛，严重者常可出现肠麻痹、腹膜刺激征等体征。血、尿淀粉酶增高，腹部 B 超、CT 检查有助于诊断及鉴别诊断。

五、治疗

1. 常规治疗原则

【说明】　对于疑为急性胃炎者，可预服抑制胃酸分泌药物。有明确病因者应采取相应的预防措施，以止血为主要治疗目的。同时卧床休息，进流质或禁食。停用损害胃黏膜药物，慎用引起胃黏膜损害的药物。临床需用非甾体抗炎药者，应选择对胃肠道副作用较少的药物。

2. 药物治疗

（1）抑制胃酸药物

① H_2 受体拮抗药

处方一　5%葡萄糖　250mL
　　　　西咪替丁注射液　0.4g ｜ iv drip bid

处方二　5%葡萄糖　250mL
　　　　雷尼替丁氯化钠注射液　0.15g ｜ iv drip bid

处方三　5%葡萄糖　250mL
　　　　法莫替丁注射液　20mg ｜ iv drip bid

② 质子泵抑制药

处方一　生理盐水　　　 10mL　　　｜iv bid
　　　　奥美拉唑注射液　40mg　｜

处方二　5％葡萄糖　　　 250mL　　 ｜iv drip bid
　　　　泮托拉唑注射液　40mg　｜

【说明】　轻症者可用 H_2 受体拮抗药，重症者需静脉给予质子泵抑制药。

（2）胃黏膜保护药

处方　硫糖铝　1.0g po tid

（3）抗生素

处方一　左氧氟沙星分散片　0.2g po bid

处方二　环丙沙星胶囊　0.2～0.4g po tid

3. 对症支持治疗

呕吐、腹泻较轻者，可口服葡萄糖及电解质液以维持水、电解质平衡，严重时需静脉补充葡萄糖盐水及其他相关电解质，注意补充胶体渗透压及监测血钾情况。如腹痛可局部热敷或用解痉药（如阿托品、复方颠茄片、山莨菪碱等），呕吐可用多潘立酮或甲氧氯普胺等。有酸中毒时，应酌情补充碱性液。急性糜烂性胃炎可予制酸药和（或） H_2 受体拮抗药及保护胃黏膜药物如硫糖铝等。上消化道出血时采用止血措施等。

第五节　消化性溃疡

消化性溃疡指胃肠道黏膜被胃酸和胃蛋白酶等自身消化而发生的溃疡，其深度达或穿透黏膜肌层。胃溃疡和十二指肠溃疡是最常见的消化性溃疡。我国南方患病率高于北方，城市高于农村，可能与饮食习惯、工作紧张有关，发作有季节性，秋冬和冬春之交是高发季节。

一、问诊要点

① 应详细询问腹痛的性质、程度、部位、发生时间、缓解的原因、发作规律、影响因素，是否与饮食有关。

② 询问大便、饮食情况，有无黑粪、便血，有无恶心、呕吐，有无呕血等。

二、查体要点

溃疡活动时上腹部有无局限性轻压痛。

三、辅助检查或实验室检查

① 电子胃镜一般可以判断病变性质，胃黏膜活检病理检查对诊断具有决定意义。

② 钡餐造影对胃内器质性病变的性质可作出初步判断。

③ 幽门螺杆菌（HP）检测有助于病因诊断。

④ 胃液分析、胃电图等检查也有助于诊断。

⑤ 必要时血常规、心电图、心肌酶、肌钙蛋白、腹部透视摄片、胆红素、转氨酶、淀粉酶、B超、CT等有助于鉴别诊断。

四、诊断和鉴别诊断

1. 诊断

① 有慢性病程、周期性发作和节律性中上腹疼痛等特点。

② 胃肠X线钡餐检查有龛影。

③ 内镜是确诊主要手段，活动期以溃疡面出现出血或凝血块为特征，白苔明显，有周堤；愈合期白苔缩小，出现皱襞集中；瘢痕期白苔消失，皱襞集中形成瘢痕。

2. 内镜分期

根据病程的不同，将溃疡分为三期：活动期（A期）、愈合期（H期）、瘢痕期（S期）。各期再分为两个亚期，即A1、A2、H1、H2、S1、S2。

（1）活动期（A期）　发病的初起阶段，溃疡底有厚苔，边缘充血水肿明显，此期良恶性特征鉴别较困难。A1期：溃疡底污秽厚苔，苔上可有出血点或血块附着，周边充血、水肿、糜烂，呈堤状，呈明显的炎症表现。A2期：溃疡底苔洁净，边缘清楚，开始出现红色的再生上皮，及皱襞集中表现。此期炎症消退明显。

（2）愈合期（H期）　溃疡底的苔变薄，溃疡面缩小，再生上皮及皱襞集中表现明显。H1期：溃疡缩小，变浅，苔白，边

178

界光滑，再生上皮明显，周边水肿消失。H2 期：溃疡明显缩小，但尚存在，苔变薄，再生上皮范围加宽。

（3）瘢痕期（S 期） 溃疡完全修复，再生上皮覆盖。S1 期：溃疡完全为再生上皮覆盖，呈红色栅状，呈放射状排列，有小颗粒样瘢痕，称红色瘢痕期。此期仍要维持治疗，否则容易复发。S2 期：再生上皮增厚，红色完全消退，与周围黏膜大体相同，遗留较淡色的轻微凹陷，称白色瘢痕期。

3. 鉴别诊断

（1）心肌梗死 临床多见于中老年人，少数急性心肌梗死患者疼痛可以位于上腹部，伴频繁的恶心、呕吐、上腹胀痛，冷汗、恐惧或濒死感，常伴发生严重的心律失常、休克、心力衰竭，根据临床表现、心肌酶学（血清肌酸磷酸激酶及同工酶升高）、肌钙蛋白定性和特征性的心电图（坏死性 Q 波、损伤性 ST 段呈弓背向上型抬高、缺血性 T 波倒置出现；心内膜下心肌梗死可无坏死性 Q 波，有普遍性 ST 段下移，但 aVR 导联 ST 段抬高）可以鉴别。

（2）急性胰腺炎 急性胰腺炎疼痛的部位与性质和消化性溃疡有相似之处。一般而言，急性胰腺炎疼痛更加剧烈，呈刀割样痛，位于上腹部、中腹部或左上腹，疼痛向腰背部放射。B 超或 CT 发现胰腺弥漫性或局限性增大，胰腺内部回声减弱，结合血清淀粉酶、脂肪酶可鉴别。

（3）慢性胆囊炎和胆石症 疼痛的部位多在右上腹，并放射至背部，伴发热、黄疸甚者休克，常与进食油腻有关。血常规、B 超可鉴别。对不典型的患者，腹部 CT 或内镜下逆行胆管造影有助于鉴别。

（4）功能性消化不良 患者疼痛可以位于上腹部，伴恶心、呕吐、反酸、嗳气、上腹饱胀、胃灼热、纳差等，电子胃镜检查正常或轻度异常。

（5）急性阑尾炎 特别是位于肝或胆囊下方的高位阑尾炎，易与消化性溃疡混淆。高位阑尾炎时，患者发热不高，恶心、呕吐也轻，胆囊区无压痛和叩击痛。B 超检查可见胆囊无肿大，胆囊壁无增厚，胆囊内胆汁回声正常。正常位置阑尾炎时，B 超可见胆囊肿大。若腹平片显示异位盲肠积气影，则有助于高位阑尾炎诊断。

（6）恶性溃疡　临床多见于中年人，病史较短，进行性持续性发展，消瘦，内科治疗效果不佳。实验室大便潜血持续阳性，胃液检查缺酸或低酸。早期的恶性溃疡不易与良性溃疡区分，有时经治疗亦可暂时愈合，胃镜、X线钡餐及病理组织学检查是主要的鉴别手段。

（7）胃泌素瘤（卓-艾综合征）　为异常增高的胃泌素血症，分泌大量胃酸，在不典型的部位如空肠有多发的难治性的溃疡存在，易并发出血及穿孔。B超及CT检查如在胰腺组织或腹腔其他部位发现瘤体有重要诊断意义，胃酸分泌量和血清胃泌素检测有助于鉴别。

（8）急性肠梗阻　疼痛的部位多位于脐周，呈阵发性加剧。肠鸣音亢进或气过水声或金属音调。麻痹性肠梗阻时，则肠鸣音减弱或消失。腹平片检查发现肠腔有阶梯状、宽度不等的气液平，梗阻上方肠腔显著性扩张。

五、治疗

1．一般治疗

避免过度劳累和精神紧张，规律进餐，应戒烟酒，避免辛辣、浓茶、烟酒、咖啡、过甜、过酸食物等，不过饱，防止胃窦部过度扩张而增加胃泌素的分泌。溃疡出血量大时，应暂禁食；少量出血时可逐渐开始少渣半流食。补充维生素 A、维生素 E、维生素 B_6 均对溃疡病愈合有利。

2．药物治疗

（1）降低胃酸药物（抑酸药和制酸药可联合应用）

① 制酸药

处方一　碳酸氢钠片　0.25～1.0g po tid

处方二　碳酸钙片　0.5～2.0g po tid

【说明】碱性制酸药中和盐酸，缓解疼痛，促进溃疡愈合。长期大量应用副作用较大，常见的有腹胀、食欲缺乏、钠潴留致高血压、软骨病或骨质疏松、代谢性碱中毒、肾功能损害等。可作为止痛的辅助用药。

②H_2受体拮抗药

处方一　西咪替丁　0.4g po bid

处方二　雷尼替丁　0.15g po bid

处方三　法莫替丁　20mg po bid

【说明】　参见本章胃食管反流病治疗。

③质子泵抑制药

处方一　奥美拉唑　20mg po bid

处方二　兰索拉唑　15mg po bid

处方三　泮托拉唑　40mg po bid

【说明】　参见本章胃食管反流病治疗。

（2）根除 HP 治疗　参见本章慢性胃炎治疗。

（3）保护胃黏膜　参见本章胃食管反流病治疗。

（4）并发症的治疗　出血、梗阻、穿孔、癌变是消化性溃疡的主要并发症。溃疡出血最为常见，是急性上消化道出血的主要原因。在积极输液、输血、抗休克的同时，加强止血治疗，必要时手术治疗。

第六节　胃癌

胃癌（gastric carcinoma）是指胃黏膜上皮细胞的恶性病变，其发生与遗传、环境或饮食等因素有关，其中以食物因素、幽门螺杆菌感染（HP）较为重要。胃癌约占胃恶性肿瘤的 95% 以上。该病在我国仍是最常见的恶性肿瘤之一，死亡率下降并不明显。男性胃癌的发病率和死亡率高于女性。我国胃癌的发病率在不同地区之间有很大差异。北方地区的甘肃、宁夏、青海及东北等地高发，湖南、广西、广东以及云南、贵州、四川发病率较低。

一、问诊要点

① 胃癌早期可无症状，患者可因消化不良症状就诊时被发现。

② 进展期癌可出现上腹痛，伴上腹部饱胀不适、恶心、呕吐、纳少、体重下降甚至恶病质等。

③ 有无黑粪及呕血。

④ 对中老年人因不明原因的上述症状就诊时，应特别注意询问。

二、查体要点

① 早期胃癌无阳性体征。

② 中晚期患者可出现贫血、消瘦及上腹部包块，少数患者可触及肿大而坚硬的左锁骨上淋巴结（Virchow 淋巴结）。

③ 有腹膜及肝脏转移时可出现腹水、肝大及黄疸等。

④ 脑转移时可出现偏瘫等表现。

⑤ 侵及门静脉或脾静脉后可出现脾大。

三、辅助检查或实验室检查

（1）早期血常规多正常，中、晚期可有不同程度的贫血、粪便潜血试验阳性。

（2）肿瘤标记物　CEA、CA50、CEA、CA19-9、CA242、CA72-4 等升高等多个标记物的连续监测对于胃癌的诊疗和预后判断有一定价值。

（3）上消化道 X 线钡餐造影　有助于判断病灶范围。但早期病变仍需结合胃镜诊断。进展期胃癌 X 线征象有龛影、充盈缺损、黏膜皱襞改变、蠕动异常及梗阻性改变。

（4）内镜检查　早期胃癌内镜检查联合活检诊断准确率达 96%，确定胃癌的类型和病灶范围。腹腔镜检查，了解癌灶与周围情况，尤其了解腹膜是否有广泛粟粒状种植转移的癌灶。

（5）增强型 CT　了解胃癌累及胃壁的范围、与周围组织的关系、有无较大的腹腔盆腔转移。

（6）MRI（磁共振成像）　有助于判断腹膜转移状态。

（7）PET-CT 扫描（正电子发射断层扫描设备与电脑断层扫描设备合二为一的设备）　对判断是否胃癌约有 80% 以上的准确性（印戒细胞癌和黏液腺癌准确性约 50%），并可了解全身有无转移灶及胃癌复发情况。

（8）超声胃镜　胃镜镜超声检查以明确早期或进展期胃癌。可测量癌灶范围及初步评估淋巴结转移情况，有助于术前临床分期，以便选择疗法及判断疗效。

四、诊断与鉴别诊断

1. 诊断

胃癌的诊断主要依据内镜检查加活检以及 X 线钡餐。

（1）早期胃癌多无症状，或仅有一些非特异性消化道症状。进展期胃癌最早出现的症状是上腹痛，常同时伴有纳差、厌食、体重减轻。

（2）内镜检查　可见黏膜糜烂、溃疡、肿物、管壁僵硬、管腔狭窄等，活检时质脆，易出血。早期胃癌分为三型，即Ⅰ型（隆起型）、Ⅱ型（表面型）、Ⅲ型（溃疡型）。其中Ⅱ型又分为 3 个亚型，分别为Ⅱa型（表面隆起型）、Ⅱb（表面平坦型）和Ⅱc型（表面凹陷型）。进展期胃癌内镜下病变形态典型，可分为四型，即 Bormann Ⅰ型（息肉型）、Bormann Ⅱ型（溃疡型）、Bormann Ⅲ型（浸润溃疡型）、Bormann Ⅳ型（弥漫浸润型）。

2. 分型

① 根据腺体的形成及黏液分泌能力，可分为管状腺癌、黏液腺癌、髓样癌、弥散型癌。

② 根据癌细胞分化程度，可分为高度分化、中度分化和低度分化三大类。

③ 根据肿瘤起源，可分为肠型胃癌、弥漫型胃癌。

④ 根据肿瘤生长方式，可分为膨胀型、浸润型。

3. 分期

见表 3-3。

表 3-3　2010 年 AJCC 胃癌 TNM 分期（第 7 版）

原发肿瘤(T)		
	Tx	原发肿瘤无法评估
	T0	无原发肿瘤的证据
	Tis	原位癌；上皮内肿瘤，未侵及固有层
	T1	肿瘤侵犯固有层、黏膜肌层或黏膜下层
	T1a	肿瘤侵犯固有层或黏膜肌层
	T1b	肿瘤侵犯黏膜下层
	T2	肿瘤侵犯固有肌层

原发肿瘤（T）

	T3	肿瘤穿透浆膜下结缔组织，而尚未侵犯脏层腹膜或邻近结构
	T4	肿瘤侵犯浆膜（脏层腹膜）或邻近结构
	T4a	肿瘤侵犯浆膜（脏层腹膜）
	T4b	肿瘤侵犯邻近结构

区域淋巴结（N）

	Nx	区域淋巴结无法评估
	N0	区域淋巴结无转移
	N1	1～2 个区域淋巴结有转移
	N2	3～6 个区域淋巴结有转移
	N3	7 个或 7 个以上区域淋巴结有转移
	N3a	7～15 个区域淋巴结有转移
	N3b	16 个或以上区域淋巴结有转移

远处转移（M）

	M0	无远处转移
	M1	有远处转移

组织学分级（G）

	Gx	分级无法评估
	G1	高分化
	G2	中分化
	G3	低分化
	G4	未分化

解剖学分期/预后分组

分期	TNM
0 期	TisN0M0
ⅠA 期	T1N0M0
ⅠB 期	T2N0M0
	T1N1M0
ⅡA 期	T3N0M0
	T2N1M0
	T1N2M0
ⅡB 期	T4aN0M0
	T3N1M0
	T2N2M0
	T1N3M0

解剖学分期/预后分组	
ⅢA 期	T4aN1M0
	T3N2M0
	T2N3M0
ⅢB 期	T4bN0M0
	T4bN1M0
	T4aN2M0
	T3N3M0
ⅢC 期	T4bN2M0
	T4bN3M0
	T4aN3M0
Ⅳ 期	任何 T,任何 N,M1

4. 鉴别诊断

（1）慢性萎缩性胃炎　慢性萎缩性胃炎的临床表现与胃癌相似，少数慢性萎缩性胃炎伴肠上皮化生及不典型增生者可演变成胃癌，通过胃镜及组织活检可作出鉴别。

（2）良性胃溃疡　胃溃疡与胃癌症状相似，良性胃溃疡直径一般在 2cm 以内，形态规则，圆形、椭圆形，主要通过 X 线钡餐、电子胃镜及组织活检可作出鉴别。

（3）胃平滑肌瘤　胃平滑肌瘤是起源于平滑肌组织（多源自胃壁环肌或纵肌），少数起自黏膜肌层的良性肿瘤。绝大多数为单发，一般直径在 3cm 以下。平均直径 3～6cm。呈半球形隆起，肿瘤表面光滑，边界清楚，质地韧，可滑动，表面有糜烂及溃疡，可引起出血。约 2.1% 的胃平滑肌瘤可以恶变。组织活检可作出鉴别。

（4）胃淋巴瘤　与浸润型胃癌鉴别。多见于青壮年，好发胃窦部，临床表现与胃癌相似，30%～50% 的该病患者呈持续性或间歇性发热，钡餐检查可见弥漫胃黏膜皱襞不规则增厚，有不规则地图形多发性溃疡，溃疡边缘黏膜形成大皱襞，单个或多发的圆形充盈缺损，呈"鹅卵石样"改变。胃镜见到巨大的胃黏膜皱襞，单个或多发息肉样结节，表面溃疡或糜烂，组织活检加免疫组织化学检测淋巴细胞标志物如人类白细胞抗原、CD系列抗体、免疫球蛋白等呈阳性有利于鉴别。

(5) 胃类癌　胃类癌可发生于任何年龄，其症状可与胃癌相似，多见于胃底、胃体，常为单发。内镜下可见黏膜下小肿块，边界清楚，质硬，呈息肉样或结节状，表面可糜烂及溃疡。由于类胃癌位于黏膜下层，内镜活检不易诊断，深部组织活检，特别在溃疡区取材有助于鉴别。

(6) 胃脂肪瘤　胃脂肪瘤是胃良性间质性肿瘤，发病率低，进展缓慢，恶变极少，预后良好。胃脂肪瘤多见于中年人，可发生于胃体和胃窦，以胃窦部多见。临床症状不明显，直径以 1～5m 为多，内镜下见隆起的肿块，活检钳推之有海绵样感，轮廓清楚、蠕动好，肿瘤表面黏膜呈黄色，可发生溃疡及出血，组织活检可作出鉴别。

五、治疗

1. 化学治疗

处方一　LV/UFT 方案

UFT　360mg/(m^2·d) 分 3 次 po

LV　15～30mg po tid

【说明】　该方案第 1～21 天用，休 7 天，再用 21 天为一疗程。适用于胃癌患者的术前、术后及姑息性化疗的口服方案，尤其适用于年老体弱或有心脏病、不方便住院的患者。UFT（优福定）为替加氟（FT-207）和尿嘧啶的复合制剂，UFT 的主要不良反应为食欲减退、恶心呕吐、白细胞减少等，注意定期复查血常规、肝肾功能。LV 和尿嘧啶作为双重生化调节使 FT-207 增效。

处方二　FP 方案

5-FU　375～500mg/m^2 iv drip d1～d5

DDP　100mg/m^2 iv drip 水化 d2

【说明】　该方案每 4 周重复，2～3 周期为一疗程。适用于胃癌患者的术前、术中和术后化疗，腹腔化疗，介入化疗，晚期患者的化疗。5-FU（氟尿嘧啶）、DDP（顺铂）的药物使用注意事项参见相关食管癌章节。

处方三　PFC 方案

PTX　30～50mg/m² iv drip 每周一次，共用 3 周

DDP　20mg/m² iv drip d1～d5

5-FU　750mg/m² civ 24h d1～d5

【说明】　该方案每 4 周重复，2 周期一疗程。给药次序：PTX＋NS 500mL iv drip 3h→DDP＋NS 500mL 2h→5-FU civ 24h。

处方四　FOLFOX 4 方案

OXA　85mg/m² iv drip d1

LV　20omg/m² iv drip d1、d2

5-FU　400mg/m² iv d1、d2

5-FU　600mg/m² civ 22h d1、d2

【说明】　该方案每 2 周重复，4 周期为一疗程。适用于晚期胃癌患者的术后辅助化疗或姑息性化疗。OXA（奥沙利铂）为第三代铂类。该方案引起的主要反应是白细胞减少、周围神经毒性及手足综合征，还有消化道反应。周围神经毒性为 OXA 所特有，手足综合征为 5-FU 持续输注的常有毒性。

处方五　XELOX 方案

OXA　135mg/m² iv drip d1

Cap　1000mg/(m²·d) 早、晚两次口服 d1～d14

【说明】　该方案 3 周重复，2 个周期为一疗程。适用于晚期胃癌患者的术后辅助化疗或姑息性化疗，尤其适用于年老体弱的胃癌患者。服 Cap 的患者约 1/2 发生手足综合征。本方案引起的主要周围神经毒性、白细胞和（或）血小板减少、手足综合征和腹泻。出现时对症处理，严重时停药。

2. 手术治疗

外科手术切除加区域淋巴结清扫是目前治疗胃癌的手段。胃切除范围可分为近端胃切除、远端胃切除及全胃切除，切除后分别用 Billroth Ⅰ、Billroth Ⅱ 及 Roux-en-Y 式重建消化道连续性。目前国内普遍将 D₂ 手术作为进展期胃癌淋巴结清扫的标准手术。手术效果取决于胃癌的分期、浸润的深度和扩散范围。对那些无法通过手术治愈的患者，部分切除仍然是缓解症状最有效的手段，特别是有梗阻的患者，术后有 50% 的人症状能缓解。因此，即使

是进展期胃癌，如果无手术禁忌证或远处转移，应尽可能手术切除。

3. 内镜下治疗

早期胃癌可在内镜下行电凝切除或剥离切除术（EMR 或 EPMR）。由于早期胃癌可能有淋巴结转移，故需对切除的癌变息肉进行病理检查，如癌变累及根部或表浅型癌肿侵袭到黏膜下层，需追加手术治疗。

4. 支持及对症治疗

加强肠外营养支持，提高免疫力，抑制肿瘤生长，三阶梯药物镇痛，止吐，增加食欲等。

5. 靶向治疗

21 世纪多种抗肿瘤靶向药物亦用于与化疗药联合或单药治疗晚期胃癌，多中心大型临床研究尚未取得最后结果，但有些研究已经显示出一定的疗效。如 EGFR-TKI，代表药物有吉非替尼、厄罗替尼等单药治疗进展期胃癌，使患者获益；抗 EGFR 单抗药物西妥昔单抗联合化疗，使 K-ras 基因野生型胃癌患者从中获益；对于 EGFR 和 HER-2 过度表达的胃癌患者，使用抗 HER-2 单抗之曲妥珠单抗封闭 HER-2 信号通路可能是一个有效治疗胃癌的途径。

第七节 慢性胆囊炎

慢性胆囊炎是胆囊慢性炎症性病变，病情呈慢性迁延经过，临床上有反复急性发作等特点。本病大多慢性起病，也可由急性胆囊炎反复迁延发作而来。

一、 问诊要点

① 仔细询问其病程，腹痛的特点，包括部位、性质、程度、放射痛和缓解情况。

② 询问有无恶心、呕吐，有无发热。

③ 询问引起腹痛发作的诱因。

二、 查体要点

① 右上腹压痛，发生急性胆囊炎时可有胆囊触痛征阳性或墨菲征阳性。

② 当胆囊膨胀增大时，右上腹部可扪及囊性包块。

三、辅助检查或实验室检查

(1) 血常规、肝功能、电解质等体现在白细胞数、肝功能改变、水电解质酸碱平衡代谢状况等；不同的病情有不同的实验结果。

(2) B超　准确率为 92%～98%，可测定胆囊和胆囊大小、囊壁厚度、积气和胆囊周围积液等征象。

(3) DR 腹部平片　胆囊结石中 10%～20% 为阳性结石可显示，亦可显示反射性肠淤积征。

(4) 胆囊造影　采用静脉胆道造影，可显示胆囊、胆管内结石影像。

四、诊断与鉴别诊断

1. 诊断

主要条件：①腹痛多不典型，统称为上腹部症状。多有反复性右上腹疼痛，常呈持续性。②可无腹部阳性体征，或右上腹有轻度压痛，无肌紧张。如结石堵塞于胆囊颈部，可引起胆囊积液，此时右肋缘下可触及梨状胆囊包块，随呼吸上下移动，易误为右肾下垂。③消化道症状，患者常有恶心、呕吐、腹胀和食欲下降等。④B超、MRCP 或胆囊造影对诊断胆囊肿大、囊壁增厚、胆管梗阻等有积极意义，常可明确诊断。

2. 鉴别诊断

(1) 急性胰腺炎　该病常有剧烈而持续的上腹部疼痛，常有血淀粉酶或尿淀粉酶显著增高，CT 对急性胰腺炎诊断及判断其严重程度有重要价值。

(2) 消化性溃疡　慢性病程，周期性发作，且上腹痛可为进食或抗酸药所缓解，内镜可确诊。

(3) 急性病毒性肝炎　有乙肝、丙肝、戊肝病毒感染病史，肝功能、血清免疫学检测等可鉴别。

五、治疗

1. 药物治疗

(1) 利胆药物

处方　33% 硫酸镁　15mL po tid

【说明】 硫酸镁可促进胆囊排空，产生利胆作用。肠道出血患者、急腹症患者及孕妇、经期妇女禁用。

（2）溶石药物

处方 熊去氧胆酸胶囊 0.5g po bid

【说明】 主要用于不宜手术治疗的胆固醇型胆结石。副作用主要为腹泻。胆道完全阻塞和严重肝功能减退患者忌用。

（3）解痉止痛利胆

处方一 阿托品 0.5mg im

处方二 硝酸甘油片 10mg po

处方三 盐酸哌替啶 50mg im

【说明】 有疼痛发作适当用解痉治疗。如阿托品、哌替啶等。

（4）抗感染治疗

处方一 氨苄西林-舒巴坦钠注射液 1.5g iv driv bid

处方二 甲硝唑葡萄糖注射液 1g iv driv qd

【说明】 有感染者适当用抗生素，特别是急性发作。也可以选择头孢菌素类或喹诺酮类。有寄生虫感染应驱虫治疗。

2. 外科手术治疗

（1）手术指征 ①保守治疗无效的急性胆囊炎。②反复发作右上腹痛和（或）伴有顽固的消化不良症状的慢性胆囊炎、胆结石患者。③无症状的胆囊结石，患者要求手术治疗者。④伴有肝内外胆管系炎症和（或）梗阻者。⑤急性化脓性、坏疽性或梗阻性胆囊炎并发胆汁性腹膜炎或已穿孔者应急诊手术。⑥B超显示胆囊壁局限性增厚，怀疑癌变或不能除外癌变；瓷样胆囊，即胆囊壁钙化，这样的胆囊易恶变。⑦胆囊结石的直径大于2cm；嵌顿于胆囊颈部的胆囊结石。⑧胆囊结石合并胆囊息肉，尤其是合并单个息肉，若息肉直径大于1cm，强烈手术指征。⑨患有糖尿病和（或）心血管疾病的中老年患者，此类患者应在这些基础疾病控制良好，无并发症时及早手术。⑩有胆囊癌的家族史。⑪儿童胆囊结石，此类患者多与基因易感性有关。

（2）手术方式 ①胆囊切除术。②腹腔镜胆囊切除术：如无上腹部手术史，凡适应行单纯胆囊切除术的患者都可经腹腔镜切除胆囊。③胆囊造口术，适应于：a. 胆囊周围广泛粘连、炎症较重、解剖关系不清；b. 年老体弱或病情危重不能耐受胆囊切除者；c. 胆囊穿孔被大网膜包裹形成周围脓肿者。④经内镜下取石术（ERCP）：现因其治疗费用低，无创伤，恢复期短而应用较多。

第八节　急性胰腺炎

急性胰腺炎（AP）是多种病因导致胰酶在胰腺内被激活后引起胰腺组织自身消化、水肿、出血甚至坏死的炎症反应。按临床表现的严重程度可分为轻型 AP 和重症 AP。重症胰腺炎伴局部坏死者死亡率为 $20\%\sim30\%$，伴弥漫性坏死者死亡率可达 $50\%\sim80\%$，急性重症胰腺炎伴有多脏器功能衰竭者，病死率几乎达 100%。

一、问诊要点

① 询问发病前有无暴饮暴食、饮酒、进食油腻食物等诱发因素。
② 询问腹痛的部位、性质、程度和缓解情况。
③ 有无恶心、呕吐、腹胀、发热伴随症状。
④ 有无黄疸等。
⑤ 有无胆石症、血脂异常、腹腔手术病史。

二、查体要点

① 检查患者有无上腹或全腹压痛、腹肌紧张、反跳痛。
② 检查有无肠鸣音减弱或消失、移动性浊音。
③ 检查两侧胁腹部皮肤是否呈暗灰蓝色（Grey-Turner 征）、脐周围皮肤是否青紫（Cullen 征）。
④ 注意检查患者有无血压下降、四肢冰冷等休克现象。

三、辅助检查或实验室检查

（1）血液检查

① 白细胞计数：发病早期白细胞计数即已升高，并发胆道感染时白细胞升高更明显。
② 血钙：低血钙与病情呈正相关，血钙值的明显下降提示胰腺有广泛的脂肪坏死。血钙 $<1.75\mathrm{mmol/L}$ 提示患者预后不良。
③ 血糖：疾病早期常出现暂时性血糖升高，可能与胰岛素释放减少和胰高血糖素释放增加有关。

④ 血脂：主要是甘油三酯，其升高可能是疾病的原因，也可能是病变的后果。

⑤ C反应蛋白（CRP）：在发病48h后显著升高，具有预测、判断急性坏死型胰腺炎的价值。有研究将CRP＞120mg/L定为重症胰腺炎，其诊断准确率达85%。

⑥ 胰腺炎相关蛋白（PAP）：该蛋白在急性期及有并发症者高表达，进入恢复期，PAP逐步下降，因此，PAP具有预测判断病情严重程度，判断急性坏死性胰腺炎存在及评估预后的意义。

⑦ 血清正铁血红蛋白：在急性水肿性胰腺炎时为阴性，出血坏死性胰腺炎时为阳性，对于估计有无出血及预后有参考价值。

（2）酶类测定

① 血、尿淀粉酶：目前仍是用于诊断急性胰腺炎的基本项目，血清淀粉酶常于起病后2~6h开始上升，12~24h达高峰，通常＞500U/L。轻型者24~48h即可恢复正常，最迟不超过3~5天。病情严重程度与淀粉酶升高并不一定成正比。

② 淀粉酶同工酶：淀粉酶有腮腺型和胰腺型两种同工酶，胰腺型淀粉酶同工酶的参考值，血清＜53U/L，尿液＜325U/L。

③ 血清脂肪酶：对急性胰腺炎诊断特异性强，其敏感性和特异性均可达到100%。该酶在病程中升高较晚，且维持时间较长，可达7~10天，故对起病后就诊较晚的急性胰腺炎有诊断价值。

（3）X线　胸腹部平片对有无胸腔积液、肠梗阻有帮助。

（4）超声检查　可用于有无胆道结石、胆道蛔虫症和胰腺水肿、坏死的判断。

（5）腹部CT　增强CT扫描能确切地显示胰腺的解剖结构，可确定急性胰腺炎是否存在及其严重程度，以及有无局部并发症，鉴别囊性或实质性病变，判断有无出血坏死，评价炎症浸润的范围，有助于MAP和SAP的鉴别和预后判别。

（6）MRI　MRI检查对胰腺炎的诊断价值与CT相似。MRI还可以通过胆胰管造影判断有无胆胰管梗阻。

四、诊断和鉴别诊断

1. 诊断

（1）急性发作的上腹痛伴有上腹部压痛或者加上腹膜刺激征。

（2）血、尿淀粉酶增高。

（3）CT 检查提示有胰腺炎表现。

（4）重症急性胰腺炎　①临床症状腹部剧痛，有休克症状；②体征腹肌强直、腹膜刺激征，Grey-Turner 征或 Cullen 征；③实验室检查血钙<2mmol/L，血糖>11.2mmol/L（无糖尿病史），症状无好转而血淀粉酶、尿淀粉酶突然下降；④腹腔诊断性穿刺有血性或高淀粉酶活性的腹水。

（5）胆源性胰腺炎　①B 型超声检查示胆总管内有结石或胆总管扩张幅度>4mm（胆囊切除者胆总管扩张>8mm）；②血清 SB>40μmol/L；③胆囊结石同时伴有 AKP 或/ALT 高于正常上限的 3 倍。

2. 鉴别诊断

（1）消化性溃疡急性穿孔　既往有消化性溃疡病史，腹痛突然加剧，腹肌紧张，肝浊音界小时，X 线透视见膈下有游离气体等。

（2）胆石症和急性胆囊炎　有胆绞痛病史，疼痛位于右上腹，常放射至右肩部，墨菲征阳性，血及尿淀粉酶轻度升高，但不超过正常值的 3 倍，B 超及 X 线胆道造影可明确诊断。

（3）急性肠梗阻　腹痛为阵发性，伴腹胀、呕吐，肛门无排气，肠鸣音亢进，有气过水声，可见肠型，腹部 X 线可见液气平面。

（4）肠系膜动脉栓塞与血栓形成　肠系膜动脉栓塞大多由于血栓引起，原发性血栓形成较少，病因多为心瓣膜病、心房纤颤、亚急性细菌性心内膜炎、心肌梗死后心壁血栓形成，少数由于动脉硬化所致。肠系膜血管栓塞患者腹痛突然发生，十分剧烈，呈痉挛性绞痛，疼痛部位视病变位置而定，通常为弥漫性，腹痛数小时出现腹胀、腹泻和血性便，肠缺血坏死后，腹部 X 线平片可见小肠大量积气，腹腔穿刺可抽出血性液体，选择性肠系膜上动脉造影或腹腔动脉造影可确诊。肠系膜血管栓塞、绞窄性肠梗阻和急性坏死性胰腺炎三者均能有血性腹腔渗液，凡无外伤史的急腹症患者，若能抽出血性渗液，一般不外上述三种疾病之一种。

（5）异位妊娠破裂　育龄女性，有停经史，出现不规则阴道流血，腹痛急性发作，位于全下腹，其次为右下腹与左下腹，腹部检查有明显的压痛，出血量多时有移动性浊音，阴道检查发现宫颈提痛明显，后穹隆饱满膨出及触痛明显，腹腔穿刺或后穹隆穿刺可抽到不凝固血液，妊娠试验及 B 超检查有助于确诊。

（6）胆道蛔虫症 胆道蛔虫病发病突然，多见于儿童及青年，可有呕吐或排出蛔虫病史，腹痛部位以上腹或右上腹为主，异常剧烈，呈钻顶样绞痛，持续数分钟可缓解，过一段时间后又复发，一日内可发作数次，B 超可发现蛔虫形，ERCP 能清楚地了解胆道内有无蛔虫及位置，本病亦可诱发急性胰腺炎。

（7）心绞痛和心肌梗死 少数急性心肌梗死的患者可仅表现为上腹部的急性疼痛，伴恶心呕吐，甚至可有腹肌紧张、上腹压痛，类似外科急腹症，有时可被误诊为急性胰腺炎。因此在临床中，遇到 40 岁以上，既往有高血压、动脉粥样硬化或过去有心绞痛发作等病史者，出现病因未明的急性腹痛，要警惕急性心肌梗死的可能性。

（8）糖尿病酮症酸中毒 糖尿病酮症酸中毒引起腹痛多见于青少年患者，腹痛的特点是呈阵发性，相当剧烈，伴腹胀、恶心、呕吐等。产生腹痛的原因主要是酮中毒时失钠、失氯、失水严重，致水电解质紊乱，肌肉痉挛所致。有时可伴有发热、白细胞增高，腹部压痛与腹肌紧张，甚至 X 线透视有肠液平面。但糖尿病酮症酸中毒发生前常有多饮、多尿的一段过程，而急性胰腺炎多突然发生。

（9）急性胃肠炎 急性胃炎一般起病较急，在进食污染食物后数小时至 24h 发病，散发性急性胃肠炎患者如就诊时未发生腹泻，而以剧烈的腹痛为主诉，可能误诊为急性胰腺炎。但急性胃炎一般有水样泻，呕吐之后腹痛减轻，病情常于短期内好转。

（10）肾绞痛 在发病的一侧出现持续性胀痛，伴有阵发性绞痛，腰部重于腹部，并放射至腹股沟与阴囊，如有血尿、尿频、尿急更有助于诊断。

五、治疗

1. 一般治疗

（1）轻症胰腺炎 禁食；生命体征监测、生化指标监测、腹部体征监测等，胃肠减压；液体治疗，维持水电解质和酸碱平衡；营养支持，注意维持热量供给，补充微量元素和维生素。

（2）重症胰腺炎　必须采取综合性措施。监护：如有条件应转入重症监护病房（ICU），针对器官衰功能竭及代谢紊乱采取相应的措施。如密切监测血压、血氧及尿等。尽快实施控制性液体复苏；SAP 急性反应期液体治疗分为容量扩充阶段和调整体液分布阶段。SAP 患者入院后即先给予 250～300mL/h 晶体溶液 500～1000mL，积极、快速补液缓解血液浓缩、维持血流动力学稳定。然后联合应用晶体液（平衡液溶液）和胶体（羟乙基淀粉130）进行容量扩充（晶体、胶体比例按 2∶1）。当血流动力学稳定（达到 EGDT 目标），液体负平衡出现后即进入调整体液分布阶段。SAP 早期液体治疗的辅助治疗；其对 SIRS 的调控、清除炎性介质和机体代谢物质并超滤脱水、减轻脏器负荷、防止腹压增加有积极作用，是 SAP 早期液体治疗顺利进行的重要保证。营养支持：重症胰腺炎患者尤为重要。早期一般采用全胃肠外营养（TPN），热量按 15～30kcal/（kg·d）计算，供he以葡萄糖为主，根据血糖监测情况加入胰岛素使糖充分利用，同时可用氨基酸和脂肪乳（甘油三酯<12mmol/L，需定期监测）。

2. 药物治疗

（1）镇痛、解痉

处方一　哌替啶　50mg im st

处方二　山莨菪碱　10mg im bid

【说明】　有肠麻痹或高热者，不宜使用山莨菪碱。青光眼患者忌用。哌替啶镇痛效果好，仅用于疼痛剧烈者。吗啡不宜使用，以免括约肌收缩。

（2）减少胰液分泌

处方一　奥曲肽注射液　0.1mg ih tid (3～7 日一疗程)

处方二　生长抑素　每小时 250μg iv drip 3～7 日

【说明】　奥曲肽作用长而持久，对胰腺实质细胞有直接保护作用。主要不良反应有注射部位疼痛或针刺感，偶见高血糖、胆石、糖耐量异常和肝功能异常等。孕妇、哺乳期妇女和儿童禁用。肾、胰腺功能异常和胆石症患者慎用。生长抑素可减轻腹痛，减少并发症，缩短住院时间。可持续 3～7 天。妊娠、产妇和哺乳期妇女禁用。

（3）抑制胰酶活性

处方一　5%葡萄糖注射液　　　500mL ┐
　　　　加贝酯注射液　　　　　100mg ┘ iv drip bid

处方二　5%葡萄糖注射液　　　500mL ┐
　　　　乌司他丁注射液　　　10 万 U ┘ iv drip bid

【说明】　抑制胰酶活性药物仅用于重症胰腺炎的早期，可抑制蛋白酶、糜蛋白酶、凝血酶原等胰酶，但疗效尚待进一步证实。可根据病情使用，2～5 天后病情好转，可逐渐减量。

（4）抑酸治疗

处方一　生理盐水注射液　　　100mL ┐
　　　　奥美拉唑钠注射液　　　40mg ┘ iv drip q12h

处方二　生理盐水注射液　　　100mL ┐
　　　　泮托拉唑钠注射液　　　40mg ┘ iv drip q12h

【说明】　抑酸药物除了可以通过抑制胃酸而减少胰腺分泌的作用外，还有预防应激性溃疡的作用，若合并有上消化道出血时，药量可加大。

（5）抗感染治疗

处方一　生理盐水注射液　　　100mL ┐
　　　　头孢他啶　　　　　　　2.0g ┘ iv drip q12h

处方二　5%葡萄糖注射液　　　250mL ┐
　　　　左氧氟沙星注射液　　　0.2g ┘ iv drip q12h

处方三　替硝唑注射液　　　100mL iv drip q12h

【说明】　重症胰腺炎应用抗生素，有预防胰腺坏死合并感染的作用。抗生素应在发病后 1 周内使用，重型者常持续应用 1～2 周。

3. 其他治疗

（1）内镜治疗　对疑有胆源性胰腺炎的患者实行早期（发病后 24～72h 内）ERCP 检查及治疗已达成共识，其首选治疗是内镜下行 Oddi 括约肌切开或放置鼻胆管引流，条件许可时行胆管结石清除，以达到胆管引流通畅、减少胆汁胰管反流，使重症胆源性胰腺炎患者病情迅速改善，疗效明显优于传统常规治疗。

（2）手术治疗　在 AP 早期阶段，除因严重的 ACS，均不建议外科手术治疗。在 AP 后期阶段，若合并胰腺脓肿和（或）感染，应考虑外科干预手术治疗。

第九节　溃疡性结肠炎

溃疡性结肠炎（UC）是一种慢性非特异性结肠炎症，病变主要位于结肠的黏膜层，且以溃疡为主，多累及直肠和远端结肠，但可向近端扩张，以致遍及整个结肠。近年来本病发病率呈上升趋势。本病可见于任何年龄，但以 20～30 岁最多见，男性略多于女性。本病一般呈慢性过程，大部分患者反复发作，轻型及长期缓解者预后较好。

一、问诊要点

① 询问大便情况，大便的次数、性状、颜色等。
② 询问有无腹痛及其性质、部位、程度、发作时间。
③ 询问有无腹胀，询问饮食及体重改变情况等。

二、查体要点

① 检查有无腹部压痛、腹肌紧张或反跳痛。
② 检查有无肠鸣音亢进，能否触及如硬管状的降结肠或乙状结肠。

三、辅助检查或实验室检查

（1）结肠镜检查　结肠镜检查并活检是 UC 诊断的主要依据。结肠镜下 UC 病变多从直肠开始，呈连续性、弥漫性分布，表现为：①黏膜血管纹理模糊、紊乱或消失、充血、水肿、质脆、自发性或接触性出血和脓性分泌物附着，亦常见黏膜粗糙、呈细颗粒状；②病变明显处可见弥漫性、多发性糜烂或溃疡；③可见结肠袋变浅、变钝或消失以及假息肉、黏膜桥等。

（2）黏膜病理学检查　活动期与缓解期有不同表现。活动期：①固有膜内有弥漫性、慢性炎性细胞、中性粒细胞、嗜酸粒细胞浸润；②隐窝有急性炎性细胞浸润，尤其是上皮细胞间有中性粒细胞浸润及隐窝炎，甚至形成隐窝脓肿，脓肿可溃入固有膜；③隐窝上皮增生，杯状细胞减少；④可见黏膜表层糜烂，溃疡形成和肉芽组织增生。缓解期：①中性粒细胞消失，慢性炎性细胞减少；②隐窝大小、形态不规则，排列紊乱；③腺上皮与黏膜肌层间隙增宽，或见固有腺体萎缩；④潘氏细胞化生。

UC活检标本的病理诊断：活检病变符合上述活动期或缓解期改变，结合临床，可报告符合UC病理改变。宜注明为活动期或缓解期。如有隐窝上皮异型增生（上皮内瘤变）或癌变，应予注明。

（3）钡剂灌肠检查　结肠镜检查可以取代钡剂灌肠检查。无条件行结肠镜检查的单位可行钡剂灌肠检查。检查所见的主要改变为：①黏膜粗乱和（或）颗粒样改变；②肠管边缘呈锯齿状或毛刺样改变，肠壁有多发性小充盈缺损；③肠管短缩，袋囊消失呈铅管样。结肠镜检查遇肠腔狭窄镜端无法通过时，可应用钡剂灌肠检查、CT或MRI结肠显像显示结肠镜检查未及部位。

（4）此外粪常规及培养、血常规、血沉、血电解质、血清蛋白电泳及免疫学检查等。

四、诊断和鉴别诊断

1. 诊断

① 持续或反复发作腹泻伴脓血便，可伴腹痛、里急后重、腹胀等。

② 内镜检查，可见以下病变：黏膜粗糙呈细颗粒状，弥漫性充血水肿，血管纹理模糊，质脆、易出血，可附有脓性分泌物；病变明显处见弥漫性糜烂或多发性浅表溃疡；晚期有肠壁增厚、肠腔狭窄、假息肉形成。

③ 钡剂灌肠检查见黏膜粗乱或颗粒样改变，肠管边缘呈锯齿状或毛刺状，肠腔内有多发性小龛影或大小不等的充盈缺损，肠管缩短，结肠袋消失，呈铅管状。

④ 粪便检查潜血试验阳性，镜检可见红细胞、白细胞。

⑤ 血常规可见血红蛋白降低，白细胞总数和中性粒细胞增多。

⑥ 活动期血沉加快。

2. 分型

可简单分为初发型和慢性复发型。

（1）初发型　指无既往史而首次发作者，该类型在鉴别诊断中应予特别注意，亦涉及缓解后如何进行维持治疗的考虑。

（2）慢性复发型　临床缓解期再次出现症状，临床上最常见。治疗后常有长短不一的缓解期，与一般历时 3～4 周的发作期交替发生。

3. 鉴别诊断

（1）结肠克罗恩病　根据临床表现、内镜和组织病理学特征不难鉴别。克罗恩病患者有腹泻但脓血便较少见。多发生于回肠末端，右半结肠也是其好发部位，一般不累及直肠，病变呈节段性分布。内镜下可见纵行溃疡，卵石样外观，病变间黏膜外观正常（非弥漫性），多见肠腔狭窄。病理示裂隙状溃疡，非干酪样肉芽肿，黏膜下层淋巴细胞聚集。

（2）急性感染性肠炎　各种细菌感染，如志贺菌、空肠弯曲杆菌、沙门菌、产气单胞菌、大肠杆菌、耶尔森菌等。常有流行病学特点（如不洁食物史或疫区接触史），急性起病常伴发热和腹痛，具有自限性（病程一般数天至 1 周，不超过 6 周）；抗菌药物治疗有效；粪便检出病原体可确诊。

（3）阿米巴肠病　有流行病学特征，果酱样大便，结肠镜下见溃疡较深、边缘潜行，间以外观正常的黏膜，确诊有赖于粪便或组织中找到病原体，非流行区患者血清阿米巴抗体阳性有助诊断。高度疑诊病例抗阿米巴治疗有效。

（4）肠道血吸虫病　有疫水接触史，常有肝脾大。确诊有赖粪便检查见血吸虫卵或孵化毛蚴阳性。急性期结肠镜下可见直肠、乙状结肠黏膜黄褐色颗粒，活检黏膜压片或组织病理学检查见血吸虫卵。免疫学检查有助鉴别。

五、治疗

1. 一般治疗

在急性发作期或病情严重时均应卧床休息，饮食以柔软、易消化、富于营养、有足够热量为原则，补充多种维生素。发作期

199

进流质饮食，严重者宜禁食。有贫血、脱水、营养不良等表现的重症或久病患者，给予输血、补液及全身支持治疗，并注意水电解质平衡，尤其是及时纠正低钾血症。避免烟酒、刺激性食物、乳制品、水果及冷饮。

2. 药物治疗

（1）氨基水杨酸制剂

处方一　柳氮磺胺吡啶（SASP）　1.0g po qid

处方二　美沙拉嗪　0.5g po qid

【说明】　此类药物适用于轻中型患者或重型缓解者。用药 3～4 周后病情缓解可减量使用 3～4 周，然后改为维持量 2.0g/d，维持 1～2 年。SASP 有恶心、呕吐、头痛和全身不适等不良反应，还可有白细胞减少、关节痛、皮疹等，不良反应的发生与用药量的大小有关，在用药过程中必须注意这一点。对磺胺过敏者及 2 岁以下儿童禁用，肝肾功能不全者慎用。

美沙拉嗪是一种 5-氨基水杨酸制剂，通过清除自由基降低肠道损伤和刺激，其不良反应少，但价格昂贵，最适用于对 SASP 不能耐受者。

（2）糖皮质激素类药物

处方一　泼尼松　40～60mg qd（每日早晨顿服）

处方二　地塞米松　10mg iv qd

处方三　5% 葡萄糖注射液　250mL ⎫
　　　　琥珀酸氢化可的松　200～300mg ⎭ iv drip qd

处方四　生理盐水　100mL ⎫
　　　　琥珀酸氢化可的松　100mL ⎭ 保留灌肠 qn

【说明】　有下列情况者，优先考虑使用激素：结肠的病变尚轻，但临床上有显著全身症状或自身免疫现象者；急需手术的严重病例，作为术前准备者；对暴发性或严重型病例。治疗中应注意肠穿孔、肠出血、血钾过低与继发感染等激素不良反应。

（3）免疫抑制药

处方一　硫唑嘌呤　20～30mg po bid

处方二　环孢素（CsA）　2～4mg/(kg·d) iv drip qd

【说明】　适用于对激素治疗效果不佳或对激素依赖的慢性持

续型患者，加用这类药物后激素用量可逐渐减少甚至停用。本品大剂量及用药过久可有骨髓抑制，可导致粒细胞减少甚至再生障碍性贫血。肾功能不全患者应适当减量，肝功能损伤者禁用，孕妇慎用。口服每次 20～30mg，每日 2 次，显效时间需 3～6 个月，维持用药一般 1～2 年。环孢素起效快，短期有效率可达 60%～80%，可有效减少急诊手术率。使用期间需定期监测血药浓度，严密监测不良反应。有效者待症状缓解改为继续口服使用一段时间（不超过 6 个月），逐渐过渡到硫嘌呤类药物维持治疗；4～7 天治疗无效者，应及时转手术治疗。

3. 外科手术治疗

（1）绝对指征　大出血、穿孔、癌变以及高度疑为癌变。

（2）相对指征　①积极内科治疗无效的重度 UC（见上述重度 UC 治疗），合并中毒性巨结肠内科治疗无效者宜更早行外科干预。②内科治疗疗效不佳和（或）药物不良反应已严重影响生活质量者，可考虑外科手术。

第十节　肠易激综合征

肠易激综合征（IBS）指的是一组包括腹痛、腹胀、以大便习惯改变为主要特征，并伴大便性状异常，持续存在或间歇发作，而又缺乏形态学和生物化学异常改变等可用器质性疾病解释的临床症状。本病是最常见的一种胃肠道功能紊乱性疾病。以女性多见，有家族聚集倾向。IBS 呈良性过程，症状可反复或间歇发作，影响生活质量，但一般不会严重影响全身情况。

一、病史采集

① 询问有无腹痛以及腹痛的部位、性质、诱因和缓解情况。

② 询问有无腹胀，有无排便习惯改变和大便性状的改变。

③ 询问体重改变情况，起病情况，发作特点，与睡眠的关系，发病年龄。

④ 是否有疲劳、昏睡、焦虑、躯体疼痛，泌尿系症状如夜尿频、尿急和排尿不尽感，女性性交困难等。

二、体格检查

通常没有特异体征，相关的体征有结肠区压痛，腹泻者肠鸣音活跃，便秘者肠鸣音减弱。腹痛患者部分可在相应区域扪及压痛坚硬的肠管。直肠指检可感到括约肌紧张，痛觉过敏。指套带黏液或球形粪便。

三、辅助检查或实验室检查

（1）实验室检查　IBS没有特异性的实验室检查，常规检查如粪常规和粪细菌培养等常为阴性，其他血液及生化等检查一般无异常。对于40岁以下患者，具有典型IBS症状者，粪常规应列为必需检查。

（2）结肠镜检查　对新近出现的持续的大便习惯（包括性状、频率）的改变，或与以往发作形式不同或症状逐步加重患者，或有大肠癌家族史者、年龄≥40岁者，应将结肠镜检查视为首选检查。若年龄过高、身体较弱、合并其他严重心脑肾损害、凝血功能异常等有肠镜检查禁忌证或患者不愿配合的，可考虑结肠钡灌作为次选。

（3）胃肠运动、内脏敏感性检查　IBS系胃肠道功能性疾病，必要时可进行一些胃肠运动、内脏敏感性检查。以下检查多用于临床研究，不一定作为常规诊断性检查。

四、诊断和鉴别诊断

1. 诊断

诊断标准是根据罗马Ⅲ的IBS诊断标准：反复出现腹痛或腹部不适，至少3个月，每月至少3天，伴有以下2条或2条以上内容：①排便后改善；②发作伴有排便习惯的改变；③发作伴有大便性状的改变。

在诊断之前，症状应出现至少6个月且最近3个月的症状必须符合诊断标准。不适指一种不舒服的感觉，而非痛觉。在病理生理学研究和临床试验中，符合入选标准的患者在筛选期内，其出现腹痛或腹部不适的频率应不小于每周2天。

2. 分型

（1）IBS便秘型（IBS-C）　块状/硬便＞25%，且稀/水样便

$<25\%$。

（2）IBS 腹泻型（IBS-D）　稀/水样便$>25\%$，且块状/硬便$<25\%$。

（3）IBS 混合型（IBS-M）　稀便和硬便均$>25\%$。

（4）IBS 未定型（IBS-U）　排便性状改变为带到上述三型要求。根据症状分为 IBS 伴腹泻和 IBS 伴便秘。

3. 鉴别诊断

IBS 主要症状腹痛、腹胀、大便习惯改变可见于大部分胃肠道器质性疾病，本病诊断首先应除外器质性病变。

（1）上腹部和脐周疼痛　需与消化性溃疡、胆道疾病、胃癌、胰腺炎、胰腺癌、肠缺血鉴别。需相应检查胃肠镜，腹部影像学如 CT、MRI，结合血常规、淀粉酶、肿瘤标志物、镜下病理、大便细菌培养等进行鉴别。

（2）下腹部疼痛　需要与结肠癌、炎症性肠病、缺血坏死性肠病相鉴别。应完善肠镜检查、镜下病理、血管造影、彩色多普勒、CT 等进行鉴别。

（3）餐后腹痛伴腹胀、恶心呕吐　需与胃轻瘫和不完全性肠梗阻鉴别。糖尿病或某些结缔组织病病史，胃内测压，胃电图，放射性核素胃排空试验、消化道造影、消化道压力测定、立位腹部平片或 CT 等可进一步鉴别。

（4）腹泻　需与功能性腹泻相鉴别，临床上非常相似，很多疾病均可出现不伴腹痛的慢性腹泻，但一般达不到 IBS-D 的诊断标准。罗马Ⅲ对于功能性腹泻的诊断标准是：至少 75% 的排便为不伴有腹痛的稀粪（糊状或水样粪），诊断前症状出现至少 6 个月，近 3 个月满足以上诊断标准。大多数功能性腹泻与 IBS-D 的鉴别仅依据病史，若有必要可进行诊断性试验治疗。另外炎症性肠病、感染性腹泻大多伴腹痛，有些患者有服用泻药史。甲亢、胃泌素瘤、乳糖酶缺乏症、肠道吸收不良综合征等也可以出现无痛性腹泻。经甲状腺功能检测、肠功能、大便培养等检查有助于鉴别。

（5）便秘　需与功能性便秘相鉴别，与腹泻型 IBS 相似，主要依靠详细询问病史，腹腔内脏器器质性病变和腹腔内巨大肿瘤阻塞肠道均可发生慢性便秘，此外一些内分泌疾病和服药史也需关注。

五、治疗

1. 一般治疗

治疗措施主要是对症处理及心身的综合治疗，治疗的目的应该是针对减轻患者的腹泻、便秘、产气或痉挛的特异性症状，改善患者的功能状态。对这类患者需耐心解释，消除疑虑，建立互相信任的医患关系；治疗选择上要个体化，谨慎把握尺度，避免矫枉过正。调整饮食，予高纤维食物；避免敏感食物和产气食品，根据胃肠动力变化特点改变膳食结构；麸子、洋车前子、魔芋及其他高纤维食物对改善便秘有明显效果。心理和行为疗法包括心理治疗、催眠疗法、生物反馈疗法等。

2. 药物治疗处方

（1）调节肠道解痉为主的药物

① 高选择性钙通道阻滞药

处方一　匹维溴铵片　50mg tid

处方二　奥替溴铵片　40mg tid

【说明】匹维溴铵在临床上通过消除肠平滑肌的高反应性，缓解 IBS 患者的腹痛、腹泻、便秘，特别是交替出现的腹泻和便秘症状。本品耐受性良好，儿童与孕妇禁用。奥替溴铵对改善患者腹痛、腹胀，提高痛阈方面效果较好。

② 抗胆碱能类药物

处方一　硫酸阿托品注射液　0.3～0.5mg im

处方二　颠茄片　10～30mg po tid

【说明】最常用的阿托品、颠茄、溴丙胺太林（普鲁本辛）和莨菪碱类，但应注意不良反应。

③ 多离子通道调节药

处方　曲美布汀　100mg po tid

【说明】曲美布汀为外周性脑啡肽类似物，作用于外周阿片类受体，以刺激小肠动力和阿络酮通路以抑制结肠动力，是一种胃肠运动双向调节剂。

（2）止泻药

处方一　洛哌丁胺　2mg qd（首剂加倍）

处方二　复方苯乙哌啶　2.5～5mg po bid～qid

处方三　蒙脱石散　3g po tid

【说明】 洛哌丁胺为人工合成的外周阿片肽 μ 受体激动剂，可抑制肠道平滑肌的收缩，减少肠蠕动。还可减少肠壁神经末梢释放乙酰胆碱，通过胆碱能和非胆碱能神经元局部的相互作用直接抑制蠕动反射。苯乙哌啶直接作用于肠平滑肌直肠黏膜感受器，减弱肠蠕动，同时增加肠的节段性收缩，延迟肠内容物通过，有利于水分吸收。蒙脱石散是一种胃肠道黏膜保护药和吸附剂。

（3）导泻药

处方一　非比麸　3.5g po bid～tid

处方二　乳果糖　10mL po tid

处方三　山梨醇　6～10g qd

处方四　5%硫酸镁　5～20mL 兑 100～400mL 水 清晨服用

【说明】 主要含麦麸、欧车前、甲基纤维素、聚卡波非等的纤维制剂，此类药物在肠道不被吸收。乳果糖：不被小肠吸收，乳果糖在结肠中被消化道菌群转化成低分子量有机酸，导致肠道内 pH 值下降，并通过渗透作用增加结肠内容量。山梨醇经口服进入十二指肠、空肠后，促进肠道排空，疏通肠道余气，抑制空肠、回肠对液体、钠、钾的吸收，从而减轻或消除常见消化道病症。硫酸镁等盐类渗透性泻药在肠道内不易吸收，在肠内形成一定渗透压，还刺激肠壁分泌水分和电解质、改变大便性状，其导泻作用迅速强烈，如服用浓度过高（20%）则排便时间延缓，故导泻作用时宜多饮水。

以上治疗多为口服给药，灌肠治疗主要是给药方式/途径的不同。灌肠剂内容包括水、肥皂水、磷酸盐、糖水及开塞露（主要成分甘油和丙二醇）等。对于便秘患者、清洁远端结肠行结肠镜、外科腹部手术等，均可很快起效。灌肠可刺激结直肠黏膜，引起直肠或肛周的损伤。对于肾功能损害、电解质紊乱、可能导致脱水等患者慎用磷酸盐灌肠。

（4）精神药物

处方一　地西泮　2.5～5mg po bid～tid

处方二　阿米替林　25～50mg po bid～tid

处方三　帕罗西汀　20mg po qd

【说明】　抗抑郁、镇静药在其他治疗无效且精神症状明显者可试用，小剂量的抗抑郁药即可显著缓解疼痛。阿米替林为三环类抗抑郁药，但有便秘不良反应。帕罗西汀为选择性 5-羟色胺重摄取抑制剂，可加快小肠传递，并避免三环类抗抑郁药最常见的便秘不良反应。

（5）肠道益生菌治疗

处方一　枯草杆菌、肠球菌二联活菌肠溶胶囊　2 粒 po tid

处方二　酪酸菌胶囊　2 粒 po tid

处方三　口服双歧杆菌四联活菌片　1.5g po tid

【说明】　微生态制剂能调整肠道内环境，有助于恢复肠道正常菌群，改善症状。

3. IBS 的非药物治疗

（1）饮食结构及饮食习惯调整　目前报道的可引起症状的食物包括牛奶、麦麸、脂肪、某些肉类、某些水果等。引起症状的原因可包括食物不耐受和食物过敏。相当比例上为食物不耐受，食物过敏仅占一小部分。

（2）高纤维素饮食　通常被认为是缓解便秘症状的有效途径。

（3）限制碳水化合物饮食　糖吸收不良也是常见 IBS 致病因素。

（4）针灸治疗　针灸对人体生理功能的改善作用是客观存在，因此应该考虑采用中医理论针对性地采取个体化治疗方案。

（5）生物反馈　生物反馈治疗能有效促进患者主动松弛肛门压力，缓解患者腹痛、排便窘迫感进而改善生活质量。因此生物反馈治疗是用于治疗输出梗阻性便秘的首选方案。

第十一节　功能性消化不良

功能性消化不良（FD）是指具有由胃和十二指肠功能紊乱引起的症状，经检查排除引起这些症状的器质性疾病的一组临床综合征。属于中医学的"胃痛"、"嘈杂"、"痞满"等范畴。

一、问诊要点

① 询问是否有上腹痛或胀、上腹部灼热感、早饱或餐后饱

胀。是否伴有紧张、失眠、焦虑、抑郁等精神方面的症状。

② 询问是否有病程较长，反复发作史。

二、查体要点

上腹部压痛或压之不舒。

三、辅助检查

对初诊的消化不良患者应在详细采集病史和进行体格检查的基础上有针对性地选择辅助检查。建议将胃镜检查作为消化不良诊断的主要手段。其他辅助检查包括肝、肾功能以及血糖等生化检查、腹部超声检查和消化系统肿瘤标志物检测，必要时行腹部CT扫描。

四、诊断和鉴别诊断

1. 症状

①餐后饱胀：食物长时间存留于胃内引起的不适感。②早饱感：指进食少许食物即感胃部饱满，不能继续进餐。③上腹痛：位于胸骨剑突下与脐水平以上、两侧锁骨中线之间区域的疼痛。④上腹烧灼感：局部的灼热感，与烧心不同。烧心是指胸骨后烧灼样疼痛或不适，是 GERD 的特征性症状。FD 患者临床表现个体差异性大，根据 FD 患者的主要症状特点及其与症状相关的病理生理学机制以及症状的模式将 FD 分为两个亚型，即餐后不适综合征（PDS）和上腹痛综合征（EPS）。临床上两个亚型常有重叠，有时可能难以区分。

2. 鉴别诊断

（1）食管、胃、十二指肠的各种器质性疾病　如消化性溃疡、胃癌等，行胃镜、病理等检查可鉴别。

（2）肝胆胰腺疾病　肝功能、腹部超声检查、消化系统肿瘤标志物检测、腹部 CT 扫描、ERCP、MRCP 等检查。

（3）全身性或其他系统疾病　如糖尿病、肾脏病，可行血糖、肾功能检查。

五、治疗

首先，帮助患者正确认识和理解病情。帮助患者改善不良生活习惯，如避免烟酒、熬夜、不规律的饮食等。尽量减少非甾体抗炎药的使用。保持乐观的情绪。对有其他基础病的患者应积极控制病情。对有精神症状的患者，要进行必要的心理治疗。若焦虑、失眠等症状严重者可给予一定量的镇静安眠药。

1. 抑酸药

处方一　西咪替丁　0.4g po tid（饭前）

处方二　雷尼替丁　150mg po bid（饭前）

处方三　法莫替丁　20mg po bid（饭前）

处方四　奥美拉唑　20mg po qd（饭前）

处方五　兰索拉唑　15mg po qd（饭前）

处方六　泮索拉唑　40mg qd po（饭前）

处方七　雷贝拉唑　10mg qd po（饭前）

【说明】　抑酸药广泛应用于功能性消化不良的治疗，适用于非进餐相关的消化不良中以上腹痛、烧灼感为主要症状者。

2. 胃肠动力药

处方一　甲氧氯普胺　5mg po tid（饭前）

处方二　多潘立酮　10mg tid po（饭前）

处方三　依托必利　50mg po tid（饭前）

处方四　莫沙必利　5mg po tid（饭前）

【说明】　甲氧氯普胺有较强的中枢镇吐作用，但可导致锥体外系反应，不宜长期、大量应用；莫沙必利在我国和亚洲的使用资料表明其可显著改善功能性消化不良患者的早饱、腹胀、嗳气等症状。目前未见心脏不良反应的报道。但对 5-HT$_4$ 受体激动的心脏不良反应仍应引起重视。

3. 助消化药

处方一　培菲康　0.42 po tid

处方二　多酶片　1～2 片 po tid

处方三　复方阿秦米特　1～2 片 tid 餐后口服

【说明】　消化酶和微生态制剂可作为治疗消化不良的辅助用药。复方消化酶和益生菌制剂可改善与进餐相关的腹胀、食欲缺乏等症状。复方阿嗪米特肠溶片是一种由助消化酶制品胰酶和纤维素酶促进胆汁分泌药阿嗪米特及消胀药二甲基硅油组成的制剂，适用于胆汁分泌不足或消化酶缺乏而引起的消化不良伴有胃胀的患者。肝功能不全或胆汁排泄不畅的患者禁用本药。

4. 根除幽门螺杆菌治疗

方案见慢性胃炎。

【说明】 根除幽门螺杆菌可使部分 FD 患者的症状得到长期改善对合并幽门螺杆菌感染的 FD 患者，如应用抑酸药、促动力药治疗无效，建议向患者充分解释根除治疗的利弊，征得患者同意后给予根除幽门螺杆菌治疗。

5. 精神心理治疗

处方一　阿米替林　25mg po tid

处方二　帕罗西汀　20mg 早餐顿服 qd

【说明】 抗焦虑、抑郁药对 FD 有一定疗效，对抑酸药和促动力药治疗无效且伴有明显精神心理障碍的患者可选择三环类抗抑郁药或 5-HT4 再摄取抑制剂（SSRI）；除药物治疗外，行为治疗、认知治疗和心理干预等可能对这类患者也有益。精神心理治疗不但可缓解症状，还可提高患者的生活质量。帕罗西汀是一种选择性 5-HT 再摄取抑制剂，通过阻止 5-HT 的再吸收而提高神经突触间隙内 5-HT 的浓度，从而产生抗抑郁作用。

六、预防与健康指导

帮助患者认识、理解病情，指导其改善生活方式、调整饮食结构和习惯、去除可能与症状发生有关的发病因素，提高患者对应症状的能力。

第十二节　功能性便秘

功能性便秘是指由于生活规律改变、情绪抑郁、饮食因素、排便习惯不良、药物作用等非全身疾病或肠道疾病所引起的原发性持续性便秘，又称为习惯性便秘或单纯性便秘。功能性便秘主要是由于肠功能紊乱所引起的。

一、问诊要点

① 是否有排便次数减少：如每周排便常少于 3 次，严重者 2～4

周排便 l 次。

②　是否有排便困难：如排便时间每次长达 30min 以上，粪便是否硬结。是否常伴有排便不畅感、排便后无空虚感或常有里急后重、欲便不畅等症状。

③　是否下腹有胀压感、上腹饱胀不适、嗳气、反胃、恶心、腹痛、腹鸣、排气多等。

二、查体要点

体检时多无阳性发现。在痉挛性便秘时往往可扪及痉挛收缩的肠管。直肠便秘时在左下腹常可触到粪块，肛门指诊时触到坚实粪块，排便后指诊发现因壶腹扩张四处空旷而不易触到肠壁。

三、辅助检查和化验室检查

（1）血常规、粪常规、粪便潜血试验　为便秘患者常规检查，可提供结直肠及肛门器质性病变的线索。

（2）直肠指检　可确定是否有粪便嵌塞、肛门狭窄、直肠脱垂、直肠肿块等病变，并可了解肛门括约肌的肌力状况。

（3）内镜检查　可观察结肠和直肠黏膜情况，排除器质性病变。部分患者可见结肠黏膜呈弥漫性黑褐色斑点，称结肠黑变征，为肠黏膜脂褐素沉着，多与长期服用泻药有关。积粪过久可致直肠黏膜痉挛。

（4）影像学检查　腹部 X 线平片能显示肠腔扩张、粪便存留及气液平面。消化道钡餐可显示钡剂在胃肠道内运行的情况来了解其运动功能状态。钡剂灌肠可发现巨结肠。CT 或 MRI 主要用于肠道有无肿块或狭窄的患者。

四、诊断与鉴别诊断

1. 诊断

患者缺乏确切病因，又无可解释症状的器质性疾病证据，同时在过去 12 个月中至少达 3 个月连续或不间断出现以下 2 项或 2 项以上症状者可诊断为功能性便秘。

①　排便用力。

②　粪便成块或硬结。

③　排便不尽感。

④ 需用手才能帮忙。

⑤ 每周排便少于 3 次。

对中年以上的患者，排便习惯一向规律，逐渐发生顽固性便秘时，则必须给予及时和彻底地检查，以便除外结肠癌。

2. 鉴别诊断

便秘作为症状之一，可见于各种疾病所造成的排便动力的不足。如长期慢性消耗性疾病造成的恶病质、衰弱、营养不良、腹水、巨大卵巢囊肿的压迫、慢性肺气肿、膈肌麻痹等常可引起腹肌、膈肌、肛提肌以及平滑肌的无力，都有可能引起便秘。脊髓及马尾部损伤常造成排便反射障碍。肛裂、痔、肛周的炎症等引起肛门括约肌的痉挛以及肛门瘢痕性狭窄等，均可引起便秘。至于铅、砷、汞、磷等中毒，碳酸钙、氢氧化铝、阿托品、阿片等药物的使用，各种原因造成的肠腔狭窄等情况，虽然都可发生便秘，但它常掩盖不了原发病的主要表现，因此与功能性便秘作鉴别常无困难。

五、治疗

1. 一般治疗

以饮食、排便习惯的调节为主，辅以药物治疗，避免滥用泻药，注意用药个体化。鼓励患者晨起多饮水、菜汁、水果汁或蜂蜜汁，进食富含纤维的食物如麦胶、水果、蔬菜、玉米等，适当增加活动量。非比麸为小麦纤维素，由于纤维本身不被吸收，能使粪便膨胀刺激结肠运动。养成定时排便的习惯，可防止粪便堆积。鼓励患者早餐后排便，如仍不能排出可在晚餐后再次排便，使患者逐渐恢复正常的排便习惯。在排便习惯的训练中可结合药物清洁肠道。

2. 药物治疗

（1）润滑性泻药

处方一　石蜡油　15～30mL po tid

处方二　开塞露　1 支 塞肛

【说明】　适用于老人、小儿便秘，也可用于痔、高血压、心衰患者的便秘及预防术后排便困难。长期应用可干扰维生素 A、维生素 D、维生素 E、维生素 K 以及钙、磷的吸收。

（2）高渗性泻药

处方　乳果糖　30mL po qd

【说明】　适用于需用缓泻药的急慢性功能性便秘的患者，更可恢复老年人或儿童的正常排便习惯；也适用于孕妇、产妇、手术后患者，对必须卧床的患者以及药物引起的便秘、肛裂或痔疮引起的排便疼痛的患者也适用。糖尿病患者、乳果糖及其组分过敏者慎用。

（3）盐类泻药

处方一　硫酸镁　5～20g po qd

处方二　硫酸钠　15～30g po qd

【说明】　主要用于习惯性便秘、老年性便秘、高脂血症及糖尿病。特别适用于老年体弱、高血压、糖尿病的便秘患者。对有肠梗阻者不可用盐性导泻药。

（4）刺激性泻药

处方一　比沙可啶片　5～10mg po qd

处方二　酚酞片　50～200mg po qd

【说明】　适用于长期顽固性便秘或使用其他缓泻药无效者。阑尾炎、直肠出血未明确诊断、充血性心力衰竭、高血压、粪块阻塞、肠梗阻禁用。

3. 其他治疗

功能性便秘患者常伴有抑郁和焦虑症，可加重便秘，因而需接受心理治疗。精神异常紧张者经治疗无效可给予抗焦虑或抗抑郁药物联合治疗。对有直肠括约肌及盆底肌功能紊乱的便秘患者，可采用生物反馈治疗。经内科治疗无效，而且各种检查显示有明确的病理解剖和确凿的功能性异常部位，可考虑手术治疗，如继发性巨结肠、部分结肠冗长、结肠无力、直肠前膨出症、直肠内套叠、直肠黏膜内脱垂、盆底痉挛综合征等。

第十三节　非酒精性脂肪肝

脂肪肝是由于多种原因引起肝细胞内脂肪堆积过多的一种病

理状态，即肝内脂肪含量超过肝湿重的 5%，或肝活检 30% 以上肝细胞有脂肪变且弥漫分布于全肝，是一种多病因引起的代谢性肝病。

一、问诊要点

是否有倦怠乏力、易疲劳、右季肋疼痛等，但多数病例自觉症状缺如。是否有高血脂、肥胖、高血压等病史。

二、查体要点

缺乏阳性体征。

三、辅助检查和实验室检查

(1) 肝胆脾 B 超　规定具备以下三项腹部超声表现中的两项者为弥漫性脂肪肝：肝脏近场回声弥漫性增强（"明亮肝"），回声强于肾脏；肝内管道结构显示不清；肝脏远场回声逐渐衰减。

(2) CT 检查　诊断脂肪肝的依据为肝脏密度普遍降低，肝/脾 CT 值之比<1.0。其中，0.7<肝/脾 CT 比值<1.0 者为轻度，≤0.7 但>0.5 者为中度，≤0.5 者为重度脂肪肝。

(3) 血脂、肝功能等检查。

四、诊断标准和鉴别诊断

1. 诊断

① 无饮酒史或每周饮酒折含乙醇量<140g。

② 除外药物、毒物、感染或其他可识别的外源性因素导致的脂肪性肝病。

③ 肝脏影像学表现符合弥漫性脂肪肝的影像学诊断标准。

④ 有代谢危险因素的患者存在难以解释的血清碱性磷酸酶和谷氨酰转肽酶持续轻至中度升高。

⑤ 肝活检组织学改变符合脂肪性肝病的病理学诊断标准。

⑥ 存在体重增长迅速、内脏性肥胖、空腹血糖增高、血脂紊乱、高血压等危险因素。

凡具备上述第①、②项和第⑤项者即可确诊为非酒精性脂肪肝；具备第①、②项和第③或第④项中任何者诊断为非酒精性脂肪肝可能；同时具备第⑥项和（或）经改变生活方式等相应治疗后第③项和第④项改善者可基本明确非酒精性脂肪肝的诊断。

2．酒精性脂肪肝分期和分型

在病理学上，非酒精性脂肪肝有四个最明显的分期：肝脂肪变、脂肪性肝炎、脂肪性肝炎伴肝纤维化和肝硬化。

通常依据其脂肪变、炎症和纤维化，将其分为 4 种类型，即Ⅰ型，仅脂肪变；Ⅱ型，脂肪变＋炎症；Ⅲ型，脂肪变＋肝细胞损伤；Ⅳ型，脂肪变＋窦周纤维化和多形核细胞浸润，可有或无Mallory 小体。

3．鉴别诊断

（1）原发性肝癌　一般可有肝炎病史，血 AFP 升高，B 超、CT 等影像学检查证实肝脏占位。

（2）转移性肝癌　腹部 B 超、CT 等提示肝脏多发占位，血AFP 一般不升高，可有腹泻、食欲缺乏、便秘等消化道症状，X线上消化道钡餐、胃肠道内镜检查可明确原发病灶。

（3）非酒精性脂肪性肝炎与酒精性脂肪性肝炎的鉴别诊断非酒精性脂肪性肝炎患者右上腹可表现出钝痛，一般与代谢综合征的某些特征有关联，如糖尿病、高血压和肥胖症等。酒精性肝病更易出现食欲减退、发热、黄疸以及体重下降等临床表现，有明显的嗜酒史。

AST 与 ALT 之间的比值是区分非酒精性脂肪性肝炎与酒精性脂肪性肝炎的最重要的客观指标之一。一般来说，AST 与ALT 在这两种情况下都很少超过 300U/L，但非酒精性脂肪性肝炎时 ALT 血清水平常超过 AST 2～3 倍，而酒精性脂肪性肝炎时则以 AST 增高为主，AST/ALT 比值可达 2～3。

（4）非酒精性脂肪性肝炎与自身免疫性肝炎的鉴别诊断　本病目前没有特异性诊断标志物，是参照国际自身免疫性肝炎诊断记分标准进行诊断。由于非酒精性脂肪性肝炎病例的抗核抗体等自身抗体阳性率高达 30%，且其纤维进化进展者 γ-球蛋白亦呈高值，故应施行肝活检进行鉴别。另外，在对自身免疫性肝炎采用激素治疗中还可引起药物性非酒精性脂肪性肝炎。当本病治疗中出现转氨酶增高时，必须区分其为自身免疫性肝炎恶化，还是药物诱导的非酒精性脂肪性肝炎。

五、治疗方法

1．一般治疗

改变生活方式、控制体重，减少腰围：通过健康宣教纠正不良生活方式和行为，中度热量限制，低糖低脂膳食，增加膳食纤维含量；中等量有氧运动，每周 4 次以上，累计锻炼时间至少 150min。避免体重急剧下降，禁用极低热量饮食和空-回肠短路手术减肥，避免接触肝毒质，慎重使用可能有肝毒性的中西药物和保健品，严禁过量饮酒。

2．药物治疗

处方一 多烯磷脂酰胆碱 228～456mg tid

【说明】多烯磷脂酰胆碱以大豆中提取的粗制磷脂物质精制而成，可以减少自由基，增强过氧化氢酶、超氧化物歧化酶（SOD）和谷胱甘肽还原酶的活性，达到保护肝细胞的作用。

处方二 水飞蓟宾（素）片 70mg tid

【说明】水飞蓟宾具有抗氧自由基、抗脂质过氧化、保护肝细胞膜等作用。水飞蓟宾还有调节肝脏脂肪代谢的作用，可阻止或减轻脂肪在肝脏内的沉积和浸润作用。

处方三 甘草酸二铵肠溶胶囊 50～100mg tid

【说明】甘草酸制剂对肝脏有保护作用。

处方四 熊去氧胆酸胶囊 2 粒 tid

【说明】熊去氧胆酸有类似胆固醇树脂考来烯胺的作用，可降低血脂，提高细胞膜的稳定性，抑制单核细胞产生细胞因子，从而减轻肝细胞脂肪浸润，降低损害因子的作用，保护肝细胞。

处方五 还原型谷胱甘肽 200mg tid

【说明】还原型谷胱甘肽抑制肝组织内过氧化物的产生及甘油三酯的堆积，纠正低氧血症，保护肝细胞膜，防止乙醇引起的肝细胞变性、坏死及肝脏纤维化等损害的发生，并通过转甲基、丙氨基反应，保护肝脏的合成、解毒、灭活激素等功能，并促进胆酸代谢，有利于消化道吸收脂肪及脂溶性维生素。

3．其他治疗方式的选择

脂肪肝发展至晚期肝硬化、肝功能衰竭等时，可外科手术行肝移植，但肝移植后易复发。

第十四节　酒精性肝病

酒精性肝病（ALD）是由于长期大量饮酒所致的肝脏疾病。初期通常表现为脂肪肝，进而可发展成酒精性肝炎、酒精性肝纤维化和酒精性肝硬化；严重酗酒时可诱发广泛肝细胞坏死甚至肝功能衰竭。

一、问诊要点

询问是否有长期饮酒史。是否有上腹不适、食欲缺乏、恶心、乏力等。是否有肝炎等病史。

二、查体要点

是否有黄疸、肝脾大、腹水等相关体征。

三、辅助检查和实验室检查

（1）B超检查　①肝区近场回声弥漫性增强（强于肾脏和脾脏），远场回声逐渐衰减；②肝内管道结构显示不清；③肝脏轻至中度肿大，边缘角圆钝；④彩色多普勒血流显像提示肝内彩色血流信号减少或不易显示，但肝内血管走向正常；⑤肝右叶包膜及横膈回声显示不清或不完整。

（2）CT检查　弥漫性肝脏密度降低，肝脏与脾脏的CT值之比小于或等于1。弥漫性肝脏密度降低，肝/脾CT比值$\leqslant 1.0$但> 0.7为轻度；肝/脾CT比值$\leqslant 0.7$但> 0.5为中度；肝/脾CT比值$\leqslant 0.5$者为重度。

（3）实验室检查有血常规、血脂、肝功能等。

四、诊断和鉴别诊断

1. 诊断标准

① 有长期饮酒史，一般超过5年，折合酒精量男性$\geqslant 40g/d$，女性$\geqslant 20g/d$；或2周内有大量饮酒史，折合酒精量$> 80g/d$。但应注意性别、遗传易感性等因素的影响。酒精量换算公式为：g＝饮酒量（mL）×酒精含量（％）×0.8。

② 临床症状为非特异性，可无症状，或有右上腹胀痛、食欲

缺乏、乏力、体重减轻、黄疸等；随着病情加重，可有神经精神、蜘蛛痣、肝掌等症状和体征。

③ 血清天门冬氨酸氨基转移酶（AST）、丙氨酸氨基转移酶（ALT）、谷氨酰转肽酶（GGT）和平均红细胞容积（MCV）等指标升高，禁酒后这些指标可明显下降，通常4周内基本恢复正常，AST/ALT>2有助于诊断。

④ 肝脏B超或CT检查有典型表现。

⑤ 排除嗜肝病毒的感染、药物和中毒性肝损伤等。

符合①、②、③和⑤条或①、②、④和⑤条可诊断酒精性肝病；仅符合①、②和⑤条可疑诊酒精性肝病。

2. 临床分型标准

符合酒精性肝病临床诊断标准者，其临床分型诊断如下。

① 轻症酒精性肝病：肝脏生化、影像学和组织病理学检查基本正常或轻微异常。

② 酒精性脂肪肝：影像学诊断符合脂肪肝标准，血清ALT、AST可轻微异常。

③ 酒精性肝炎：血清ALT、AST或GGT升高，可有血清胆红素增高。重症酒精性肝炎是指酒精性肝炎中，合并肝昏迷、肺炎、急性肾功能衰竭、上消化道出血，可伴有内毒素血症。

④ 酒精性肝纤维化：症状及影像学无特殊。未做病理时，应结合饮酒史、血清纤维化指标透明质酸、Ⅲ型胶原、Ⅳ型胶原、层黏素、GGT、AST/ALT、胆固醇、Apo-A1、总胆红素、α_2-巨球蛋白、铁蛋白、稳态模式胰岛素抵抗等改变，这些指标并非十分敏感，应联合检测。

⑤ 酒精性肝硬化：有肝硬化的临床表现和血清生化指标的改变。

3. 鉴别诊断

首先要排除其他原因引起的脂肪肝。同时注意是否合并乙肝病毒、丙肝病毒的感染。通过肝炎病毒表面抗原检测来排除病毒性肝炎。肝性脑病要和酒精性谵妄、Wernicke脑病等相鉴别。

五、治疗

1. 一般治疗

酒精性肝病的治疗原则是：戒酒和营养支持，减轻酒精性肝病的严重程度；改善已存在的继发性营养不良和对症治疗酒精性肝硬化及其并发症。戒酒是治疗酒精性肝病的最主要措施。戒酒过程中应注意戒断综合征（包括酒精依赖者，神经精神症状的出现与戒酒有关，多呈急性发作过程，最低限度有四肢抖动及出汗等症状，严重者有戒酒性抽搐或癫痫样痉挛发作）的发生。酒精性肝病患者需良好的营养支持，在戒酒的基础上应提供高蛋白、低脂饮食，并注意补充 B 族维生素、维生素 C、维生素 K 及叶酸。

2. 药物治疗

处方一　泼尼松龙片　10mg qd

【说明】　对于严重酒精性肝炎患者，糖皮质激素可直接降低肝炎急性期的死亡率。并发急性感染、胃肠道出血、胰腺炎、血糖难以控制的糖尿病者为应用皮质激素的禁忌证。

处方二　己酮可可碱缓释片　0.4g bid

【说明】　己酮可可碱是一种非选择性磷酸二酯酶抑制药，具有拮抗炎性细胞因子的作用。

处方三　多烯磷脂酰胆碱胶囊　228mg tid

【说明】　多烯磷脂酰胆碱有不同程度的抗氧化、抗炎、保护肝细胞膜及细胞器，使受损的肝功能和酶活力恢复正常，可改善肝脏生化学指标。

3. 肝移植

晚期 ALD 是原位肝移植的最常见指征之一。虽然大多数移植中心需要患者在移植前有一定的戒酒期（一般为 6 个月），但移植后患者再饮酒的问题及其对预后的影响仍值得重视。接受肝移植的肝硬化患者的生存率与其他病因引起的肝硬化患者相似，5 年和 10 年生存率介于胆汁淤积性肝病和病毒性肝病之间。移植后生活质量的改善也与其他移植指征相似。

第十五节　肝硬化

肝硬化是一种常见的由不同病因引起的肝脏慢性、进行性、弥漫性病变，是在肝细胞广泛变性和坏死基础上产生肝纤维组织弥漫性增生，并形成再生结节和假小叶，导致正常肝小叶结构和血管解剖的破坏。病变逐渐进展，晚期出现肝功能衰竭、门静脉高压和多种并发症。它是严重和不可逆的肝脏疾病，是我国常见疾病和主要死亡原因之一。

一、问诊要点

① 询问有无食欲缺乏、恶心和呕吐、腹胀及尿少，以及上述症状出现的时间、发展情况。

② 有无呕血、黑粪、便血症状，如有，询问量及持续时间，并询问有无乏力、疲惫等贫血症状。

③ 询问有无牙龈出血、鼻出血等出血倾向表现。

④ 询问有无慢性活动性肝炎病史，有无乙型、丙型和丁型肝炎病毒感染史，有无血吸虫病史。

二、查体要点

① 检查有无皮肤黏膜黄染、肝掌、蜘蛛痣、男性乳房异常发育。

② 检查有无肝大、肿块、压痛及肝脏质地和大小有无异常。

③ 检查有无水肿、腹水征、腹壁静脉曲张。

三、辅助检查或实验室检查

（1）血常规　代偿期可无明显异常；失代偿期可见轻重不等的贫血，脾功能亢进时则见白细胞、血小板降低。

（2）尿常规　可见尿胆原、尿胆红素、尿蛋白。

（3）肝功能　代偿期轻度异常；失代偿期血清白蛋白降低，球蛋白升高，A/G 倒置。转氨酶、胆红素升高。血氨可升高。凝血酶原时间延长，凝血酶原活动下降。

（4）腹水检查　以漏出液为主，如合并感染时，则呈渗出液或介于漏出液和渗出液之间；如合并肝癌，可出现血性腹水。

（5）超声检查　早期可见肝脏大，晚期肝体积缩小，肝表面凹凸不平，肝实质回声增强。门脉高压者可见门静脉增宽，脾大、腹水。

（6）食管钡餐检查　食管静脉曲张可见虫蚀样或蚯蚓样充盈缺损，胃底静脉曲张可见菊花样充盈缺损。

（7）胃镜检查　可确定有无食管-胃底静脉曲张，并直接观察静脉曲张的长度（L）、颜色（C）、程度（F）、炎症（E）；并对其出血的风险性进行评估。食管-胃底静脉曲张是诊断门静脉高压的最可靠指标。在并发上消化道出血时，急诊胃镜检查可判明出血部位和病因，并进行止血治疗。

（8）CT、MRI检查　肝脏各叶比例失常，右叶萎缩，左叶增大，呈结节样改变，肝门增宽，脾大，腹水。

（9）肝组织活检　可确诊肝硬化，了解肝硬化的程度。

四、诊断和鉴别诊断

1. 诊断

① 有肝炎病毒感染史、长期酗酒、血吸虫病、胆汁淤积、循环障碍、药物及工业毒物接触等相关的病史。

② 有典型肝功能减退症状，如贫血、面色黑暗无光泽、皮肤粗糙、不规则低热等全身表现；食欲缺乏、恶心、呕吐、腹胀、腹泻、黄疸等消化系统症状；鼻衄、牙龈出血及皮肤紫癜等出血倾向；出现内分泌紊乱；有肝掌、蜘蛛痣等体征。

③ 有门静脉高压的症状，如脾大；侧支循环开放，主要有食管-胃底静脉曲张、腹壁及脐周静脉曲张、痔静脉曲张等；腹水。

④ 肝功能检查示血白蛋白下降、球蛋白升高、转氨酶升高、血清总胆红素、直接胆红素、间接胆红素偏高，凝血酶原时间延长等。

⑤ 腹部B超检查示有肝硬化的形态特征。

⑥ 肝活组织病理检查示有假小叶形成，可确诊。

2. 分型

（1）按病理形态学分类　①小结节性肝硬化：结节大小相仿，直径小于3mm，结节失去正常肝小叶结构，周围被纤维包裹。纤维间隔较窄、均匀。②大结节性肝硬化：结节较大，且大小不等，直径大于3mm，最大可达3.0～5.0cm，纤维间隔宽窄不一，一般较宽。大结节内可包含正常肝小叶。假小叶大小不等。③大小结节混合性肝硬化：兼有大、小结节，为上述两型的混合。

（2）按病因分类　引起肝硬化的原因较多，在我国以乙型病毒性肝炎所致的肝硬化最为常见，而在欧美国家则以酒精中毒最常见。①病毒性肝炎：在我国，病毒性肝炎尤其是慢性乙型肝炎是引起肝硬化的主要因素，其次是丙肝。甲肝和戊肝一般不会发展为慢性肝炎和肝硬化。病毒的持续存在是演变为肝硬化的主要原因。而从病毒性肝炎发展到肝硬化的过程，短则数月，长达 20～30 年。②慢性酒精中毒：在欧美国家，酒精性肝硬化所占的比例较高。我国近年来也有上升趋势，并且酒精可加速乙肝肝硬化的进展。其发病机制是长期大量饮酒（每日摄入乙醇 50g 达 10 年以上），酒精中间代谢产物乙醛对肝脏的直接损害，形成脂肪肝、酒精性肝炎、肝硬化。③非酒精性脂肪性肝炎：是仅次于病毒性肝炎和酒精中毒两种病因的最为常见的肝硬化前期病变。肥胖、糖尿病、高脂血症、药物、营养不良、体重极度下降是其常见危险因素。④胆汁淤积：持续肝内淤胆或肝外胆管阻塞时，可引起原发性或继发性胆汁性肝硬化。⑤化学毒物或药物：长期服用某些药物（如甲氨蝶呤、异烟肼、甲基多巴、四环素、双醋酚丁等），或长期反复接触某些化学毒物（如含砷杀虫剂、四氯化碳、磷等），均可引起药物性或中毒性肝炎，进而导致肝硬化。另外，黄曲霉毒素也可使肝细胞发生中毒损害引起肝硬化。

3. 鉴别诊断

（1）肝大　①原发性肝癌：肝脏呈进行性肿大，质地坚硬，表面亦可有结节，肿瘤指标（AFP）阳性，超声、CT 等检查有助于鉴别，肝穿刺组织活检能够确诊。②慢性活动性肝炎：谷丙转氨酶（ALT）反复或持续增高，肝脏质地中等，表面光滑，无腹水形成，超声检查有助于鉴别。

（2）脾大　①特发性门静脉高压症：其病理为肝内窦前性门脉纤维化与压力增高，临床表现为脾大、贫血、白细胞及血小板减少、胃肠道反复出血等。②晚期血吸虫病：也有窦前性肝内门静脉阻塞和高压、脾功能亢进和腹水等表现，应注意鉴别。

（3）腹水　①结核性腹膜炎：腹水为草黄色渗出液，静置后有自然凝固。腹水结核杆菌培养阳性，常伴有结核中毒症状和肺或肠的结核病灶。②腹内肿瘤：腹水多为血性，且增长迅速，腹水检查可见癌细胞。

五、治疗

1. 一般治疗

目前，肝硬化尚无特效的治疗方法。关键在于平时积极预防和治疗慢性肝病，预防和延缓肝硬化的发生。一旦发生肝硬化，应采取综合性的治疗方法。首先是针对病因的治疗，如酒精性肝硬化患者必须戒酒、乙型肝炎肝硬化者可抗病毒治疗、肝豆状核变性可行排铜治疗等，使病情缓解，延长代偿期；对于失代偿期主要是对症治疗，改善肝功能，抢救并发症。

肝功能代偿期患者可参加一般轻工作，肝功能失代偿期或者有并发症者，需绝对卧床休息。提高患者的营养状态，以给予高热量并以植物蛋白为主的饮食最为有效。严禁饮酒。脂肪尤其是动物脂肪不宜摄入过多。有腹水者，应予少钠盐或无钠盐饮食。有食管-胃底静脉曲张者，应避免进食坚硬、粗糙的食物。

2. 药物治疗

（1）抗纤维化治疗

处方一　秋水仙碱片　0.5mg bid（每周服 5 天）

处方二　泼尼松　30mg po qd

【说明】秋水仙碱主要用于血吸虫病引起者，其作用机制是抑制胶原的聚合。肾上腺皮质激素有抗炎和抑制肝脯氨酸羟化酶作用而抑制胶原合成，它也可以抑制胶原酶活性，仅用于自身免疫性慢性肝病。

（2）保护肝细胞药物

处方一　熊去氧胆酸　250mg po bid

处方二　10% 葡萄糖注射液　250mL ｜ iv drip qd
　　　　还原型谷胱甘肽注射液　0.6～1.2g ｜

处方三　水飞蓟宾片　70mg po tid

【说明】熊去氧胆酸有保护肝细胞作用，主要用于原发性胆汁性肝硬化。还原型谷胱甘肽起解毒作用。水飞蓟宾有明显的保护及稳定肝细胞膜的作用，主要适用于初期肝硬化、慢性迁延性肝炎等。用保肝药物品种不宜过多，以免影响食欲或加重肝脏负担。

（3）维生素类药物治疗

处方一　维生素 C　0.2g po tid

处方二　复合维生素 B_2　10mg po tid

处方三　维生素 E　100mg po tid

（4）腹水治疗

① 利尿药

处方一　螺内酯　20～40mg po tid～qid

处方二　呋塞米片　40～240mg/d po 分次服用

处方三　呋塞米注射液　20～240mg div

【说明】利尿药应用原则为间歇、交替、缓慢、排钾利尿药与保钾利尿药合用。

② 提高胶体渗透压治疗

处方一　同型新鲜血浆　200mL iv drip qd

处方二　20%人血白蛋白　5～10g iv drip qd 或 qod

【说明】每周定期少量多次静脉输入人血白蛋白或新鲜血浆，有助于改善机体一般情况、恢复肝功能、提高血浆渗透压、促进腹水的消退。

③ 治疗性放腹水：对于大量腹水、难治性腹水患者，若无肝性脑病、上消化道出血、感染、凝血酶原时间＞40%、血小板＞$40×10^9$/L，可采用治疗性放腹水，同时补充人血白蛋白，增加有效血容量，阻断 RAAS 系统激活。每周放腹水 3 次，每次 4000～6000mL。腹水消除后可继续使用螺内酯维持治疗。

④ 腹水浓缩回输：对于难治性肝硬化腹水患者，特别是伴有肾功能不全者，可采用腹水浓缩回输治疗。放出腹水 5000mL，经过超滤浓缩处理为 500mL，清除水、钠，再通过静脉回输给患者，补充蛋白质 40g，增加有效血容量。对于感染性腹水和癌性腹水不能再回输。

⑤ 经颈静脉肝内门体分流术（TIPS）：对于经上述治疗无效的顽固性腹水、肝性腹水及伴有肾功能不全者，可经颈静脉放置导管引导支撑管经肝静脉与门静脉之间架桥，在肝内建立门静脉与肝静脉主要分支间分流通道。术后门静脉压力降低，对利尿药反应改善，尿量明显增加，腹水消退较快。常见的副作用有肝性

脑病和肝功能减退。应严格掌握该术的适应证和禁忌证，对于年龄＞70岁、肺动脉高压或合并心功能不全、器质性肾病引起肾衰、肝恶性肿瘤等患者不宜使用。

3. 其他治疗方式的选择

（1）不同病因的肝硬化末期患者均可考虑做肝移植。

（2）人工肝　人工肝治疗是一种透析疗法，可清除血氨和其他毒性物质，提供正常的由肝脏合成的物质，纠正水电解质紊乱及酸碱平衡失调，对急慢性肝性脑病有一定的作用。也是等待肝移植患者的过度疗法。有血浆置换、血液透析、血液灌流、分子吸附再循环系统以及生物人工肝等多种方式可供选择。

第十六节　原发性肝癌

原发性肝癌（PLC）是临床上最常见的恶性肿瘤之一，全球发病率逐渐增长，发患者数超过71万人/年，在肿瘤致死原因中仅次于肺癌和胃癌，位居第三。由于乙肝病毒（HBV）感染、黄曲霉毒素、环境污染以及酗酒等问题，我国已成为全球发病率最高和死亡最多的国家。目前，我国肝癌年发患者数占到全球的55％，居全球第一；而年死亡人数占到全球的45％，在肿瘤致死原因中仅次于肺癌，位居第二。因此，肝癌是一种具有"中国特色"的癌症，严重威胁着人民健康和生命。

一、问诊要点

① 仔细询问其腹痛的部位、性质、程度和缓解情况，半数以上患者有肝区疼痛，多呈持续性胀痛或钝痛。

② 有无进行性消瘦、乏力、营养不良和恶病质等。

③ 有无食欲减退、恶心、暖气、腹泻、腹胀、便次增多、发热、出血倾向、下肢水肿、急腹症等。

④ 既往有无病毒性肝炎、肝硬化等病史。

二、查体要点

① 肝大，于左叶剑突下可扪及肿块，右叶下段可直接触及肿块，质地坚硬，表面凹凸不平，有大小不等的结节或巨块，边缘

钝而不整齐，常有不同程度的压痛，近膈面可使膈肌上抬，肝区叩击痛。

② 晚期可出现黄疸，皮肤巩膜黄染。

③ 肝癌合并有肝硬化门静脉高压者可有脾大、腹水、静脉侧支循环形成等表现。

④ 肿瘤可压迫或扭曲肝总动脉或腹腔动脉，导致肝区出现血管吹风样杂音，是肝癌的特殊体征。

⑤ 末期患者还可出现进行性消瘦、发热、食欲缺乏、乏力、营养不良和恶病质等全身性表现。

三、辅助检查或实验室检查

1. 病理或细胞学检查

病理诊断最确切，诊断的准确性高。但在临床工作中必须进行肝穿刺以取得送验的病理材料。肝穿刺为侵入性检查，并有可能诱发出血或癌的播散。

2. 肿瘤标志物检查

（1）AFP　AFP 用于肝癌的诊断，其最大的特点为特异性高，肝癌病例中 AFP 的阳性率约近 70%。AFP 可在肝癌临床症状出现前数月被检出。

（2）γ-谷氨酰转肽酶及同工酶 II（GGTII）　γ-谷氨酰转肽酶见于许多肝胆疾病，对肝癌的诊断并无特异性。但采用聚丙烯酰胺凝胶电泳可将其分成 9～13 条区带，其中 II、II′、I′为肝癌所特有，故有较高的特异性。

（3）异常凝血酶原（DCP）　凝血酶原为肝脏制造的重要凝血因子。当肝细胞癌变时合成了一种羧化不全的凝血酶原，称之为异常凝血酶原。用放射免疫法测定 >300up/L 为阳性。在肝癌病例中阳性率 67%。

（4）α-L-岩藻糖苷酶（AFU）　肝癌时 AFU 的活性增高，以 >110nKat/I 为阳性，则在肝癌中的阳性率为 81.2%。

（5）α₁-抗胰蛋白酶（AAT）　正常值 <4.0g/L，肝癌 74.5% 大于此值，但良性肝病中亦有 3%～12.9% 大于此值。

3. 常用影像学检查

（1）B 型超声检查　肝癌的声像图表现为低或高回声的"失

结构"的占位性病变，此种病变多呈圆球形或椭圆形，因肿瘤的膨胀性生长使周围血管移位并逐渐形成沿肿瘤周边环绕的现象。

（2）计算机断层摄影（CT） 肝癌在 CT 图像上表现为圆形或椭圆形低密度的病灶，若作增强扫描则图形更为清晰。CT 检查尚能观察到肝脏的全貌，有助于对合并的肝硬化程度的了解。CT 检查还能显示门脉中是否已有癌栓，肝门淋巴结有无转移。将 CT 检查与选择性肝动脉造影结合起来进行，能更好地发现较小的肝癌病灶。

（3）磁共振成像（MRI） MRI 对显示肝癌的假包膜、肿瘤的内部结构、肿瘤对血管的浸润及鉴别肝硬化结节等似更优于 CT。

4. 其他

如常规检查血常规、血凝试验、肝功能、肾功能、血糖、血脂、乙肝六项、丙肝抗体等。

四、诊断和鉴别诊断

1. 诊断

肝癌起病隐匿，早期缺乏典型症状。经甲胎蛋白（AFP）普查检出的早期病例可无任何症状和体征，为亚临床肝癌。有症状者多属于中晚期，常有肝区疼痛、食欲减退、乏力、消瘦和肝大等症状。2001 年中国抗癌学会肝癌专业委员会修订的肝癌临床诊断标准如下。

① AFP$>400\mu g/L$，能排除活动性肝病、妊娠、生殖系胚胎源性肿瘤及转移性肝癌等。并能触及明显肿大、坚硬及有结节肿块的肝脏或影像学检查有肝癌特征性的占位病变者。

② AFP$\leqslant400\mu g/L$，并有两种影像学检查有肝癌特征性的占位病变；或有两种肝癌标志物（AP、GGT、AFP、AFU 等药）阳性及一种者。影像学检查有肝癌特征性的占位病变者。

③ 有肝癌的临床表现，并有肯定的远处转移灶（包括肉眼可见的血性腹水或在其中发现癌细胞），并能排除继发性肝癌者。

2. 分期和病理

（1）临床分期

1 期：无明确的肝癌症状与体征者。

2期：介于1期与3期之间者。

3期：有黄疸、腹水、远处转移或恶病质之一者。

（2）TNM分期

T 原发肿瘤。

Tx 原发肿瘤不明。

T0 无原发肿瘤的证据。

T1 孤立的肿瘤，最大直径≤2cm，无血管浸润。

T2 孤立的肿瘤，最大直径≤2cm，但伴血管浸润。或孤立的肿瘤，最大直径>2cm，不伴血管浸润；或局限于一叶的多发肿瘤，最大瘤结节直径<2cm，无血管浸润。

T3 孤立的肿瘤，最大直径>2cm，伴血管浸润。或局限于一叶的多发肿瘤，最大瘤结节直径≤2cm，伴血管浸润。或局限于一叶的多发肿瘤，最大直径>2cm，伴或不伴血管浸润。

T4 多发肿瘤超过一叶；或肿瘤侵犯门静脉或肝静脉的主要分支。

N 区域（肝十二指肠韧带）淋巴结。

Nx 区域淋巴结不明。

N0 无区域淋巴结转移

N1 区域淋巴结转移。

M 远处转移

Mx 远处转移不明。

M0 无远处转移。

M1 远处转移。

（3）TNM的临床分期

Ⅰ期 T1N0M0。

Ⅱ期 T2N0M0。

Ⅲ期 T3N0M0 T1～T3N1M0。

ⅣA期 T4N0～1M0。

ⅣB期 T1～4N0～1M1。

（4）病理

① 大体病理：巨块型、结节型及弥漫型。

② 组织形态：肝细胞癌，多见，约占90%。胆管细胞癌，较

少见，预后较好。混合型，上两型并存或呈过渡形态，较少见。

3. 鉴别诊断

由于 AFP 对肝癌的诊断有很高的特异性，故肝癌的鉴别诊断可从 AFP 是否为阳性入手。

（1）其他疾病　生殖腺胚胎癌不难通过体格检查排除，转移性肝癌一般不产生 AFP，少数胃癌肝转移者可产生低浓度 AFP，一般也不会＞400μg/L，即使有 AFP 浓度较高的，通过胃肠检查亦不难排除。活动性肝病自有谷丙转氨酶升高等证据可以鉴别，但有时肝癌可与活动性肝病共存，鉴别则有困难。

（2）AFP 阳性者　若其水平达到肝癌诊断标准，则诊断肝癌可无疑问。但如谷丙转氨酶（SCPT、ALT）明显增高又未发现占位性病变者需小心排除活动性肝病。若 AFP 增高（＞20μg/L），但又未达肝癌诊断标准者，则应作 AFP 异质体检查以协助诊断。当然，如已有占位性病变发现，则肝癌之诊断多可成立。

（3）AFP 阴性者　若系扪及肿块而疑及肝癌者，首先应仔细判定该肿块是在肝内还是肝外。若在肝外，自应多考虑为肾脏（游走肾）、结肠肝曲癌或肾癌等。若肿块确在肝内，则需考虑有肝脓肿、转移性肝癌等的可能。仔细临床检查、超声检查、X 线检查等不难明确。若因影像诊断发现占位性病变而疑及肝癌者，首先应排除肝海绵状血管瘤，做 CT 增强扫描多能准确判断。若为大小相近的多发性占位性病变，则应考虑为转移性肝癌，仔细检查原发病灶，可有利于诊断的确定。若为较小的、孤立的占位性病变则肝硬化再生结节或局灶性结节样增生亦有可能。MRI 检查或可有帮助。若方便，最好能做肝穿刺活组织检查。否则当密切随访。

五、治疗

随着医学技术的进步以及人群体检的普及，早期肝癌和小肝癌的检出率和手术根治切除率逐年提高。早期肝癌尽量手术切除，不能切除者应采取综合治疗的模式。

1. 手术治疗

手术切除仍是目前根治原发性肝癌的最好手段，凡有手术指征者均应积极争取手术切除。手术适应证为：①诊断明确，估计病变局限于一叶或半肝，未侵及第一、第二肝门和下腔静脉者；②肝功能代偿良好，凝血酶原时间不低于正常的50%；③无明显黄疸、腹水或远处转移者；④心、肺、肾功能良好，能耐受手术者；⑤术后复发，病变局限于肝的一侧者；⑥经肝动脉栓塞化疗或肝动脉结扎、插管化疗后，病变明显缩小，估计有可能手术切除者。

由于手术切除仍有很高的复发率，因此术后宜加强综合治疗与随访。

2. 局部治疗

（1）肝动脉化疗栓塞治疗（TACE） 为原发性肝癌非手术治疗的首选方案，疗效好，可提高患者的3年生存率。TACE的主要步骤是经皮穿刺股动脉，在X线透视下将导管插至肝固有动脉或其分支，注射抗肿瘤药或栓塞剂。常用栓塞剂有明胶海绵碎片和碘化油。碘化油能栓塞0.05mm口径血管，甚至可填塞肝血窦，可以持久地阻断血流。目前多采用碘化油混合化疗药，注入肝动脉，发挥持久地抗肿瘤作用。TACE应反复多次治疗，一般每4~6周重复1次，经2~5次治疗，许多肝癌明显缩小，可进行手术切除。另外，肝癌根治性切除术后TACE可进一步清除肝内可能残存的肝癌细胞，降低复发率。但对播散卫星灶和门静脉癌栓的疗效有限，更难控制病灶的远处转移。

（2）无水酒精注射疗法（PEI） PEI是在B超引导下，将无水酒精直接注入肝癌组织内，使癌细胞脱水、变性，产生凝固性坏死，属于一种化学性治疗肝癌的方法。PEI对小肝癌可使肿瘤明显缩小，甚至可以达到肿瘤根治的程度，对晚期肝癌可以控制肿瘤生长的速度，延长患者的生存期。目前已被推荐为肿瘤直径小于3cm，结节数在3个以内伴有肝硬化而不能手术治疗的主要治疗方法。

（3）物理疗法 局部高温疗法不仅可以使肿瘤细胞变性、坏死，而且还可以增强肿瘤细胞对放疗的敏感性，常见的方法有微波组织凝固技术、射频消融、高功率聚焦超声治疗、激光等。另外冷冻疗法和直流电疗法也可以达到杀伤肝癌细胞的作用。

3. 放射治疗

由于放射源、设备的进步和定位方法的改进，使放射治疗在肝癌治疗中地位有所提高。一些病灶较为局限、肝功能较好的早期病例，如能耐受 40Gy（4000rad）以上的放射剂量，疗效可显著提高。目前趋向于用放射治疗联合化疗，如同时结合中药或其他支持疗法，效果更好。

4. 全身化疗

处方一　XP 方案

Cap（卡培他滨，希罗达，Xeloda）　2000mg/(m² · d) 早晚两次口服 d1～d14

DDP（顺铂）　80mg/m² iv drip d1

【说明】　该方案 3 周重复，2 个周期评定疗效，4 个周期为一疗程。适用于转移性肝癌，在不考虑肝外肿瘤状态前提下，对于单结节或无残留肝内肿瘤的 HCC 患者有一定的疗效。禁用于曾经产生严重反应或对氟嘧啶（卡培他滨的代谢产物）有过敏史者、孕妇、有肾疾病史者、肾功能不良的患者、有中耳炎病史者，使用本品的妇女应停止哺乳。

处方二　FOLFOX 4 方案

OXA（奥沙利铂）　85mg/m² iv drip d1

LV（亚叶酸钙）　200mg/m² iv drip d1、d2

5-FU（氟尿嘧啶）　400mg/m² iv d1、d2

5-FU　600mg/m² civ 22h d1、d2

【说明】　该方案 2 周重复，2 个周期评定疗效，4 个周期为一疗程。适用于晚期原发性肝癌。孕妇、哺乳期妇女禁用，肝脏转移或肝肾功能不良者，有消化道梗阻、感染、出血者慎用。

处方三　GEMOX 方案

Gem（吉西他滨，dFdC）　1000mg/m² iv drip d1、d8

OXA　100mg/m² iv drip d1、d8

【说明】　该方案 3 周重复，2 个周期评定疗效，4 个周期为一疗程。适用于晚期肝癌，特别是初治的晚期 HCC 患者，尤其是无酒精性肝硬化的患者。孕妇、哺乳期妇女禁用。

处方四　XELOX 方案

OXA　135mg/m² iv drip d1

Cap　1250mg/m²/d 早晚两次口服 d1～d14

【说明】 该方案 3 周重复，2 个周期为一疗程。适用于晚期肝癌患者。OXA 及 Cap 的药理作用、注意事项同上。

5. 生物和免疫治疗

近年来在肝癌的生物学特性和免疫治疗方面研究有所进展，如肝癌克隆起源、肝癌复发和转移相关的某些癌基因或酶的作用机制、糖蛋白研究、肝癌免疫逃避的机制、肝癌的分化诱导、抑制肝癌复发和转移的治疗、抑制肝癌新生血管治疗、特异性的主动和被动免疫治疗等，这些研究为肝癌的治疗提供了新的前景。目前单克隆抗体（monoclonal antibodies，MAbs）和酪氨酸激酶抑制剂（tyrosine kinase inhibitor，TKI）类的各种靶向治疗药物等已被相继应用于临床，基因治疗和肿瘤疫苗技术近年来也在研究之中。

6. 综合治疗

由于患者个体差异和肿瘤生物学特性的不同，治疗过程要根据患者具体情况制定可行的治疗计划，合理地选择一种或多种治疗方法联合应用，尽可能去除肿瘤，修复机体的免疫功能，保护患者重要器官的功能。综合治疗目前已成为中晚期肝癌主要的治疗方法。

六、预后及预防

下述情况预后较好：①瘤体小于 5cm，能早期手术；②癌肿包膜完整，尚无癌栓形成；③机体免疫状态良好。如合并肝硬化或有肝外转移者、发生肝癌破裂、消化道出血、ALT 显著升高的患者预后差。

积极防治病毒性肝炎，注意食物清洁，预防粮食霉变，改进饮用水质，减少对各种有害物质的接触，是预防肝癌的关键。

第十七节　上消化道出血

上消化道出血是指屈氏韧带以上的食管、胃、十二指肠和胰胆等病变引起的出血；胃空肠吻合术后的空肠上端病变所致出血亦属此范围。急性大量出血死亡率约占 10%，常见疾病有消化性溃疡、食管-胃底静脉曲张破裂和门脉高压性胃病、上消化道肿瘤、血管畸形及上消化道炎症性疾病。

一、问诊要点

① 询问黑粪的量、形状、色的变化和持续时间。

② 询问有无呕血，呕血的量、色、性状，有无凝块。

③ 询问有无头昏、心慌、乏力、突然起立发生晕厥、大汗淋漓、发冷、尿少等休克表现。

④ 询问近期服药情况，应特别注意有无服用解热镇痛药及肾上腺皮质激素。

⑤ 询问有无胃、肝、肠道疾病史，有无其他慢性疾病史，有无胃肠手术史等。

二、查体要点

① 注意检查有无面色苍白、心率加快、四肢湿冷、口唇发绀、呼吸急促、血压下降等周围循环衰竭体征。

② 检查有无蜘蛛痣、肝掌、脾大、腹壁静脉曲张、腹水等肝硬化体征。

③ 有无肝区疼痛、肝大、质地坚硬、表面凹凸不平或有结节等肝癌体征。

④ 注意检查有无左上腹压痛、肿块、左锁骨上淋巴结肿大等胃癌体征。

三、辅助检查或实验室检查

（1）血常规、尿常规、粪常规、生化、凝血功能等了解失血多少情况。

（2）消化内镜检查　此为诊断病因的首选，一般主张在出血后 24～48h 内检查，检查前应先纠正休克，补充血容量等，使生命体征相对稳定。90%以上的消化道出血可以通过胃镜检查明确诊断。

（3）选择性血管造影、核素扫描、胶囊内镜　主要适用于病因不明的出血及不适宜胃镜的大出血。

（4）X线钡餐造影　适用于出血已停止和病情稳定的患者。或用于胃镜检查禁忌证或者不愿意行胃镜检查者。

（5）肝、胆、脾等脏器的超声或 CT 检查。

四、诊断和鉴别诊断

1. 诊断要点

（1）临床表现呕血、黑粪和失血性贫血症状，大量出血者可出现贫血失血性周围循环衰竭表现。

（2）实验室检查呕吐物或黑粪潜血试验呈阳性；血红蛋白浓度、红细胞计数及血细胞比容下降。

（3）出血原因的诊断

① 出血前有服药、酗酒等，可诊断为急性糜烂出血性胃炎。

② 出血前有反酸、腹痛，出血后腹痛减轻，结合胃镜，可确定为消化性溃疡并出血。

③ 如出血前有剧烈干呕、呕吐，内镜下见食管远端贲门黏膜或黏膜下层撕裂，可诊断为 Mallory-Weiss 综合征。

④ 如有体重减轻、食欲缺乏、上腹部触及包块、浅表淋巴结肿大，结合胃镜检查及病理，可确定为胃癌并出血。

⑤ 如有肝炎、血吸虫病、长期酗酒史，体检有肝硬化的相关证据，胃镜下见有食管-胃底静脉曲张，可诊断为肝硬化、食管-胃底静脉曲张并出血。

⑥ 有发热、黄疸并腹痛者，应疑及胆、胰疾病并出血。

⑦ 如有皮肤瘀斑、牙龈出血等消化道以外的出血倾向时，应疑及血液系统疾病所致的出血。

⑧ 如有慢性肾病或血肌酐、血尿素氮明显升高的，应考虑为尿毒症并发消化道出血。

2. 出血量的估计

每日出血量在 >5～10mL，粪便潜血试验出现阳性结果；黑粪出现一般说明每日出血量在 50～100mL 或以上；胃内积血达 250～300mL 可引起呕血。一次出血量不超过 400mL 时常由机体的组织液和脾血补充，并不出现全身症状；出血量超过 500mL、失血又较快时，患者可有头昏、乏力、心动过速和血压过低等表现。严重性出血指 3h 内需输血 1500mL 才能纠正其休克。持续性的出血指在 24h 之内的 2 次胃镜所见均为活动性出血。

3. 鉴别诊断

（1）与来自呼吸道的出血相鉴别　咯血出血前多有喉部痒

感、胸闷、咳嗽等，血中混有痰、泡沫，咯血的颜色多为红色，常有血痰数日。

（2）与口鼻、咽喉部出血　通过病史询问及局部检查可明确。

（3）与药物、食物引起的黑粪相鉴别　询问患者是否服用动物血、炭粉、铁剂、铋剂等药物服用病史可鉴别。

五、治疗

1. 一般治疗

卧位休息，抬高下肢，保持呼吸道通畅，必要时吸氧。食管-胃底静脉曲张破裂出血和频繁呕血者禁食，密切观察生命体征的变化，积极补充血容量。观察呕血与黑粪情况。定期复查血红蛋白浓度、红细胞计数、血细胞比容与血尿素氮。

2. 药物治疗

（1）垂体后叶素、生长抑素

处方一　5%葡萄糖注射液　500mL ⎫ iv drip
　　　　垂体后叶素　40U ⎭

处方二　生长抑素14肽注射液　3mg iv（微泵注入，每小时0.025mg）

处方三　注射用奥曲肽　100μg iv（后维持25~50μg/h iv drip）

【说明】　垂体后叶素以0.2~0.4U/min静脉持续滴注方可发挥止血效果，其副作用包括腹痛、血压升高、心律失常、心绞痛，严重时可有心肌梗死。可同时使用硝酸甘油，以减少血管加压素引起的不良反应。有冠状动脉粥样硬化心脏病患者禁忌使用垂体后叶素。生长抑素可减少内脏血流量，对控制食管静脉曲张出血的效果优于垂体后叶素。

（2）抑制胃酸分泌的药物

处方一　5%葡萄糖生理盐水注射液　100mL ⎫ iv drip
　　　　奥美拉唑　40mg ⎭

处方二　5%葡萄糖生理盐水注射液　100mL ⎫ iv drip
　　　　泮托拉唑　40mg ⎭

处方三　5%葡萄糖生理盐水注射液　100mL ⎫ iv drip
　　　　西咪替丁　400mg ⎭

处方四　5%葡萄糖生理盐水注射液　100mL　｜iv drip
　　　　　法莫替丁　40mg

【说明】　抑制胃酸分泌，提高胃内pH值对消化性溃疡与急性胃黏膜病变引起的出血治疗有重要意义。质子泵抑制药（PPI）抑制胃酸分泌比H_2受体拮抗药强，且剂量可随病情的加重而增加。H_2受体拮抗药抑制基础胃酸分泌较佳，而抑制刺激性胃酸分泌不如PPI充分。

（3）局部用药

处方一　去甲肾上腺素　4mg　　　　｜po或胃管注入1次/h
　　　　　0.9%氯化钠注射　20mL

处方二　凝血酶　2000～4000U po q4h～q6h

【说明】　局部用药常用于消化性溃疡出血及急性胃黏膜病变。去甲肾上腺素重复应用3～4次仍无效者停用。凝血酶口服后应使患者缓慢变换体位，以使药物充分接触创面，达到止血目的。此二者均可用于胃镜直视下止血。此外口服三七粉、云南白药，也有一定止血效果。

3. 其他治疗

（1）气囊压迫　是一种有效的但仅暂时控制出血的非手术治疗方法。近期止血率90%，可为进一步抢救、治疗赢得时间。其应用限于药物不能控制出血时作为暂时止血用，以赢得时间去准备其他更有效的治疗措施。三腔二气囊管压迫止血的并发症有：呼吸道阻塞和窒息；食管壁缺血、坏死、破裂；吸入性肺炎。尽管如此，在难以控制曲张静脉大量出血危及患者生命而在等待其他治疗时，它可能是一种挽救生命的治疗。

（2）内镜治疗　消化性溃疡出血约80%不经特殊处理可自行止血，其余患者则会持续出血或再出血。内镜如见到有活动性出血或暴露血管的溃疡应进行内镜止血。内镜治疗有激光、热治疗、注射治疗及止血夹等方法。其中热治疗、注射治疗及止血夹应用较多，效果颇好。

① 注射治疗：使用一次性注射针注射1：10000肾上腺素溶液，于出血点周围的四个象限进行注射，然后注入出血血管，总共注射4～16mL。这一方法可在95%患者中达到初次止血，虽

235

然再出血率为 $15\%\sim20\%$ 。

② 热治疗：使用热探头和多极电凝（BICAP）以达到止血。热探头为 $20\sim30J$ ，重复使用直至达到止血和形成黑色区域。联合加压（填塞）和热处理以达到止血。

③ 止血夹：止血夹可用于出血点，在临床试验中的效果颇好。止血夹对于大血管活动性出血尤其有效，但难以用于部位不易到达的溃疡。

④ 硬化疗法：内镜下硬化剂治疗通过继发性血栓形成而达到止血目的。在活动性出血期，由于硬化剂的类型、操作者的经验、在血管或血管外注射和随后护理的不同而其结果有很大差异。比较硬化治疗和气囊压迫，硬化治疗控制出血显著比气囊压迫为优。

⑤ 内镜下食管静脉曲张套扎术：主要用于食管静脉曲张破裂。与硬化治疗比较，可明显减少并发症和提高生存率。

（3）介入治疗

① 选择性动脉内药物灌注止血：应用 Seldinger 插管技术，根据腹腔内脏动脉分布特点，上消化道出血将导管留置在腹腔动脉干。插管成功后，注射对比剂，一旦确定出血部位，即可采用缩血管药灌注。缩血管药可使胃肠小动脉收缩，平滑肌轻度痉挛，胃肠血流量明显减少而起止血作用。

② 选择性动脉栓塞：经导管动脉栓塞是指将某种固体或液体物质通过导管选择性地注入某一血管并使其阻塞，以达到治疗目的的一项技术。栓塞材料主要有明胶海绵、弹簧圈、PVA 颗粒。

（4）手术治疗　手术指征：①大量出血或穿孔、幽门梗阻或疑有癌变者；②年龄在 50 岁以上有心肾疾病，经治疗 24h 后仍出血不止者；③短时间内出血量很大，很快出现临床休克征象者；④急性大出血，经积极应用各种止血方法后仍不止血且血压难以维持正常者；⑤近期反复出血，其溃疡长期不愈合；⑥门静脉高压反复大出血或持续出血不止者。在处理难以控制的曲张静脉出血，经颈静脉肝内门体静脉分流术、经皮经肝胃冠状静脉栓塞术、外科分流和断流可使出血得到控制，但手术风险大。

236

第四章　泌尿系统疾病

第一节　肾病综合征

肾病综合征（NS）是由各种原因导致的一组临床综合征。临床主要表现为大量蛋白尿、低蛋白血症、水肿、高脂血症。肾病综合征常见于微小病变性肾病、膜性肾病、局灶节段性肾小球硬化，也可见于系统性疾病引起的肾脏病变如糖尿病肾病、狼疮性肾炎、肾淀粉样变性等及感染性疾病引起的肾脏病变。

一、问诊要点

① 患者就诊时注意询问水肿情况。水肿的程度一般与低蛋白血症程度呈正相关，临床上患者水肿常逐渐加重，最初多见于晨起时眼睑、颜面部水肿及踝部水肿，随病情加重，可见全身水肿，严重者可引起胸腔积液、腹腔积液、心包积液等。肾病综合征的水肿与体位有明显关系。

② 询问有无尿量减少等变化。肾病综合征时由于肾小管空泡变性和颗粒变形可导致尿量减少甚至无尿，尿中泡沫明显增加，有或无血尿。

③ 有无外院诊疗史，有无使用激素和细胞毒药物以及对药物的反应情况。

④ 既往有无感染、系统性疾病、药物中毒、肿瘤、代谢性疾病等，有无药物、食物过敏史等。

二、查体要点

（1）水肿情况　肾病综合征不同的病理类型引起的水肿程度轻重不一，常见于眼睑及下肢，为可凹性水肿，严重者可见全身水肿及胸腔、腹腔积液甚至心包积液。

（2）血压情况　主要与水钠潴留、RAS活性增加有关。

三、辅助检查或实验室检查

（1）**尿液检查**　通过尿蛋白定性及尿沉渣镜检，可以初步判断是否为肾小球病。以尿白蛋白增加为主，尿蛋白定性常大于"＋＋＋"以上，24h尿蛋白定量大于 3.5g/L，部分患者可有血尿，表现为镜下血尿和肉眼血尿，但后者少见。

（2）**血液检查**　血常规多数正常；血浆白蛋白<30g/L，血清胆固醇、甘油三酯升高，血尿素氮、血肌酐可了解肾功能是否受损及其程度，电解质及二氧化碳结合力测定了解电解质紊乱及酸碱平衡失调。血液流变学检查可判断患者是否处于高凝状态。可根据病情选择性检查血清补体、血清免疫球蛋白、选择性蛋白尿指数、尿蛋白聚丙烯酰胺凝胶电泳、尿纤维蛋白（原）降解产物、尿酶、血清抗肾小球基底膜抗体、抗核抗体、抗体十五项、抗中性粒细胞胞浆抗体、乙肝两对半、肿瘤标志物等。

（3）**超声检查**　双肾增大或正常。

（4）**肾穿刺活检**　肾穿刺活组织检查病理分型有助于确诊，是确定病理类型的必要条件，对指导治疗、判断预后有重要意义。

四、诊断和鉴别诊断

1. 诊断要点

凡具备大量蛋白尿（尿蛋白定量≥3.5g/d），低蛋白血症（血浆白蛋白<30g/L）、水肿（常为明显水肿，并可伴腹腔积液、胸腔积液）、高脂血症［血清胆固醇和（或）甘油三酯增高］者（其中前两者为必备条件），肾病综合征诊断成立。

2. 病理类型及特征

（1）**微小病变型肾病（MCD）**　好发于儿童，约占儿童 NS 发病的80%，男多于女。血尿发生率低（约5%伴有镜下血尿），一般不出现持续性高血压及肾功能减退，90%的患者对激素治疗敏感。但本病复发率高达60%，若反复发作可能转变为系膜增生性肾小球肾炎，进而转变为局灶性节段性肾小球硬化。病理光镜下肾小球基本正常，近曲小管上皮细胞可见脂肪变性。免疫病理检查阴性。电镜下有广泛的肾小球脏层上皮细胞足突融合。

（2）**局灶性节段性肾小球硬化（FSGS）**　好发于青少年，男性多于女性，多为隐匿起病。大量蛋白尿及肾病综合征为其主要临床特点，多数伴有血尿。多数有高血压和肾功能减退。光镜下肾小球病变呈局灶或节段分布，表现为受累节段的硬化，相应的肾小管萎缩、肾间质纤维化。免疫病理显示 IgM 和 C3 在肾小球受累节段呈团块状沉积。电镜下可见肾小球上皮细胞足突广泛融合、足突与肾小球基底膜（glomerular basement membrane，GBM）分离及裸露的 GBM 节段。根据硬化部位及细胞增殖的特点，FSGS 可分为以下五种亚型：经典型、塌陷型、顶端型、细胞型及非特殊型，其中非特殊型最为常见，约占半数以上。多数顶端型 FSGS 对糖皮质激素治疗有效，而塌陷型 FSGS 对激素治疗反应差、进展快，多于 2 年内进入终末期肾衰。其余各型的预后介于两者之间。部分病例由微小病变型肾病转变而来。

（3）膜性肾病（MN）　本型好发于中老年，男性多于女性，多隐袭起病，少数在前驱感染后短期内发病，病程呈缓慢进展性，最早症状通常是逐渐加重的下肢水肿，持续性蛋白尿，蛋白尿常为非选择性，经过多年肾功能才逐渐恶化。约 80% 表现为肾病综合征，发病初期常无高血压，大多数患者肾功能正常或轻度受损，血清 C3 和其他补体成分多正常，极易发生血栓栓塞并发症。临床约有 20% MN 患者可自发缓解。光镜特点表现为肾小球毛细血管基底膜弥漫性增厚。免疫病理显示 IgG 和 C3 呈细颗粒状沿肾小球毛细血管壁沉积。电镜下早期可见基底膜上皮侧有电子致密物，常伴有广泛足突融合。

（4）系膜增生性肾小球肾炎（MsPGN）　本型为我国原发性肾病综合征的常见类型，约占 30%。本病好发于青少年，男多于女，多数患者有前驱感染，临床表现为蛋白尿、血尿。部分隐匿起病。血尿发生率高（IgA 约为 100%，非 IgA 约 70%）。本组疾病呈肾病综合征者，对糖皮质激素及细胞毒药物的治疗反应与其病理改变轻重相关，轻者疗效好，重者疗效差。光镜下可见肾小球系膜细胞和系膜基质弥漫增生，依其增生程度可分为轻、中、重度。免疫病理检查可将本组疾病分为 IgA 肾病（单纯 IgA 或 IgA 沉积为主）及非 IgA（IgG 或 IgM 沉积为主）系膜增生性肾小球肾炎，常伴有 C3 于肾小球系膜区或系膜区及毛细血管壁呈颗粒状沉积。电镜下在系膜区可见到电子致密物。

(5) 系膜毛细血管性肾小球肾炎（MPGN） 又称膜增生性肾小球肾炎，是肾病综合征最少见的类型，好发于青壮年，男女比例大致相等。有前驱感染者（约占70%）发病急，亦有少数隐匿起病并伴明显血尿（100%血尿，肉眼血尿常见）。本病病程持续性进展，高血压、贫血及肾功能损害出现早，病情多持续进展，约70%病例的血清C3持续降低，是本病的重要特征之一。对糖皮质激素及细胞毒药物不敏感，仅对部分儿童病例有效，成人疗效差，病变进展快，预后差。发病10年以后约有50%的患者将持续进展至慢性肾衰竭。光镜为肾小球基底膜增厚，系膜细胞和系膜基质弥漫重度增生，可插入肾小球基底膜和内皮细胞之间，使毛细血管袢呈"双轨征"。免疫病理检查常见IgG和C3呈颗粒状于系膜区及毛细血管壁沉积。电镜下系膜区和内皮下可见电子致密物沉积。

3. 鉴别诊断

(1) 过敏性紫癜肾炎 青少年常见，临床表现有皮肤紫癜，可伴关节痛、腹痛及黑粪，多在皮疹出现后1～4周出现血尿和（或）蛋白尿，典型皮疹有助于诊断。

(2) 乙型肝炎病毒相关性肾炎 临床表现为蛋白尿或肾病综合征，常见的病理类型为不典型膜性肾病，其次为系膜毛细血管性肾小球肾炎等。诊断标准：①血清HBV抗原阳性；②患肾小球肾炎，并可除外狼疮性肾炎等继发性肾小球肾炎；③肾活检切片中找到HBV抗原。其中第③点必备。

(3) 系统性红斑狼疮肾炎 育龄女性多见，常见有发热、皮疹、关节痛等，依据多系统受损的临床表现和血清抗核抗体、抗ds-DNA抗体、抗SM抗体阳性，补体C3下降，一般不难诊断。

(4) 糖尿病肾病 常见于病程10年以上的糖尿病患者。早期尿微量白蛋白排出增加，以后逐渐发展成大量蛋白尿、肾病综合征，眼底检查有微血管病变有助于鉴别诊断。

(5) 肾淀粉样变性 是全身多器官受累的疾病。原发性淀粉样变性主要累及心、肾、消化道、皮肤和神经；继发性淀粉样变性常继发于慢性化脓性感染、结核、恶性肿瘤等疾病，主要累及肾脏、肝和脾等器官。肾受累时体积增大，常呈肾病综合征。肾淀粉样变性常需肾活检行刚果红染色或电镜确诊。

（6）药物所致的肾病综合征　有机金、汞、D-青霉胺、卡托普利、非甾体抗炎药有引起肾病综合征的报道。应注意用药史，及时停药可能使病情缓解。

五、治疗

肾病综合征应以保护肾功能、减缓肾功能恶化程度为目的，而不应仅以减少或消除蛋白尿为目的。采用的治疗原则为对症治疗、病因治疗、积极预防和治疗并发症。

1. 一般治疗

休息，蛋白摄入量为 1g/(kg·d)，以优质蛋白质为主。水肿及血压升高者予低盐饮食（每日食盐＜3g），蛋白质摄入量为每日 0.8～1.0g/kg，不宜采用高蛋白饮食，要保证热量的补充（每日 126～147kJ/kg），并注意补充维生素及微量元素。

2. 药物治疗

（1）利尿药物

处方一　呋塞米片　20～40mg po bid

处方二　氢氯噻嗪　25～50mg po bid 或 tid

处方三　螺内酯　20～40mg po tid

处方四　托拉塞米　10～100mg iv qd

处方五　布美他尼　1～5mg iv qd

【说明】　使用利尿药前要注意鉴别少尿的原因；若为容量不足（特别是低蛋白血症时）的少尿，可先扩容后利尿。血白蛋白＜20g/L 时可使用血浆或白蛋白扩容，合并心脏病患者慎用。应用袢利尿药时需谨防低钠血症及低钾低氯性碱中毒发生。

（2）控制高血压药物

处方一　硝苯地平缓释片（伲福达）　20mg po q12h

处方二　依那普利片　10～20mg po qd

处方三　缬沙坦片　80～160mg po qd

【说明】　可选用 ACEI、ARB、长效二氢吡啶类钙通道阻滞药或利尿药，当尿蛋白小于 1g/d 时，血压应控制在 130/80mmHg 以下，当尿蛋白大于 1g/d 时，血压应控制在 125/75mmHg 以下。用 ACEI/ARB 具有不依赖降低全身血压而减少尿蛋白的作用，服药前做肾脏动静脉超声，明确有无双肾动静脉狭窄，用药头 2 个月应密切监测血清肌酐，若血清肌酐增高超过基础值 30%，则提示肾缺血（肾病综合征有效血容不足或过度利尿），应暂停药。

（3）降脂治疗

处方一　洛伐他汀胶囊　20mg qn

处方二　阿托伐他汀片　10～20mg qn

处方三　氟伐他汀胶囊　20～40mg qn

处方四　普伐他汀片　10～20mg qn

【说明】　首选 3-羟基-3-甲基戊二酰单酰辅酶 A 还原酶抑制剂，是目前认为比较安全、合理的一类药物。这类药物尚具有降脂以外的肾保护作用。用药期间如血清丙氨酸氨基转移酶（ALT）或天门冬氨酸氨基转移酶（AST）水平升高超过正常 3 倍，建议减量或停药。用药期间出现广泛的肌痛、肌紧张、肌无力或血清 CPK 水平显著升高时，应考虑是否为肌病引起。当血清 CPK 水平明显升高（如超过正常上限 10 倍）、确诊或怀疑为肌病时应停止治疗。

（4）抗凝、抗血小板治疗

处方一　双嘧达莫　25～50mg po tid

处方二　肠溶阿司匹林　100mg po qd

处方三　肝素钠注射液　60mg | iv drip qd
　　　　0.9%氯化钠　250mL |

处方四　低分子肝素　2000～5000U ih bid

【说明】　肾病综合征患者血液常呈高凝状态及有较高的血栓栓塞性并发症的发生，另外抗凝治疗同时可减轻肾小球硬化程度。当血浆白蛋白低于 20g/L 时，即应开始预防性抗凝治疗，对已有血栓栓塞性并发症者，应尽早溶栓治疗，同时配合抗凝治疗半年以上。包括使用肝素、低分子肝素、氯吡格雷等。

（5）糖皮质激素治疗

处方　泼尼松片　40～60mg po qd（晨顿服）

【说明】　糖皮质激素用于治疗肾脏疾病，主要是通过抑制炎

242

症反应、抑制免疫反应、抑制醛固酮和抗利尿激素分泌，影响肾小球基底膜通透性等综合作用而发挥其利尿、消除尿蛋白的疗效。激素的制剂有泼尼松（5mg）、泼尼松龙（5mg）、甲泼尼龙（4mg）、地塞米松，目前一般不用地塞米松，因其半衰期长，较强地抑制了下丘脑-垂体-肾上腺轴。用量用法如下。①起始足量：首治剂量一般为泼尼松 1mg/(kg·d)，儿童 1.5～2mg/(kg·d)，口服 8 周，必要时可延长至 12 周。②缓慢减药：足量治疗后每 1～3 周减原用量的 10%，剂量越少递减的量越少，速度越慢。当减至泼尼松 0.5mg/(kg·d) 时，维持 1～3 个月不减量，当减至泼尼松 20mg/d 左右时症状易反复，应更加缓慢减量。③长期维持：最后以最小有效剂量（当减至泼尼松 10mg/d）再维持半年至 1 年左右或更长。

（6）细胞毒药物

处方一　　雷公藤多苷片　　10～20mg po tid

处方二　　环磷酰胺（CTX）2～3mg/(kg·d) 分 1～2 次口服 (疗程 8 周)

　　　　　或　环磷酰胺　8～12mg/(kg·d)×2 天　静脉滴注冲击治疗（2～4 周一次，连用 6～8 次，累积量达 6～8g 后停药）

处方三　　环孢素（CsA）　3～5mg/(kg·d) po bid

【说明】　激素依赖型或激素抵抗型肾病综合征患者，需加用细胞毒药物，协同激素治疗。常用药物有雷公藤多苷片、环磷酰胺、环孢素、利妥昔单抗等。雷公藤多苷可替代细胞毒药物与激素配伍应用，不良反应有月经减少、停经、精子活力和数目降低、皮肤色素沉着、指甲变薄软、肝损害、胃肠道反应、白细胞减少，需定期复查血常规及肝功能。CTX 疗效可靠，且价格低廉。其主要的副作用为继发感染、肝损害、脱发、性腺抑制、出血性膀胱炎，甚至可引起膀胱纤维化、肿瘤，因此临床应用应尽量与患者沟通。主要用于激素依赖或激素抵抗型，或有激素禁忌者。CsA 是一种有效的细胞免疫抑制药，其作用机理分为免疫介导和非免疫介导两方面。最严重的副作用为肾肝毒性。对于肾功能不全者尽量避免使用该药。

第二节　急性肾小球肾炎

　　急性肾小球肾炎（AGN）简称急性肾炎，是一种常见的肾脏病，是指临床上出现急性肾炎综合征表现的一组疾病。病理变化以肾小球毛细血管内皮细胞和系膜细胞增生性变化为主。本病常出现于感染后，以链球菌感染后急性肾炎最为常见，此外，偶可见于其他细菌或病原微生物感染之后，如细菌、病毒、立克次体、螺旋体、支原体、真菌、原虫（疟疾）及寄生虫（旋毛虫、弓形虫）。这些感染后亦可引起急性肾炎综合征。本节着重介绍最常见的急性链球菌感染后肾炎。本病大多预后良好，常可在数月内临床自愈。

一、问诊要点

　　① 年龄性别，急性肾小球肾炎多见于儿童，男性多于女性。近期是否有感染病史，大部分患者有前驱感染史（上呼吸道感染如急性化脓性扁桃体炎、咽炎、淋巴结炎、猩红热等，或皮肤感染如脓疱病、疖肿等），轻者可无感染的临床表现。

　　② a. 是否有血尿：约40%患者可有肉眼血尿，尿色呈均匀的棕色浑浊或呈洗肉水样。b. 是否有蛋白尿：可伴有轻、中度蛋白尿。c. 是否有少尿：大部分患者起病时尿量少于500mL/d，可由少尿引起氮质血症，2周后尿量渐增，肾功能恢复，少数患者可发展为无尿。d. 是否有肾功能受损的表现：如疲乏、厌食、恶心、呕吐、嗜睡、头晕、视物模糊及腰部钝痛等。

　　③ 应询问患者既往无系统性红斑狼疮、过敏性紫癜及肾炎史。有无高血压、糖尿病、痛风等病史。既往行尿常规及肾脏B超等检查是否正常。

二、查体要点

　　(1) 高血压　80%可有血压升高，老年人多见，利尿后血压可恢复正常。多为中等程度的血压升高，偶可见严重的高血压。舒张压升高多见。一般无眼底病变。

　　(2) 水肿　90%以上患者均有水肿，常为起病的初发表现，轻者为早起眼睑水肿或伴有下肢轻度可凹性水肿，严重时可延及全身，体重可较病前增加5kg以上。大部分患者于2周左右可自行利尿，消肿。

（3）肾区压痛及叩击痛　可因肾实质肿大，肾包膜撑胀表现为肾区压痛、叩击痛。

（4）心力衰竭　可表现为颈静脉怒张、奔马律、呼吸困难和肺水肿。全心衰竭在老年AGN中发生率可达40%。

三、辅助检查或实验室检查

（1）尿液检查　几乎所有患者都有血尿，有时可见红细胞管型，偶见透明和颗粒管型。尿蛋白通常为（＋）～（＋＋＋），尿蛋白多属非选择性，大多数<3g/24h。

（2）血液化验　约半数患者有轻度正细胞正色素性贫血。白细胞计数可正常或增高，此与原发感染灶是否继续存在有关。血沉增快，2～3个月内恢复正常。部分患者可有一过性氮质血症，血中尿素氮、肌酐增高。

（3）血清补体　早期血清C3及总补体均明显下降，8周内逐渐复正常。C3测定对急性肾炎的鉴别诊断和非典型急性肾小球肾炎的诊断具有重要意义。血清补体下降程度与急性肾炎病情轻重无明显相关，但低补体血症持续8周以上，应怀疑膜增殖性肾炎或其他系统性疾病如冷球蛋白血症或狼疮性肾炎等。

（4）病灶细菌培养及血清免疫学检查　急性肾炎发病后自咽部或皮肤感染灶培养出β型溶血性链球菌的阳性率约30%，抗链球菌溶血素O抗体（ASO）滴度升高。

（5）肾脏穿刺活检　肾脏体积可较正常增大达1倍。病理类型为弥漫性毛细血管内增生性肾小球肾炎，在重症病例中可见毛细血管血栓及新月体形成。肾小球基底膜、肾小管正常。但在间质中有多核、单核和T淋巴细胞浸润。免疫荧光可见IgG、C3为主的免疫复合物沿毛细血管壁和系膜区呈弥漫的粗颗粒状沉积，上皮下驼峰样沉积物具有代表性。

（6）病灶细菌培养　在急性肾炎患者未使用青霉素治疗之前，早期做病灶细菌培养，约1/4病例可获阳性结果。

（7）双肾超声检查。

四、诊断和鉴别诊断

1. 诊断要点

① 有前驱感染及急性肾炎综合征的临床表现，如少尿、血尿、水肿、蛋白尿、高血压、肾功能异常及成年患者的心力衰竭、儿童患者的脑病等。

② 在本综合征起病 1~6 周前，有咽喉痛、脓疱病或培养证实的链球菌感染病史。

③ 血清补体下降。

④ 肾脏穿刺活检病理类型为毛细血管内增生性肾小球肾炎。

符合上述①~③，排出系统性疾病肾脏受累，如狼疮性肾炎及紫癜性肾炎等后，可临床诊断为急性肾小球肾炎，同时具有④可确诊。

2. 鉴别诊断

(1) 急进性肾小球肾炎　起病过程与急性肾炎相同，常在数月内病情持续进行性恶化，出现少尿、无尿、急骤发展的急性肾衰竭。急性肾炎综合征治疗 1 个月以上无缓解，肾功能持续性减退者需及时行肾活检明确诊断。

(2) IgA 肾病　多于上呼吸道感染后数小时至数天内即以血尿起病，一般无补体下降，既往有多次血尿发作史，前驱感染的病原体不是 β 型溶血性链球菌。鉴别困难时需行肾活检。

(3) 感染性心内膜炎相关性肾损害　临床上可表现为急性肾炎综合征，可有冷球蛋白血症、低补体血症和循环免疫复合物阳性，抗核抗体阳性。依据多数患者有心瓣膜病或先天性心脏病史，感染性心内膜炎的全身表现和血培养阳性等可鉴别。此外革兰氏阴性杆菌、葡萄球菌败血症、梅毒、伤寒、病毒（流感病毒、EB 病毒、巨细胞病毒及乙型肝炎病毒等）、肺炎支原体及原虫等均可引起急性肾炎综合征。参考病史、原发感染灶及其各种特点一般均可区别，常不伴低补体血症。

(4) 系统性疾病或某些遗传性疾患　系统性红斑狼疮、过敏性紫癜、溶血-尿毒综合征、结节性多动脉炎、Goodpasture 综合征、Alport 综合征等。据各病之其他系统的表现和实验室检查特点，可以鉴别。必要时可行肾活检协助鉴别。

（5）泌尿系感染　急性肾炎除肉眼血尿或镜下血尿，部分患者可有白细胞和肾小管上皮细胞易与急性泌尿系感染或肾盂肾炎混淆。但后者可有发热、尿路刺激征、腰痛，尿中以白细胞为主，甚至有白细胞管型，尿细菌培养阳性及经抗生素治疗后有效易于鉴别。

五、治疗

1. 一般治疗

急性期应卧床休息，待肉眼血尿消失、水肿消退及血压恢复正常后逐步增加活动量。应予低盐（3g/d 以下）饮食。肾功能正常者不需限制蛋白质入量，但氮质血症时应限制蛋白质摄入，并以优质动物蛋白为主。明显少尿的急性肾衰竭患者需限制液体入量。本病治疗以休息及对症治疗为主，95％的患者在支持对症治疗后 4～14 天内可以看到疗效。急性肾衰竭病例应予透析，待其自然恢复。不宜使用激素及细胞毒药物。

2. 药物治疗

（1）控制感染

处方一　生理盐水　100mL ｜ iv drip q8h
　　　　青霉素　240 万～480 万 U

处方二　克林霉素磷酸酯氯化钠　0.6g + 250mL iv drip bid

处方三　阿奇霉素葡萄糖注射液　0.5g + 250mL iv drip qd

【说明】　以往主张初期使用青霉素 10～14 天，如病灶细菌培养阳性，则应积极使用抗生素，一般不主张长期预防性使用抗生素。反复发作的慢性扁桃体炎，待病情稳定后（尿蛋白少于＋、尿沉渣红细胞少于 10/HP），应考虑做扁桃体摘除，术前、术后 2 周需注射青霉素。针对链球菌感染者使用青霉素时，大剂量用于重度感染者，对青霉素过敏者可用克林霉素或红霉素类。

（2）利尿消肿　常用利尿药为噻嗪类利尿药，必要时可使用袢利尿药。

处方一　生理盐水　100mL ｜ iv drip qd
　　　　呋塞米　80～100mg

或　呋塞米　20～60mg po bid～tid

处方二　布美他尼　2mg po bid～tid

处方三　托拉噻米胶囊　10～30mg po qd

或　托拉噻米注射液　10～100mg iv qd

【说明】　使用利尿药前要注意，若为容量不足（特别是存在低蛋白血症时）所致的少尿，应先扩充血容量后再利尿，大量使用呋塞米可能引起听力及肾脏的严重损害。

（3）控制高血压

处方一　硝苯地平缓释片（伲福达）　20mg po q12h

处方二　苯磺酸氨氯地平片　5～10mg po qd

处方三　依那普利片　10～20mg po qd

处方四　缬沙坦片　80～160mg po qd

处方五　美托洛尔　25mg po q12h

【说明】　积极稳步地控制血压对于增加肾血流量、改善肾功能、预防心脑并发症是很有必要的。一般通过利尿可达到控制血压的目的，必要时可加用钙通道阻滞药、血管紧张素转化酶抑制药、β受体阻滞药等。

（4）其他　治疗心力衰竭、高钾血症等，参照有关章节。

3. 透析治疗

紧急透析的指征：①急性肺水肿或充血性心力衰竭；②药物不能控制的严重高钾血症（血钾浓度≥6.5mmol/L以上），或心电图已出现明显异位心律伴QRS波增宽。一般透析的指征：①少尿或无尿2日以上；②出现尿毒症症状如呕吐、神志淡漠、烦躁或嗜睡；③高分解代谢；④严重体液潴留；⑤pH<7.25，HCO_3^-<15mmol/L，CO_2CP<13mmol/L；⑥BUN>17.8mmol/L。

第三节　隐匿性肾小球肾炎

隐匿性肾小球肾炎也称无症状性血尿和（或）蛋白尿，患者无水肿、高血压及肾功能损害，而仅表现为蛋白尿和（或）肾小球性血尿的一组肾小球病。

一、问诊要点

是否有血尿或泡沫尿等。是否有高血压、糖尿病等病史。

二、查体要点

一般无阳性体征。

三、辅助检查和实验室检查

（1）尿红细胞位相　尿红细胞位相检查是利用位相显微镜检查尿中红细胞形态的一种方法，其临床意义在于根据尿红细胞形态鉴别血尿的来源，推测血尿是肾小球性或非肾小球性。一般认为，正常人尿中有红细胞者约 4%，其中红细胞数（$0.5 \sim 5.0$）× 10^{12}/mL，多为畸形红细胞。如尿中发现畸形红细胞（其大小，形态呈多形性，血红蛋白含量异常）占 70% 以上，且红细胞数 ≥ 8000/mL 者，可诊断为肾小球性血尿。

（2）尿常规　可见尿蛋白阳性或潜血阳性。

（3）24h 尿蛋白定量　24h 尿蛋白定量多小于 1.0g/24h。

（4）尿蛋白电泳　尿蛋白电泳出现中分子及大分子量蛋白，主要电泳区带在清蛋白附近及以上。

（5）B 超　肾、输尿管、膀胱 B 超等。

四、诊断和鉴别诊断

1. 诊断

相差显微镜检查尿红细胞以异常形态为主（畸形红细胞 > 70%），可考虑肾小球源性血尿；蛋白定量 < 1g/d，以白蛋白为主，而无血尿者，称为单纯性蛋白尿。

2. 鉴别诊断

（1）功能性蛋白尿　仅发生于剧烈运动、发热或寒冷时。

（2）体位性蛋白尿　见于青少年，直立时脊柱前凸所致，卧床后蛋白尿消失。

五、治疗

本病无特殊疗法，但应采取以下措施。

① 对患者应定期（至少每 3～6 个月 1 次）检查，监测尿沉渣、肾功能和血压的变化，女患者在妊娠前及其过程中更需加强

监测。

② 保护肾功能、避免肾损伤的因素。

③ 对反复发作的慢性扁桃体炎与血尿、蛋白尿发作密切相关者，可待急性期过后行扁桃体摘除术。

第四节　IgA肾病

IgA肾病是一种常见的原发性肾小球疾病，其临床表现多种多样，主要表现为血尿，可伴有不同程度的蛋白尿、高血压和肾功能受损，是导致终末期肾脏病常见的原发性肾小球疾病之一。

一、问诊要点

缺乏特异性表现，问诊应该询问是否有血尿、蛋白尿及伴随相关症状，是否有高血压、糖尿病、长期用药史等。

二、查体要点

是否有高血压、肾衰竭等体征。

三、辅助检查和实验室检查

IgA肾病尚缺乏特异性的血清学或实验室诊断性检查。

（1）尿常规　持续性镜下血尿和（或）蛋白尿。尿相差显微镜异型红细胞增多＞50％，提示为肾小球源性血尿，部分患者表现为混合性血尿，有时可见红细胞管型。多数患者为轻度蛋白尿（小于1g/24h），但也有患者表现为大量蛋白尿甚至肾病综合征。

（2）肾功能　可有不同程度肾功能减退。主要表现为肌酐清除率降低，血尿素氮和肌酐逐渐升高，血尿酸常增高；同时伴不同程度的肾小管功能减退。

（3）免疫学检查　IgA肾病患者血清中IgA水平增高的比例各国报道不同，占30％～70％不等。IgA-纤粘连蛋白复合物（IgA-FN）曾被认为是IgA肾病患者的一个标记物，但尚未证实其临床意义。

（4）病理学检查　肾脏免疫病理检查是确诊IgA肾病的必备手段，特征的免疫病理表现是以IgA为主的免疫球蛋白在肾小球系膜区呈颗粒状或团块状弥漫沉积，常伴补体C3沉积。

四、诊断和鉴别诊断

1. 诊断

IgA 肾病临床表现多种多样，多见于青壮年，与感染同步的血尿（镜下或肉眼），伴或不伴蛋白尿，从临床上应考虑 IgA 肾病的可能性。但是 IgA 肾病的确诊依赖于肾活检，尤其需免疫病理明确 IgA 或以 IgA 为主的免疫复合物在肾小球系膜区弥漫沉积。因此，肾脏病理活检是确诊 IgA 肾病的必要条件。

2. 鉴别诊断

（1）链球菌感染后急性肾小球肾炎　典型表现为上呼吸道感染（或急性扁桃体炎）后出现血尿，感染潜伏期为 1～2 周，可有蛋白尿、水肿、高血压甚至一过性氮质血症等肾炎综合征表现，初期血清 C3 下降并随病情好转而恢复。部分患者 ASO 水平增高，病程为良性过程，多数经休息和一般支持治疗数周或数月可痊愈。如果病情反复发作，需要依靠肾活检免疫病理检查进行鉴别。

（2）非 IgA 系膜增生性肾小球肾炎　约 1/3 患者表现为肉眼血尿，临床上与 IgA 肾病很难鉴别，需靠免疫病理检查区别。

（3）过敏性紫癜性肾炎　起病多为急性，除肾脏表现外，还可有典型的皮肤紫癜、黑粪、关节痛、全身血管炎改变。

（4）肾小球疾病　主要有薄基底膜肾病和 Alport 综合征，前者主要临床表现为持续镜下血尿（变形红细胞尿），肾脏是唯一受累器官，通常血压正常，肾功能长期维持在正常范围，病程为良性过程。后者以血尿、进行性肾功能减退至终末期肾脏病、感觉神经性耳聋及眼部病变为临床特点的遗传性疾病综合征，除肾脏受累外，还有多个器官受累。

五、治疗方法（参照急性肾小球肾炎）

1. 控制感染

感染可刺激或诱发 IgA 肾病急性发作，因此应积极治疗和去除可能的皮肤黏膜感染，包括咽炎、扁桃体炎和龋齿，对合并呼吸道或其他黏膜感染时，可常规抗生素治疗 1～2 周，注意避免使用肾脏毒性药物。

2. 控制高血压

若尿蛋白<1g/24h，目标血压应控制在 130/80mmHg 以下，若尿蛋白>1g/24h 目标血压应控制在 125/75mmHg 以下。血管紧张素转化酶抑制药（ACEI）或血管紧张素 I 受体拮抗药（ARB）为首选抗高血压药物。

3. 减少尿蛋白

尽可能达到蛋白尿缓解（<0.3～0.5g/d），使用 ACEI/ARB、激素及免疫抑制药。

4. 治疗肾功能衰竭

IgA 肾病到达终末期肾衰竭，必要时需要行肾脏替代治疗。

第五节 急性肾小管间质性肾炎

急性肾小管间质肾炎又称急性间质性肾炎（AIN），是以肾间质炎细胞浸润及肾小管变性为主要病理表现的急性肾脏病。据病因可分为药物过敏性急性间质性肾炎、感染相关性急性间质性肾炎及病因不明的特发性急性间质性肾炎。

一、问诊和查体要点

临床表现无特异性，是否有用药史；是否有恶心、呕吐、腹痛、乏力、发热、皮疹、淋巴结肿大、关节痛以及消瘦等表现。合并肾小管功能损伤可出现肾小管性蛋白尿及水、电解质和酸碱平衡紊乱；药物相关性者常伴发热、皮疹、嗜酸粒细胞增多三联征。

二、辅助检查和实验室检查

（1）尿液检查 常出现无菌性白细胞尿（可伴白细胞管型、早期还可发现嗜酸粒细胞尿）、血尿及蛋白尿。非甾类抗炎药引起肾小球微小病变病时，可出现大量蛋白尿。

（2）血常规 白细胞增多，以嗜酸粒细胞为主。

（3）肾功能 尿 β_2-微球蛋白、N-乙酰-β-葡萄糖酐酶（NAG）、α_1-球蛋白及溶菌酶增多，肾性糖尿，低比重及低渗透压尿，不同程度的肾小球滤过率低下、血清肌酐升高和血尿素氮升高。

（4）超声检查 双肾大小正常或增大。

（5）肾组织病理　光镜检查可见肾间质水肿，弥漫性淋巴细胞及单核细胞浸润，散在嗜酸粒细胞浸润，并偶见肉芽肿。肾小管上皮细胞呈严重空泡及颗粒变性，刷毛缘脱落，管腔扩张，而肾小球及肾血管正常。

三、诊断和鉴别诊断

1. 诊断

典型病例临床诊断：①近期用药史；②药物过敏表现；③尿检异常；④肾小管及小球功能损害。一般认为具备①、②，再加上③、④任何一条，即可临床诊断本病。但是，非典型病例（尤其是非甾体抗炎药所致者）常无第②条，必须依靠肾脏病理诊断。

2. 鉴别诊断

（1）急性肾小球肾炎　其临床特点为感染后出现以血尿、蛋白尿、水肿和高血压，并可伴有一过性氮质血症，一般不合并皮疹、嗜酸粒细胞增多等表现，急性期血清补体 C3 下降，8 周后可恢复正常，感染潜伏期一般为期为 1～2 周。

（2）急进性肾小球肾炎　临床上表现为血尿、蛋白尿、水肿和高血压，常在数周及数月内病情持续进展，出现进行性少尿、无尿和高血压，肾功能急骤恶化，肾活检可明确诊断。

四、治疗

1. 一般治疗

去除病因，积极控制感染，立即停用有关致敏药物，治疗原发病。在感染控制或停用相关药物后，病情可得到不同程度的好转。

2. 药物治疗（参照肾病综合征）

一般激素的疗效是得到肯定的。而药物相关性急性间质性肾炎及感染相关性急性间质性肾炎在停用敏感药物或感染控制后，肾功能若无改善或者病理检查提示肾间质呈弥漫性炎症或肉芽肿性间质性肾炎者，有必要早期使用糖皮质激素。对 NSAID 所致者，通常认为皮质激素类药物无益。很少需要联合使用细胞毒药物，建议使用免疫抑制药前行肾活检术确诊急性间质性肾炎，了解间质纤维化程度。出现尿毒症表现，有血液净化指征者应及时进行透析治疗。

第六节　良性小动脉性肾硬化症

良性小动脉性肾硬化症（BANS）是高血压病的常见并发症之一，是全身动脉粥样硬化的一部分，随着高血压病的进展，肾脏损害几乎不可避免，一般病程 10～15 年。

一、问诊和查体要点

首先是否有长期缓慢进展的高血压病史。是否有头晕、胸闷、夜尿增多、乏力等。是否有水肿。查体血压高，可常伴有高血压其他靶器官（心、脑）损害及眼底病变。

二、辅助检查和实验室检查

（1）尿常规及尿沉渣镜检　尿比重降低；镜检有形成分（红细胞、白细胞、透明管型）少，可有血尿，且以畸形红细胞为主。

（2）尿微量白蛋白测定　高血压肾损害早期尿中微量白蛋白可增高。

（3）尿蛋白定量　24h 尿蛋白定量多在 1.5～2.0g。

（4）血、尿 β_2-微球蛋白测定　测定血、尿 β_2-微球蛋白，目前已被公认为测定肾小球滤过率和肾小管重吸收功能的敏感指标，高血压患者的尿中 β_2-微球蛋白排出可增加，血压控制后可减少。在肾功能有轻度损害时，血中 β_2-微球蛋白即可升高。

（5）尿 NAG 测定　肾小管和尿路上皮细胞含 NAG，未经治疗的高血压患者尿中 NAG 排出增加，血压控制后可减少。

（6）尿浓缩功能试验　尿浓缩功能下降，尿渗透压降低。

（7）肾功能检查　肾小球滤过率多缓慢下降，血尿素氮、血肌酐升高。

（8）影像学检查　肾脏多无变化，发展致肾衰竭时可出现肾脏不同程度缩小；核素检查早期即出现肾功能损害。

（9）心电图常提示左心室高电压；胸部 X 线或超声心动图常提示主动脉硬化、左心室肥厚或扩大。

三、诊断标准和鉴别诊断

1. 诊断

有高血压伴肾损伤证据（蛋白尿或血肌酐增高）的患者出现以下临床表现者应考虑良性小动脉性肾硬化症。

① 长期高血压病史，病程在5～10年或以上。

② 突出表现为肾小管功能的损害，如夜尿增多、肾小管性蛋白尿、尿NAG及β_2-微球蛋白增高等，部分存在中度蛋白尿、少量红细胞及肾功能进行性减退，24h尿蛋白定量一般不超过1～1.5g。

③ 伴有高血压其他靶器官损害，如高血压眼底血管病变、心室增厚及脑卒中病史等。

④ 排除其他引起的尿检异常和肾功能减退的原因，包括各种原发性肾脏疾病及其他继发性肾脏疾病。

2. 鉴别诊断

(1) 肾性高血压（其他肾小球疾病继发的高血压） 高血压常发生于肾小球疾病后或同时发现，尿检变化常较明显，可有血尿、中等量至大量蛋白尿以及与原发病相应的临床和实验室检查证据。

(2) 肾动脉狭窄 肾动脉狭窄是肾血管性高血压中最主要的原因，引起肾动脉狭窄的原因主要包括以下几种。动脉粥样硬化症是常见于中老年患者的一种全身性闭塞性血管病变，主要累及大中动脉，男性发病率多于女性。本病在肾血管主要累及肾动脉主干，多为双侧性损害，单侧受累者左侧多于右侧。肾动脉纤维肌性结构不良（FMD）多见于中青年女性，由于肾动脉内膜纤维或中层肌肉异常增生导致管腔狭窄，病变主要累及肾动脉远端，也可波及肾动脉分支，单侧受累者以右侧多见。病变常造成肾动脉管腔多处狭窄，使肾动脉造影片上呈现"串珠状"改变。

(3) 大动脉炎 常见于青少年，病因不明，近年认为与免疫损伤有关，病理变化为全身大中动脉（包括肾动脉）的慢性进行性闭塞性炎症，病变自动脉外膜开始，逐渐侵及中层和内膜，引起动脉管腔狭窄。侵及肾动脉者（约22%）可在上腹部和肾区听到收缩期杂音，并可继发高血压。

四、治疗

积极有效地控制高血压是避免或减轻对包括肾脏在内靶器官损害的根本措施。高血压肾病患者血压控制目标值一般为130/80mmHg，脑卒中后的高血压患者一般血压目标为<140/90mmHg，65岁及以上老年人的收缩压应控制在150mmHg以下。在患者能耐受的情况下，逐步降压达标。

（1）一般治疗 ①低盐饮食：饮食限盐有助于患者血压控制，推荐每日饮食盐<6g/d。②适当运动，肥胖者减肥，保持体重指数<25kg/m^2。③戒烟，限酒。

（2）药物治疗 降压治疗如钙通道阻滞药、血管紧张素转化酶抑制药（ACEI）、血管紧张素受体拮抗药（ARB）、β受体阻滞药、α受体阻滞药、利尿药均可酌情使用。其中钙通道阻滞药、ACEI对肾脏的血流动力学更有利，ACEI降低尿蛋白优于其他的抗高血压药物。用药参加高血压病章节。

（3）有肾功能不全时还应给予非透析治疗和替代治疗，见"慢性肾衰竭"章节。

第七节　尿路感染

尿路感染（UTI）又称泌尿系感染，是指病原体侵犯尿路黏膜或组织引起的尿路炎症。根据感染部位，尿路感染可分为上尿路感染（肾盂肾炎、输尿管炎）和下尿路感染（膀胱炎、尿道炎）。

一、问诊要点

（1）询问有无易感因素，如梗阻（尿路梗阻、前列腺梗阻）、膀胱输尿管反流、尿路的器械使用、妊娠、糖尿病、各种慢性肾脏疾病等，且本病发病急骤，常在过于劳累、受凉、长时间憋尿、性生活后发病。

（2）询问有无排尿困难、尿频、尿急、尿痛，常有肉眼血尿甚至血块尿等膀胱刺激症状。是否有发热、头痛、恶心、呕吐等症状；部分患者小腹痛或坠胀感明显。全身感染症状不明显，少数患者可有腰痛、低热，血白细胞计数通常不升高。

二、查体要点

检查有无膀胱区压痛。体温升高。

三、辅助检查和实验室检查

（1）尿常规检查　每个高倍视野下超过 5 个白细胞称为脓尿。有时可伴镜下血尿或肉眼血尿。偶见微量蛋白尿。

（2）尿细菌培养　清洁中段尿培养菌落计数$\geq 10^5/\text{mL}$。

（3）亚硝酸盐试验　临床常采用浸试纸条法。

（4）影像学检查　可酌情选用 X 线检查、放射性核素肾图检查、超声波检查等。

四、尿路感染诊断和鉴别诊断

1. 诊断

① 膀胱穿刺尿培养，有细菌生长，或菌落数$> 10^2/\text{mL}$。

② 导尿细菌定量培养$\geq 10^5/\text{mL}$。

③ 清洁中段尿定量培养$\geq 10^5/\text{mL}$，一次准确性 80%；连续两次培养得到同一菌株，菌落数$\geq 10^5/\text{mL}$，准确性达 95%；如中段尿培养杆菌菌落数在 $10^4 \sim 10^5/\text{mL}$，列为可疑，应重复培养；如为球菌，中段尿培养菌落数$\geq 200/\text{mL}$，即有诊断意义。

2. 尿路感染的定位诊断

具备了上述尿路感染标准，兼有下列情况者：

① 尿抗体包裹细菌检查阳性者，多为肾盂肾炎，阴性者多为膀胱炎。

② 膀胱灭菌后的尿标本细菌培养结果阳性者为肾盂肾炎，阴性者为膀胱炎。

③ 参考临床症状，有发热（>38℃）或腰痛、肾区叩压痛或尿中白细胞、管型者，多为肾盂肾炎。

④ 经治疗后，症状已消失，但又复发者多为肾盂肾炎（多在停药后 6 周内）；用单剂量抗菌药治疗无效，或复发者多为肾盂肾炎。

⑤ 经治疗后，仍有肾功能不全表现，能排除其他原因所致者；或 X 线肾盂造影有异常改变者为肾盂肾炎。

3. 鉴别诊断

（1）慢性肾盂肾炎　需与反复发作尿路感染作鉴别诊断，目前认为影像学检查发现有局灶性粗糙的肾皮质瘢痕，伴有相应的肾盏变形者，才能诊断为慢性肾盂肾炎，否则尿路感染病史虽长，亦不能诊断为本病。

（2）肾结核　本病尿频、尿急、尿痛更突出，一般抗菌药物治疗无效，晨尿培养结核杆菌阳性，尿沉渣可找到抗酸杆菌，而普通细菌培养为阴性。静脉肾盂造影可发现肾结核病灶 X 线征，部分患者可有肺、附睾等肾外结核，可资鉴别。

（3）尿道综合征　患者虽有尿频、尿急、尿痛，但多次检查均无真性细菌尿，可资鉴别。

五、治疗

1. 一般治疗

一般情况下，尿路感染的患者应该多饮水，勤排尿。注意阴部的清洁卫生。宜休息 3～5 天。

2. 药物治疗

（1）抗菌治疗

处方一　复方磺胺甲噁唑片　2 片 po bid

处方二　氧氟沙星片　0.2g po bid

处方三　头孢呋辛　0.25g po bid

处方四　阿莫西林　0.5g po tid

【说明】　没有药敏试验结果前，应选用肾毒性小且在肾脏及尿中浓度高的抗菌药物。一般首选对革兰氏阴性杆菌有效的抗生素，但应兼顾革兰氏阳性菌感染。必要时选择其他抗生素静脉用药。必要时静脉给予抗生素。上尿路感染一般用药 10～14 天，下尿路感染一般用药 3～5 天。

（2）碱化尿液

处方　碳酸氢钠片　1.0g po tid

【说明】　可减轻膀胱刺激征，减轻磺胺类析出结晶。需注意尿碱化剂可减低喹诺酮类在尿中的溶解度，导致结晶尿和肾毒性。故喹诺酮类药物应避免与有尿碱化作用的药物（如碳酸氢钠、碳酸钙、制酸药、枸橼酸盐）同时使用。

（3）中药

处方一　三金片　　3 片 po tid

处方二　金钱草冲剂　　1 包 po tid

【说明】　中医多以清热祛湿通淋为法。可根据不同的辨证分型选用不同的治疗原则和方药。

第八节　泌尿系统结石

泌尿系统结石是指发生于泌尿系统的结石，又称尿石症，包括肾、输尿管、膀胱和尿道的结石。肾结石的病因很多，代谢性疾病如甲状旁腺功能亢进症、痛风、草酸以及胱氨酸等代谢异常也可以是尿石形成的原因。

一、问诊要点

① 是否有突然发生的一侧腰部疼痛，并向下腹部放射性疼痛，是否伴有恶心、呕吐、发热、水肿等症状。

② 是否有小便时突然疼痛，有无尿色淡红等变化。

③ 既往是否有泌尿系统结石、甲状旁腺功能亢进症、痛风等病史。

二、查体要点

肾区是否有叩击痛，小腹是否有压痛等。

三、实验室检查和辅助检查

（1）在正常饮食情况下，收集 24h 尿标本，测定每日排出的钙、草酸和磷酸量。尿液一般检查与尿液沉渣显微镜检查，可以看到有没有尿糖、尿蛋白、血尿、结晶物等。尿 pH 测定。尿中有白细胞时，可做尿液细菌培养。

（2）血液检查　全血球计数若发现白细胞数过高表示可能有感染，也可抽血检查肾功能和血中的钙浓度。

（3）B 超检查　常作为首选常规诊断，主要目的是探测输尿管有否梗阻。在患者因种种原因不能做 IVP 时，B 超对结石的诊断亦有帮助。

（4）X 线检查　临床上怀疑有结石的可能，首先应做腹部平片（KUB）和静脉肾盂造影（IVP）。结石透过 X 线的程度主要与结石的化学成分、大小、厚度和密度有关。含钙结石、磷酸铵镁结石及胱氨酸均不同程度地不透过 X 线。有些结石（如尿酸结石）透 X 线，经腹平片检查可阴性。静脉肾盂造影可以明确有无结石存在，并能确定其位置和尿路有否梗阻及整个泌尿系的情况。泌尿系统 X 线片也可以作为初步检查和治疗后的复查，但要注意有 1/10 的肾结石在 X 线片上不显影，通常称为"阴性结石"。因为 B 超或 X 线片上的"亮点"不一定都是结石，CT 对 IVP 阴性结石的诊断准确率相当高，是目前检查肾结石最精准的仪器。

四、诊断和鉴别诊断

1. 诊断

① 有典型的肾绞痛症状。

② 尿常规异常（白细胞尿或血尿）的证据。

③ 泌尿系统 B 超或腹部 X 线平片初步诊断。

④ 确诊依靠 CT 及静脉尿路造影（IVU）。

⑤ 如能获得结石，分析结石的成分，以确定结石及其核心的晶体的排列和结构。

2. 鉴别诊断

肾结核、肾肿瘤、血管瘤、胆囊结石、淋巴结钙化等都可能在 X 线片上呈现出上腹部"亮点"，需要进行甄别。通过 CT 可以明确诊断。

五、治疗

1. 一般治疗

每日进水量需 3000mL，保持每日排出 1500mL 以上的尿液，尿量多，能降低尿结石盐类的饱和度，且对尿路的冲刷作用也可防止小结石的滞留，适用于各类结石的预防。根据结石采用恰当的饮食治疗。对于草酸钙结石的患者，应当减少容易产生草酸的食物的摄入，如菠菜、苋菜、空心菜、芥菜等，避免摄入大量维生素 C。对于老年人，一般不限制补钙，但补钙应当在吃饭同时进行。尿酸结石采用低嘌呤饮食。胱氨酸结石时采用低蛋氨酸饮食等。结石小而健康状况好者，可采用体育运动法，如跳跃、跑步、体操、弯腰时叩击肾区等，以增加结石的活动度，有利于较小结石的排出。

2. 控制尿路感染

尿路结石患者极易并发尿路感染，故应尽早解除梗阻。参照尿路感染用药。

3. 体外震波碎石

肾及输尿管结石（除结石下方有梗阻者）均可治疗，去除结石的方法需要根据结石的部位、数目、大小、肾功能、是否合并解剖异常、是否合并感染以及身体状态等情况来制定。一般来说，5mm以下的肾结石以保守治疗或观察为主。5mm～2.5cm的肾结石首选体外震波碎石。此法震波将结石崩裂成碎片，并发症少，成功率高。常见并发症有：①有结石碎片而致输尿管梗阻。②疼痛。这两种并发症与结石的大小有关。③碎石术后败血症。多并发于脓尿、菌尿、感染性结石的ESWL患者。④术后镜下血尿相当常见，但严重的肾实质出血及明显肾周血肿较罕见。不宜做ESWL者：过度肥胖、全身性出血性疾病、妊娠、肾功能不全（血肌酐$>177\mu mol/L$）、严重的高血压、心功能不全者。

4. 泌尿外科治疗指征

结石引起尿流梗阻已影响肾功能或经非手术疗法无效、无体外冲击波碎石条件者，应考虑手术治疗。

第九节　慢性肾衰竭

慢性肾衰竭（CRF）是常见的临床综合征，它是由各种原发性、继发性肾脏病引起的慢性进行性肾损害，最终出现肾功能减退而致衰竭。临床表现为体内代谢产物蓄积，水、电解质及酸碱平衡紊乱，以及全身多器官损害。我国仍以慢性肾小球肾炎为主，继发性因素引起的CRF逐年增高，依次为糖尿病、高血压、系统性红斑狼疮，近年来乙肝相关性肾炎导致的CRF明显增多。

一、问诊要点

① 患者就诊时应仔细询问患者的尿量情况,有无夜尿增多、少尿;有无水肿。

② 有无系统症状,如食欲缺乏、厌食、恶心、呕吐、腹泻、便血等消化道症状;有无贫血等血液系统症状;有无头痛、头昏等高血压症状及胸闷、气急等心力衰竭表现的心血管系统症状;有无失眠、注意力不集中、抑郁、幻觉、意识障碍、抽搐、扑翼样震颤、肌无力、不宁腿、感觉异常等精神、神经及肌肉系统症状;有无骨痛、自发性骨折与畸形等肾性骨病症状;有无口有氨味、库斯莫尔呼吸、尿毒症肺等呼吸系统症状;有无皮肤瘙痒、尿素霜、尿毒症面容等皮肤与外貌症状以及内分泌系统、代谢系统、免疫系统相关症状。

③ 有无原发或继发性肾脏病史,如慢性肾炎、肾病综合征、慢性肾盂肾炎、糖尿病、高血压、系统性红斑狼疮、尿路结石、痛风、多囊肾等病史。

二、查体要点

CRF患者常有面色萎黄、贫血、高血压、水肿、浆膜腔积液体征,重症患者常有气紧、呼吸困难、颈静脉怒张等心衰体征及酸中毒呼吸深长体征。

三、辅助检查或实验室检查

(1) 尿蛋白测定 持续性尿蛋白排出是肾功能损害的标志,对CRF基础疾病的诊断也有重要的意义。蛋白尿的量与性质是判断肾脏疾病进展与预后的重要指标。

(2) 尿沉渣检查 包括尿红细胞、白细胞、管型、畸形红细胞检查,与尿蛋白的分析相结合,对于CRF基础疾病的诊断有一定意义;尿中红细胞可能源于肾脏或泌尿道其他部位或外生殖器。管型是由于肾小管上皮细胞分泌的高分子糖蛋白(Tamm-Horsfall蛋白)在小管内形成凝胶,包含细胞、细胞碎片、结晶、脂肪和滤过的蛋白,因而管型必定来源于肾脏,浓缩尿和酸性尿利于管型的形成。

(3) 血常规 CRF患者表现有贫血症状,血红蛋白是反映贫血严重程度的最好指标；红细胞平均体积（MCV）、红细胞平均血红蛋白量（MCH）、红细胞平均血红蛋白浓度（MCHC）可反映贫血类型。

（4）肾功能　Ccr是判断肾小球损害的敏感指标，能较早的反映肾小球滤过功能；BUN也可以作为反映肾小球滤过功能的指标；尿酸在肾脏病变早期首先升高，因有助于肾功能损害的较早期诊断。血清胱抑素C也作为评估GFR的指标。

（5）血电解质检查　当各种原因引起的肾脏疾病出现肾功能衰竭时，水、电解质（钾、钠、钙和磷）、酸碱平衡就会受到影响，甚至出现严重代谢紊乱。

（6）甲状旁腺激素（IPTH）测定　CRF患者血中IPTH随着GFR下降而升高，即IPTH升高程度与肾衰程度一致，这种病理生理变化可能是骨矿物质代谢异常最早期标志。

（7）泌尿系影像学检查　主要是超声波检查，了解肾脏大小，当肾脏体积缩小与GFR下降成正比，这是判断患者是否罹患CRF的重要参数，也是区别于急性肾损伤的重要标志。

四、诊断和鉴别诊断

1．诊断要点

慢性肾衰竭诊断应包括病因诊断和肾功能分期。根据患者病史、临床症状和体征及血尿素氮（BUN）和血肌酐（Cr）升高，一般可作出正确诊断。如有贫血、肾脏萎缩及肾皮质变薄，进一步支持诊断。诊断要点：①慢性肾脏病（CKD）病史超过3个月。所谓CKD，是指各种原因引起的慢性肾脏结构和功能障碍，包括病理损伤、血液或尿液成分异常及影像学检查异常。②不明原因的或单纯的GFR下降<60mL/min（老年人GFR<50mL/min）超过3个月。③在GFR下降过程中出现与肾衰竭相关的各种代谢紊乱和临床症状。以上三条中，第一条是诊断的主要依据。根据第二条做诊断时宜慎重或从严掌握。如第三条同时具备，则诊断依据更为充分。

2．慢性肾衰竭分期

根据1992年黄山会议座谈会纪要，慢性肾衰竭可分为四个阶段：①肾功能代偿期；②肾功能失代偿期；③肾功能衰竭期（尿毒症前期）；④尿毒症期。见表4-1。

表4-1 我国CRF的分期方法

CRF 分期	Ccr /(mL/min)	Scr	
		/(μmol/L)	/(mg/dL)
肾功能代偿期	50～80	133～177	1.6～2.0
肾功能失代偿期	20～50	186～442	2.1～5.0
肾功能衰竭期	10～20	451～707	5.1～7.9
尿毒症期	<10	≥707	≥8.0

3. 鉴别诊断

（1）肾前性氮质血症 CRF与肾前性氮质血症的鉴别并不困难，在有效血容量补足48～72h后肾前性氮质血症患者肾功能即可恢复，而CRF则肾功能难以恢复。

（2）急性肾损伤 CRF与急性肾损伤的鉴别多数情况下并不困难，往往根据患者的病史即可作出鉴别诊断。在患者病史欠详时，可借助于影像学检查（如B超、CT等）或肾图检查结果进行分析，如双肾明显缩小或肾图提示慢性病变，则支持CRF的诊断。

（3）慢性肾衰有时可发生急性加重或伴发急性肾衰 如慢性肾衰本身已相对较重，或其病程加重过程未能反映急性肾衰演变特点，则称之为"慢性肾衰急性加重"，如果慢性肾衰较轻，而急性肾衰相对突出，且其病程发展符合急性肾衰演变过程，则可称为"慢性肾衰合并急性肾衰"，其处理原则基本上与急性肾衰相同。

五、治疗

1. 一般治疗

（1）积极治疗原发病及消除诱因 对于初诊的CRF患者，必须重视原发病的诊断并进行长期治疗和随访，同时积极寻找引起CRF的各种诱因，合理纠正，可能更使病变减轻或趋于稳定。

（2）饮食疗法 慢性肾功能衰竭的饮食疗法是其疾病的基本治疗措施。目前的饮食治疗不仅仅是限制蛋白的摄入，长期的低蛋白饮食造成的营养不良的发生率高达20%～50%，严重的营养不良现在认为是 CRF 独立的危险因素，直接与患病率与死亡率呈正相关，因此饮食治疗是给患者制定更为合理的营养治疗方案，保证足够的能量摄入，能量摄入不足引起蛋白质合成不足，机体蛋白质分解增加，保证热量至少达每日 126～147kJ/(kg・d)[30～35kcal/(kg・d)]。以植物油和糖类为主，比例为 30％：70％。一般认为，GFR 降至 50mL/min 以下时需要进行蛋白质限制。对于非透析患者，蛋白摄入量以 GFR 为参照依据。GFR 为 20～40mL/min 时为 0.7～0.8g/(kg・d)；GFR 为 10～20mL/min 时为 0.6～0.7g/(kg・d)；当 GFR 小于 10mL/min 时为 0.6g/(kg・d)。对于蛋白质量以动物性蛋白为主。减少蛋白质的摄入能使血尿素氮水平下降，尿毒症症状减轻，利于降低血磷和减轻代谢性酸中毒。对于维持性血液透析的患者无需限制蛋白摄入量，蛋白质摄入量约为 1.2g/(kg・d)。

（3）其他　①钠的摄入：水肿、高血压和少尿患者要限制食盐摄入。②钾的摄入：只要尿量每日超过 1000mL，一般无需要限制饮食中的钾。③给予低磷饮食，每日不超过 600mg。④饮水：有尿少、水肿、心衰患者，必须严格控制进水量；但对于尿量＞1000mL 且无水肿者，则不宜限制水的摄入。

2. 药物治疗

（1）必需氨基酸

处方　α-酮酸片　2.52g po tid

【说明】　低蛋白饮食加必需氨基酸治疗可减轻氮质血症，减轻继发性甲状旁腺激素功能亢进，改善营养状况，使尿毒症症状得到改善，而且可减轻高滤过、肾小管高代谢及肾间质的异位钙化和脂质代谢紊乱，从而延缓 CRF 的进展。如果 GFR≤10mL/min，患者由于食欲差，蛋白质摄入减少，均有明显的必需氨基酸缺乏，补充必需氨基酸或 α-酮酸对于 CRF 有一定疗效，目前临床上主张低蛋白饮食加酮酸相结合的方法；少数患者应用 α-酮酸可出现血钙高，停药或减药后可自愈，高钙血症者禁用或慎用。

（2）控制高血压及肾小球内高压

处方一　盐酸贝那普利片　10～20mg po qd

处方二　氯沙坦片　50～100mg po qd

处方三　硝苯地平控释片　20mg po bid

处方四　氨氯地平片　5～10mg po qd

处方五　呋塞米片　20～40mg po tid

处方六　盐酸特拉唑嗪　1～2mg po tid

处方七　酒石酸美托洛尔　25～50mg po bid

【说明】　目前为主要药物治疗措施，对于 CRF 患者进行降压治疗，既要考虑药物的降压作用，又要考虑药物对肾脏的影响，争取达到不仅控制系统性高血压并且能够控制肾小球内高压的目的。使用抗高血压药时不宜使血压降得过快和过低，以免使肾血流量锐减，导致肾功能不全恶化，另外对于较大年龄者，血压降得过低，容易出现脑供血不足。目前临床上常用的药物有 ACEI、ARB、CCB、利尿药、β受体阻滞药。将血压严格控制至如下目标值：尿蛋白＜1g/d 者，平均动脉压控制在 97mmHg（血压 130/80mmHg 以下）；尿蛋白＞1g/d 者，平均动脉压应控制在 92mmHg（血压 125/75mmHg）以下。当血肌酐水平大于 256μmol/L，禁用 ACEI，慎用 ARB，有高钾血症时禁用 ACEI、ARB。

（3）纠正水、电解质紊乱和酸碱平衡失调

处方一　呋塞米　40mg po tid

处方二　布美他尼　1mg po tid

【说明】　CRF 患者入量为前一日尿量加 500mL，如有出汗、发热、环境温度高，入量酌增，补液不宜过多过快，以口服补液为最佳，有水钠潴留时应酌减或者加用强效利尿药，当 GFR 小于 30mL/min 时，中效利尿药常无效，可使用呋塞米、布美他尼等。对钠的摄入量应根据血压、24h 尿量、尿内电解质而定，多数 CRF 患者每日食盐 3g 左右。尤其是大剂量或长期应用时，水、电解质紊乱，如直立性低血压、休克、低钾血症、低氯血症、低氯性碱中毒、低钠血症、低钙血症以及与此有关的口渴、乏力、肌肉酸痛、心律失常等。

处方三　10% 葡萄糖酸钙　20mL 稀释后 iv drip qd

处方四　5% 碳酸氢钠　125mL iv drip qd

处方五　50% 葡萄糖注射液　50～100mL ｜

　　　　胰岛素　6～12U　　　　　　　 ｜ iv drip qd

处方六　呋塞米注射液 40mg iv qd

处方七　降钾树脂　15～30g（事先可用水调匀）po qd

【说明】多尿者可有缺钾，宜谨慎地补充钾盐。有钾潴留或高钾血症者，应限制钾摄入，并予相应处理（如排钾利尿药、碳酸氢钠、高糖胰岛素、葡萄糖酸钙、降钾树脂、血液透析等）。库血、青霉素钾盐均含钾，使用时应谨慎。

处方八　碳酸氢钠片　1～2g po tid

【说明】酸中毒现已被列为慢性肾脏病进展的一个重要原因，并且是 CRF 骨病和营养不良的重要机制，因此要积极纠正酸中毒，常用口服或静脉补充碳酸氢钠，注意同时补钙。治疗中要注意防止低钾血症和低钙血症，警惕发生高钠血症、高渗血症和诱发心衰，注意监测血生化。

处方九　碳酸钙　0.2～0.4g po tid

处方十　葡萄糖酸钙　1g po tid

【说明】高磷血症患者应严格限制磷的摄入和使用磷结合剂，首选碳酸钙，氢氧化铝有引起铝中毒可能，尽量少用。血钙过低者可口服或静脉补充葡萄糖酸钙，也可口服乳酸钙和碳酸钙。碳酸钙与噻嗪类利尿药合用时，易发生高钙血症（因增加肾小管对钙的重吸收）。本品与含钾药物合用时，应注意心律失常。

（4）贫血的治疗

处方一　重组人红细胞生成素（rhuEPO）　3000U ih 或 iv 每周 3 次

处方二　多糖铁复合物胶囊　0.15～0.3g po qd

处方三　叶酸片　10～15mg po tid

处方四　维生素 B_{12} 片　250μg im qod

【说明】rhuEPO 开始剂量为每周 50～150U/kg 皮下注射（血液透析患者亦可从血管通路静脉端注射），以使血红蛋白每月上升 10～20g/L，若每月上升达不到 10g/L，则每周应增加剂量 50U/kg，当达到 100～110g/L 后，渐减（每周减 30U/kg）rhuEPO 用量至维持量。不良反应主要是高血压。必须同时补充铁剂、叶酸、维生素 B_{12} 等。

（5）肾性骨营养不良的治疗

处方一　碳酸钙片　0.5～2g po tid

处方二　骨化三醇片　0.25μg po qd

【说明】 肾性骨病发病率高，早期不易诊断。肾性骨病的治疗目的为：维持血钙、血磷水平在正常范围；防止和纠正甲状旁腺增生；预防和逆转骨外钙化；防止铝或其他毒物沉积；避免相关不良因素（动力缺陷骨病）。

（6）吸附疗法

处方一　药用炭片　1.2g po tid

处方二　包醛氧淀粉　5～10g po bid

【说明】 通过胃肠道途径增加尿毒症毒素的排出。这些疗法主要应用于早中期 CRF 患者，对减轻患者氮质血症起到一定辅助作用，但不能依赖这些疗法作为治疗的主要手段。

（7）控制感染　CRF 患者极易发生感染，特别是肺部和尿路感染，应及时选择敏感抗生素，禁用或慎用肾毒性大的抗生素治疗，注意抗生素中钾、钠含量，抗生素给药剂量应根据 GFR 及药代动力学给予，不能套用非 CRF 患者的剂量和间隔。

（8）心衰、心律失常及心包炎的治疗　心衰处理原则与非 CRF 心衰患者处理相似，对于利尿药效果差的高容量性心衰应尽早透析。心律失常在纠正电解质和酸碱平衡紊乱的基础上使用抗心律失常药物或除颤治疗。心包炎应尽早透析和限制水钠摄入。

（9）精神神经症状的治疗　纠正水、电解质和酸碱平衡紊乱，大部分患者症状缓解。抽搐可用地西泮，严重烦躁可在保持基本生命体征稳定的前提下使用氯丙嗪（冬眠灵）。选择合适的血液净化方法和强化透析，以及防止药物体内蓄积都可是大部分患者得到改善。周围神经病变患者可充分透析、血液滤过和使用大剂量 B 族维生素。

3. 肾脏替代治疗

包括血液净化疗法和肾脏移植。

（1）血液净化疗法　其能有效清除体内代谢产物、内源性抗体、异常血浆成分以及蓄积在体内的药物或毒素，能替代患者肾脏的部分排泄功能，但不能代替肾脏内分泌和代谢功能，是目前终末期肾衰竭最有效的治疗方法之一。临床常用的血液净化方法有血液透析和腹膜透析。当有下列情况之一，应积极动员患者尽早开始血液透析：①有明显的尿毒症症状，如出现严重恶心、呕吐等消化道症状或神经、精神症状；②严重的贫血，红细胞的容积在15%以下；③原发病是糖尿病肾病或结缔组织肾病；④患者年龄大于60岁；⑤有明显的周围神经病变。与血液透析比较，腹膜透析具有以下优点：①不需昂贵的透析机，行腹膜透析置管术后即可开始透析治疗；②不需透析血管通路，对建立血管通路有困难者不影响腹膜透析治疗的实施；③对循环动力学无影响，老年、儿童、有严重高血压、低血压、缺血性心脏病以及心血管功能不稳定的患者能很好地接受腹膜透析治疗；④不需体内肝素化，尤其适合糖尿病并视网膜病变以及其他有出血倾向的患者；⑤清除中分子量毒素的作用强，有利于改善尿毒症周围神经病变和贫血；⑥溶质清除持续时间长，有利于维持机体内环境稳定和水、电解质平衡；⑦开展家庭腹膜透析能减少患者往返医院的次数，有利于改善患者的生活质量。

（2）肾移植　同种肾移植是目前治疗终末期肾衰竭最有效的方法，具有肾移植指征的慢性肾衰竭均应考虑肾移植。成功的肾移植不但可恢复肾脏排泄功能，还能恢复内分泌和代谢功能。适于进行肾移植的疾病种类有肾小球疾病、慢性肾盂肾炎、遗传性疾病、糖尿病肾病、狼疮性肾炎、尿路梗阻性疾病或孤立肾外伤意外丧失。肾移植后需长期使用免疫抑制药预防排异反应，常用药物有肾上腺糖皮质激素、环孢素和（或）硫唑嘌呤、他克莫司、吗替麦考酚酯等。

对肾脏替代治疗及其方式和时机的选择需要社会、心理学及医疗上的准备。对准备进行家庭透析和移植治疗的患者，还需要对家庭成员早期教育。准备接受血液净化治疗的患者，需要血液透析或腹膜透析前2个月建立血管或腹膜通路。

第五章 造血系统疾病

第一节 急性白血病

急性白血病是造血干/祖细胞因发生分化阻滞、凋亡障碍和恶性增殖而引起的一组异质性的造血系统肿瘤。我国白血病发病率为 2.76/10 万，恶性肿瘤死亡率中，白血病居第 6 位（男性）和第 8 位（女性），在儿童及 35 岁以下成人中则居第 1 位。未经治疗的急性白血病患者平均生存期仅 3 个月左右。

一、问诊要点

① 详细询问有无鼻衄、牙龈出血、月经量过多、皮肤紫癜等出血症状及上述症状出现的时间。

② 详细询问有无头晕、萎靡、失眠、多梦、耳鸣、记忆力减退、面色苍白及心悸等贫血症状及上述症状出现的时间。

③ 应详细询问患者有无发热及发热持续时间、热型、是否应用退热药物及其疗效等情况。

④ 详细询问患者有无骨骼和关节疼痛等白血病细胞髓外浸润的症状。

⑤ 既往有无 EB 病毒、HIV 病毒与淋巴系统恶性肿瘤的病史及家族成员中有无血液病等病史。

⑥ 询问是否接触 X 线、γ 射线、电解辐、苯及其衍生物、烷化剂等。

二、查体要点

① 注意查有无肝、脾、全身浅表淋巴结肿大及骨关节疼痛和胸骨压痛。

② 查有无牙龈增生、皮肤结节或斑疹、泪腺、唾液腺无痛性肿大、男性睾丸肿大及颈项强直、视盘水肿等白血病细胞浸润引起的体征。

三、辅助检查或实验室检查

（1）血常规（包括网织红细胞）血型（ABO、Rh）。

（2）外周血涂片　WBC分类。

（3）尿常规、粪常规（包括潜血）。

（4）MIC分型

① 形态学：骨髓涂片，细胞化学染色，包括髓过氧化物酶（MPO）、酯酶（NSE＋NaF抑制试验、特异性酯酶、酯酶双染色）、糖原染色（PAS）。

② 免疫表型（取肝素抗凝骨髓液5mL，如白细胞计数高且白血病细胞比例也高者，可取外周血）。

③ 染色体和分子生物学检查（有条件尽量送检查）：a. 常规送检染色体。疑为AML-M2、M3、M4Eo型或ALL可同时做FISH。b. 酌情送检融合基因：ⓐ AML-M2，AML/ETO；ⓑ AML-M3，PML/RARa；ⓒ 疑为M4Eo，CBFa/MYH11；ⓓ ALL，bcr/abl（p190/p210）。c. 预后判断：c-KIT、FLT3-ITD、NPM1、CEBPA。

（5）血液生化　肝肾功能全项、电解质、血糖、乙肝5项、输血前五项、凝血功能（PT、APTT、纤维蛋白原）。

（6）胸片、心电图、腹部B超、使用蒽环类药物、三尖杉酯碱类、大剂量阿糖胞苷等或原有心脏病史者查心脏彩超、必要时查胸腹CT、肺功能。

（7）细菌学检查（酌情选择）　咽、鼻拭子培养；皮肤、黏膜破溃炎症处，应做局部拭子培养；疑肛周感染者，行肛拭子培养；下呼吸道感染者做痰培养；高热、寒战原因未明者，应连续血培养2～3次，且宜在使用抗生素前抽取。

（8）常规检查　血常规，骨髓细胞学，细胞化学染色等。

（9）免疫学检查，染色体和基因检查，生化和脑脊液。

（10）肝、脾B超。

四、诊断和鉴别诊断

1. 诊断

① 患者临床表现：如发热、贫血、出血及各组织浸润的表现。

② 血常规：血红蛋白、血小板进行性减少，白细胞计数可增

高或减少，分类可见原始或幼稚细胞。

③ 骨髓象的特点：增生活跃至极度活跃，主要是原始的白血病细胞大量增生，原始细胞≥30%，可伴骨髓纤维化或骨髓坏死。

④ 细胞化学：主要用于协助形态学鉴别各类白血病。

⑤ 因白血病细胞类型、染色体改变、免疫表型和融合基因的不同，治疗方案及预后亦随之改变，故初诊患者应尽量做免疫学检查、染色体和基因检查，获得全面 MICM 资料，以便评价预后，指导治疗。

2. 急性白血病分类

根据主要受累的细胞系列，急性白血病可分为两类：急性淋巴细胞白血病和急性非淋巴细胞白血病。

（1）急性非淋巴细胞白血病（ANLL）共分 8 型。

M_0（急性髓细胞白血病微分化型）：骨髓原始细胞＞30%，无嗜天青颗粒及 Auer 小体，核仁明显，光镜下髓过氧化物酶（MPO）及苏丹黑 B 阳性细胞＜3%；在电镜下，MPO 阳性；CD33 或 CD13 等髓系标志可呈阳性，淋系抗原通常为阴性。血小板抗原阴性。

M_1（急性粒细胞白血病未分化型）：原粒细胞（Ⅰ型＋Ⅱ型，原粒细胞胞浆中无颗粒为Ⅰ型，出现少数颗粒为Ⅱ型）占骨髓非红系有核细胞（NEC，指不包括浆细胞、淋巴细胞、组织嗜碱细胞、巨噬细胞及所有红系有核细胞的骨髓有核细胞计数）的 90% 以上，其中至少 3% 以上细胞为 MPO 阳性。

M_2（急性粒细胞白血病部分分化型）：原粒细胞占骨髓 NEC 的 30%～89%，其他粒细胞＞10%，单核细胞＜20%。

M_3（急性早幼粒细胞白血病 APL）：骨髓中以颗粒增多的早幼粒细胞为主，此类细胞在 NEC 中＞30%。

M_4（急性粒-单核细胞白血病 AMML）：骨髓中原始细胞占 NEC 的 30% 以上，各阶段粒细胞占 30%～80%，各阶段单核细胞＞20%。

M_5（急性单核细胞白血病 AMoL）：骨髓 NEC 中原单核、幼单核及单核细胞≥80%。如果原单核细胞≥80% 为 M5a、＜80% 为 M5b。

M_6（红白血病，EL）：骨髓中幼红细胞≥50%，NEC 中原始细胞（Ⅰ型＋Ⅱ型）≥30％。

M7（急性巨核细胞白血病 AMeL）：骨髓中原始巨核细胞≥30％。血小板抗原阳性，血小板过氧化酶阳性。

（2）急性淋巴细胞白血病（ALL）共分 3 型。

L1：原始和幼淋巴细胞以小细胞（直径≤12μm）为主。

L2：原始和幼淋巴细胞以大细胞（直径＞12μm）为主。

L3（Burkitt 型）：原始和幼淋巴细胞以大细胞为主，大小较一致，细胞内有明显空泡，胞浆嗜碱性，染色深。

WHO 髓系和淋巴肿瘤分类法（2001）将患者的临床特点与形态学和细胞化学、免疫学、细胞遗传学和分子生物学结合起来，形成 MICM 分型。

3. 鉴别诊断

（1）骨髓增生异常综合征（MDS）　本病有病态造血，同时原始细胞不到 20％。

（2）某些感染引起的白细胞异常　如传染性单核细胞增多症。这些疾病可有单核细胞增多，但形态与原始细胞不同，血清中嗜异性抗体效价逐步上升，有原发病的其他表现，病程短，可自愈。

（3）再生障碍性贫血及特发性血小板减少性紫癜　与低增生性白血病相似，但血涂片及骨髓即可区别。

（4）急性粒细胞缺乏症恢复期　粒细胞缺乏恢复的早期，骨髓可能与急性粒细胞白血病很相似，但随着恢复的继续，就可以区别了。

五、治疗

白血病确诊后，医生应权衡患者知情权和保护性医疗制度，以适当的方式告知患者和家属。根据患者的 MICM 结果及临床特点，进行预后危险分层，按照患方意愿、经济能力，选择并设计最佳完整、系统的方案治疗。适合行异基因造血干细胞移植（HSCT）者应抽血做 HLA 配型。

1. 急性淋巴细胞白血病

（1）药物治疗

处方一　VP 方案

长春新碱　1.4mg/m² iv drip 第1、第8、第15、第22天

泼尼松　40～60mg/m² po 第1～28天

处方二　DVLP方案

长春新碱　1.4mg/m² iv drip 第1、第8、第15、第22天

柔红霉素　30～40mg/m² iv 第1～3天

门冬酰胺酶　5000～10000U/m² iv drip 第19～25（28）天

泼尼松　40～60mg/m² po 第1～28天

处方三　VDCP方案

长春新碱　1.4mg/m² iv 第1、第8、第15、第22天

柔红霉素　40～50mg/m² iv 第1～3天，第15～17天

环磷酰胺　600mg/m² iv 第1、第15天

泼尼松　40～60mg/m² po 第1～28天

处方四　EA方案

依托泊苷　75mg/m² iv drip 第1～3日

阿糖胞苷　100～150mg/m² iv drip 第1～7日

处方五　HD-MTX

氨甲蝶呤　1～1.5g/m² iv drip 第1日（维持24h）

【说明】　上述方案每4周重复，28天为一个疗程。VP方案是急淋患者的诱导缓解治疗的经典方案，但该方案复发率较高。故目前ALL标准诱导治疗方案至少应包括长春新碱、糖皮质激素和蒽环类药（如柔红霉素、多柔比星、去甲氧柔红霉素、表柔比星）和（或）左旋门冬酰胺酶，即以VDP方案为基础。该方案减低了复发率，而且可使成人完全缓解率提高。在DVLP基础上加用其他药物，包括环磷酰胺（CTX）或阿糖胞苷（Ara-C），难以证实能提高T-ALL的CR率和DFS。成熟B-ALL和ALL-L3型采用含大剂量（HD）CTX和HD MTX（甲氨蝶呤）方案反复短程强化治疗。伴有t（9；22）的ALL可以合用伊马替尼进行靶向治疗。

蒽环类药物有心脏毒性作用，对儿童尤甚。DNR、多柔比星、去甲氧柔红霉素（IDA）、表柔比星的累积量分别达1000mg/m²、500mg/m²、300mg/m²和900mg/m²时，心脏毒性风险为1%～10%。长春新碱主主要毒副作用为局部血管刺激、末梢神经炎和

便秘。门冬酰胺酶的主要副作用为肝功能损害、胰腺炎、凝血因子及白蛋白合成减少和过敏反应。环磷酰胺主要副作用为骨髓抑制和出血性膀胱炎，故治疗期间应多饮水应用时应鼓励患者多饮水。大剂量应用时应水化、利尿，同时给予尿路保护药美司钠。骨髓抑制、感染、肝肾功能损害者、对本品过敏者、妊娠及哺乳期妇女禁用。用药期间应观察骨髓功能、肝肾功能、心肌炎、中毒性肝炎及肺纤维化等。大剂量糖皮质激素可增加本药毒性。甲氨蝶呤的主要副作用为黏膜炎，肝肾功能损害，故在治疗时需要充分水化、碱化，停药后 12h 以四氢叶酸钙解救（6～9mg/m^2，肌注每 6h 一次，共 8 次）。阿糖胞苷最严重并发症是小脑共济失调，发生后必须停药。另可发生皮疹、发热、眼结膜炎等，可用糖皮质激素常规预防。依托泊苷对有重症骨髓功能抑制的患者及对本品有重症过敏既往史的患者禁用；对肝肾功能损害的患者及合并感染的患者，水痘患者应慎用。不宜与葡萄糖液混合使用。

全国白血病学术讨论会建议完全缓解后巩固强化 6 个疗程：第 1、4 疗程用原诱导方案；第 2、5 疗程用 EA 方案；第 3、6 疗程用大剂量甲氨蝶呤。因为大剂量 MTX 可以通过血-脑脊液屏障，可以替代鞘内注射。维持治疗阶段可选用上述方案，逐步延长间歇期，治疗 3～5 年。急淋白血病缓解开始时需做中枢神经系统白血病预防性治疗。可选用鞘内注射 MTX 10mg，每周一次，至少六次。

（2）骨髓移植　有条件的可以做骨髓移植。

2. 急性非淋巴细胞白血病

（1）药物治疗

处方一　DA 方案

柔红霉素　45mg/m^2 iv 第 1～3 天

阿糖胞苷　100～150mg/m^2 iv drip 第 1～7 日

处方二　MA 方案

米托蒽醌　8～12mg/m^2 iv drip 第 1～3 天

阿糖胞苷　100～150mg/m^2 iv drip 第 1～7 日

处方三　IA 方案

去甲氧柔红霉素　12mg/m^2 iv 第 1～3 天

阿糖胞苷　100～150mg/m² iv drip 第 1～7 日

处方四　HA 方案

高三尖杉酯碱　3～6mg iv drip 第 1～5（或 7）日

阿糖胞苷　100～150mg/m² iv drip 第 1～7 日

处方五　DAE 方案

柔红霉素　45mg/m² iv 第 1～3 天

阿糖胞苷　100mg/m² iv drip 第 1～7 日

依托泊苷　100mg/m² iv drip 第 1～5 日

【说明】　上述方案每 3 周重复，21 天为一个疗程，2 个标准疗程仍未 CR 者提示患者原发耐药存在，需换方案或进行异基因 HSCT。DA 方案为标准化疗方案，对 60 岁以下患者，CR 率为 50%～80%。其中用 NVT 替代 DNR，效果相等，但心脏毒性低。用 IDA 代替 DNR，年轻患者中 CR 率增加。IDA＋Ara-C＋VP16 联合应用可使年轻 AML 患者获得 80%CR 率。HD Ara-C 方案不增加 CR 率，但对延长缓解期有利。HA 方案诱导治疗 AML，CR 率为 60%～65%。1 疗程获 CR 者 DFS 长，经过 2 个疗程诱导才达 CR 者 5 年 DFS 仅 10%。达 CR 所用的诱导时间越长则 DFS 越短。缓解后治疗以 HD Ara-C 为主的方案巩固强化，可单用或与 NVT、DNR、IDA 等联合使用。AML 用 HD Ara-C 巩固强化至少 4 个疗程。

高三尖杉酯碱孕妇、哺乳妇禁用，心脏病患者慎用，骨髓抑制患者、肝肾功能受损者、痛风及肾结石患者慎用。用药时应缓慢滴注，以减少心脏毒性。老年患者使用本品应采用支持疗法。

对 APL 患者

处方一　全反式维 A 酸　25～45mg/m² po（直至缓解）

处方二　0.1%三氧化二砷　10mL iv drip qd

【说明】　使用全反式维 A 酸时注意维 A 酸综合征，多见于 APL 单用 ATRA 诱导过程中，发生率为 3%～30%，发生机制可能与细胞因子大量释放和黏附分子表达增加有关。临床表现为发热、体重增加、肌肉骨骼疼痛、呼吸窘迫、肺间质浸润、胸腔积液、心包积液、皮肤水肿、低血压、急性肾功能衰竭甚至死亡。初诊时白细胞较高及治疗后迅速上升者易发生 ATRA 综合征。

治疗包括暂时停服 ATRA，吸氧，利尿，地塞米松 10mg 静脉注射，每日 2 次，白细胞单采清除和化疗等。ATRA 的其他不良反应为头痛、颅内压增高、骨痛、肝功能损害、皮肤与口唇干燥、阴囊皮炎溃疡等。APL 常伴有原发纤溶亢进，合并出血者除服用 ATRA 外，还需抗纤溶治疗，补充凝血因子和血小板。如有 DIC，可酌情应用小剂量肝素。

三氧化二砷小剂量能诱导 APL 白血病细胞分化、大剂量则诱导其凋亡。对高白细胞的 APL，砷剂可作为一线药物。其中儿童剂量按体表面积 $6mg/(m^2 \cdot d)$，每日一次，4 周为一疗程，每疗程可间隔 5～7 天，亦可连续应用，连用 2 个月未 CR 者应停药。口服有剧毒，非白血病所致的严重肝肾功能损害、孕妇及长期接触砷或有砷中毒者禁用本品。如过量出现急性中毒，可用二巯基丙磺酸钠类药物解救。

APL 用 ATRA 获得 CR 后采用化疗与 ATRA 或砷剂交替维持治疗 2～3 年较妥。

（2）骨髓移植　有条件可以做骨髓移植。

第二节　慢性淋巴细胞白血病

慢性淋巴细胞白血病（CLL）是一种单克隆性小淋巴细胞疾病，细胞以正常或高于正常的速率复制增殖，大量积聚在骨髓、血液、淋巴结和其他器官，最终导致正常造血功能衰竭的低度恶性疾病。CLL95% 以上起源于 B 淋巴细胞型，T 淋巴细胞型较少。本病在我国、日本及东南亚国家少见，多发于老年人。病程长短不一，可长达十余年，平均为 3～4 年。

一、问诊要点

① 询问有无低热、盗汗、乏力、疲倦、食欲减退、消瘦、疲倦等症状。

② 询问有无上腹部胀满。

③ 询问有无免疫系统疾病的病史。

④ 询问患者的职业、生活工作环境，提问有无射线、辐射照射史，化学物质接触史。

二、查体要点

① 查有无浅表淋巴结是否肿大及其特点。

② 查肝、脾是否肿大。

③ 查有无皮肤、黏膜贫血的体征。

三、辅助检查或实验室检查

血常规、骨髓象检查、免疫分型、染色体和基因。

四、诊断和鉴别诊断

1.诊断

临床出现乏力、消瘦，或有贫血、出血。可有淋巴结、肝、脾大等体征。外周血中白细胞大于 $10 \times 10^9/L$，淋巴细胞比大于 50%，绝对值大于 $5 \times 10^9/L$ 并持续 4 周以上，骨髓中淋巴细胞 ≥40%。排除病毒、结核和伤寒等引起的反应性淋巴细胞增多以及慢性淋巴细胞增生性疾病如幼淋巴细胞白血病、多毛细胞白血病等即可诊断慢淋白血病。根据免疫学表面标志，可以作出免疫分型诊断。

2.临床分期

诊断和免疫分型诊断明确后应按表 5-1 作分期诊断。

表 5-1　慢性淋巴细胞白血病临床分期

分期	标准	中数存活期/年
A	血和骨髓中淋巴细胞增多,可有少于三个区域的淋巴组织肿大①	9
B	血和骨髓中淋巴细胞增多,有三个或三个以上区域的淋巴组织肿大	5
C	与 B 期相同外,尚有贫血(Hb:男性<110g/L,女性<100g/L),或血小板减少(<100×10⁹/L)	2

① 不论一侧或双侧颈、腋下、腹股沟淋巴结各作为一个区域,肝、脾各作为一个区域,共计 5 个区域。

3. 鉴别诊断

与感染引起的反应性淋巴细胞增多，淋巴瘤转化为淋巴细胞白血病，幼淋巴细胞白血病，伴有循环绒毛淋巴细胞的脾淋巴瘤相鉴别。

五、治疗

1. 药物治疗

（1）化学治疗

处方一　苯丁酸氮芥（CLB）　4～8mg/m² po 连用 4～8 周

或　苯丁酸氮芥　0.4～0.7mg/kg po（1 天或分 4 天）每 2～4 周重复

处方二　氟达拉滨　25～30mg/m² iv drip 第 1～5 日，每 4 周

【说明】　苯丁酸氮芥能抑制肿瘤细胞和一切增生迅速的组织（如骨髓、淋巴组织）的细胞核分裂，为一种细胞周期非特异性药物。有研究显示大剂量间歇给药在控制症状和恢复造血方面更为有效。主要不良反应为骨髓抑制和胃肠道反应，一般可耐受。氟达拉滨对磷酸氟达拉滨及其所含其他成分过敏的患者、肌酐清除率小于 30mL/min 的肾功能不全患者和失代偿性溶血性贫血的患者禁用。

（2）免疫治疗

处方　利妥昔单抗　375mg/m² iv drip qw

【说明】　利妥昔单抗初次给药 50mg/h，然后每小时增加 50mg 直至 375mg。每周一次，共 4 次。利妥昔单抗可使药物抵抗性的人体淋巴细胞对一些化疗药的细胞毒性敏感，可与氟达拉滨、环磷酰胺等联合应用。禁用于已知对该产品的任何成分及鼠蛋白敏感的患者、哺乳期妇女、儿童。用药前可以给予苯海拉明预防过敏反应。服用抗高血压药物的患者需在用药前 12h 停用抗高血压药物。

2. 其他治疗

（1）放射治疗　主要用于浅表或深部淋巴结肿大或脾大经上述化疗而疗效不显著者。

（2）造血干细胞移植　在缓解期，采用自体干细胞移植治疗慢淋可获得较理想的结果，但易复发。

（3）脾切除　呈现自身免疫性溶血性贫血、血小板减少及脾功能亢进其他治疗无效者，可行脾切除。

第三节　慢性粒细胞白血病

慢性粒细胞白血病（CML，简称慢粒）是一种发生在多能造血干细胞上的恶性骨髓增生性疾病（获得性造血干细胞恶性克隆性疾病），主要涉及髓系。外周血粒细胞显著增多并有不成熟性，在受累的细胞系中，可找到 Ph 染色体和 BCR-ABL 融合基因。病程发展缓慢。各种年龄均可发病，以中年最多见，大多数患者因急变而死亡。

一、问诊要点

① 询问有无乏力、低热、多汗或盗汗、体重减轻等贫血及代谢亢进表现。

② 询问有无左季肋部或左上腹沉重不适、食后饱胀等由脾大引起的感觉。

③ 询问有无背痛、四肢痛，有无脾脏梗死引起的左上腹或左下胸剧痛。

④ 询问有无皮肤瘀点、齿龈出血、月经过多等出血症状。

⑤ 询问有无如视力模糊、呼吸窘迫以及阴茎异常勃起等由于白细胞在血管内"阻滞"或栓塞而诱发的症状。

⑥ 有无骨髓增生异常综合征、淋巴瘤、多发性骨髓瘤等疾病。

⑦ 询问患者职业，有无电离辐射接触史，有无病毒感染史及化学物质接触史。

二、查体要点

① 皮肤及黏膜贫血、出血体征。

② 查视网膜、眼底、眼眶有无病变。

③ 查肋骨、胸骨等骨骼及关节有无压痛。

④ 查肝、脾、淋巴结是否肿大。

三、辅助检查或实验室检查

白细胞计数及分类、骨髓细胞学检查、骨髓活检、骨髓祖细胞培养、细胞组织化学、染色体检查及 bcr/abl 融合基因检测、肝脾 B 型超声波等。

四、诊断和鉴别诊断

1. 诊断

根据脾大，白细胞增高，NAP 积分偏低或为零分，Ph 染色体和（或）bcr/abl 基因阳性可作出诊断。对于临床上符合慢粒条件而 Ph 阴性者，应进一步做 bcr/abl 融合基因检测。

2. 分期诊断

（1）慢性期　无临床症状或有低热、乏力、多汗、体重减轻和脾大等。白细胞计数增多，主要为中性中幼、晚幼和杆状粒细胞。原始细胞<10%。嗜酸和嗜碱粒细胞增多，可有少量幼红细胞。骨髓增生活跃，以粒系为主，中晚幼粒细胞和杆状核粒细胞增多，原始细胞<10%。CFU-GM 培养集落和集簇较正常明显增加。

（2）加速期　具有下列之二者，可考虑本期：①不明原因的发热、贫血和出血加重，可伴骨骼疼痛；②脾进行性肿大；③非药物引起的血小板减少或增加；④原始细胞在血或骨髓中占 10%～20%；⑤嗜碱粒细胞在外周血中>20%；⑥骨髓中有明显的胶原纤维增生；⑦出现 Ph 以外的染色体畸变；⑧抗慢粒白血病的化疗药物治疗无效；⑨CFU-GM 培养集簇增多，集簇和集落的比值增高。

（3）急变期　加速期的临床症状进一步恶化，如具有下列之一即可诊断本期：①原始细胞或原淋巴细胞＋幼淋巴细胞，或原单＋幼单在血或骨髓中>20%；②外周血中原始细胞＋早幼粒细胞>30%；③骨髓中原始细胞＋早幼粒细胞>50%；④有髓外原始细胞浸润的临床表现和病理证据。

3. 鉴别诊断

与 Ph 染色体阳性的其他白血病，其他原因引起的脾大如血吸虫病肝病、慢性疟疾、黑热病、肝硬化、脾功能亢进等均有脾大、类白血病反应、骨髓纤维化等鉴别。

五、治疗

1. 药物治疗

处方一　羟基脲　3g/d po tid

处方二　白消安　4～6mg po（分次）qd

处方三　INF-α　300 万～500 万 U/m² ih 或 im qd

处方四　甲磺酸伊马替尼：

　　　　CP　400mg/d po 一次或分 2 次服用

　　　　AP　600mg/d po 一次或分 2 次服用

　　　　BP/BC　600～800mg/d po 一次或分 2 次服用

【说明】　羟基脲对慢性粒细胞白血病有效，也可用于急性变者。白细胞降至 $20×10^9$/L 时剂量减半；降至 $10×10^9$/L 时改为 0.5～1g/d 维持治疗。肝、肾功能不全者慎用，孕妇忌用。白消安对慢性粒细胞白血病疗效显著，而对慢性粒细胞白血病急性病变无效。需根据患者对药物的反应、骨髓抑制的程度、个体的差异而调节剂量。白细胞降至 $20×10^9$/L 时停药。急性白血病和再生障碍性贫血或其他出血性疾病患者忌用、肾上腺皮质功能不全患者慎用，孕妇禁用。干扰素-α 每周用 3～7 次，持续用数月至数年不等。干扰素可直接抑制肿瘤细胞增殖，亦可通过宿主机体的免疫防御机制限制肿瘤的生长。IFN-α 起效较慢，对白细胞显著增多者，宜在第 1～2 周并用羟基脲或小剂量 Ara-α。常见毒副反应为流感样症状如畏寒、发热、疲劳、头痛、厌食、恶心、肌肉及骨骼疼痛。并用对乙酰氨基酚、苯海拉明等可减轻副反应。与 Ara-C 联合使用可提高有效率。与羟基脲和白消安相比，IFN-α 可以使 CML 获得 MCR 和 CCR，而 CCR 和 MCR 者生存期延长。但 IFN-α 治疗者几乎均存在分子水平残留白血病，很少能获 CMR。心肌梗死、重症高血压、脑血管疾病慎用。甲磺酸伊马替尼慢粒患者应服药至疾病进展。治疗过程中应根据出现严重非血液学不良反应、肝肾功能、骨髓抑制等调节剂量。

2. 其他治疗

(1) 放疗　脾脏放疗虽然极少应用，但该疗法对难治性病例或伴巨脾晚期患者有益，总量为 6～10Gy，每天剂量为 0.25～2Gy。开始时剂量宜小并要仔细检查白细胞数，疗效常不满意。

(2) 脾切除　当化疗或放疗不能控制脾大时，始有手术指征，但并无证据表明脾切除在本病的慢性期有显著的疗效。

(3) 异基因造血干细胞移植　目前普遍认为这是一项根治性标准治疗

第四节 多发性骨髓瘤

多发性骨髓瘤（MM）是浆细胞的恶性肿瘤，骨髓瘤细胞在骨髓内克隆性增殖，引起溶骨性骨骼破坏；骨髓瘤细胞分泌单株免疫球蛋白，正常的多株免疫球蛋白合成受抑，本周蛋白随尿液排出；常伴有贫血、肾衰竭和骨髓瘤细胞髓外浸润所致的各种损害。发病年龄大多在 50～60 岁。发病原因不明。

一、问诊要点

① 问诊时应注意有无面色苍白、头晕眼花、记忆力减退、失眠、多梦等表现。

② 采集有无机体某些器官和组织反复感染、出血等信息。

③ 注意有无淋巴结肿大、中枢神经损害及腰痛、多尿、少尿等肾功能损害的表现。

④ 既往有无慢性骨髓炎、肾盂肾炎、结核病、慢性肝炎、自身免疫性疾病等疾病史。

⑤ 是否有病毒感染史、电离辐射、接触工业或农业毒物史。

二、查体要点

① 注意检查有无贫血体征，如皮肤黏膜苍白。

② 检查有无皮肤黏膜出血、瘀斑等。

③ 注意颈部、锁骨上下窝、腋窝、腹股沟等处的浅表淋巴结。

④ 检查有无肝脾肿大，肾区有无压痛或叩击痛。

⑤ 检查有无骨骼压痛，如常见骶部骨痛，其次是胸廓和肢体。

⑥ 注意胸锁关节处有无串珠样结节。

三、辅助检查或实验室检查

① 血、尿、粪常规，血沉，血涂片。

② 骨髓涂片，异常浆细胞≥10%。

③ 血清与尿 M 成分的检测：血清蛋白电泳（或免疫电泳）、尿凝溶蛋白（本-周蛋白）。

④ 血清免疫球蛋白定量。

⑤ 血生化检查、血钙、血碱性磷酸酶定量、血尿素氮、血肌

酐、β_2-微球蛋白。

⑥ 骨髓或组织活检。

⑦ 头颅和骨盆或受累部位的 X 线平片。

四、诊断、分型、分期、鉴别诊断

1. 诊断

诊断 MM 主要指标为：①骨髓中浆细胞＞30%；②活组织检查证实为骨髓瘤；③血清中有 M 蛋白：IgG＞35g/L，IgA＞20g/L 或尿中本-周蛋白＞1g/24h。次要指标为：①骨髓中浆细胞 10%～30%；②血清中有 M 蛋白，但未达上述标准；③出现溶骨性病变；④其他正常的免疫球蛋白低于正常值的 50%。诊断 MM 至少要有一个主要指标和一个次要指标，或者至少包括次要指标①和②的三条次要指标。明确 MM 诊断后应根据固定免疫电泳的结果按 M 蛋白的种类行 MM 分型诊断。

2. 分型

根据骨髓瘤细胞是否分泌和分泌的单克隆免疫球蛋白类型的不同，可将多发性骨髓瘤分为 IgG 型、IgA 型、轻链型、IgD 型、IgM 型、IgE 型、双克隆或多克隆型、不分泌型。

3. 分期

Ⅰ期：血红蛋白＞100g/L；血 M 蛋白 IgG＜50g/L，IgA＜30g/L，尿轻链 M 蛋白＜4g/24h；血清钙正常；骨骼 X 线正常，或只有孤立的溶骨损害。

Ⅱ期：各项指标介于Ⅰ期和Ⅲ期之间。

Ⅲ期：符合以下任何一项指标，血红蛋白＜85g/L；血 M 蛋白 IgG＞70g/L，IgA＞50g/L，尿轻链 M 蛋白＞12g/24h；血清钙＞12mg/dL（＞3mmol/L）；骨骼 X 线有多处溶骨损害。

每期根据肾功能状态分为 A、B 亚型。A：肾功能正常或轻微受损（血清肌酐＜2mg/dL）。B：肾功能异常（血清肌酐＞2mg/dL）。

4. 鉴别诊断

（1）反应性浆细胞增多症（RP） 见于慢性炎症、结核、伤寒、肝硬化、转移癌、自身免疫病等，一般骨髓浆细胞不超过 10%，且均为成熟浆细胞，无单克隆免疫球蛋白或其片段。

（2）原发性巨球蛋白血症（WM） 血中 IgM 型免疫球蛋白呈单克隆性增高，同时其他免疫球蛋白正常或轻度下降，X 线较少见骨质疏松，溶骨性病变极为罕见，骨髓中以淋巴细胞及浆细胞样淋巴细胞多见。

（3）意义未明的单克隆免疫球蛋白血症（MGUS） 血清中 M 蛋白低于 30g/L，骨髓中浆细胞低于 10%，无溶骨性病变、贫血、高钙血症和肾功能不全。M 蛋白可多年无变化。约 5% 的患者最终发展为多发性骨髓瘤。

（4）骨转移癌 骨痛以静止及夜间明显，多伴成骨表现，溶骨性缺损周围有骨密度增加，且血清碱性磷酸酶明显升高。有原发病灶存在，骨髓涂片或活检可见成堆癌细胞。

五、治疗

1. 治疗原则及一般治疗

无症状骨髓瘤或 Durie-Salmon Ⅰ 期患者无须化疗，每 3～6 个月随访，复查免疫球蛋白定量＋M 蛋白定量分析（血清及尿液）、血常规、肾功能、LDH、血钙，每年 1 次或有症状时进行骨骼检查，有临床指征时进行骨髓活检，必要时行游离轻链测定、局部 MRI 或 PET-CT 扫描。直至出现症状后再治疗。疾病进展到 Ⅱ 期或更高，及有症状骨髓瘤患者应积极治疗。疾病进展指血清或尿中 M 蛋白持续升高≥25%，骨髓穿刺骨髓活检浆细胞增加≥25%，新发溶骨性病变，高钙血症，骨损害范围增大或浆细胞瘤体积增大。年龄≤65 岁，若条件允许尽量进行造血干细胞移植，诱导治疗避免使用烷化剂和亚硝基脲类药物。

无脊柱溶骨性病变者可适当活动，有脊柱病变者应限制活动量，以免发生压缩性骨折或截瘫。适当补充蛋白质（有肾功能不全者应低蛋白、高热量饮食）、维生素、电解质等。化疗期间及间歇期注意漱口和清洗会阴，防止口腔感染、会阴感染及肛周脓肿的出现。

2. 药物治疗

（1）化疗

处方一 MP 方案

苯丙氨酸氮芥　10mg/m² po（分次）第 1～4 天

泼尼松　2mg/kg po（分次）第 1～4 天

处方二　VAD 方案

长春新碱　0.4mg iv drip 第 1～4 天

多柔比星　10mg iv drip 第 1～4 天

地塞米松　40mg po 第 1～4 天

处方三　M2 方案

卡莫司汀　20mg/m² iv 第 1 天

环磷酰胺　400mg/m² iv 第 1 天

美法仑　4mg/m² po 第 1～7 天

　　　　10mg/m² po 第 1～4 天

泼尼松　40mg po 第 1～7 天

　　　　20mg po 第 8～14 天

长春新碱　2mg po 第 8～14 天

　　　　　2mg iv 第 21 天

【说明】　MP 方案每 4～6 周重复 1 次，至少 1 年。MP 治疗可控制骨髓瘤生长，使病程从 6～12 个月延长到 3 年左右；VAD 方案第 4 周重复给药；M2 方案 21 天为 1 疗程，共 6 疗程，泼尼松在第 3 或第 4 疗程逐渐停用。初治病例可先选用 MP 方案。如果 MP 无效或缓解后又复发者，应作为难治性病例，可使用 VAD 或 M2 方案。MP 对 90% 左右患者有效，其中 40% 显效，中数存活期为 21～30 个月。VAD 对 45%～66% 的难治病例有效，中数存活期 11～16 个月。M2 的有效率目前认为并不优于 MP 方案，但对 MP 方案无效的患者使用 M2 方案，部分可以达缓解。

苯丁酸氮芥主要不良反应为骨髓抑制和胃肠道反应，一般可耐受。长春新碱主要毒副作用为末梢神经炎和便秘。环磷酰胺对骨髓抑制、感染、肝肾功能损害者禁用或慎用，对本品过敏者禁用，妊娠及哺乳期妇女禁用。用药期间应观察骨髓功能、肝肾功能、心肌炎、中毒性肝炎及肺纤维化等。大剂量糖皮质激素可增加本药毒性。多柔比星禁用于严重心脏病患者、孕妇及哺乳期妇女，有肝功能不全者，用量应予酌减。卡莫司汀有明显的肝肾毒性。妊娠及哺乳期妇女禁用。化疗结束后 3 个月内不宜接种活疫苗。

（2）抑制新生血管生长药物

处方　沙利度胺　50～600mg/d po（分2～3次）

【说明】　沙利度胺能抑制由血管内皮生长因子和碱性纤维母细胞生长因子诱导的血管新生，从而抗肿瘤血管新生。常见副作用为中枢性神经抑制和周围神经炎，孕妇及哺乳期妇女禁用。

（3）骨质破坏的治疗

处方　5%葡萄糖注射液　250mL
　　　帕米膦酸二钠　60～90mg ｝ iv drip 每月1次

【说明】　帕米膦酸二钠适用于恶性肿瘤溶骨性骨转移疼痛。使用该药过程中应注意监测血清钙、磷等电解质水平。

3. 外周血干细胞移植

50岁以下患者应积极进行造血干细胞移植；50～65岁应酌情处理，原则上应尽量进行造血干细胞移植；65岁以上不宜进行。年龄<65岁，化疗和（或）放疗有效者：应行强化疗和（或）放疗配合自身外周血干细胞移植，有条件者可做两次移植。年龄<50岁，有亲缘全相合供者：可行自体序贯异基因移植。

第五节　再生障碍性贫血

再生障碍性贫血（AA，简称再障）通常指原发性骨髓造血功能衰竭综合征，病因不明。主要表现为骨髓造血功能低下、全血细胞减少和贫血、出血、感染。免疫抑制治疗有效。可发生于各年龄段，老年人发病率较高。

一、问诊要点

① 问诊时应注意有无面色苍白、乏力、头晕、心悸和气短等症状。

② 有无发热、咽痛、咳嗽、咳痰、呼吸困难、尿频、尿急、尿痛、腰痛以及皮肤、黏膜溃疡、化脓等感染症状。

③ 有无皮肤黏膜紫癜、出血，是否有鼻衄、牙龈出血以及呕血、黑粪、血尿、阴道出血、眼底出血等表现。

④ 既往有无病毒感染，特别是肝炎病毒、微小病毒B19等

感染史。

⑤ 有无氯霉素类抗生素、磺胺类抗生素、抗肿瘤化疗药物、杀虫剂、苯及其化合物等接触史。有无X线、镭及放射性核素等物质接触史及家族史。

二、查体要点

① 皮肤黏膜或其他器官贫血、出血、感染的体征。

② 一般排除淋巴结肿大和脾大。

三、辅助检查或实验室检查

查血常规、骨髓象或骨髓活检、T细胞亚群、染色体检测、Ham's试验等。

四、诊断和鉴别诊断

1. AA诊断标准

①全血细胞减少，网织红细胞百分数<0.01，淋巴细胞比例增高；②一般无肝、脾大；③骨髓多部位增生减低，造血细胞减少，非造血细胞比例增高，骨髓小粒空虚。有条件者做骨髓活检，可见造血组织均匀减少；④除外引起全血细胞减少的其他疾病，详见鉴别诊断；⑤一般抗贫血治疗无效。

2. AA分型诊断标准

重型再生障碍性贫血（SAA），发病急，贫血进行性加重，严重感染和出血。血象具备下述三项中两项：①网织红细胞绝对值$<15×10^9/L$；②中性粒细胞$<0.5×10^9/L$；③血小板$<20×10^9/L$。骨髓增生广泛重度减低。非重型再障（NSAA），起病和进展缓慢，贫血、感染和出血的程度轻，易控制。

3. 鉴别诊断

与其他类型的再障鉴别，如遗传性AA，如Fanconi贫血（FA）、家族性增生低下性贫血（Estren-Dameshek贫血）及胰腺功能不全性AA（Schwachman-Diamond综合征）等。同时与继发性AA鉴别，继发性AA多有明确诱因，各种电离辐射、化学毒物和药物等暴露史对继发性再障诊断至关重要。此外与其他全血细胞减少的疾病鉴别，如阵发性睡眠性血红蛋白尿（PNH）、骨髓增生异常综合征（MDS）、自身抗体介导的全血细胞减少、急性造血功能停滞、急性白血病（AL），白细胞减少和低增生性AL因早期肝、脾、淋巴结不肿大，外周两系或三系血细胞减少，间变性大细胞淋巴瘤和恶性组织细胞病常有全血细胞减少等。

五、治疗

1. 药物治疗

（1）雄激素

处方一　丙酸睾酮　50～100mg im qd

处方二　司坦唑醇（康力龙）　2～4mg po tid

处方三　达那唑　0.2g po tid

【说明】　雄激素为慢性或轻型再障首选治疗，疗程不少于6个月；若服用半年以上仍无上述反应，则可认为无效，应停药。部分患者可产生药物依赖性，故病情缓解后宜进行维持治疗，以减少复发。雄激素治疗的主要副作用是雄性化作用、肝功能损害及水钠潴留，注射剂有局部硬节、化脓。

（2）免疫抑制药

处方一　环孢素　6mg/kg po 分次（或一次）

处方二　抗淋巴/胸腺细胞球蛋白　iv drip qd 或兔 ATG
　　　　（ALG/ATG）　　　　　 3～5mg/kg
　　　　马 ALG　10～15mg/kg　iv drip qd（皮试后）

【说明】　环孢素应参照患者的血药浓度、造血功能、T细胞免疫恢复情况、药物不良反应等调整用药剂量和疗程，疗程一般长于1年。病毒感染时禁用本品；对环孢素过敏者禁用；妊娠及哺乳期妇女禁用；严重肝肾损害、未控制的高血压、感染及恶性肿瘤者忌用或慎用。另常见副作用是牙龈增生和肾毒性。马 ALG或兔 ATG 用药前需做过敏试验，用药过程中可用糖皮质激素防治过敏反应。静脉滴注 ATG 不宜过快，每日剂量应维持点滴 12～16h，连用 5 天为 1 个疗程，间歇 2～3 周后可重复。ATG/ALG治疗的效果与病情、年龄、疗程和制品的来源以及对症支持疗法有关。ATG/ALG 一个疗程无效者，再用第二个疗程时有效率仍可达 43％；最初对马 ALG 无效者可用兔 ATG 替代。可与环孢素（CsA）组成强化免疫抑制方案。

2. 造血干细胞移植

对 40 岁以下、无感染及其他并发症、有合适的供体，可考虑造血干细胞移植。

第六节　缺铁性贫血

铁是合成血红蛋白必需的元素。当体内铁储备耗竭时，血红蛋白合成减少引起的贫血称为缺铁性贫血（IDA）。缺铁性贫血是最常见的营养性贫血，以儿童和女性人群尤其是妊娠妇女的发病率最高。

一、问诊要点

① 有无慢性失血史（如月经过多、溃疡病出血、痔出血等）及导致铁吸收障碍的原发疾病（如胃大部切除史、萎缩性胃炎、长期腹泻史等）。

② 问诊时应注意有无面色苍白、乏力、头晕、心悸和气短等症状。

③ 精神行为异常如烦躁、易怒、注意力不集中、异食癖、口腔炎、舌炎等由于组织缺铁引起的症状。

二、查体要点

① 查皮肤黏膜有无缺血的体征，一般以观察甲床、口腔黏膜、睑结膜较为可靠。

② 查有无生长发育、智力、舌乳头、毛发、皮肤、指（趾）甲等组织缺铁引起的体征。

③ 查有无引起缺铁原发病的体征。

三、辅助检查或实验室检查

① 查血常规、网织红细胞计数、血清铁蛋白、血清铁、总铁结合力或红细胞游离原卟啉等。

② 骨髓检查。

四、诊断和鉴别诊断

1. 诊断

IDA 诊断包括以下三方面。

(1) 贫血为小细胞低色素性 男性 Hb<120g/L，女性 Hb<110g/L，孕妇 Hb < 100g/L；MCV < 80fL，MCH < 27pg，MCHC<32%。

(2) 有缺铁的依据 符合贮铁耗尽（ID）或缺铁性红细胞生成（IDE）的诊断。

① ID：符合下列任一条即可诊断。a. 血清铁蛋白<12μg/L；b. 骨髓铁染色显示骨髓小粒可染铁消失，铁粒幼红细胞少于15%。

② IDE：a. 符合 ID 诊断标准；b. 血清铁低于 8.95μmol/L，总铁结合力升高大于 64.44μmol/L，转铁蛋白饱和度＜15%；c. FEP/Hb>4.5μg/gHb。

(3) 存在铁缺乏的病因，铁剂治疗有效。

2. 鉴别诊断

与铁粒幼细胞性贫血、地中海贫血、慢性病性贫血如慢性炎症、感染或肿瘤等引起的铁代谢异常性贫血及转铁蛋白缺乏症的贫血鉴别。

五、治疗

1. 病因治疗

IDA 的病因诊断是治疗 IDA 的前提，只有明确诊断后方有可能去除病因。

2. 药物治疗

处方一 琥珀酸亚铁 0.1g po tid

处方二 硫酸亚铁 0.3g po tid

处方三 右旋糖酐铁 50mg im qd 或 qod

【说明】 口服铁剂后，先是外周血网织红细胞增多，高峰在开始服药后 5~10 天，2 周后血红蛋白浓度上升，一般 2 个月左右恢复正常。铁剂治疗在血红蛋白恢复正常后至少持续 4~6 个月，待铁蛋白正常后停药。餐后服用胃肠道反应小且易耐受。应注意，进食谷类、乳类和茶等会抑制铁剂的吸收，鱼、肉类、维生素 C 可加强铁剂的吸收。右旋糖酐铁肌注局部可引起疼痛、变态反应、头痛、关节痛、呼吸困难、心动过速甚至休克。

第七节　淋巴瘤

淋巴瘤是起源于淋巴结和淋巴组织，其发生大多与免疫应答过程中淋巴细胞增殖分化产生的某种免疫细胞恶变有关，是免疫系统的恶性肿瘤。目前我国淋巴瘤的死亡率为 1.5/10 万，排在恶性肿瘤死亡的第 11~13 位。目前发病原因不完全清楚。

一、问诊要点

① 询问有无发热及发热的特点。

② 询问有无进行性消瘦及皮肤瘙痒、各种皮疹。

③ 淋巴结肿大的初始部位、蔓延的部位、有无疼痛以及深部淋巴结肿大产生的相应症状。

④ 注意询问有无病毒感染史。

二、查体要点

① 查浅表淋巴结、扁桃体、肝、脾。

② 查骨压痛、皮肤损害。

③ 鼻咽部检查及其他器官检查。

三、辅助检查或实验室检查

血常规检查、骨髓检查、肝肾功检查、血清乳酸脱氢酶、血清碱性磷酸酶、血钙、抗人球蛋白试验、CT、B 超、放射性核素显像、MRI 以及 PET 可能发现淋巴瘤，并提高诊断率，还可进行淋巴结活检，免疫组化检查，必要时剖腹探查术。

四、诊断和鉴别诊断

1. 诊断

（1）手术诊断　及时进行淋巴结活组织检查以确诊。做淋巴结印片，使细胞形态学和病理组织相互结合，诊断将更准确。本病诊断建立后尚须确定病变范围，进行临床分期。

（2）放射学、放射性核素诊断　适用于纵隔、肺门淋巴结及肺部淋巴瘤的诊断。

（3）细胞形态学的诊断　做骨髓活检或涂片找 R-S 细胞，并排除乳腺癌、肺癌、传染性单核细胞增多症等疾病后可以确诊。

2. 分类

按组织病理学改变，淋巴瘤可分为霍奇金淋巴瘤（HL）和非霍奇金淋巴瘤（NHL）两大类。

（1）非霍奇金淋巴瘤（NHL）　分为 B 细胞淋巴瘤、T/NK 细胞淋巴瘤。

（2）霍奇金淋巴瘤（HL）　分为结节性淋巴细胞为主 HL、经典型霍奇金淋巴瘤。

3. 分期标准

根据组织病理学作出淋巴瘤的诊断和分类分型诊断后，还需根据淋巴瘤的分布范围分期。

Ⅰ期：病变仅限于 1 个淋巴结区（Ⅰ）或单个结外器官局部受累（ⅠE）。

Ⅱ期：病变累及横膈同侧两个或更多的淋巴结区（Ⅱ），或病变局限侵犯淋巴结以外器官及横膈同侧 1 个以上淋巴结区（ⅡE）。

Ⅲ期：横膈上下均有淋巴结病变（Ⅲ）。可伴脾累及（ⅢS）、结外器官局限受累（ⅢE），或脾与局限性结外器官受累（ⅢSE）。

Ⅳ期：1 个或多个结外器官受到广泛性或播散性侵犯，伴或不伴淋巴结肿大。肝或骨髓只要受到累及均属Ⅳ期。

累及的部位可采用下列记录符号：E，结外；X，直径 10cm 以上的巨块；M，骨髓；S，脾；H，肝；O，骨骼；D，皮肤；P，胸膜；L，肺。

为提高临床分期的准确性，肿大的淋巴结也可穿刺涂片进行细胞形态学、免疫学和分子生物学检查，作为分期的依据。

每一个临床分期按全身症状的有无分为 A、B 二组。无症状者为 A，有症状者为 B。全身症状包括三个方面：①发热 38℃以上，连续 3 天以上，且无感染原因；②6 个月内体重减轻 10％以上；③盗汗，即入睡后出汗。

由于 NHL 多为全身性疾病，故临床分期不如霍奇金病时重要，也不必过于严格。

4. 鉴别诊断

与淋巴结结核、淋巴结转移癌、慢性淋巴结炎、巨大淋巴结增生、嗜酸性淋巴肉芽肿、传染性单核细胞增多症、慢性白血病等疾病进行鉴别。

五、治疗

1. 霍奇金淋巴瘤（HD）的治疗

（1）药物治疗

处方一　MOPP（COPP）方案

氮芥　6mg/m² （或环磷酰胺650mg/m²）iv 第1、第8天

长春新碱　1.4mg/m² iv 第1、第8天

丙卡巴肼　100mg/m² po 第1～14天

泼尼松　40mg/m² po 第1～14天

处方二　ABVD方案

多柔比星　25mg/m² iv 第1天

博来霉素　10mg/m² iv 第1、第14天

长春新碱　6mg/m² iv 第1、第14天

达卡巴嗪　150mg/m² iv drip 第1～5天

【说明】　以上方案28天为1个周期，通常给6～8个周期以上，一般来说应该达到CR后至少再给2个周期，决不应在未做评价前中途过早停止治疗。MOPP（COPP）方案中泼尼松只在第1、第4周期给予。其中MOPP方案一般多用于老年的晚期患者和那些不适于含蒽环类药物方案治疗的患者。ABVD方案是儿童及未成年患者的首选化疗方案。两个方案互不交叉耐药。

氮芥有致突变、致畸胎作用，对局部组织有较强刺激作用。孕妇禁用。长春新碱主要毒副作用为末梢神经炎和便秘。丙卡巴肼可引起头痛、乏力、嗜睡等症状。多柔比星禁用于严重心脏病患者、孕妇及哺乳期妇女，有肝功能不全者，用量应酌减。博来霉素长期用药可致肺纤维化，也可因肺功能不全而死亡。表现为干咳、低热、呼吸困难等。在治疗中应定期做肺功能测定或放射科检查，如有异常应立即停药，并给予激素，酌情加抗生素以及对症治疗。偶有过敏性休克。达卡巴嗪需临时配制，溶解后立即注射，并尽量避光，静脉滴注速度不宜太快，肝肾功能损害、感染患者慎用。

（2）放射治疗　实施扩大放疗，或联合化疗加局部照射。

（3）手术治疗　合并脾亢进有切脾指征者，可切脾以提高血象。

2. 非霍奇金恶性淋巴瘤（NHL）的治疗

（1）药物治疗

处方一　CHOP 方案

环磷酰胺　750mg/m^2 iv 第 1 天

多柔比星　50mg/m^2 iv 第 1 天

长春新碱　1.4mg/m^2 iv 第 1 天

泼尼松　100mg/m^2 po 第 1～5 天

处方二　R- CHOP 方案

环磷酰胺　750mg/m^2 iv 第 1 天

多柔比星　50mg/m^2 iv 第 1 天

长春新碱　1.4mg/m^2 iv 第 1 天

泼尼松　100mg/m^2 po 第 1～5 天

美罗华　375mg/m^2 iv drip 化疗前一天应用

处方三　BACOP 方案

博来霉素　10mg/m^2 iv 第 15、第 22 天

多柔比星　25mg/m^2 iv 第 1、第 8 天

环磷酰胺　650mg/m^2 iv 第 1、第 8 天

长春新碱　1.4mg/m^2 iv 第 1 天

泼尼松　60mg/m^2 po 第 15～29 天

处方四　COP-BLAM 方案

环磷酰胺 400mg/m^2 iv 第 1 天

长春新碱　1mg/m^2 iv 第 1 天

多柔比星　40mg/m^2 po 第 1～10 天

泼尼松　40mg/m^2 po 第 1～10 天

博来霉素 15mg/m^2 im 第 14 天

处方五　EPOCH 方案

环磷酰胺　750mg/m^2 iv 第 6 天

多柔比星　10mg/m^2 静脉连续滴注 第 1～4 天

长春新碱　0.4mg/m^2 静脉连续滴注 第 1～4 天

泼尼松　60mg/m^2 po 第 1～6 天

足叶乙苷　50mg/m² 静脉连续滴注　第1～4天

　　【说明】　BACOP 方案 30 天为一个周期，余方案 21 天为 1 个周期。联合化疗是治疗 NHL Ⅲ期和Ⅳ期病例的主要方法。这些方案由于药物组成的不同和剂量的不同，其治疗强度和毒性作用也不同，需要根据 NHL 恶性程度选择不同强度的化疗方案。同时也要注意患者个体的耐受力，即在患者能够耐受的情况下，尽量选择最强大化疗方案，方能达到最好的治疗效果。CHOP 方案与其他化疗方案比较，疗效高而毒性较低。因此，该方案为侵袭性 NHL 的标准治疗方案。方案第 3 天开始用 G-CSF 5μg/kg，5～8 天，可减少白细胞下降。CHOP 方案每 2～3 周为一疗程，4 个疗程不能缓解，应改变化疗方案。完全缓解后巩固 2 个疗程，就可结束治疗，但化疗不应少于 6 个疗程。长期维持治疗并无好处。有条件者化疗前加用利妥昔单抗，即 R-CHOP 方案，主要适用于 CD20（＋＋＋），使用前需要对肿瘤组织进行检测。可获得更好的疗效。EPOCH 方案主要用于 NHL 患者在治疗开始或治疗过程中表现抗拒或治疗后复发的解救治疗。

　　（2）放射治疗　扩大照射的治疗作用不如 HL。

　　（3）干扰素　对蕈样肉芽肿和滤泡性小裂细胞型有部分缓解作用。干扰素的毒性作用可能发生轻微的乏力、低热、瘙痒，偶有寒战和高热，也可出现白细胞及血小板减少，个别患者可出现药物发热反应。对轻微毒性作用反应可不必处理，高热患者可用解热药治疗。

　　（4）手术治疗。

第八节　过敏性紫癜

　　过敏性紫癜是一种常见的血管变态反应性疾病，因机体对某些致敏物质产生变态反应，导致毛细血管脆性及通透性增加，血液外渗，产生皮肤、黏膜及某些器官出血。可同时伴发血管神经性水肿、荨麻疹等其他过敏表现，春、秋季发病较多。

一、问诊要点

　　① 询问本病的诱发因素：近期有无细菌与病毒感染史，有无

寄生虫感染，有无食物、药物过敏史，有无受冷、外伤、昆虫叮咬、接种、做过结核菌素试验等。

② 提问有无皮疹及皮疹的特点。

③ 询问有无关节红、肿、痛及活动障碍等症状及特点。

④ 询问有无腹痛及腹痛的部位、特点。

⑤ 询问有无血尿、蛋白尿、管型尿、水肿及高血压等急性肾小球肾炎表现。

二、查体要点

① 检查有无皮肤瘀点、瘀斑及其分布、特点。

② 检查有无脐周围或下腹部压痛。

③ 检查有无关节肿痛、压痛。

三、辅助检查或实验室检查

① 血、尿常规。

② 血小板计数、功能及凝血相关检查，毛细血管脆性试验。

③ 肾功能。

④ 必要时做腹部、关节、肾脏的 X 线检查和 B 型超声波检查。

四、诊断和鉴别诊断

1. 诊断

① 发病前 1～3 周有低热、咽痛、全身乏力或上呼吸道感染史。

② 典型四肢皮肤紫癜，可伴腹痛、关节痛及血尿。

③ 血小板计数、功能及凝血相关检查正常。

④ 排除其他原因所致的血管炎及紫癜。

2. 分型

(1) 单纯型（紫癜型）　为最常见的类型。主要表现为皮肤紫癜，局限于四肢，尤其是下肢及臀部，躯干极少累及。紫癜常成批反复发生、对称分布，可同时伴发皮肤水肿、荨麻疹。紫癜大小不等，初呈深红色，按之不褪色，可融合成片形成瘀斑，数日内渐变成紫色、黄褐色、淡黄色，经 7～14 日逐渐消退。

(2) 腹型　除皮肤紫癜外，因消化道黏膜及腹膜脏层毛细血管受累而产生一系列消化道症状及体征，如恶心、呕吐、呕血、腹泻及黏液便、便血等。其中腹痛最为常见，常为阵发性绞痛，多位于脐周、下腹或全腹，发作时可因腹肌紧张及明显压痛、肠鸣音亢进而误诊为外科急腹症。在幼儿可因肠壁水肿、蠕动增强等而致肠套叠。腹部症状、体征多与皮肤紫癜同时出现，偶可发生于紫癜之前。

（3）关节型　除皮肤紫癜外，因关节部位血管受累出现关节肿胀、疼痛、压痛及功能障碍等表现。多发生于膝、踝、肘、腕等大关节，呈游走性、反复性发作，经数日而愈，不遗留关节畸形。

（4）肾型　过敏性紫癜肾炎的病情最为严重，发生率12%～40%。在皮肤紫癜的基础上，因肾小球毛细血管祥炎症反应而出现血尿、蛋白尿及管型尿，偶见水肿、高血压及肾衰竭等表现。肾损害多发生于紫癜出现后1周，亦可延迟出现。多在3～4周恢复，少数病例因反复发作而演变为慢性肾炎或肾病综合征。

（5）混合型　皮肤紫癜合并上述两种以上临床表现。

（6）其他　少数本病患者还可因病变累及眼部、脑及脑膜血管而出现视神经萎缩、虹膜炎、视网膜出血及水肿，以及中枢神经系统相关症状、体征。

3. 鉴别诊断

（1）单纯皮肤型与血小板减少性紫癜相鉴别　后者主要为皮肤黏膜出血，不规则分布，无关节炎、肾炎等症状（结缔组织病所致者除外），出血时间延长，血块收缩不佳，血小板计数减少，骨髓中巨核细胞异常。

（2）关节型与风湿热相鉴别　若关节肿痛发生在紫癜之前并伴有发热，需与风湿热相鉴别。后者在关节症状出现前后常有环状红斑或皮下结节、血沉增快，抗"O"多阳性。

（3）腹型应与急性阑尾炎、坏死性小肠炎相鉴别　急性阑尾炎的腹痛为麦氏点持续性疼痛，进行性加重，局部有肌紧张、压痛及反跳痛。外周血白细胞及中性粒细胞增高。坏死性小肠炎患者全身中毒症状重，呈持续性腹痛阵发性加重，伴有压痛及反跳痛，甚至出现休克。

（4）肾型需与急性肾小球肾炎、狼疮性肾炎相鉴别　由于本病的特殊临床表现及绝大多数实验室检查正常，鉴别一般无困难。

五、治疗

病因治疗是本病治疗和预防的关键，尽可能寻找病因或致病因素，并清除变应原很重要。

（1）抗组胺药物

处方一　马来酸氯苯那敏片　4mg po tid

处方二　苯海拉明　25mg po tid

处方三　阿司咪唑（息斯敏）　10mg po qd

【说明】 马来酸氯苯那敏，妊娠、癫痫患者禁用，哺乳期妇女、新生儿或早产儿、青光眼或有青光眼倾向者、高血压、甲状腺功能亢进症、前列腺增生症体征明显者以及膀胱颈部梗阻、幽门十二指肠梗阻、消化性溃疡所致幽门狭窄者慎用。服药期间不得操纵危险的机器或驾驶车辆。服苯海拉明不宜同时饮酒或应用中枢抑制药。妊娠及哺乳期妇女慎用，新生儿和早产儿禁用。肾功能衰竭时应延长给药的间隔时间。阿司咪唑对妊娠及肝肾功能不全者慎用，对本品过敏者禁用。空腹服用吸收率最佳，不宜超过剂量服用。

（2）改善血管通透性药物

处方一　5%葡萄糖注射液　250mL ｜ iv drip qd
　　　　维生素C　2g ｜

处方二　曲克芦丁　100～200mg po bid

【说明】 曲克芦丁用药期间避免阳光直射、高温及过久站立，一旦有过敏反应出现，应立即停药。

（3）肾上腺皮质激素

处方一　泼尼松　30～40mg po qd

处方二　5%葡萄糖注射液　100mL ｜ iv drip qd
　　　　氢化可的松　100～200mg ｜

【说明】 糖皮质激素疗程一般不超过30天，肾型者可酌情延长。糖皮质激素禁忌证：严重的精神病（过去或现在）和癫痫、角膜溃疡、活动性消化性溃疡病、新近胃肠吻合术、骨折、创伤修复期、肾上腺皮质功能亢进症、糖尿病、严重高血压、孕妇、抗菌药物不能控制的感染如麻疹、水痘、霉菌感染等。

（4）其他

① 免疫抑制药

处方　环磷酰胺　2～3mg/kg po qd

【说明】　对肾炎或并发膜性、增殖性肾炎，单用激素疗效不佳或近期内反复发作者，可采用免疫抑制药。应用时应鼓励患者多饮水，骨髓抑制、感染、肝肾功能损害者禁用或慎用，对本品过敏者禁用，妊娠及哺乳期妇女禁用。用药期间应观察骨髓功能、肝肾功能、心肌炎、中毒性肝炎及肺纤维化等。大剂量糖皮质激素可增加本药毒性。

② 抗凝疗法

处方一　5%葡萄糖注射液　100mL ｜ iv drip qd
　　　　低分子肝素　100～200U/kg ｜

处方二　华法林　3～5mg/d　po qd
　　　　4周后　华法林　2～5mg/d po qd

【说明】　适用于肾型患者，过敏性紫癜肾炎可有纤维蛋白沉积、血小板沉积及血管内凝血的表现，故可选用抗凝血药及抗血小板凝集药治疗。初以肝素钠或低分子肝素静脉滴注，4周后改用华法林2～5mg/d，2～3个月。主要不良反应是易引起自发性出血，表现为各种黏膜出血、关节腔积血和伤口出血等，用药期间必须测定血凝试验和血常规，一般凝血酶原时间控制在25～30s较好。对肝素过敏、有自发出血倾向者、血液凝固迟缓（如血友病、紫癜、血小板减少）、溃疡病、创伤、产后出血者及严重肝功能不全者禁用。孕妇及哺乳期妇女用药，妊娠后期和产后用药，有增加母体出血危险，需慎用。

第九节　特发性血小板减少性紫癜

特发性血小板减少性紫癜（ITP）是一组免疫介导的血小板过度破坏所致的出血性疾病，故又称为自身免疫性血小板减少性紫癜。其特点是血小板寿命缩短、骨髓巨核细胞增多、脾脏无明显肿大。ITP是最为常见的血小板减少性紫癜。临床可分为急性型和慢性型，前者好发于儿童，后者多见于成人。

一、问诊要点

① 详细询问皮肤、黏膜出血情况，月经情况，有鼻衄、牙龈出血及内脏出血表现。

② 详细询问发病前1～3周有无上呼吸道及其他病毒感染史。

③ 询问有无自身免疫性疾病、疫苗接种史及泼尼松使用情况和疗效。

二、查体要点

① 紫癜的分布情况，有无其他皮疹、口鼻出血情况以及毛细血管脆性试验。

② 有无颅内出血及内脏出血的体征，有无脾大。

三、辅助检查或实验室检查

① 查血小板计数、凝血时间、血块回缩时间。

② 骨髓检查。

③ 必要时可检测血小板相关抗体（PAIgG）及血小板寿命。

④ 肝脾B型超声波。

⑤ 其他：必要时可查血小板功能、白陶土部分凝血活酶时间和凝血酶原时间。

四、诊断和鉴别诊断

1. 诊断

（1）起病突然，大多在出血症状发作前1～3周有感染病史。

（2）ITP的出血常常是紫癜性，表现为皮肤黏膜瘀点、瘀斑。

（3）一般不伴有贫血，ITP患者无脾大。

（4）诊断标准　①多次化验检查血小板计数减少。②脾脏不增大或仅轻度增大。③骨髓检查巨核细胞数增多或正常，有成熟障碍。④以下五点中应具备任何一点：泼尼松治疗有效；脾切除治疗有效；PAIg阳性；PAC3阳性；血小板生存时间缩短。⑤排除继发性血小板减少症。

2. 鉴别诊断

（1）过敏性紫癜　此病属于变态反应性毛细血管炎，因此血小板计数正常，其紫癜与ITP不同之处在于高出皮肤并伴瘙痒。

（2）自身免疫性疾病　如系统性红斑狼疮、类风湿关节炎、甲状腺功能亢进症、慢性肝炎等均可以血小板减少性紫癜为首发症状，经过一段演变过程才显现出原发病特点。可通过免疫学检查如抗核抗体、类风湿因子、补体、肝功能、甲状腺功能检查而鉴别。

（3）血小板分布异常　如脾功能亢进、骨髓纤维化、肝硬化等所致脾大，可使血小板在肝脏、脾脏滞留，鉴别要点是明显肝、脾大，外周血白细胞计数可减少。

（4）血栓性血小板减少性紫癜　临床特征为：微血管病性溶血性贫血、血小板减少性紫癜、神经系统症状。任何年龄均可发病，起病急，有发热、出血症状及神经系统症状，如意识障碍、半身麻木、失语、抽搐等，肾脏病变表现为蛋白尿、血尿，可发生黄疸，有不同程度的贫血。

五、治疗

1. 药物治疗

（1）糖皮质激素

处方一　泼尼松　1mg/kg po（分次或清晨一次）qd

处方二　5%葡萄糖注射液　100mL ⎱ iv drip qd
　　　　氢化可的松　4mg/m² ⎰

处方三　5%葡萄糖注射液　100mL ⎱ iv drip qd
　　　　地塞米松　0.75mg/m² ⎰

【说明】　一般在 ITP 患者早期应用大量激素后，出血现象可较快好转，病情轻者可以口服，病情严重者用地塞米松或甲泼尼龙静脉滴注，好转后改口服泼尼松。待血小板升至正常或接近正常后，逐步减量（每周减 5mg），最后以 5～10mg/d 维持治疗，持续 3～6 个月。糖皮质激素禁忌证：严重的精神病（过去或现在）和癫痫、角膜溃疡、活动性消化性溃疡病、新近胃肠吻合术、骨折、创伤修复期、肾上腺皮质功能亢进症、糖尿病、严重高血压、孕妇、抗菌药物不能控制的感染如麻疹、水痘、霉菌感染等。

（2）免疫抑制药

处方一　5%葡萄糖注射液　20mL ⎱ iv qw（4～6 周为一疗程）
　　　　长春新碱　1～2mg ⎰

处方二　环磷酰胺　50～100mg/d po qd（3～6周为一疗程，
出现疗效后渐减量，维持4～6周）

处方三　5%葡萄糖注射液　20mL ｜iv 每3～4周一次
环磷酰胺　400～600mg/d ｜

处方四　环孢素　250～500mg/d po qd（维持量50～100mg/d，
可持续半年以上）

【说明】　免疫抑制药有严格的适应证：①糖皮质激素或脾切除疗效不佳者；②有使用糖皮质激素或脾切除禁忌证；③与糖皮质激素合用以提高疗效及减少糖皮质激素的用量。主要用于难治性 ITP 的治疗。免疫抑制药除具免疫抑制作用外，还可能有促进血小板生成及释放的作用，多与其他药物联合应用。长期应用应警惕恶性肿瘤的诱发。

（3）雄激素

处方　达那唑　300～600mg/d po qd

【说明】　达那唑治疗 ITP 机制可能是达那唑抑制巨噬细胞Fc 受体的表达。与糖皮质激素有协同作用。该药起效缓慢，一般用药 3 个月后血小板开始升高。达那唑需逐步减量。多与泼尼松联合应用，长时间应用多有体重增加、水肿、性激素失衡引起的相应症状。用药期间应定期检查肝功能。严重心、肾、肝功能不全，癫痫患者，孕妇及哺乳期妇女禁用；治疗期间，乳腺结节仍然存在或扩展，要考虑癌的可能。

（4）大剂量丙种球蛋白

处方　5%葡萄糖注射液　100mL ｜iv drip qd（4～5 日
静脉注射免疫球蛋白　0.4g/kg ｜为一疗程）

【说明】　丙种球蛋白治疗 ITP 机制是：封闭单核巨噬细胞Fc 受体；抑制抗体产生；中和抗血小板抗体和调节机体免疫反应。适用于以下情况：①危重型 ITP，广泛的黏膜出血、脑出血或其他致命性出血可能；②难治性 ITP，泼尼松和切脾治疗无效者；③不宜用糖皮质激素治疗的 ITP，如孕妇、糖尿病、溃疡病、高血压、结核病等；④需迅速提升血小板的 ITP 患者，如急诊手术、分娩等。起效时间 5～10 天，总有效率 60%～80%。

303

2. 脾切除疗法

脾切除对慢性 ITP 的缓解率为 $70\%\sim75\%$。适应证：①正规糖皮质激素治疗无效，病程迁延 3～6 个月；②糖皮质激素维持量需大于 30mg/d；③有糖皮质激素使用禁忌证；④^{51}Cr 扫描脾区放射指数增高。禁忌证：①年龄小于 2 岁；②妊娠期；③因其他疾病不能耐受手术。脾切除治疗的有效率为 $70\%\sim90\%$，无效者对糖皮质激素的需要量亦可减少。

第六章　内分泌系统疾病

第一节　尿崩症

尿崩症是由于下丘脑抗利尿激素（ADH）（即精氨酸加压素，AVP）分泌和释放不足，或肾脏对 AVP 反应缺陷（抵抗）或 AVP 降解过快而引起的一组临床综合征，主要表现为多尿、烦渴、多饮、低比重尿和低渗透压尿。可分为中枢性尿崩症（CDI）、肾性尿崩症（NDI）；其中，由肿瘤、外伤、感染、血管病变及全身性疾病如血液病、垂体切除术等引起下丘脑-神经垂体破坏，AVP 分泌、释放和贮藏减少所致者称继发性尿崩症；无明显病因者称特发性尿崩症。此外，根据 AVP 缺乏的严重程度，可分为完全性尿崩症及部分性尿崩症。

一、问诊要点

（1）发病过程　大部分患者因有明显症状而来就诊，且多为缓慢起病，也有些继发于创伤、手术后的急性起病。

（2）尿的改变及口渴情况　问诊时要注意询问患者每天平均排尿次数、每日排尿量、尿的颜色以及限制饮水时尿的变化。多数患者烦渴，并因此而大量饮水，喜冷饮，应了解患者每日饮水量。

（3）全身情况　个别患者病情加重或处于麻醉、脑外伤等情况时口渴感可以消失，甚至神志模糊、日夜不宁、失眠、焦虑、易怒等。

（4）病史　如果为继发性，则可有原发病症状，如颅内肿瘤可有头痛、视力、偏盲及视野改变；结核病有结核中毒症状。询问患者有无颅脑手术史、颅内肿瘤、脑炎及颅脑外伤史，有无结核病、梅毒等传染病史。询问患者的服药史、家族史、既往史，是否合并糖尿病、耳聋、视力障碍。询问有无肾脏疾病、白血病及结缔组织病等病史。

二、查体要点

① 部分患者有慢性脱水体征，如皮肤、唇、舌干燥，舌红苔厚等，如果饮水充足一般无明显体征。

② 如为继发性尿崩症，则有相应的体征，如肿瘤、外伤、感染、神经系统的定位体征等。

三、辅助检查或实验室检查

（1）尿液检查　每日尿量可达 4～10/L，色淡，尿比重小于 1.005，尿渗透压可低于 200mmol/L，尿蛋白、尿糖及有形成分均为阴性。

（2）血生化检查　血钠、钾、氯、钙、镁、磷等一般正常，血肌酐、尿素氮正常，血渗透压正常或偏高，无条件查血浆渗透压的可以公式推算：渗透压＝2×（血钠＋血钾）＋血糖＋血尿素等，计算单位均用 mmol/L。

（3）禁水试验　正常禁饮后不出现脱水症状，每小时尿量逐渐减少，尿比重逐渐上升，尿渗透压可达 800mmol/L 以上，而血钠、血渗透压均正常。尿崩症患者每小时尿量减少不明显，尿比重不超过 1.010，尿渗透压变化不大，血清钠和血渗透压分别上升超过 145mmol/L 和 295mmol/L，体重下降 3％～5％。

（4）加压素试验　禁水试验结束后，皮下注射垂体后叶素 5U（或精氨酸加压素 0.1U/kg），然后 2h 内多次留尿，测定渗透压，如尿渗透压上升峰值超过给药前的 50％，则为完全性中枢性尿崩症；9％～50％者为部分性尿崩症，肾性尿崩症小于 9％。

（5）血浆 AVP 测定　直接测定血浆 AVP 为尿崩症的鉴别诊断提供了新途径，测定血浆 AVP 结合禁水试验，对鉴别诊断更有价值。中枢性尿崩症血浆 AVP 浓度低于正常，肾性尿崩症血浆 AVP 基础状态可测出，禁饮后明显升高而尿液不能浓缩，精神性多饮 AVP 分泌能力正常，但病程久、病情严重者，由于长期低渗状态，AVP 的分泌可受到抑制。

（6）影像学检查　选择性进行头颅 X 线平片、CT 或 MRI 坚持，以排除颅内肿瘤，明确病因，指导治疗。

四、诊断和鉴别诊断

1. 诊断要点

① 多饮、多尿、烦渴，尿量大于 3L/d，一般在 4~10L/d，夜尿明显增多。

② 尿比重小于 1.005，尿渗透压为 50~200mOsm/L，尿渗透压＜血浆渗透压，血浆渗透压可高于 300mOsm/L。

③ 禁水加压素试验阳性。

④ 垂体 MR 可提示垂体后叶高信号消失或异位，此为中枢性尿崩症的特异性改变。

具备前三条即可诊断尿崩症，但应明确以下几点：①明确中枢性尿崩症或肾性尿崩症；②明确尿崩症的病因或原发疾病；③评估中枢性尿崩症的严重程度，即明确是部分性尿崩症或完全性尿崩症。

(1) 部分性中枢性尿崩症 症状一般较轻，每日尿量 2.5~5L；尿比重 1.001~1.005，禁水后尿比重达 1.010~1.014，达尿比重峰值的尿渗透压/血渗透压＞1 但＜1.5，对加压素试验敏感，注射 AVP 后尿渗透压上升 9%~50%，少数可达 60%，血 AVP 下降。

(2) 完全性中枢性尿崩症 口渴症状严重，每日尿量 5L 以上；尿比重 1.001~1.005，禁水后尿量无明显减少，尿比重无明显增加，尿渗透不超过血渗透压，注射 ADH 后尿量显著减少，尿比重明显上升，尿渗透压增幅＞50%；血 AVP 明显下降，甚至低至测不出。

(3) 肾性尿崩症 先天性肾性尿崩症少见，多见于男性。临床以获得性肾性尿崩症常见，常继发性肾小管损伤或肾小管遗传缺陷，如慢性肾功能衰竭、碳酸锂、两性霉素 B、四环素中毒，低钾性肾脏疾病。一般症状较中枢性尿崩症轻；尿比重、尿渗透压低，血渗透压正常或轻度升高，禁水后血渗透压增高，尿渗透压仍低，对禁水加压素试验无反应（尿渗透压增幅＜9%）；血 AVP 正常或升高。

2. 鉴别诊断

(1) 精神性烦渴 多见于中青年女性，主要表现烦渴、多饮、多尿、低比重尿，但 AVP 并不缺乏，经禁水后尿量明显减少，尿比重、尿渗透压显著升高。

（2）渗透性利尿　糖尿病以及原发性甲状旁腺功能亢进症、肿瘤骨转移、维生素 D 中毒等所致高钙血症可出现渗透性利尿，除烦渴、多饮外，可有原发病表现。

（3）干燥综合征　患者因口咽分泌液减少、黏膜干燥而多饮，导致多尿。此外，干燥综合征本身可累及肾脏，导致肾小管功能障碍。

（4）慢性肾脏疾病　尤其肾小管疾病、高钙血症、低钾血症等均可影响肾浓缩功能而引起多尿、口渴等症状，但有相应原发疾病的临床特征，且多尿的程度也较轻。

五、治疗

1. 一般治疗

中枢性尿崩症主要采用激素替代治疗，继发性尿崩症应尽量针对病因治疗。治疗的目的是减少尿量，特别是夜间尿量，以使患者获得充分的夜间休息。一般要求控制尿量 2～3L/d。宜低盐饮食，并限制咖啡、茶或高渗饮料的摄入。蛋白质的摄入宜适量，以免加重利尿。

2. 药物治疗

（1）中枢性尿崩症

处方一　醋酸去氨加压素片（弥凝片）　0.1～0.4mg po q12h～q8h

　　　　或　醋酸去氨加压素鼻喷雾剂　10～20μg 滴鼻 bid

处方二　醋酸去氨加压素注射液　1～4μg im qd～bid

处方三　长效尿崩停注射液　2mg（0.1mL）im qw

处方四　垂体后叶素注射液　5U im qd～bid

【说明】中枢性尿崩症首选 AVP 制剂补充/替代治疗。精氨酸加压素类似物 1～脱氨-8-右旋精氨酸血管加压素（DDAVP），为人工合成的精氨酸加压素类似物，目前作为长期替代治疗中枢性尿崩症的首选。临床一般首选口服剂型，即弥凝片。本药禁用于心功能不全或因其他疾病需服利尿药者、中重度肾功能不全

（GFR＜50mL/min）、SIADH 及低钠血症患者。65 岁以上老年人使用时亦需注意。

长效尿崩停注射液从每次 0.1mL 起，深部肌注，约维持 1 周，可根据尿量每 1～5 天注射 1 次。必要时可加量至每次 0.2～0.5mL。

部分性中枢性尿崩症患者亦可选用氢氯噻嗪片口服治疗，注意补充电解质。

（2）肾性尿崩症

处方一　　氢氯噻嗪　　25～50mg po bid

处方二　　氯磺丙脲　　0.125～0.25g po qd～bid

处方三　　氯贝丁酯　　0.5～0.75g po tid

处方四　　吲达帕胺　　2.5～5mg po qd～bid

　　　　　或　卡马西平　0.1g po tid

【说明】　肾性尿崩症治疗较为困难。继发性肾性尿崩症应先明确 AVP 抵抗的原因，针对病因治疗。氢氯噻嗪治疗尿崩症原因不清，长期服用可损害肾小管浓缩功能，需长期补钾。氯磺丙脲服药 24h 后开始起作用，4 天后作用达峰值，主要通过增加远曲小管 cAMP 形成，促 AVP 释放，加强 AVP 对肾小管的作用。氯贝丁酯 24～48h 起效，作用机制可能是刺激 AVP 释放，或延缓 AVP 降解。卡马西平抗利尿作用机制大致与氢氯噻嗪相同；吲达帕胺其作用机理类似氢氯噻嗪，用药期间注意监测血钾。

3. 其他治疗

对继发性尿崩症发现颅内有占位性病变，应请脑外科、放疗科会诊并做相应处理。

第二节　甲状腺功能亢进症

甲状腺功能亢进症（简称甲亢）是指由多种原因引起血液循环中甲状腺激素分泌过多、甲状腺功能增强所致的一种内分泌疾病，主要表现为机体多系统的高代谢症候，兴奋性增高和眼部症状等一组临床综合征。根据病因的不同，甲亢可分为甲状腺性甲亢、继发性甲亢（垂体性甲亢、异位性 TSH 综合征）、异源性甲亢（卵巢甲状腺肿伴甲亢、甲状腺转移性肿瘤引起的甲亢）、药物诱导的甲亢等类型。其中甲状腺性甲亢又包括弥漫性毒性甲状腺肿（又称 Graves 病，以下简称 GD）、多结节性毒性甲状腺肿、甲状腺自主高功能腺瘤、碘源性甲亢、新生儿甲亢、滤泡性甲状腺癌等多种类型。在各种类型的甲亢中，以 Graves 病最为常见，且以女性多见，其发病率甚高，多发生在 20～40 岁。

一、问诊要点

（1）起病情况　本病起病一般较慢，少数可在精神创伤和感染等应激后急性起病，或因妊娠而诱发本病。

（2）高代谢临床表现　注意询问患者怕热、多汗、低热、心悸、兴奋多动、易怒或焦虑等症状。有无易饿多食、体重明显下降，是否有大便频数、不成形等。

（3）眼部情况　注意有无突眼，询问有无眼内异物感、胀痛、畏光、流泪、复视、斜视、视力下降等。

（4）其他　如为女性，应询问有无月经稀少、闭经、不孕等；如为男性，则询问有无乳房发育、阳痿。有无发作性低钾血症以及肌肉柔软无力等甲状腺功能亢进症的表现。

（5）既往诊治情况　询问既往有无甲亢史，如有，应询问患者以往的诊治经过、所用药物及效果如何。有无长期服用含碘的药物，如有，应询问具体药物名称、剂量及时间。

二、查体要点

（1）皮肤　温暖潮湿、多汗和低热。

（2）突眼　多为中度或重度进行性单侧或双侧突眼，突眼多在 19～20mm 或以上。眶内、眶周组织充血，眼睑水肿，伴眼球胀痛、畏光、流泪、视力减退、眼肌麻痹、眼球转动受限，或伴有斜视、复视，甚至球结膜膨出、红肿而易感染。因眼球突出，眼睑收缩，眼睑闭合不良或不能闭合，角膜暴露，出现角膜干燥、炎症、溃疡甚至角膜穿孔而失明。根据美国甲状腺协会修订的 Werner 对 Graves 眼部病变的分类如下。第 1 级：仅有上眼睑牵缩，凝视等眼症，没有特殊的眼部症状。第 2 级：为软组织受累表现，患者自觉畏光，多泪，眼内异物感，眼睑肿胀，结膜充血，水肿等。第 3 级：为眼球突出，突眼度一般在 22mm 以上，

310

可轻可重，发展变化的快慢不一。第 4 级：为眼外肌受累，患者有复视，眼球活动受限，甚至眼球固定，不能活动。第 5 级：为角膜受累，角膜炎及溃疡，严重者角膜穿孔，失明。第 6 级：为视神经受累，患者视力减退，甚者失明。

（3）甲状腺肿大　可有不同程度的弥漫性肿大，肿大程度与病情不一定平行，质软，有弹性，无压痛，随吞咽上下移动，肿大的甲状腺上可听到血管杂音，呈吹风样，以收缩期为主，重者可扪及震颤。

（4）心脏　听诊可闻及心动过速，休息和睡眠时心率仍＞100 次/分，心前区第一心音亢进，有收缩期杂音，严重者表现心律失常、心脏扩大及心力衰竭，老年甲亢可表现为心房纤颤。收缩压升高，舒张压正常或偏低，表现脉压增大。

（5）消化系统　肠蠕动增快。

（6）生殖系统　女性常有月经减少或闭经，男性有阳痿、乳腺发育等表现。

（7）运动系统　手震颤试验阳性。部分患者有甲亢性肌病、肌无力、肌萎缩、周期性瘫痪、骨质疏松、杵状指、胫前黏液性水肿等表现。

（8）精神、神经系统　紧张焦虑，偶尔表现为抑郁、神情冷漠。腱反射亢进，跟腱反射时间缩短。

（9）血液系统　可有轻度贫血，及皮肤、黏膜紫癜。

三、辅助检查或实验室检查

1. 血清甲状腺激素测定

（1）血清游离甲状腺素（FT_4）与游离三碘甲状腺原氨酸（FT_3）　FT_3、FT_4 直接反映甲状腺功能状态。FT_3 正常范围 2.2～6.8pmol/L 或 1.4～4.4pg/mL；FT_4 正常范围 10.3～25.8pmol/L 或 0.8～2.0ng/dL。

（2）血清总甲状腺素（TT_4）　是判定甲状腺功能最基本的筛选指标。测量结果大于 161nmol/L 时为甲亢。

（3）血清总三碘甲状腺原氨酸（TT_3）　TT_3 为诊断本病较为敏感的指标；对本病初起、治疗中疗效观察与治后复发先兆，更视为敏感，特别是诊断 T_3 型甲亢的特异指标。测量结果大于 2.9nmol/L 为甲亢。

（4）T_3 摄取试验（T_3U） 反映甲状腺激素结合球蛋白的饱和程度，测量数值大于 35% 或 1.3 时，支持甲亢。

（5）游离甲状腺素指数（FT_4I） 为 TT_4 乘以 T_3U，可以反映游离甲状腺素（FT_4）情况。在甲亢时升高（成人正常范围为 0.96~4.38 或 3.2~13.5）。

2. 血清 TSH 免疫放射测定分析（IRMA 法）

广泛用于甲亢和甲减的诊断及治疗监测。在 Graves 病患者血中，TSH 多数是降低的。

3. 促甲状腺激素释放激素（TRH）兴奋试验

TSH 不增高（无反应）则支持甲亢的诊断。本试验副作用少，对冠心病或甲亢心脏病较 T_3 抑制试验更为安全。

4. 甲状腺[131]I 摄取率

本法不能反映病情严重程度与治疗中的病情变化，但可用于鉴别不同病因的甲亢，如亚急性甲状腺炎。

5. 三碘甲状腺原氨酸抑制试验（简称 T_3 抑制试验）

用于鉴别甲亢与单纯甲状腺肿。

6. 甲状腺刺激性抗体（TSAb）测定

有助于病因诊断。

血清甲状腺激素总 T_3、总 T_4、游离 T_3、游离 T_4、超敏垂体促甲状腺激素（sTSH）的测定对甲亢尤其轻中度甲亢的诊断，极为重要，而甲状腺 TSH 受体抗体（TRAb）测定对判断自身免疫性病因、病情活动性和治后复发性具有一定的参考价值。

7. 血生化

血脂可降低，少数可有糖耐量低减，血糖升高，钙磷代谢呈现负平衡。

8. 超声

Graves 病的甲状腺腺体呈弥漫性或局灶性回声减低，在回声减低处，血流信号明显增加，甲状腺上动脉和腺体内动脉流速明显增快，阻力减低。

四、诊断和鉴别诊断

1. 诊断要点

（1）典型 GD 诊断　患者先有甲亢的临床表现，如高代谢症状和体征；眼球突出和其他浸润性眼征；甲状腺弥漫性肿大（触诊及 B 超证实），少数病例可以无甲状腺肿大。测血清 TT_4、TT_3、FT_4 和 FT_3 增高，TSH 降低；TSH 受体抗体（TRAb）、TSAb、甲状腺过氧化物酶抗体（TPOAb）、甲状腺球蛋白抗体（TGAb）阳性。或可伴有胫前黏液性水肿等。在甲状腺部位听到血管杂音和触到震颤，则更具有诊断意义。对一些轻症或临床表现不典型的病例，常需借助实验室检查，才能明确诊断。

（2）特殊类型

① 淡漠型甲亢：甲亢的高兴奋性、高代谢综合征不明显，临床表现为神情淡漠，思维迟钝，少动懒言，长期低热，腹泻，厌食，消瘦，头晕，心悸等。多见于老年患者，常因表现淡漠、抑郁和发呆而误诊为老年性痴呆；因老人生理、脏器功能减退可不表现甲状腺肿和眼球突出、食欲亢进等甲亢典型症状，但可伴有心房颤动和肌病。

② 甲状腺危象：甲状腺危象是甲状腺毒症急性加重的一个综合征，发生原因可能与循环血内甲状腺激素释放增高，心脏和神经系统的儿茶酚胺激素受体数目增加、敏感性增强有关。主要诱因包括急性感染，外伤手术，精神刺激，急性心肌梗死，创伤，过度劳累，严重的药物反应，糖尿病酮症酸中毒等。临床表现为原有的甲亢症状加重，包括高热大汗、心动过速（140～240 次/分）、脉压增大，伴心律失常、心房颤动、烦躁不安、呼吸急促、厌食、恶心呕吐、腹痛腹泻等，严重者出现心衰、休克、嗜睡、意识蒙眬、昏迷。

③ T_3 型甲状腺毒症：甲亢时仅有 T_3 增高或 T_3 显著高于 T_4、^{131}I 摄取率增加、TSH 减低称为 T_3 型甲亢，在碘缺乏地区和老年人群中常见。T_3 型甲亢可以是普通型甲亢的前驱表现，也可见于治疗过程或复发早期，可伴有轻微眼征、甲状腺肿。

④ 亚临床甲亢症：除外可能引起血清 TSH 降低的其他疾

病，主要依赖实验室检查结果而诊断，表现为血清 T_3、T_4 正常，TSH 水平减低，不伴或伴有不确切、不特异的甲亢症状。

⑤ 新生儿甲亢：母体的 TSAb 可以透过胎盘刺激胎儿的甲状腺引起新生儿甲亢。患儿喂养困难、呕吐腹泻、肤色潮红、前额突出、小头畸形。不经治疗，大多在出生后 1~3 个月自行缓解，无复发，也不留后遗症。持续的甲状腺功能亢进可引起颅骨骨缝早闭、智力下降、生长迟缓（身材矮小）以及以后在儿童期的多动症。少数患儿为 TSH 受体突变，甲亢不能自行缓解。

⑥ 妊娠期甲状腺功能亢进症：妊娠期因为 TBG（妊娠期甲状腺激素结合球蛋白）增高会导致 TT_3、TT_4 增高，故妊娠期甲亢的诊断应该依赖血清 FT_3、FT_4、TSH 测定。临床多见甲状腺功能亢进症患者合并妊娠，因此甲状腺功能亢进症多已在孕前诊断，妊娠期发现者较少。另外，由于妊娠期高代谢表现，如食欲增强、多食易饥、畏热多汗、焦虑、皮肤温湿、甲状腺轻度增大及心动过速等表现类似甲亢症状，可影响与轻度甲亢患者的识别。

2. 鉴别诊断

（1）单纯性甲状腺肿　除甲状腺肿大、不规则增生和再生外，无甲亢的症状和体征，即甲状腺功能无异常。虽然测甲状腺 ^{131}I 摄取率有时可增高，但高峰不前移，且 T_3 抑制试验可被抑制。TRH 兴奋试验正常，TSH 反应低于正常，血清 T_3、T_4 水平正常。

（2）神经官能症　神经官能症的患者由于自主神经调节紊乱、外环境精神应激而引发的神经症性障碍，也可出现脸红、心悸气促、紧张焦虑、抑郁多疑、手颤、恶心、乏力、多汗等症状，与本病患者临床表现相似，但无突眼，甲状腺不肿大，血清 T_3、T_4 水平及甲状腺摄 ^{131}I 率等检查结果正常。

（3）亚急性甲状腺炎　有急性炎症的全身症状，如甲状腺疼痛、全身不适、肌肉疼痛、发热、食欲减退、心动过速、多汗等，伴有高代谢表现。甲状腺轻至中度肿大，有时单侧肿大明显，中等硬度，触痛明显，血清甲状腺激素水平增高，与 GD 患者临床表现类似。根据实验室检查结果将本病患者分为三期。①甲状腺毒症期：T_3、T_4 升高，TSH 降低，^{131}I 摄取率减低（24h 常＜10％，其至＜2％）；炎症损伤引起甲状腺细胞摄碘能力下降。②甲减期：T_3、T_4逐渐下降至正常水平以下，TSH回升至正常值以上，[131]I摄取率渐渐恢复。③恢复期：T_3、T_4、TSH和[131]I摄取率恢复至正常。

（4）其他　老年甲亢的临床表现多不典型，常有淡漠、厌食等症，且消瘦明显，应与癌症相鉴别；以低热、多汗、消瘦、心动过速为主要表现者，需与结核病和风湿病鉴别；部分甲亢患者并发早搏、心房纤颤或充血性心力衰竭时，易被误诊为心脏疾病；甲亢伴有肌病时，应与家族性周期性麻痹和重症肌无力相鉴别；单侧浸润性突眼症需与眶内和颅底肿瘤鉴别。

五、治疗

1. 一般治疗

患者应注意休息，消除精神紧张，减轻工作压力，避免精神刺激和重体力活动。适当支持疗法，均衡膳食，以补充足够的热量和营养物质以纠正本病引起的过多消耗，如糖、蛋白质、矿物质、钙剂和多种维生素等。忌食辛辣及含碘丰富的食物，少喝咖啡、浓茶等以免促使患者精神更为兴奋、加重病情。

2. 对症治疗

处方一　普萘洛尔（心得安）　10～20mg po tid 或 qid

【说明】　心率过快者，给予β受体阻滞药，不仅可减慢心率，还可抑制外周T_4转换为T_3，有利改善症状，但需注意并发有支气管哮喘、心功能不佳、心脏传导阻滞者禁用。

处方二　地西泮　5mg po qn

【说明】　精神紧张、不安、失眠较重者，可给予适量安定类镇静药。

3. 甲亢的治疗

【说明】　包括药物、放射性碘及手术治疗三种，各有其优缺点。药物治疗疗效肯定，较安全，但疗程长，其余两者均为创伤性，易致永久性甲减。

（1）抗甲状腺药物治疗

处方一　甲巯咪唑　10mg po tid

处方二　丙硫氧嘧啶　100mg po tid

【说明】　适应证：①初发轻症甲亢，甲状腺轻度或中度肿大的患者。②年龄在20岁以下的患者、妊娠妇女、年老体弱的中重度患者和伴有其他严重疾病不宜手术者。③甲状腺术前准备或术后复发且不适宜^{131}I治疗者。④用作^{131}I治疗的辅助措施。⑤甲状腺危象的治疗。禁忌证：有粒细胞缺乏、剥脱性皮炎或中毒性肝炎等。

给药方式及疗程如下。①初治期：甲硫氧嘧啶或丙硫氧嘧啶300~400mg/d，甲巯咪唑或卡比马唑30~40mg/d，分3次口服。每4周复查血清甲状腺激素水平一次，初治期需1.5~3个月。②减量期：若患者临床症状缓解、体征显著改善，T_3、T_4恢复正常时，每2~4周减量一次，丙硫氧嘧啶每次减50mg，甲巯咪唑或卡比马唑每次减5mg，递减剂量不宜过快，减量期需3~4个月，待症状完全消除，体征明显好转后再减至维持量。③维持量期：甲硫氧嘧啶或丙硫氧嘧啶为50~100mg/d，甲巯咪唑或卡比马唑为5~10mg/d，停药前药量可再分别减至25~50mg和2.5~5mg。维持量期1~1.5年或更长。

抗甲状腺药物的毒副作用主要有粒细胞减少或缺乏，多发生于用药后2~3个月内，但也可见于任何时期，应警惕。定期监测外周血白细胞数，若总数$<3\times10^9$/L或中性粒细胞数$<1.5\times10^9$/L，应考虑停用抗甲状腺药物，试用升白细胞药物如鲨肝醇、利血生、脱氧核糖核酸等，并应严密观察。此外，药疹常见，可用抗组胺药，一般不必停药，但仍应严密观察，以免发生剥脱性皮炎。甲亢或抗甲状腺药物均可引起肝损害，严重者可致中毒性肝炎甚至死亡，应警惕。

(2) 放射性^{131}I治疗　此法安全、方便、低廉，治愈率高，复发率低。疗效约在服^{131}I后第3~4周出现，随后症状逐月减轻；甲状腺缩小，体重增加，绝大多数患者可达正常甲状腺功能水平，少数患者^{131}I的作用比较缓慢，症状消失较慢。部分患者可并发永久性甲状腺功能减退。

适应证：①ATD治疗医从性及疗效差、严重过敏或治疗后易复发的患者。②甲状腺次全切除术后复发者。③甲亢合并心脏病或糖尿病患者。④甲亢伴粒细胞或血小板或全血细胞减少者。⑤甲亢伴有浸润性突眼者。⑥严重肝、肾功能损害等和有手术禁忌证者等。

禁忌证：①妊娠及哺乳期妇女。②甲状腺危象者。③重症浸润性突眼者。④有严重的心、肝、肾功能衰竭或活动性肺结核者。⑤轻度初发甲亢及年龄在 25 岁以下患者。⑥甲状腺明显肿大，有压迫症状，或向胸骨后延展者。⑦以往曾用大量碘而甲状腺不能摄碘者。

不良反应：早期不良反应主要为放射性甲状腺炎。远期并发症是甲状腺功能减退症和突眼加重。

（3）手术治疗　可行甲状腺次全切除术，部分患者术后可复发或致永久性甲减。

适应证：①ATD 治疗无效，或停药后复发者，或不能坚持服药者。②多结节性甲状腺肿伴甲亢者。③甲状腺肿大明显，压迫邻近器官者。④胸骨后甲状腺肿伴甲亢者。⑤毒性甲状腺瘤伴甲亢或 GD 疑有癌变者。

禁忌证：①妊娠早晚期妇女（初 3 个月及第 6 个月以后）。②年老体弱或合并严重心、肝、肾功能不全等，不能耐受手术者。③甲状腺手术后复发，局部粘连较明显者。④患有严重恶性突眼。⑤甲亢症状尚未控制者。

手术并发症：①主要为喉返神经或喉上神经损伤，导致声音嘶哑，音调改变。②永久性的甲状腺功能减退症。③少数患者出现突眼加重或甲亢危象。④局部术后出血和伤口感染。⑤甲状旁腺被损伤或被完全切除，导致暂时性或永久性手足抽搐等。

（4）突眼的治疗

① 局部治疗和护理：限制钠盐摄入量；戴有色眼镜防强光及灰尘刺激；可用 1‰～2‰甲基纤维素滴眼液或抗生素眼膏，尤其睡前，可防止角膜干燥、角膜炎、结膜炎；复视者可带单侧眼罩；高枕卧位；戒烟。

② 突眼的药物治疗

处方一　呋塞米（速尿）　20mg po bid～tid

【说明】　眼睑、眶内水肿明显者可用适量利尿药。

处方二　泼尼松　30～60mg/d po qd（晨服）

【说明】　按病情逐渐减量，并隔日用药，一般疗程需3～6个月甚至更长，疗程中需严密观察激素可能出现的不良反应，并对症治疗之，严重浸润性突眼，可先用甲泼尼龙0.5～1.0g，加入生理盐水中静注，每日或隔日1次，连用2～3次，继以泼尼松口服。

处方三　环磷酰胺　0.2g po qod

　　　　或　生理盐水　20mL
　　　　　　环磷酰胺　200mg｜iv qod

处方四　环孢素　4～5mg/(kg·d) po 分2次服

【说明】　必要时，可酌情慎用其他免疫抑制药如环磷酰胺、硫唑嘌呤或环孢素等，但应警惕其对血液系统和肝脏可能的毒副作用。

③ 眶部放疗：一般剂量为20Gy（2000rad），2周内分10次给予。

④ 眼眶内减压术：对静止期严重突眼、药物无效并累及视神经和视觉者，应考虑使用。

（5）甲亢危象的防治　甲亢危象属内科急危症，应紧急救治，主要措施如下。

① 去除诱因，积极防治感染，做好术前准备。应监护心、肾、肝、脑功能，迅速纠正水、电解质和酸碱平衡紊乱。高热时，除物理降温外，必要时，可用中枢性退热药，如对乙酰氨基酚（扑热息痛）等，但不能使用乙酰水杨酸类药物（因可使FT_3、FT_4升高）。

② 阻断甲状腺激素合成

处方　丙硫氧嘧啶（PTU）　600mg po 或胃管注入（首次）

　　　继　PTU　200mg po 或胃管注入 tid

【说明】　直至症状明显减轻后过渡至一般性治疗剂量。

③ 抑制甲状腺激素释放

处方一　复方碘溶液　10～30滴 po qd

处方二　碳酸锂　250mg tid

【说明】　抑制甲状腺激素释放，可服复方碘溶液。首剂30～

60 滴，以后每 6～8h 10～30 滴，或用碘化钠或碘化钾 0.5～1.0g，加入 5% 葡萄糖氯化钠液中，静脉滴注 12～24h，后视病情调整剂量，一般使用 3～7 日。如患者对碘剂过敏，可改用碳酸锂，连服 3～7 日。

④ 清除血循环中过高的甲状腺激素，可选用血液透析、腹膜透析或血浆置换。

⑤ 其他药物治疗

处方一　普萘洛尔　30～50mg 每 6～8h 口服或鼻饲 1 次

【说明】　可有助于降低周围组织对甲状腺素-儿茶酚胺的高反应性。但禁用于有哮喘、严重房室传导阻滞、窦性心动过缓和充血性心力衰竭者。

处方二

5% 葡萄糖氯化钠液　100mL		iv drip
氢化可的松琥珀酸钠盐　200～300mg		q6h～q8h

【说明】　糖皮质激素可阻抑外周组织中 T_4 转换为 T_3，阻止甲状腺激素的释放，降低组织对甲状腺激素的反应性，增强机体抗炎抗休克、退热的应激能力，有助于控制症状，解除危象。

（6）妊娠期甲亢的治疗

【说明】　妊娠常可加重甲亢或诱致甲亢复发，而甲亢并发妊娠，不宜使用较大剂量的抗甲状腺药物，又禁用 [131]I 治疗（因可能致胎儿先天性甲减），而妊娠早期（前 3 个月）、后期（后 3 个月）又不宜行甲状腺切除术，因此，应尽可能劝阻甲亢患者未完全控制 [一般指甲状腺激素降至正常范围，TRAb（TSAb）滴度降低后半年以上] 前，不宜妊娠。一旦甲亢并发妊娠又欲维持妊娠，应采取下列措施。

处方　丙硫氧嘧啶（PTU）　50～300mg/d 分 2～3 次口服

【说明】　应及早控制甲亢，一旦控制（FT_3、FT_4 正常），即用维持量 25～50mg/d，慎用甲巯咪唑（MM），因有报道其可致畸。

（7）甲亢性肌病（周期性麻痹）的防治

【说明】　积极治疗甲亢，尽早使血甲状腺激素水平正常化。避免饱食、寒冷、大汗、呕吐、腹泻、久坐、久睡等诱发因素。伴低钾周期性麻痹者，应定时监测血钾，低血钾时及时补钾。

处方一 补达秀 0.5～1.0g po tid

处方二 5%葡萄糖液 500mL
       10%氯化钾 10～15mL } iv drip qd

【说明】 每小时补钾量不宜超过1g，否则要用心电图监测，严防高血钾的出现。

处方三 普萘洛尔 10～40mg q4h

【说明】 既可治疗本病，又可预防发作。

第三节 甲状腺功能减退症

甲状腺功能减退症（hypothyroidism，简称甲减），是由各种原因导致的低甲状腺激素血症或甲状腺激素抵抗而引起的全身性低代谢综合征。按发病年龄可分为三型：起病于胎儿或新生儿者，称呆小病；起病于青春期发育前儿童者及青春期发病者，称幼年型甲减；起病于成年者，称成年型甲减。

一、问诊要点

① 常见的临床症状，多数患者隐袭起病，浑身软弱无力，易疲乏，畏寒，爱睡觉，反应迟钝，动作减慢，声音嘶哑，水肿，体重增加，原来爱出汗者会感到出汗明显减少，皮肤粗糙发干、落屑，毛发干燥、稀少、脱落，工作提不起精神，注意力不集中，记忆力下降，理解力和计算力减弱，智力减退，食欲欠佳，时常感到肚子胀，便秘，心率减慢，重者感心悸、气短，性欲减退，男性可出现阳痿，女性多有月经过多、经期延长、泌乳，有的可出现不孕症，而且总感到自己脸胀、手胀、腿胀，但用手按却没有凹陷，严重者可出现心包积液、黏液性水肿、肌肉疼痛、肌无力、手指疼痛、感觉异常等表现。

② 婴幼儿体重较重，不活泼，不主动吸奶，或表情呆滞，声音低哑，前额多皱纹，眼距增宽，舌大外伸，生长发育低于同龄等。

③ 病史情况：询问患者既往是否有自身免疫性疾病、病毒感染、甲状腺大部或全部切除术、颈部放射线外照射治疗、甲状腺癌及[131]I放疗史，有无硫脲类抗甲状腺药、对氨基水杨酸、碘化

物、保泰松及锂盐服用史。是否位于缺碘或本疾病的高发疫区。

二、查体要点

（1）一般患者颜面有水肿，贫血貌，眼睑水肿，眼裂变窄，毛发稀少、干、脆，眉毛稀疏（外 1/3 脱落），唇厚舌大，皮肤蜡黄、干燥、凉、缺乏弹性，指（趾）甲脆而增厚，表面常有裂纹，体温偏低。

（2）颈部 是否有手术瘢痕。甲状腺检查有或没有肿大。

（3）呼吸系统 由于肥胖、黏液性水肿、胸腔积液、贫血及循环系统功能差等综合因素可导致呼吸道症状甚至二氧化碳麻醉现象。

（4）心脏 脉搏缓慢，心动过缓，心浊音界扩大，心音低弱。

（5）少数患者有溢乳。

（6）消化系统 肠蠕动减弱，鼓肠。

（7）肌肉和骨骼 主要表现为肌肉松弛无力、水肿及肥大，可有暂时性肌肉痉挛、强直、疼痛或出现齿轮样动作，关节疼痛，可见腕管综合征。

（8）神经系统 偶有共济失调。腱反射松弛期延长，跟腱反射减退，膝反射多正常。

（9）严重者可出现黏液性水肿昏迷，如嗜睡、低体温（<35℃）、呼吸浅慢、心力过缓、心音微弱、血压下降、四肢肌肉松弛、反射消失，甚至昏迷、休克等。多见于长期未获治疗的老年患者。

三、辅助检查或实验室检查

（1）甲状腺激素及 TSH 测定 血清 TSH 增高、FT_4 降低是诊断原发性甲减的必备指标。TT_3 和 FT_3 可在正常范围，严重甲减时也可见降低；只有 TSH 升高而 T_3、T_4 正常，为亚临床甲减；如 TSH 无明显升高而 T_3、T_4 降低，则属垂体或下丘脑性甲减。采脐血、新生儿血，或妊娠第 22 周采羊水测 sTSH 有助于新生儿和胎儿甲减的诊断。

（2）血常规 常为轻、中度贫血，多为正常细胞正常色素性贫血，小细胞低色素性贫血及大细胞性贫血亦可发生。

（3）血脂 原发性甲减者，胆固醇常升高，中枢性甲减者胆固醇多正常或偏低，但在呆小病婴儿可无高胆固醇血症。甘油三酯和低密度脂蛋白增高，高密度脂蛋白降低。

（4）基础代谢率降低　血糖正常或偏低，糖耐量试验呈扁平曲线，胰岛素反应迟延；血胡萝卜素增高。心肌酶谱如磷酸肌酸激酶、乳酸脱氢酶可增高。

（5）甲状腺自身抗体　如甲状腺过氧化物酶抗体（TPOAb）、甲状腺球蛋白抗体（TGAb）等增高，表明甲减由自身免疫性甲状腺炎所致。

（6）甲状腺摄^{131}I率　明显低于正常，常为低平曲线。

（7）促甲状腺激素释放激素（TRH）兴奋试验　主要用于原发性甲减及中枢性甲减的鉴别。静注 TRH 后，血清 TSH 不升高提示垂体性甲减，延迟升高者为下丘脑性甲减；如血清 TSH 基值已增高，TRH 刺激后更高，提示为原发性甲减。

（8）X线检查　可见心脏向两侧增大，可伴心包积液和胸腔积液。部分患者有蝶鞍增大。骨龄检查有助于呆小病的早期诊断。骨骼的 X 线特征：成骨中心出现和成长迟缓（骨龄延迟），骨骺与骨干愈合延迟，骨化中心不均匀呈斑点状（多发性骨化灶）。

（9）心电图　示低电压、窦性心动过缓、T 波低平或倒置，偶有 P-R 间期延长（房室传导阻滞）及 QRS 波时限增加。

（10）病理检查　可鉴别甲状腺病变的性质，但一般仅在有甲状腺结节而病因不明时采用。如发现多数淋巴细胞浸润有助于慢性淋巴细胞性甲状腺炎的诊断。

四、诊断和鉴别诊断

1. 诊断要点

① 典型的临床表现、体征和实验室检查。

② 血清 TSH 增高，血清 TT_3、TT_4、FT_3 和 FT_4 均可减低，但以 FT_4 为主。

③ 血清甲状腺过氧化物酶抗体（TPOAb）、甲状腺球蛋白抗体（TGAb）强阳性提示为自身免疫性甲状腺疾病，如慢性淋巴细胞性甲状腺炎（又称桥本病）和原发性萎缩性甲状腺炎。

④ 甲状腺^{131}I摄取率降低。

2. 鉴别诊断

（1）低 T_3 综合征　亦称甲状腺功能正常的病态综合征（ESS），指非甲状腺源性低 T_3 血症和低 T_3、T_4 血症。急性与慢性全身性非甲状腺疾病对甲状腺功能有明显影响，是机体的一种保护性反应，这类疾病包括营养不良、糖尿病、肝脏疾病等。主要表现为血清 TT_3、FT_3 水平减低，血清 T_4、TSH 水平正常。严重病例可以出现 TT_4 和 FT_4 减低，TSH 仍然正常。本征不必治疗。其在急慢性重症疾病恢复前很难与中枢性甲减鉴别，在疾病恢复后应注意检查下丘脑-垂体-甲状腺轴功能，排除下丘脑和垂体性甲减。

（2）慢性肾炎、肾病综合征　由于甲状腺结合球蛋白减少，血 T_3、T_4 减少，同时血浆胆固醇也可增高，易误为甲减。但甲减患者尿液检查正常，血压不高，肾功能大多正常。

（3）与其他疾病引起的贫血、水肿相鉴别　如缺铁性贫血、特发性水肿，甲状腺功能测定有助鉴别。

（4）蝶鞍增大　原发性甲减可以导致高泌乳素血症、溢乳及蝶鞍增大，应与垂体催乳素瘤鉴别，原发性甲减在治疗后血泌乳素恢复正常，垂体 MRI 有助鉴别。

五、治疗

1. 一般治疗

有贫血者可补充铁剂、维生素 B_{12}、叶酸等；胃酸不足者可补充稀盐酸（处方参见贫血相关章节）。

【说明】　其他治疗必须与 TH 合用才能取得疗效。主要采用甲状腺激素替代治疗，一般多需终身采用。

2. 主要治疗药物

处方一　左甲状腺素（LT_4）　25～50μg po qd

处方二　甲状腺粉　60mg po qd

【说明】　一般服药时间较长，甚至需要终生服用，因此宜首选作用较缓的甲状腺片。首选 LT_4，该药的半衰期为 7 日，吸收缓慢，每天晨间服药一次即可维持较稳定的血药浓度。长期替代治疗维持量 50～200μg/d。一般初始剂量为 25～50μg/d，每 2～3

周增加 12.5μg/d，直到达到最佳疗效。在老年患者，初始剂量为 12.5～25μg/d，每 4～6 周增加 12.5pg/d，避免诱发和加重冠心病。LT₄ 通过胎盘的剂量极小，胎儿不能获得替代作用，因此妊娠时母体所需的替代治疗显著加大，一般主张维持血清 TSH 水平在正常范围上限，以有益于胎儿的正常发育。甲状腺粉 60mg 大致相当于 LT₄ 100μg，但是该药的甲状腺激素含量不恒定，T₃/T₄ 比值较高，容易导致高 T₃ 血症。该药的初始剂量为 15～30mg/d，每 2 周增加 15～30mg/d，长期维持剂量 60～180mg/d。LT₃ 起效快，但持续时间短，一般不用于替代治疗。老年、有冠心病或其他心脏病史或有精神障碍者应从很小剂量开始，剂量递增更应缓慢。治疗中出现心悸、心律不齐、心动过速、多汗、烦躁等症状，应减少剂量或暂停服用。

治疗有效的标准：患者症状及体征改善，在最初 2～3 天内即出现尿量增多、体重下降，随后面容改变，皮肤病变亦渐渐减轻，耐寒力增加；2 周后，患者声音恢复正常，食欲改善，便秘减轻，月经亦趋正常。过量标准：患者出现心悸、神经紧张、脉压升高，提示药物过量，宜适当减量。需调整剂量的几种情况：冬季酌增，夏季酌减。甲状腺激素丢失过多，如腹泻或多食大豆及大豆制品，或蛋白尿较多时，甲状腺激素与蛋白结合随尿液排出。感染、创伤或手术等应激时，若出现甲状腺激素不足现象，应酌情增量。

3. 特殊情况的治疗

老年患者或伴有心绞痛者，甲状腺激素使用后可诱发或加重心绞痛，有时甚至引起心力衰竭。宜谨慎给药，初始剂量应减少，加量间隔时间应长，每次增加剂量亦应减少；必要时可加用 T₃ 治疗。伴有精神病的患者，使用甲状腺激素之初有可能诱发或加重原有的精神失常，应先停药，等精神症状好转后再从小剂量开始治疗。伴有贫血的患者，应给予铁剂、维生素 B₁₂ 和叶酸；继发性甲减患者，为防止发生肾上腺皮质功能危象，应给予一定量的激素；心衰的患者，可用洋地黄，但剂量应减少；需谨慎使用麻醉药、镇痛药、胰岛素。

4. 黏液性水肿昏迷（甲状腺功能减退症危象）的治疗

（1）支持、对症治疗　吸氧，保温，抗感染，保持呼吸道通畅。谨慎补液，可用 5%～10% 葡萄糖生理盐水 500～1000mg/d，缓慢静脉滴注，每日补液量宜控制在 1000mL 以内，补液过多可以引起心衰与脑水肿，必要时，氢化可的松 50～100mg 静脉滴注，酌情每 6～8h 一次。

（2）补充甲状腺素

处方一　LT$_3$　10μg iv q6h

处方二　LT$_4$　50～300μg iv qd

处方三　LT$_3$　5～10μg po bid

【说明】　宜用作用快速的三碘甲状腺原氨酸（LT$_3$）。抢救黏液性昏迷时，立即用 LT$_3$ 40～120μg 静注，以后每 6h 静注 5～10μg，直至患者症状改善，清醒后改为口服；LT$_4$ 首次 300μg 静脉注射，以后 50μg/d，至患者清醒后改为口服。

第四节　甲状腺结节

甲状腺结节是指甲状腺细胞在局部异常生长所引起的散在病变。虽能触及，但在超声检查中未能证实的"结节"，不能诊断为甲状腺结节。体检未能触及，而在影像学检查偶然发现的结节称作"甲状腺意外结节"。甲状腺结节很常见，一般人群中通过触诊的检出率为 3%～7%，借助高分辨率超声的检出率可高达 20%～76%。甲状腺结节多为良性，恶性结节占甲状腺结节的 5%～15%。

一、问诊要点

① 大多数甲状腺结节患者没有临床症状，通常是通过体检或自身触摸或影像学检查发现。问诊注意有没有常出现声音嘶哑、呼吸困难、吞咽困难等。

② 有没有如头痛、视力模糊等，及肠鸣音亢进、气促、面颈部阵发性皮肤潮红等。

③ 注意患者是否有童年期头颈部放射线照射史，有否暴露于核辐射污染的环境史，是否因其他疾病进行过全身放射治疗，有

无甲状腺癌、多发性内分泌腺瘤病 2 型（MEN2 型）、家族性多发性息肉病等的既往史或家族史。

二、查体要点

甲状腺触诊均表现为可扪及的"甲状腺结节"。质地较软、光滑、可活动的结节，大多为良性结节。甲状腺癌多为单个结节，结节形状不规则，质硬，无压痛，常与周围组织粘连固定；若发生淋巴结转移，常在颈中下部或胸锁乳突肌旁触及肿大的淋巴结。

三、辅助检查和实验室检查

（1）甲状腺功能测定　所有甲状腺结节患者都应检测甲状腺功能。研究显示，血清 TSH 水平低于正常的甲状腺结节患者，其结节为恶性的比例低于 TSH 水平正常或升高者。如果血清 TSH 减低，甲状腺激素增高，为高功能结节，绝大多数为良性。

（2）甲状腺自身抗体　血清甲状腺过氧化物酶抗体（TPOAb）和甲状腺球蛋白抗体（TGAb）是诊断桥本甲状腺炎的金指标之一，特别是血清 TSH 增高者。少数桥本甲状腺炎可合并甲状腺乳头状癌或甲状腺淋巴瘤。

（3）甲状腺球蛋白（Tg）水平测定　多种甲状腺疾病均可引起血清 Tg 水平升高，对鉴别甲状腺结节的性质没有帮助。Tg 测定主要用于分化良好的甲状腺癌的复发判断。

（4）血清降钙素水平的测定　血清降钙素水平明显升高（>100pg/mL）提示甲状腺结节为髓样癌。

（5）甲状腺超声检查　高分辨率超声检查是评估甲状腺结节的首选方法。所有甲状腺结节患者均应行甲状腺超声检查。可以借超声了解包括结节的位置、形态、大小、数目、结节边缘状态、内部结构、回声形式、血流状况和颈部淋巴结情况。也可用于超声引导下甲状腺细针穿刺抽吸活检。根据结节的超声征象，能初步判断结节的良恶性。超声表现为纯囊性结节或由多个小囊泡占据 50% 以上结节体积、呈海绵状改变的结节几乎都为良性结节。而以下超声征象提示甲状腺癌的可能性大：①实性低回声结节；②结节内血供丰富（TSH 正常情况下）；③结节形态不规则、边缘不清、晕圈缺如；④微小钙化、针尖样弥散分布或簇状分布的钙化；⑤同时伴有颈部淋巴结超声影像异常，如淋巴结边界不规则或模糊、内部回声不均、内部出现钙化、皮髓质分界不清、淋巴门消失或囊性变等。通过超声检查鉴别甲状腺结节良恶性的能力与超声医师的临床经验相关。

（6）甲状腺核素显像　采用^{131}I或^{99m}Tc作为示踪剂对甲状腺进行扫描，其特点是能评价结节的功能，有助于结节性质及异位甲状腺肿块的鉴别与定位。直径＞1cm且伴有血清TSH降低的甲状腺结节，应行甲状腺核素显像，判断结节是否有自主摄取功能。

（7）磁共振成像（MRI）和计算机断层扫描（CT）检查　在评估甲状腺结节良恶性方面，CT和MRI检查不优于超声，且价格昂贵，故不推荐常规使用。但对评估甲状腺结节与周围解剖结构的关系，特别是发现胸骨后甲状腺肿有诊断价值。拟行手术治疗的甲状腺结节，术前行颈部CT或MRI检查有助于制定手术方案。

（8）细针穿刺抽吸活检（FNAB）是鉴别结节良恶性最可靠、最有价值的诊断方法。

四、诊断

① 具备甲状腺结节相关临床表现。
② 甲状腺彩超等检查确定为甲状腺结节。
③ 评估甲状腺结节的数量和功能状况。
④ 确定为良性或是恶性结节。

五、治疗

临床对甲状腺功能正常，体积较小，无临床症状或不影响外观的甲状腺良性结节，仅需定期随访即可，随访间隔为6～12个月。甲状腺恶性结节及少数良性结节需要治疗，目前西医治疗方法有以下几种。

1. 手术治疗

甲状腺癌一经诊断或高度怀疑甲状腺癌患者，一般均需尽早手术治疗。如甲状腺癌诊断时已有远处转移，应采用综合治疗。

2. 放疗和化疗

甲状腺癌对外放射治疗和化疗很不敏感，一般情况下手术后不需要外放射治疗或化疗。但甲状腺淋巴瘤对化疗和放疗敏感，如确诊应采用化疗或放疗。

3. 放射性¹³¹I治疗

甲状腺癌手术后定期行^{131}I全身扫描并测定血 Tg 浓度，如^{131}I扫描有阳性显像或 Tg 升高说明有肿瘤组织存在或复发，即行大剂量^{131}I治疗。^{131}I亦用于良性甲状腺结节，主要用于结节有自主摄取功能并伴有甲亢的患者，对结节有自主摄取功能但不伴甲亢的患者，可作为治疗选择之一。

4. 左甲状腺素（LT$_4$）抑制治疗

应用 LT$_4$ 将血清 TSH 水平抑制到正常低限甚至低限以下，通过抑制 TSH 对甲状腺细胞的促生长作用，达到缩小甲状腺结节的目的。

第五节　原发性慢性肾上腺皮质功能减退症

原发性慢性肾上腺皮质功能减退症又称艾迪生（Addison）病，由于自身免疫、结核、真菌等感染或肿瘤、白血病等原因破坏双侧肾上腺的绝大部分引起肾上腺皮质激素分泌不足所致。多见于成年男性，儿童较少见。

一、问诊要点

（1）相关症状　询问是否有色素沉着、乏力、食欲缺乏、恶心、呕吐、上腹、右下腹或无定位腹痛等表现。有否腹泻或便秘、喜高钠饮食。经常伴有消瘦（消化道症状多见于病程久，病情严重者）。患者是否有低血压（收缩压及舒张压均下降）、直立性低血压、心率减慢、心音低钝的表现。是否有饥饿感、出汗、头痛、软弱、不安、震颤、视力模糊、复视、精神失常甚至抽搐、昏迷。同时应该了解有无精神不振、表情淡漠、记忆力减退、头昏、嗜睡、失眠、烦躁、谵妄和精神失常的表现。

（2）相关病史　有无肝硬化、肺结核、恶性肿瘤、白血病、双侧肾上腺手术、淀粉样变性等疾病史。

二、查体要点

患者为消瘦体型，患者神志淡漠，体毛稀少，皮肤色素沉着，测量血压偏低，可呈直立性低血压，心脏检查提示心脏缩小，收缩力下降，上腹部疼痛，肌无力，低血糖，因结核导致可有结核相关体征。

三、辅助检查或实验室检查

（1）血液生化　可有低钠血症、高钾血症。脱水严重时低钠血症可不明显，高钾血症一般不重，如明显需考虑肾功能不良或其他原因。少数患者可有轻度或中度高钙血症（糖皮质激素有促进肾、肠排钙作用），如有低钙血症和高磷血症则提示同时合并有甲状旁腺功能减退症。脱水明显时有氮质血症。

（2）血常规检查　常有正细胞正色素性贫血，少数患者合并有恶性贫血。

（3）影像学检查　可示心脏缩小，呈垂直位，肾上腺区摄片及CT检查在结核病患者可示肾上腺增大及钙化阴影。

（4）心电图　可示低电压、T波低平或倒置，P-R间期与Q-T时间可延长。

（5）激素检查

① 基础血、尿皮质醇及尿17-羟皮质类固醇（简称尿17-羟）测定，常降低，但也可接近正常。

② ACTH试验：探查肾上腺皮质储备功能，具诊断价值，并可鉴别原发性及继发性肾上腺皮质功能不全。

③ 血浆基础ACTH测定：原发性肾上腺皮质功能减退者明显增高，超过55pmol/L，常介于88～440pmol/L（正常人低于18pmol/L），而继发性肾上腺皮质功能减退者，在血浆皮质醇降低的条件下，ACTH浓度也甚低。

四、诊断和鉴别诊断

1. 诊断要点

① 皮肤色素沉着，全身虚弱，头晕，食欲减退，消瘦，低血压，直立性晕厥，心脏缩小，女性腋毛和阴毛稀少或脱落，结核者可有低热、盗汗。

② 血嗜酸粒细胞、淋巴细胞增多，轻度正色素性贫血，少数合并恶性贫血，中性粒细胞减少。

③ 低钠血症、高钾血症、低血糖、葡萄糖耐量试验呈低平曲线。

④ 血浆皮质醇及 24h 尿游离皮质醇降低。

⑤ 24h 尿 17-羟皮质类固醇，17-酮类固醇含量减低。

⑥ 血浆 ACTH 增高，ACTH 兴奋试验无明显反应。

⑦ X 线胸腹片可发现心脏影缩小，肺结核征象，结核菌素试验阳性。

⑧ 肾上腺 CT、磁共振成像检查可发现病变。

2. 鉴别诊断

(1) 有色素沉着者应与黑棘皮病、血色病、慢性肾功能不全、慢性肝病、硬皮病、药源性黑色素沉着等所致的皮肤色素沉着相鉴别。因原发性肾上腺皮质功能减退症者色素沉着为棕褐色，其分布为全身性的，尤以乳晕、束腰带部位、掌纹、甲床、瘢痕、舌体和颊黏膜等暴露部位及皱褶部位明显，故从色素的颜色及部位可以鉴别。

(2) 和一些慢性消耗性疾病相鉴别。如肠结核、腹腔结核者亦有慢性腹痛、腹泻、腹胀、低热等，可予行血浆皮质醇及 24h 尿游离皮质醇、肾上腺 CT/MRI 等进一步鉴别。

(3) 与继发性肾上腺皮质功能减退症相鉴别。继发性肾上腺皮质功能减退症由于 ACTH 和黑色素细胞刺激素分泌不足，患者无皮肤黏膜色素沉着；且低血糖及严重乏力倾向更明显，故鉴别不难。

五、治疗

1. 一般治疗和教育

饮食中宜进食富含糖类、蛋白质及维生素的食品，并适当增加盐的摄入。教育患者了解疾病的性质，终身激素替代治疗，生理需要量及应急状态下应及时增加药量。患者随身携带疾病卡，写明诊断、服药的药名及剂量、姓名、家人联系电话。患者外出时要带足所需口服药物和注射器。

2. 激素治疗

处方一　氢化可的松　20～30mg/d po

处方二　可的松　25～37.5mg/d po

【说明】　按生理需要量及激素的分泌规律给药，早晨服全日量的 2/3，下午服 1/3。应激状态时应酌加药量。常用的药物为：①首选氢化可的松，因其为短效的生理激素。常用的替代剂量为 20～30mg/d；②可的松也是短效药，但需经肝脏转变为质皮醇才能发挥作用，肝功能受损者疗效较差，常用的替代剂量为 25～37.5mg/d；③泼尼松及泼尼松龙，泼尼松常用的替代剂量为 5～7.5mg/天。

处方三　9α-氟氢可的松　0.05～0.1mg 顿服（上午 8:00）

【说明】　大部分患者在服用氢化可的松和充分摄盐下即可获满意效果。有的患者仍感头晕、乏力、血压偏低，则需加用盐皮质激素。如有水肿、高血压、低钾血症则减量；如有低血压、高钾血症则适当加量。

3. 肾上腺危象抢救

（1）皮质激素

处方一　50% 葡萄糖注射液　40mL ｜ iv st
　　　　氢化可的松　100mg

处方二　50% 葡萄糖注射液　40mL ｜ iv st
　　　　琥珀酸氢化可的松　100mg

处方三　5% 葡萄糖注射液　100mL ｜ iv drip q6h
　　　　氢化可的松　100mg

处方四　5% 葡萄糖注射液　100mL ｜ iv drip q6h
　　　　琥珀酸氢化可的松　100mg

处方五　9α-氟氢可的松　0.05～0.1mg 顿服（上午 8:00）

【说明】　立即静注氢化可的松或琥珀酸氢化可的松 100mg，使血皮质醇浓度达到正常人在发生严重应激时的水平。以后每 6h 加入补液中静滴 100mg，最初 24h 总量约 400mg，第 2、第 3 日可减至 300mg，分次静滴。如病情好转，继续减至 200mg/d，继而 100mg/d。呕吐停止，可进食者，可改为口服。当口服剂量减至 50～60mg/d 以下时，应酌情加用小量 9α-氟氢可的松。

（2）补充盐水

处方　生理盐水　2000～2500mL/d iv drip

【说明】　典型的危象患者液体损失量约达细胞外液的 1/5，故于初治的第 1、2 日内应迅速补充生理盐水每日 2000～3000mL。对于以糖皮质激素缺乏为主，脱水不甚严重者补盐水量适当减少。补充葡萄糖液以避免低血糖。

（3）积极治疗感染及其他诱因。

第六节　皮质醇增多症

皮质醇增多症又称库欣综合征，是肾上腺皮质疾病中最常见的一种，系由多种原因引起肾上腺皮质分泌过多糖皮质激素（主要是皮质醇）所致。本病多见于女性，以 20～40 岁居多。肾上腺病变可为双侧增生、腺瘤或癌。儿童患者癌较多。长期应用外源性糖皮质激素或饮用酒精饮料也可引起类似临床表现，称为类库欣综合征。库欣综合征按病因分为 ATCH 依赖性和 ATCH 非依赖性两大类。

一、问诊要点

（1）相关症状　询问患者有无脸部及躯干部肥胖、四肢细小、食欲增加表现，有无皮肤菲薄、紫纹、皮下瘀斑，有无血压升高、下肢水肿，有无胸、背、腰部疼痛，有无多毛、痤疮，脱发，头皮多油，有无欣快感、失眠、注意力不集中、情绪不稳定、记忆力下降、躁狂、忧郁、精神分裂、头痛、视力减退，有无脸红、唇紫、舌质瘀紫，有无皮肤色深等表现，女性有无月经紊乱、闭经、乳房萎缩、阴毛菱形分布、阴蒂肥大，男性有无阴茎缩小、性功能低下、阳痿，儿童有无发育迟缓、青春期延迟。

（2）感染情况　询问患者有无皮肤毛囊炎、牙周炎、泌尿系感染、甲癣及体癣等反复感染史。

（3）病史　有无泌尿系结石病史，有无长期服用糖皮质激素药物及酒精饮用史。既往有无单纯性肥胖、高血压、糖尿病、多囊卵巢综合征病史。

二、查体要点

发育迟缓，身材矮小，满月脸，水牛背，悬垂腹，锁骨上脂肪垫，四肢肌肉萎缩，皮肤菲薄、宽大紫纹、色素加深、高血压、水钠潴留，脊柱、四肢佝偻畸形，面部、下颌、腹部及腰背部多毛、痤疮，乳房萎缩，生殖器畸形，球结膜水肿、轻度突眼、视力下降、视野缺损。

三、辅助检查或实验室检查

（1）尿游离皮质醇（UFC）测定　用于诊断皮质醇增多症，反映机体的皮质醇分泌情况，正常值为 $20\sim100\mu g/24h$（具体参考值请根据各实验室而定）。一般留 $2\sim3$ 次 24h 尿测 UFC，如果几次均正常，则皮质醇增多症难成立。过量的液体摄入（$\geqslant5L/d$）会增加 UFC 的水平，中重度肾功能不全时，UFC 往往呈假阴性。

（2）唾液和血皮质醇测定　用于诊断皮质醇增多症。正常人的皮质醇分泌有明显的昼夜节律性，清晨 06:00～08:00 最高，午夜 24:00 最低。皮质醇增多症时皮质醇昼夜节律消失，表现为清晨皮质醇正常或升高，午夜皮质醇水平与早晨水平相当。唾液中皮质醇浓度与血游离皮质醇平行，因此测定午夜及早上唾液皮质醇浓度可用于皮质醇增多症的诊断，此外结合 24h 尿 UFC 排泄增加，其诊断皮质醇增多症的敏感性可明显提高。

（3）小剂量地塞米松抑制试验　2mg/d（0.5mg 口服，每 6h 一次），连续服用 2 天。先测定 24h 尿 17-羟皮质类固醇（17-OHCS），做对照。然后行小剂量地塞米松抑制试验，留尿测 17-OHCS，正常人服用地塞米松片后尿 17-OHCS 明显下降（低于对照值 50%），库欣综合征患者的尿 17-OHCS 不被抑制，仍高于对照值 50% 以上。

（4）1mg 过夜地塞米松抑制试验　午夜服用地塞米松 1mg，次日清晨 08:00 测血浆皮质醇、ACTH，若下降至正常值的 50% 以下，可排除皮质醇增多症，若皮质醇大于 275nmol/L，则高度怀疑库欣综合征。

（5）血浆促肾上腺皮质激素（ACTH）测定　血 ACTH 升高，主要见于 ACTH 依赖性肾上腺皮质功能亢进症（ACTH 瘤、库欣病）、异位 ACTH 分泌综合征。

（6）大剂量地塞米松抑制试验 8mg/d（2mg 口服，每 6h 一次），连续服用 2 天，用于病因诊断。与基础皮质醇对比，服用地塞米松 48h 血、尿皮质醇抑制率大于 50% 为阳性反应，大约 90% 皮质醇增多症可被抑制。肾上腺肿瘤、皮质癌及大多数异位 ACTH 综合征不被抑制。

（7）MRI 大约 90% 的垂体 ACTH 分泌瘤为微腺瘤（直径小于 10mm），此类肿瘤 CT 扫描的特异性、敏感性低，因此多选 MRI 作为检查方法。

（8）CT 对于肾上腺扫描，CT 比 MRI 有更好的空间分辨率。但是超过 5% 的正常人存在肾上腺意外瘤，除非生化检测提示原发病变在肾上腺（如 ACTH 降低），不建议常规行肾上腺影像学检查。

（9）胸腹部 CT/MRI 查找异位内分泌肿瘤。5%～15% 的患者经过详细的检查仍不能发现具体的病因，应严密随访。

四、诊断和鉴别诊断

1. 诊断要点

皮质醇增多症的诊断包括：①功能诊断，确定是否为皮质醇增多症；②病因诊断，明确属于 ACTH 依赖性还是非 ACTH 依赖性；③定位诊断，明确病变部位在下丘脑、垂体还是垂体以外其他组织起源肿瘤还是肾上腺本身。

早期线索诊断：有下面表现者应考虑皮质醇增多症：①肥胖，尤其是向心性肥胖；②高血压，同时伴低钾血症者；③糖耐量受损或糖尿病；④原因不明的精神失常；⑤原因不明的尿钾排泄增多者；⑥创口难愈合，反复感染及病理性骨折；⑦红细胞、血红蛋白增多，多血质外貌，原因不明的淋巴细胞及嗜酸粒细胞减少；⑧原因不明的高皮质醇血症者。

高皮质醇血症的诊断：血皮质醇的昼夜节律、尿游离皮质醇测定、小剂量地塞米松抑制试验。

附 皮质醇增多症的定性诊断：美国内分泌协会推荐以下试验中的一项作为初步实验室检查：24h 尿游离皮质醇测定（至少

2次)、午夜唾液皮质醇（2次）、1mg过夜地塞米松抑制试验和小剂量地塞米松抑制试验。初期检查结果正常可基本排除皮质醇增多症，高度怀疑者应同时进行两项试验。

病因诊断：多数情况下主要靠血的促肾上腺皮质激素（ACTH）测定、大剂量地塞米松抑制试验，但有时需要进一步特殊的动态试验来确定。如吡酮刺激试验、岩下静脉窦采血、肿瘤指标、影像学检查等。

2. 鉴别诊断

（1）假性库欣状态　可见库欣的部分或全部临床症状或体征，单去引起库欣样表现的原发病时，临床表现也随之消失，常见于抑郁症、长期酗酒者，例如少数抑郁症的患者可出现进食增多、肥胖、月经稀少或闭经等皮质醇增多症的临床表现，实验室检查可见血皮质醇升高、昼夜节律消失、尿17-OHCS增加等，与皮质醇增多症不易鉴别，最好的鉴别方法是抗抑郁治疗，经抗抑郁治疗后，抑郁症患者的皮质醇增多症状会消失。

（2）单纯肥胖　部分单纯性肥厚者可有类似皮质醇增多症的表现，如痤疮、多毛、腹部出现条纹、高血压、月经稀少、闭经等。但多数单纯性肥胖者午夜血、唾液皮质醇不升高，血皮质醇保持正常节律。

（3）精神性厌食　血游离皮质醇升高，单尿17-OHCS排泄量降低，皮质醇保持正常昼夜节律。

（4）多囊卵巢综合征　此类病症可见闭经、多毛、肥胖等，24h尿17-OHCS升高，单血皮质醇一般不高，且昼夜节律正常。

五、治疗

理想的治疗目标是纠正高皮质醇血症，解除造成高皮质醇血症的原发病。病因不同，库欣综合征的治疗方法不尽相同。在作病因治疗前，先采取对症治疗及改善并发症。如纠正高血糖、肌无力、骨质疏松及感染。

1. 肾上腺皮质增生（库欣病）的治疗

（1）手术治疗　垂体手术、肾上腺手术。

（2）垂体放射治疗　深度X线或^{60}Co外照射、重粒子或质子束外照射、放射性核素内照射包括 ^{90}Y、^{198}Au。

（3）药物治疗

处方一　赛庚啶　8mg po tid

【说明】　赛庚啶抗 5-羟色胺作用，可抑制 CRH 释放，使血浆 ATCH 水平降低而达到治疗目的，疗程 6 个月以上，缓解率可达 60% 左右，但停药后复发。在双侧肾上腺全切除或次全切除术后皮质功能不足的情况下，一方面补充皮质激素，另一方面服用赛庚啶能减少垂体瘤的发生机会。会有食欲增加、发胖、嗜睡等不良反应。

处方二　氨鲁米特　0.25g po bid

【说明】　2 周后改为每日 3～4 次，但每日剂量不超过 1g，对皮质醇合成多种酶有抑制，维持剂量治疗时，同时服氢化可的松 40mg（早晨及下午 5 点各 10mg，临睡前 20mg），以防止因肾上腺皮质产生氢化可的松减少而引起脑垂体向肾上腺皮质激素反馈性增加。有轻度头痛、头晕、嗜睡、皮疹不良反应。

处方三　米托坦（双氯苯二氯乙烷）　2～6g/d po（分 3 次，然后调整到最大耐受量 8～10g/d）

【说明】　服药直到缓解或达到最大耐受量以后减到无明显副作用的最大维持量，但不超过 6 个月。用药后可能出现肾上腺皮质功能不全，可以通过补充地塞米松和将药物减量口服，作用持久。有胃肠道反应、头晕、头痛、皮疹等不良反应。

处方四　酮康唑　0.2～1.0g/d 分 3 次服

【说明】　从小剂量开始，疗程几周到半年，能通过抑制肾上腺细胞色素 P450 多依赖的线粒体酶而阻滞类固醇激素合成。并减弱皮质醇对 ATCH 的反应。有恶心、发热、性欲减退、阳痿、精子减少或缺乏、乳房发育、肝功能损害等不良反应。

处方五　美替拉酮　1.0～2.0g/d po tid

【说明】　此药为肾上腺皮质 11β-羟化酶抑制剂，如口服米托坦无效时可试用。从每日 1～2g 开始，可加大至 4～6g。该药副作用较少，有轻度食欲减退、恶心、呕吐、头晕、头痛，对肝、造血系统无明显毒性，对不能手术者可与酮康唑联用。

336

2. 肾上腺皮脂腺瘤或癌

（1）手术治疗。

（2）术后化疗

处方一　米托坦　2～6g/d po 分 3 次

处方二　美替拉酮　1～2g/d po 分 4 次

处方三　氨鲁米特　0.75～1.0g/d 分 3 次

3. 异源性 ATCH 综合征

（1）手术治疗。

（2）药物治疗

处方一　美替拉酮（参见前，但需用大剂量）

处方二　酮康唑　1.2g/d po

【说明】　一般不使用米托坦。

第七节　嗜铬细胞瘤

嗜铬细胞瘤是起源于肾上腺髓质、交感神经节或其他部位的嗜铬组织的肿瘤，肿瘤细胞持续或阵发性分泌大量的儿茶酚胺（肾上腺素、去甲肾上腺素），引起持续性或阵发性高血压和多个器官功能及代谢紊乱。

一、问诊要点

（1）高血压及伴随症状　询问有无阵发性高血压（发作时血压可达 200/120mmHg）。注意询问有无剧烈头痛、面色苍白、大汗淋漓、心动过速、心律失常等伴随症状。有无焦虑、恐惧、恶心、呕吐、视物模糊、复视、皮肤潮红、发热、流涎、瞳孔缩小等表现。本病发作严重者，可有脑血管意外或左心衰竭的表现，询问时应注意。如有持续性高血压，则应询问患者是否伴有低热、怕热、多汗、心悸、心律失常、头痛、烦躁、焦虑、体重下降等表现，本病患者站立时有发生低血压或血压波动较大的特点。

（2）发病的诱因　注意询问发作前有无情绪激动、吸烟、创伤、用力排便、灌肠、挤压、麻醉诱导、分娩及服用 β 受体阻滞药等发作诱因。

（3）相关病史　有无原发性高血压、焦虑症、甲状腺功能亢进症、糖尿病并发神经病变病史。询问患者既往对该病的诊疗史及用药史。

二、查体要点

① 患者有阵发性发作交感神经兴奋的表现，如头痛、心动过速、大汗淋漓（被称为三联征）、焦虑、恐惧、面色苍白或潮红、恐怖、濒死等。

② 高血压特征：发作时血压明显升高，可达 200/130mmHg。发作可持续 30min 至数小时，甚至长达 1 周，多数在 40min 内，发作次数不定，有时数周或数月发作一次，频繁时每 1～2 天发作一次。也可缓慢起病，血压持续性升高，少数可表现为晕厥、休克。

③ 由于高血压引起的并发症，长期高血压的患者可出现心律失常、心界扩大、心功能不全等表现。

④ 眼底检查：可发现有眼底动脉变细、动静脉交叉压迫、出血、渗出等征象。肠蠕动及张力减弱，极少数患者可在左或右中上腹部扪及肿块。

三、辅助检查或实验室检查

（1）尿儿茶酚胺　尿儿茶酚胺正常参考值为 13～42μg/24h，阵发性者平时儿茶酚胺可无明显升高，而在发作后才高于正常，本病多超出正常高限的 2 倍以上。

（2）血儿茶酚胺　血儿茶酚胺可反映瞬间的血浆浓度，正常值为 100～500pg/mL，500～1500pg/mL 为可疑诊断，＞2000pg/mL 或基础状态偏高而发作时明显增高，或每 0.5h 持续增高一次，有高度诊断意义。因血儿茶酚胺往往与高血压程度不平行，所以不能作为筛选试验，其诊断价值低于尿儿茶酚胺测定。

（3）尿 3-甲氧基-4-羟基苦杏仁酸（VMA）尿 VMA 为尿儿茶酚胺的终末代谢产物，其正常参考值为 5～44μmol/24h（1～8mg/24h），本病多在 45μmol/24h（9mg/24h）以上，注意排除多种食物和药物对检查结果的影响。

（4）甲氧基肾上腺素（MN）和甲氧基去甲肾上腺素（NMN）

甲氧基肾上腺素（MN）和甲氧基去甲肾上腺素（NMN）为尿儿茶酚胺的中间代谢产物，其正常参考值：血浆 MN 为 60～310pmoL/L（12～61pg/mL）；血浆 NMN 为 90～570pmol/L（18～102pg/mL）。本病常高于正常的 2～3 倍。

（5）**药理试验** ①胰高血糖素试验：先做冷加压试验做对照，冷加压试验即试验前应卧床 30min，测血压数次，直至稳定时，将患者左手浸入 4℃冰水中至腕部，持续 1min。从左手接触冰水开始，每 30s 测定血压 1 次，直至血压恢复原来水平则试验终止。胰高血糖素试验时给患者静注胰高血糖素 1mg，血压上升超过冷加压试验的血压 20/15mmHg 以上，并持续 5min 以上为阳性。阳性者则支持诊断嗜铬细胞瘤。②酚妥拉明试验：静脉快速注射该药 1～5mg 后，每隔 30s 或 1min 测血压，2～3min 血压迅速下降超过 35/25mmHg，并持续 3～5min 或以上为阳性。阳性者则支持诊断嗜铬细胞瘤。

（6）**影像学检查** ①B超：可以检出肾上腺内直径＞2cm 的肿瘤，一般瘤体有包膜，边缘回声增强，内部为低回声均质。如肿瘤较大，生长快时内部有出血、坏死或囊性变，超声表现为无回声区。但 B 超对于过小或是肾上腺外一些特殊部位的肿瘤（如颈部、胸腔内等）不能显示。②CT：是目前首选的定位检查手段。嗜铬细胞瘤在 CT 上多表现为类圆形肿块，密度不均匀，出血区或钙化灶呈高密度，增强扫描时肿瘤实质明显强化，而坏死区无或略有强化。对于肾上腺外嗜铬细胞瘤，如腹腔内小而分散的肿瘤不易与肠腔的断面相区分，因此有可能漏诊。③MRI：在 MRI 的 T1 加权像实性肿瘤强度类似肝实质，T2 加权像信号较高。坏死、囊变区在 T1 像呈低信号，在 T2 像为高信号。MRI 诊断嗜铬细胞瘤的敏感性及特异性与 CT 相似，其优势在于是三维成像，有利于观察肿瘤与周围器官与血管的解剖关系。

肾上腺 CT 扫描为首选，其诊断定位为嗜铬细胞瘤的灵敏性为 85%～98%，但特异性仅为 70%。磁共振显像（MRI）可显示肿瘤与周围组织的解剖关系及结构特征，有较高的诊断价值。其灵敏性为 85%～100%，但特异性却为 67%，因其检查价格较贵，目前不作为诊断嗜铬细胞瘤的首选手段。因较小的嗜铬细胞肿瘤 B 超不易发现，其灵敏性不如 CT，仅作为粗略定位。

四、诊断和鉴别诊断

1. 诊断要点

（1）典型发作症状、腹部肿块、高血压、糖尿病、基础代谢增高等。

（2）定性诊断　血尿儿茶酚胺或其代谢产物升高是诊断嗜铬细胞瘤敏感而特异的指标。

（3）定位诊断　各种影像学检查可协助对嗜铬细胞瘤进行定位。

2. 鉴别诊断

（1）原发性高血压　该病常有血压升高及其相应症状，但血、尿儿茶酚胺及其代谢产物、药理试验阴性，无定位诊断依据，抗高血压药治疗效果尚可，有助于鉴别。

（2）继发性高血压　如皮质醇增多症及原发性醛固酮增多症、肾性高血压、肾动脉狭窄等，均无阵发性血压波动，B 超及皮质醇、血、尿儿茶酚胺及其代谢产物、醛固酮等检查有助于鉴别。

（3）甲状腺功能亢进症　因嗜铬细胞瘤有基础代谢率增高表现，与甲亢有某些相似的表现，故测定甲状腺激素和血、尿儿茶酚胺及其代谢产物有助于鉴别。

五、治疗

【说明】　嗜铬细胞瘤的治疗首选手术，在切除肿瘤后高血压可以治愈，只有在患者不能耐受手术时才长期应用内科药物治疗。

1. 手术治疗

本病如能早期正确地诊治，手术治疗是可以治愈的。为了避免在麻醉、手术过程中的血压波动甚至诱发高血压危象和休克，一定要做好术前准备工作，术前应用 α 受体阻滞药或合用 β 受体阻滞药 2 周以上，使血压控制在正常范围，心率小于 90 次/分，并使血容量恢复。术前 3 天可以每天输血 200mL，以减少术中低血压的危险。

术中探查肿瘤可能引起嗜铬细胞分泌大量儿茶酚胺，引起血压升高，立即予酚妥拉明 10～50mg 加入 5％葡萄糖 500mL 中静脉滴注或硝普钠注射液 10mg 加入 5％葡萄糖 250～500mL 中静脉滴注。

2. 抗高血压药物治疗

【说明】 术前应该常规给予药物治疗，以控制血压和临床症状，保证手术成功。

（1）α受体阻滞药处方

处方一　酚妥拉明　5mg iv

　　　　或　5％葡萄糖液　250mL｜iv drip（视血压情况
　　　　　　酚妥拉明　20mg｜调整用量）

处方二　酚苄明　10～40mg po bid

处方三　哌唑嗪　1～2mg po tid

处方四　特拉唑嗪　0.5～6mg po qd

处方五　乌拉地尔　30～60mg po bid

　　　　或　5％葡萄糖液　500mL｜iv drip（血压下降后
　　　　　　乌拉地尔　250mg｜2mg/min）

【说明】 酚妥拉明其作用迅速，半衰期短，静脉注射作用时间 15～30min，故需要反复静脉注射或持续静脉滴注，常用于诊断试验、高血压危象发作、手术中控制血压。注意由于该药所致的低血压不能应用肾上腺素治疗。酚苄明作用时间长，控制血压平稳，常用于术前准备。服用后的不良反应有鼻塞、心动过速、直立性低血压。哌唑嗪、特拉唑嗪是选择性α受体阻滞药，应注意直立性低血压的发生，尤其是首剂口服后。乌拉地尔也是一种α受体阻滞药，在降压的同时对心率没有影响，开始时滴速 6mg/min，血压下降后改用维持量，孕妇、主动脉狭窄或动静脉分流的患者禁用。

（2）β受体阻滞药

处方一　美托洛尔　12.5～50mg po bid

处方二　阿替洛尔　25～100mg po bid

【说明】 用α受体阻滞药治疗后，由于α受体被部分阻断，而β肾上腺素能相对增强致心动过速、心肌收缩力增强，故临床上常选用β受体阻滞药治疗。

(3) CCB

处方一　硝苯地平缓释片　20mg po bid

处方二　氨氯地平　5～10mg po qd

【说明】 CCB 特别适用于伴有冠心病或儿茶酚胺心肌病的患者，或与 α、β 受体阻滞药联合用进行长期的治疗。

(4) ACEI

处方一　卡托普利　12.5～25mg po bid

处方二　贝那普利　5～20mg po qd

【说明】 嗜铬细胞瘤由于血中去甲肾上腺素水平增高，低血容量或直立性低血压刺激肾素水平升高，因此 ACEI 通过抑制肾素而降低血压，可作为术前联合降压的选择。

第八节　原发性醛固酮增多症

原发性醛固酮增多症简称原醛症，是一种盐皮质激素（醛固酮）分泌过多所致的综合征，主要是由于肾上腺皮质腺瘤或增生引起醛固酮分泌增多，导致水钠潴留，使肾素-血管紧张素系统受抑制，临床主要表现为高血压和低钾血症。目前认为原醛是继发性高血压最常见的类型，在高血压患者中占到 2%。女性多于男性，发病高峰年龄为 30～50 岁。

一、问诊要点

(1) 高血压引起的相关症状　询问有无高血压的头痛、头晕、耳鸣等症状。高血压为最早出现症状，一般不呈现恶性演进，但随着病情进展，血压渐高大多数在 22.6/13.3kPa（170/100mmHg）左右，高时可达 28/17.3kPa（210/130mmhg）。

(2) 询问有无神经肌肉功能障碍　肌无力及周期性麻痹甚为常见。一般说来血钾愈低，肌肉受累愈重，常见诱因为劳累或服用氢氯噻嗪、呋塞米等促进排钾的利尿药，麻痹多累及下肢，严重时累及四肢，也可发生呼吸、吞咽困难，麻痹时间短者数小时，长者数日或更长，补钾后麻痹即暂时缓解，但常复发，肢体麻木，手足搐搦。在低钾严重时，由于神经应激性降低，手足搐搦可较轻或不出现，而在补钾后，手足搐搦往往更加明显。

（3）尿的改变　了解有无多尿，尤其夜尿多，继发口渴、多饮，常易并发尿路感染。

（4）病史情况　有无肾上腺肿瘤、醛固酮肿瘤、肾上腺增生、卵巢癌及其他部位肿瘤、甲状腺功能亢进、周期性麻痹、高血压、慢性腹泻等病史，如有，应询问其诊断、治疗情况。有无家族史。

二、查体要点

① 轻至中度高血压，可有弱视及高血压眼底。

② 心脏：过早搏动或阵发性室上性心动过速，最严重时可发生心室颤动。

③ 泌尿系统：肾上腺肿瘤及醛固酮肿瘤触诊时或可触及。部分患者有泌尿系统感染的体征。

④ 有肌无力发作时，可出现肌腱反射减弱或消失。如有肌痉挛，则患者面神经叩击试验阳性。

⑤ 部分患者需测量其身高、体重等，以了解生长发育情况。

三、辅助检查或实验室检查

（1）血浆醛固酮与肾素浓度的比值（ARR）　早晨起床后 2h 进行，最佳时间为 08:00～10:00，抽血前要保持坐位 5～15min，血浆醛固酮和肾素活性测定应同时采集血标本。注意，在肾功能减退时，ARR 可出现假阳性结果。

（2）口服钠负荷试验　将每日钠的摄入量增至 218mmol/L，共 3 天，第三天测定尿钠、醛固酮、肌酐含量。在肾功能正常的情况下，24h 尿钠＞200mmol，醛固酮被抑制在 $<10\mu g/24h$，如果尿醛固酮大于 $12\mu g/24h$，符合原醛症。该实验禁用于严重肾功能减退、心衰、心律失常、重度低钾血症者。高盐饮食者（每日摄入食盐 12g）不需做该试验。

（3）静脉生理盐水试验　过夜空腹后，静卧位时在 4h 内经静脉输入 2000mL 生理盐水，于输液开始和结束时抽血测血浆醛固酮水平。试验过程中注意监测血压及脉搏。正常人血浆醛固酮水平在 5ng/dL 以下，原醛症超过 10ng/dL，在 5～10ng/dL 者高度怀疑，应进一步检查。禁忌证同口服钠负荷试验。

（4）氟氢可的松抑制试验　醋酸氟氢可的松 0.1mg，q6h，连用 4 天，同时，每日三餐中各增加氯化钠 2g（摄入高盐饮食者不必另加氯化钠）。试验期间每日测定血钾水平，注意补充足量的钾以维持血钾正常。用药后第 4 天上午 10:00 站立 10~15min 取血测醛固酮及肾素活性，原醛症患者血浆醛固酮水平在 6ng/dL，而肾素活性小于 1ng/(mL·h)。注意，氟氢可的松试验过程中会出现 Q-T 间期延长，同时伴心功能减退，目前该试验在临床诊断中应用逐渐减少。试验过程中因严密监测生命体征，有禁忌证者不可行此试验。

（5）卡托普利激发试验　正常生理情况下，卡托普利可抑制醛固酮分泌，增加肾素水平。受试者在坐位或站位至少 1h 后，服用卡托普利片 25mg，在服药前、服药后 1h、2h 采血测血浆醛固酮、肾素活性及皮质醇。试验期间受试者采取坐位。正常人醛固酮被抑制（＞30%），肾素活性升高；原醛症患者醛固酮仍保持高水平，肾素活性仍处于抑制状态。此试验尤其适用于在盐负荷试验有禁忌证的患者。试验过程中有可能出现血压下降，因此要注意监测血压。

（6）肾上腺静脉取血（AVS）　AVS 是分侧定位原醛症的金标准，但 AVS 为有创检查，费用高，仅推荐于 PHA 确诊、拟行手术治疗，但 CT 显示为"正常"肾上腺、单侧肢体增厚、单侧小腺瘤（＜1cm）、双侧腺瘤等。对于年龄＜40 岁者，如 CT 为明显的单侧孤立肾上腺腺瘤，不推荐 AVS，直接手术。

（7）卧立位醛固酮试验　受试者于平卧过夜后，于上午 08:00 于卧位抽血测醛固酮、皮质醇，随后站立 4h 再次抽血测醛固酮、皮质醇浓度，特醛症患者基础血浆醛固酮仅轻度升高，站立 4h 后明显升高，至少超过基础值 33%。醛固酮瘤患者基础血浆醛固酮明显增高，多超过 20ng/dL，站立后醛固酮不增高反而下降。试验同时测血浆皮质醇，同期皮质醇与醛固酮均增高则无意义。

（8）肾上腺 CT 平扫加增强　APA 多＜1~2cm，低密度或等密度，强化不明显，CT 值低于分泌皮质醇的腺瘤和嗜铬细胞瘤。＞3~4cm 者可能为醛固酮癌。检查中必须注意肝面和肾脏面的小腺瘤。CT 测量肾上腺各肢的厚度可用来鉴别 APA 和 IHA，厚度＞5mm，应考虑 IHA。CT 诊断定位单侧 PHA 的敏感性和特异性分别为 78％和 75％。但不能单独依赖 CT 定位：CT 不能区分结节样增生的 IHA，小的 APA 可能漏诊。APA 正确定位率仅 53％，其中＜1cm 者仅 25％；约 47％的 APA 诊断失策，以 CT 为依据被不恰当排除手术或手术者分别为 22％和 25％。

四、诊断和鉴别诊断

1. 诊断

（1）对可疑人群进行 ARR 筛查　难治性高血压；高血压病 2 级 ［＞(160～179)/(100～109)mmHg］，高血压病 3 级 （＞180/110mmHg）；发病年龄早者（＜50 岁）；不能解释的低血钾；早发性家族史，或脑血管意外＜40 岁者；所有原醛症患者的患有高血压的一级亲属；肾上腺意外瘤的高血压病患者。

血浆 ARR 为首选筛查试验：血浆醛固酮的单位为 ng/dL，肾素活性单位为 ng/(mL·h)。血浆醛固酮＞15ng/dL，肾素活性＞0.2ng/(mL·h)，计算 ARR 有意义。当比值＞20 时，诊断原醛症的敏感性为 95％，特异性为 75％；当比值＞50 时，特异性明显提高。

多种药物治疗可能干扰 ARR 的测定：如螺内酯、β 受体阻滞药、钙通道阻滞药、血管紧张素转化酶抑制药、血管紧张素受体拮抗药等，建议试验前至少停用螺内酯 4～6 周以上，其他上述药物 2 周。α 受体阻滞药和非二氢吡啶类 CCB 等对肾素和醛固酮水平影响较小，在诊断 PHA 过程中，推荐短期应用控制血压。此外抽血前要注意补充钾盐，使血钾达到 4.0mmol/L。

（2）原醛症的定性诊断　口服钠负荷试验、静脉生理盐水试验、氟氢可的松抑制试验、卡托普利激发试验。

注意口服和静脉摄钠的相关试验（前三种）禁用于重度高血压或充血性心力衰竭者。服用卡托普利后测 ARR 比值，可以增加卡托普利抑制试验诊断 PHA 的准确性；对于醛固酮腺瘤（APA）和特发性醛固酮增多症（IHA）的患者，其测定的醛固酮结果有差别，APA 者仍然升高，IHA 反而下降。

（3）定位及分型诊断　影像定位首选肾上腺 CT 平扫加增强；

推荐有条件的单位选择肾上腺静脉取血（adrenal vein sample, AVS），可鉴别过度分泌的醛固酮是来自单侧还是双侧；卧立位醛固酮试验：APA 不易受体位改变引起的血管紧张素Ⅱ的影响，而 IHA 则反之。体位试验的准确性为 85%。推荐于 AVS 失败的单侧病变。APA 为自主分泌，肾素不被兴奋，而 IAH 肾素可兴奋。

2. 鉴别诊断

临床上还有一些疾病表现为高血压、低钾血症，在确诊和治疗 PHA 前需要进行鉴别诊断。

（1）Liddle 综合征　为遗传性疾病，临床表现以高血压、钠潴留、低钾血症、碱中毒等，但血尿醛固酮反而降低，对螺内酯无反应。

（2）原发性低肾素性高血压　15%～20% 原发性高血压患者的肾素是被抑制的，易与 IAH 混淆，但卡托普利试验血浆醛固酮水平被抑制。

（3）肾素分泌瘤　该病青年起病，伴严重高血压，可伴低钾血症，血浆肾素活性高，血管造影可显示肿瘤。

五、治疗

【说明】　醛固酮瘤（APA）的根治方法为手术切除。特发性醛固酮增多症（IHA）者以往做大部分肾切除术，但手术效果差，目前采用药物治疗。有时难以确定为腺瘤或特发性增生，可先用药物治疗，继续观察，定期做影像学检查，有时原来未能发现的小腺瘤，在随访过程中可显现出来。

1. 药物治疗

治疗指征：①IHA；②糖皮质激素可治性醛固酮增多症（GRA）；③不能耐受手术或不愿手术的 APA 者。

（1）利尿药

处方一　螺内酯　20～100mg po tid

处方二　氨苯喋啶　50～100mg po tid

【说明】　螺内酯有抗雄激素和增加雌激素的作用，长期大量服用，可引起男性乳房发育和阳痿，女性月经紊乱、多毛等。可改用氨苯蝶啶。注意观察血清电解质浓度和心电图变化，以避免高钾血症。

处方三　依普利酮　12.5mg po bid；逐渐加量至 25～50mg po bid

【说明】 依普利酮为新一代无抗雄激素和孕激素作用的选择性醛固酮受体拮抗剂，该药可减少内分泌系统的不良反应。其药物半衰期较短，需每天 2 次服用。其引起男性乳房发育率较螺内酯明显降低。在用药期间注意监测肾功能及血钾。血钾>5.5mmol/L，血清肌酐男性超过 2.0mg/dL，女性超过 1.8mg/dL，已有糖尿病伴尿微量白蛋白超标时禁用该药。常见不良反应为眩晕、头痛、乏力、腹泻、肝酶升高、高甘油三酯等。

（2）CCB 和 ACEI

处方一　硝苯地平缓释片　10～20mg po tid

处方二　氨氯地平　5～10mg po qd

处方三　依那普利　5～10mg po bid

处方四　卡托普利　12.5～25mg po tid

【说明】 药物治疗为手术前控制血压或不能进行手术治疗的患者。如果患者不能耐受螺内酯时，可以改用氨苯蝶啶。

2. 其他治疗方法

（1）介入治疗　在 CT 或 B 超定位下可以经皮穿刺注射无水酒精治疗腺瘤。

（2）手术治疗

① 适应证：a. 单侧肾上腺增生（UNAH）；b. 醛固酮瘤（APA）；c. 由于药物副作用不能耐受长期药物治疗的特发性醛固酮增多症（IHA）者；d. 分泌醛固酮肾上腺皮质癌或异位肿瘤。

② 手术方法：a. UNAH 推荐醛固酮优势分泌侧腹腔镜肾上腺全切。b. APA 推荐首选腹腔镜肾上腺肿瘤切除术，尽可能保留肾上腺组织。腹腔镜与开放手术疗效一致。如疑多发性 APA 者，推荐患侧肾上腺全切除术。c. IHA、糖皮质激素可治性醛固酮增多症 GRA：以药物治疗为主，双侧肾上腺全切仍难控制高血压和低钾血症，不推荐手术。但当患者因药物副作用无法坚持内科治疗时可考虑手术，切除醛固酮分泌较多侧或体积较大侧肾上腺。单侧或双侧肾上腺切除术后高血压治愈率仅 19%。

第九节 更年期综合征

更年期综合征是指妇女在绝经前后出现性激素波动或减少所致的一系列躯体及精神心理症状。多发生于45～55岁，或有手术或放射线破坏卵巢的病史。一般在绝经过渡期月经紊乱时，这些症状已经开始出现，可持续至绝经后2～3年。更年期综合征虽然表现为许多症状，但它的本质却是妇女在一生中必然要经历的一个内分泌变化的过程。

一、问诊要点

① 询问年龄，是否月经周期紊乱、月经周期缩短或淋沥不止；小部分妇女出现不规则出血，量多然后逐渐停止；是否有潮红、烘热等表现；是否有如心悸、眩晕、头痛、失眠、耳鸣等；是否有忧虑、抑郁、烦躁、易激动与失眠。

② 是否有阴道干燥、性交困难及反复阴道感染，排尿困难、尿痛、尿急、尿路感染；骨质疏松。

③ 是否有冠心病、骨质疏松等病史。

二、查体要点

缺乏阳性体征，检测血压等。

三、辅助检查或实验室检查

（1）血、尿雌激素水平检查　了解更年期雌激素水平改变情况。

（2）泌乳素、卵泡刺激素（FSH）及黄体生成素（LH）的检查　判断卵巢储备功能。

（3）钙、磷、铁等微量元素测定　了解微量元素变化。

（4）盆腔B超和（或）阴道B超　更能具体反映卵巢及子宫形态学改变。

（5）骨密度检测　了解有无骨质疏松及骨量减低情况。

（6）心电图或动态心电图检查　了解有无心律失常等改变。

（7）阴道涂片做超薄细胞学检查（TCT），必要时做诊断性刮宫，排除宫颈癌变。

四、诊断和鉴别诊断

1. 诊断

具有上述症状的围绝经期妇女，经全身和妇科检查，排除心血管、精神神经及内分泌腺等器质性病变，结合实验室检查，即可拟诊为更年期综合征。

（1）FSH 测定　FSH＞10U/L，提示卵巢储备功能下降；FSH＞40U/L 提示卵巢功能衰竭。

（2）氯米芬兴奋试验　月经第 5 日起每日服用氯米芬 50mg，共 5 日，停药 1 日测定血 FSH，若 FSH＞12U/L，提示卵巢储备功能下降。

（3）性激素改变　雌酮（E_1）高于雌二醇（E_2），形成 $E_1/E_2＞1$；孕酮减低或无孕酮。

2. 鉴别诊断

（1）原发高血压　家族有高血压史，多年来以高血压为主症，病程缓慢，发作期收缩压和舒张压同时升高，晚期常合并心、脑、肾损害。

（2）心绞痛　每劳累过度、情绪激动或饱餐等诱发胸骨后疼痛，甚至放射至左上肢，持续 1～5min，经休息或舌下含服硝酸甘油片后，症状得以缓解和控制。

（3）围绝经期精神病　进入围绝经期首次出现忧郁症、妄想症（如嫉妒妄想、被害妄想、疑病妄想等）和神经官能症。

（4）子宫肌瘤、子宫内膜癌　子宫肌瘤好发于 30～50 岁女性，子宫内膜癌多发生于 50 岁以上者。二者均可见不规则阴道出血，前者通过妇科检查和 B 超可行鉴别，后者通过诊刮病检可与围绝经期月经失调鉴别。

（5）尿道炎及膀胱炎　虽有尿频、尿急、尿痛甚至尿失禁，但尿常规化验可见白细胞，尿培养有致病菌，经抗感染治疗能迅速缓解和消除症状。

（6）增生性关节炎　如脊柱、髋、膝等关节酸痛和发僵，且随年龄增长而加重。X 线检查，关节有骨质增生，或有骨刺，或关节间隙变窄等。

五、治疗

1. 一般治疗

围绝经期精神神经症状可因神经类型不稳定或精神状态不健全而加剧。应进行心理治疗。必要时选用适量镇静药以助睡眠老年妇女，应坚持锻炼身体，增加日晒时间，摄入足量蛋白质及含钙丰富的食物，预防骨质疏松。

2. 性激素治疗

（1）雌激素

处方一　妊马雌酮　0.625～1.25mg po qd

处方二　微粒化雌二醇　1～2mg po qd

【说明】　多数学者推荐绝经后采用激素替代治疗（HRT），理由是合理用药方案及定期监护可将雌激素的潜在有害因素完全消除或降到最低程度。而且，激素替代治疗对妇女生活质量有益作用远远超过其潜在的有害作用。

（2）孕激素

处方　甲羟孕酮　2.5mg po bid

【说明】　甲羟孕酮单独应用可缓解自主神经症状。与雌激素合用可以预防子宫内膜癌的发生。与雄激素合用可增强防治骨质疏松的作用。一般采用联合用药，雌孕激素周期序贯疗法是：每日雌激素用妊马雌酮 0.625mg，或微粒化雌二醇 1mg，后 14 日孕激素用甲羟孕酮每日 5mg 或炔诺酮每日 0.7mg；90% 应用雌孕激素序贯法的妇女将发生孕激素撤退性出血。雌孕激素连续联合法是：每日口服雌激素制剂同时加服孕激素制剂，即每日加用孕激素制剂：甲羟孕酮 2.5mg 或炔诺酮 0.35mg。50% 以上绝经后妇女在 1 年内有不规则激素突破性出血；一年以后激素突破性出血将明显减少。孕激素的禁忌证及副作用与上面雌激素替代疗法基本相同，应用孕激素可以导致抑郁、易怒、乳房痛和水肿，患者常不易耐受。

3. 非激素类药物

（1）选择性 5-羟色胺再摄取抑制剂　盐酸帕罗西汀 20mg，每日一次早上口服，可有效改善血管舒缩症状及神经精神症状。

（2）钙剂　氨基酸螯合钙胶囊每日口服1粒（含1g），可缓解骨质丢失。

（3）维生素D　适用于围绝经期妇女缺少户外运动者，每日口服400～500U，与钙剂合用有利于钙的吸收完全。

第七章　代谢疾病和营养疾病

第一节　糖尿病

糖尿病是一组常见的代谢内分泌病，分原发性及继发性两类，与遗传、自身免疫及环境因素相关，以血糖升高和伴有微血管及大血管尤其是心血管并发症为主要特征的代谢紊乱性临床症候群，是一组慢性非传染性流行病。其并发症极大增加了该病的死亡率，降低患者的生活质量。病因学分型分为四类：1型糖尿病、2型糖尿病、其他特殊类型糖尿病和妊娠性糖尿病。

一、问诊要点

（1）初诊患者病史采集　在采集一般病史的基础上，重点深入采集与糖尿病及其并发症相关病史。仔细询问患者有无多饮、多尿、多食和体重下降的表现，及其发生的时间和进展，有无手足麻木及疼痛，是否有视物模糊、肢体水肿等，一般实验室检查及确诊糖尿病的相关检测结果。询问患者既往有无高血压、痛风、肥胖等病史，慢性胰腺炎病史。询问患者就诊前的生活方式，包括饮食结构、营养状况、体重变化、儿童及青少年的生长发育史、运动史、吸烟、饮酒史。询问患者有无家族相关疾病的家族遗传史。女性患者询问妊娠史及妊娠期高血糖、糖尿病史，分娩巨大胎儿史及早产、过期产等其他妊娠并发症史。以往有无反复就诊，如有，应询问相关的诊疗经过，包括饮食、运动、药物及效果等。询问患者有无升高血糖的用药史。部分患者的疾病早期或轻症时无症状，而常在体检时发现，询问病史时应注意。另有部分患者以糖尿病的并发症如心血管疾病、视力障碍、反复皮肤和泌尿系感染、肾病或外阴瘙痒等就诊，如有此类情况，应注意糖尿病的可能性。

（2）复诊患者的病史采集　了解患者治疗计划及各项治疗措

施（饮食、运动、药物、血糖监测）的落实情况，治疗后效果及相关各项指标（空腹血糖、餐后血糖、糖化血红蛋白、血脂、血压、体重指数及腰围等）的达标状态和持续达标时间。了解患者有无急慢性并发症及相关危险因素的发生，一旦发生并发症，应询问患者相关症状、治疗、发展及转归。了解患者有无其他伴发病及其治疗情况，如甲状腺功能减退症、癌症或实施过大手术。

二、查体要点

① 疾病早期常无阳性体征，体格检查遵照一般患者全身体格检查内容及程序基础上，还应重点检查与糖尿病及相关并发症（心、脑血管，眼，肾，神经，足部，皮肤等）的表现；有无继发性糖尿病或特殊类型糖尿病的表现。

② 测量患者身高、体重、腰围、臀围，计算 BMI 和 WHR（腰臀比值，男性＞0.9、女性＞0.85 定为腹型肥胖）。亚洲成人暂定为男性＞90cm、女性＞80cm 作为腰围的较低标准，超过此值为腹型肥胖。

③ 血压测量：糖尿病患者，尤其是 2 型糖尿病患者常伴血压升高。

④ 眼部检查：注意有无糖尿病性白内障、眼底病变及有无眼外肌麻痹。

⑤ 口腔检查：注意口腔干燥程度、龋齿、牙石、牙周炎、牙龈炎，乃至口腔颌面部间隙感染等。

⑥ 甲状腺检查：注意甲状腺大小、质地，有无结节、触痛、震颤、杂音等。

⑦ 心脏检查：注意心界大小，有无心律失常等。

⑧ 腹部检查：注意有无肝脾大、腹部包块。

⑨ 足部检查：注意有无破溃、发绀、皮温及感觉、触动觉等，注意双足背动脉及上肢桡动脉搏动有无减弱或消失或不对称。

⑩ 皮肤及关节检查：注意有无感染性皮肤病、糖尿病性皮肤病、红斑坏死、大疱、成人硬肿病、黑棘皮病、类脂质渐进性坏死及胰高糖素瘤的皮肤表现，注意有无糖尿病融骨性变化，通常累及膝、踝关节，部分表现为 Charcot 关节等。

⑪ 神经系统检查：注意有无对称性周围神经病变末梢神经炎，检查深、浅感觉和膝、跟腱反射，另外根据临床表现做相应的神经系统检查。

三、辅助检查或实验室检查

（1）尿糖测定　尿糖阳性是诊断糖尿病的重要线索，但不能作为糖尿病的诊断依据。正常人肾糖阈为 8.96～10.08mmol/L，超过此水平才出现尿糖。并发肾脏疾病时，肾糖阈升高，此时虽血糖升高，但尿糖可呈假阴性，妊娠期肾糖阈降低，此时虽血糖正常，但尿糖可呈假阳性。

（2）血葡萄糖（血糖）测定　血糖升高是诊断糖尿病的主要依据，目前多用葡萄糖氧化酶法测定。空腹血糖正常范围为 3.9～6.0mmol/L。血糖测定又是监测病情变化、疗效追踪的关键性指标。

（3）葡萄糖耐量试验　血糖高于正常范围而又未达到诊断糖尿病标准者，需进行口服葡萄糖耐量（OGTT）试验。OGTT 应清晨空腹进行，禁食至少 10h。成人口服 75g 无水葡萄糖或 82.5g 含一分子水的葡萄糖，溶于 250～300mL 水中，5min 内饮完，于服糖前及服糖后 1h、2h、3h 分别抽静脉血测血浆葡萄糖。儿童按每千克体重 1.75g 计算，总量不超过 75g。

（4）糖化血红蛋白（GHbA1）测定和糖化血浆白蛋白测定 GHbA1 是葡萄糖或其他糖与血红蛋白的氨基发生非酶催化反应（一种不可逆的蛋白糖化反应）的产物，GHbA1 有 a、b、c 三种，以 GHbA1c 最为主要，其量与血糖浓度呈正相关，能比较稳定地反映采血前 2～3 个月内平均血糖水平。果糖胺（FA）是葡萄糖与人血浆蛋白（主要为白蛋白）发生非酶催化的糖化反应的产物，其量与血糖浓度亦呈正相关，可反映患者近 2～3 周内血糖总的水平。两者均为糖尿病病情监测的重要指标之一。正常人 GHbA1 为 8%～10%，GHbA1c 为 3%～6%，FA 为 1.7～2.8mmol/L。

（5）胰岛 B 细胞功能检查

① 胰岛素释放试验：血浆中的胰岛素测定主要用于了解胰岛 B 细胞功能，协助判断糖尿病分型和指导治疗，也可协助诊断胰岛素瘤。正常人早晨空腹基础血浆胰岛素水平为 35～145pmol/L

（5～20mU/L），口服 75g 无水葡萄糖（或 100g 标准面粉制作的馒头餐）后 30～60min 胰岛素水平上升至高峰，为基础值的 5～10 倍，3～4h 恢复到基础水平。1 型糖尿病患者胰岛素分泌绝对减少，空腹及餐后胰岛素水平均明显低于正常，进餐后胰岛素分泌无明显增加（无峰值）；2 型糖尿病患者空腹胰岛素水平可正常或呈高胰岛素血症（胰岛素抵抗），服糖刺激后有峰值，但往往高峰延迟，常在服糖后 2h 或 3h 出现。

② C 肽释放试验：C 肽水平测定与血浆胰岛素测定意义相同。由于 C 肽不被肝脏破坏，半衰期较胰岛素明显为长，且不受外源性胰岛素影响，故更能反映胰岛 B 细胞合成与释放胰岛素的功能。正常人基础血浆 C 肽水平约为 400pmol/L，餐后 C 肽水平则升高 5～6 倍。

（6）胰岛自身抗体测定　谷氨酸脱羧酶抗体（GAD-Ab）和（或）胰岛细胞抗体（ICA）的检测阳性，对 1 型糖尿病的诊断有意义，特别在成人迟发型自身免疫性糖尿病（LADA）或成人隐匿型自身免疫性糖尿病，GAD-Ab 有更大的诊断价值。1 型糖尿病者 GAD-Ab 阳性，但 ICA 可为阴性。

（7）其他检查　根据病情需要选用心、肝、肾、脑、眼科以及神经系统的各项辅助检查，当出现急性并发症时要进行血酮、电解质、渗透压、酸碱度等相应的检查。

四、诊断和鉴别诊断

1. 诊断

① 典型的 DM 症状（多饮、多食、多尿及不能解释的体重下降），并且随机（餐后任何时间）血浆葡萄糖（VPG）≥11.1mmol/L。

② 空腹（禁热量摄入至少 8h）血浆葡萄糖（FPG）水平≥7.0mmol/L。

③ 口服葡萄糖（75g 脱水葡萄糖）耐量试验（OGTT）中 2h 的血浆葡萄糖（2hPG）水平≥11.1mmol/L。

2. 分型与分期

（1）分型　目前国际上通用 WHO 糖尿病专家委员会提出的病因学分型标准（1999 年），见表 7-1。

表 7-1　病因学分型标准（1999 年）

一、1 型糖尿病（B 细胞破坏，导致胰岛素绝对缺乏）

免疫介导：急性型及缓发型

特发性：无自身免疫证据

二、2 型糖尿病（以胰岛素抵抗为主伴胰岛素分泌相对缺乏到以胰岛素分泌不足为主伴胰岛素抵抗）

三、特殊类型

（一）B 细胞功能遗传性缺陷

（二）胰岛素作用的基因异常

（三）胰腺外分泌疾病

（四）内分泌疾病

（五）药物或化学因素所致糖尿病

（六）感染

（七）非常见的免疫介导糖尿病

（八）其他可能与糖尿病相关的遗传性综合征

四、妊娠期糖尿病（GDM）

（2）分期　糖尿病的发生与发展均有一定的阶段性。一般将血糖高于正常但未达到糖尿病诊断标准的血糖异常状况，分为葡萄糖耐量障碍（IGT）和空腹葡萄糖受损（IFG）两种，统称为糖尿病前期；糖尿病及其前期诊断标准见表 7-2。

表 7-2　糖尿病、IGT 和 IFG 诊断标准

项目	全血		血浆	
	静脉血	毛细血管血	静脉血	毛细血管血
糖尿病				
空腹	≥6.1	≥6.1	≥7.0	≥7.0
糖负荷后 2h	≥10.0	≥11.1	≥11.1	≥12.1
IGT				
空腹	<6.1	<6.1	<7.0	<7.0
糖负荷后 2h	≥6.7	≥7.8	≥7.8	≥8.9
	<10.0	<11.1	<11.1	<12.1
IFG				
空腹	≥5.6	≥5.6	≥6.1	≥6.1
	<6.1	<6.1	<7.0	<7.0
糖负荷后 2h	<6.7	<7.8	<7.8	<8.9

注：表中血糖单位为 mmol/L。

3. 鉴别诊断

（1）其他原因所致尿糖阳性　肾性糖尿因肾糖阈降低所致，尿糖阳性，但血糖及 OGTT 正常。某些非葡萄糖的糖尿如果糖、乳糖、半乳糖尿，用班氏试剂（硫酸铜）检测呈阳性反应，用葡萄糖氧化酶试剂检测呈阴性反应。此外，大量维生素 C、水杨酸盐、青霉素、丙磺舒也可引起尿糖假阳性反应，但血糖及 OGTT 正常。

（2）弥漫性肝病患者　葡萄糖转化为肝糖原功能减弱，肝糖原贮存减少，进食后 1/2～1h 血糖过高，出现糖尿，但 FPG 偏低，餐后 2～3h 血糖正常或低于正常。

（3）急性应激状态　急性应激状态时胰岛素拮抗激素（如肾上腺素、促肾上腺皮质激素、肾上腺皮质激素和生长激素）分泌增加，可使糖耐量减低，出现一过性血糖升高、尿糖阳性，应激过后可恢复正常。

五、治疗

由于目前对糖尿病的病因和发病机制尚未完全阐明，缺乏病因治疗。目前强调早期治疗、长期治疗、综合治疗、治疗措施个体化的原则。治疗目标以纠正代谢紊乱，消除症状，防止或延缓并发症的发生，维持良好的健康和学习、劳动能力，保障儿童生长发育，延长寿命，降低病死率，提高患者生活质量。

1. 一般治疗和教育

（1）糖尿病教育　是糖尿病重要的基础治疗措施之一。健康教育被公认是治疗糖尿病成败的关键。良好的健康教育可充分调动患者的主观能动性，积极配合治疗，有利于疾病控制达标、防止各种并发症的发生和发展，降低耗费和负担。健康教育包括糖尿病防治专业人员的培训，医务人员的继续医学教育，患者及其家属和公众的卫生保健教育。

（2）饮食治疗　是糖尿病另一项重要的基础治疗措施，其目的是维持标准体重，纠正已发生的代谢紊乱，减轻胰岛负担，达到既保证血糖的控制又不降低患者生活质量和工作能力的标准。

① 计算总热量：根据患者的标准体重、性别、年龄、劳动强

度和工作性质而定。查表或用简易公式算出理想体重，然后再计算每日所需总热量。理想体重（kg）＝身高（cm）－105。成年人每日每千克理想体重给予热量：休息状态105～125kJ（25～30kcal），轻体力劳动125.5～146kJ（30～35kcal），中度体力劳动146～167kJ（35～40kcal），重体力劳动167kJ（40kcal）以上。儿童、孕妇、乳母、营养不良和消瘦以及伴有消耗性疾病者应酌情增加，肥胖者酌减，使体重逐渐恢复至理想体重的±5%左右。

② 三大营养物质合理分配：糖尿病患者每日饮食中三大营养素占全日饮食总热量的比例为：碳水化合物50%～60%，蛋白质15%，脂肪约30%。饮食中蛋白质含量成人每日每千克理想体重0.8～1.2g，儿童、孕妇、乳母、营养不良或伴有消耗性疾病者蛋白质宜增至每日每千克理想体重1.5～2.0g，伴有糖尿病肾病而肾功能正常者应限制至0.8g，血尿素氮升高者应限制在0.6g。蛋白质应至少有1/3来自动物蛋白质，以保证必需氨基酸的供给。根据生活习惯、病情，可按每日三餐分配为1/5、2/5、2/5或1/3、1/3、1/3。此外，各种富含可溶性食用纤维的食品可延缓食物吸收，降低餐后血糖高峰，有利于改善糖、脂代谢紊乱，并促进胃肠蠕动、防止便秘。每日饮食中纤维素含量不宜少于40g，提倡食用绿叶蔬菜、豆类、块根类、粗谷物、含糖成分低的水果等。低盐、限酒。

（3）**体育锻炼** 适当运动有利于减轻体重、提高胰岛素敏感性。据年龄、性别、体力、病情及有无并发症等不同条件，循序渐进和长期坚持。T1DM患者，体育锻炼宜在餐后进行，运动量不宜过大，持续时间不宜过长，以避免低血糖。

2. 药物治疗

（1）口服降糖药物

① 磺脲类药物

处方一　格列本脲（优降糖）　2.5～10mg po（餐前0.5h）qd 或 bid

处方二　格列齐特（达美康）　80mg po（餐前0.5h）bid

处方三　格列吡嗪（美吡哒）　2.5～10mg po（餐前0.5h）bid 或 tid

处方四　格列喹酮（糖适平）　15～60mg po（餐前 0.5h）tid

【说明】　磺脲类药物主要适用于新诊断的 T2DM 非肥胖患者、用饮食和运动治疗血糖控制不理想时；随着疾病进展，磺脲类药物需与其他作用机制不同的口服降糖药或胰岛素联合应用。当 T2DM 晚期 B 细胞功能几乎消失殆尽时，必须采用外源性胰岛素替代治疗。治疗应从小剂量开始，根据血糖调整降糖药量，多于餐前 30min 口服。老年患者或以餐后血糖升高为主者宜选用短效类，如格列吡嗪、格列喹酮。轻、中度肾功能不全患者可选用格列喹酮。病程长、空腹血糖较高的 T2DM 患者可选用中长效类药物（格列苯脲、格列美脲、格列吡嗪控释剂、格列齐特、格列齐特缓释片）。

磺脲类药物主要的副作用是低血糖，常发生于老年患者、肝肾功能不全或营养不良、药物剂量过大、体力活动过度、进食不规则、进食减少、饮含酒精饮料等；其次是消化系统的副作用如上腹不适、食欲减退等；偶见肝功能损害、胆汁淤滞性黄疸；此外尚有皮肤过敏反应，体重增加等；某些磺脲类可能对心血管系统带来不利影响，但有待于以心血管事件为终点的随机对照临床试验证实。

磺脲类药物禁用于：T1DM；T2DM 患者 B 细胞功能已衰竭；T2DM 合并急性严重代谢紊乱（如酮症酸中毒或高渗性昏迷）；糖尿病合并妊娠或糖尿病妊娠和哺乳期；T2DM 患者伴应急状态者（如严重感染、急性心肌梗死、严重创伤及手术期间）；已有严重的心、肝、脑、肾、眼部并发症者；对磺脲类药物过敏或有严重不良反应者。

② 格列奈类

处方一　瑞格列奈（诺和龙）　0.5～2mg po（进餐同服）tid

处方二　那格列奈片　60～120mg po tid

【说明】　格列奈类是一类快速作用的胰岛素促分泌剂，可改善早相胰岛素分泌，降血糖作用快而短，主要用于控制餐后高血糖。低血糖发生率低、程度较轻而且限于餐后期间。主要适用于经饮食、运动及其他药物控制不佳的 T2DM，尤其是以餐后血糖增高为主，而 B 细胞尚有一定的胰岛素分泌功能者。可单独或与

359

二甲双胍、α-糖苷酶抑制剂、胰岛素增敏剂等联合使用。因口服吸收快，起效快，服后大部分经肝、胆排泄，体内无蓄积，更适用于老年及有轻中度肾功能障碍的 T2DM 患者；还可用于 IGT 患者。瑞格列奈餐前 10～15min 服用，每日 3 次，疗效优于每日 2 次法。起始剂量每次餐前 0.5mg（对使用过另一种口服降糖药而换成瑞格列奈者，开始即可用每餐 1mg），根据血糖调节用量，最大单次剂量为 4mg，每日为 16mg。那格列奈单一或联合应用的开始剂量为 120mg，每日 3 次，餐前 10～15min 服用，老年 T2DM 患者开始时，宜在餐前服用 60mg。

格列奈类禁用于：T1DM；严重的肝肾功能不全；合并妊娠或哺乳；有急性并发症（如糖尿病酮症酸中毒、乳酸性酸中毒、非酮症高渗性昏迷、感染以及手术等）。

③ 增加胰岛素敏感性的药物

a. 双胍类药物

处方一　二甲双胍　250～500mg po (餐前或餐中) bid 或 tid

处方二　二甲双胍缓释片　500～1000mg po qd 或 bid

【说明】　二甲双胍主要适用于：ⓐ肥胖的 T2DM 患者经饮食、运动治疗后，血糖仍控制不佳者，可作为首选药物。ⓑ非肥胖 T2DM 患者与磺脲类或 α-葡萄糖苷酶抑制剂合用可增强降糖效果。ⓒ接受胰岛素治疗的糖尿病患者（包括 T1DM、T2DM 和一些特殊类型的糖尿病），血糖波动大或胰岛素用量大，有 IR 者可合用双胍类药物。ⓓ可用于治疗肥胖的非糖尿病患者及多囊卵巢综合征患者。ⓔIGT 或 IFG 者，使用双胍类药物可防止和延缓其发展为糖尿病；ⓕ青少年 T2DM，尤其是肥胖和超重者。

二甲双胍治疗开始宜小剂量，250mg，每日 2 次，餐前或餐后口服，1～3 天后，加至 250mg，每日 3 次，如无特殊反应，可逐渐加到 500mg，每日 2～3 次，或 850mg，每日 2 次。以后视病情调整剂量。最小有效量约为 500mg，在 500～3000mg 的范围内有效，最佳控制血糖的日剂量为 2000mg。

二甲双胍主要副作用是胃肠道反应，罕见的严重副作用是诱发乳酸性酸中毒，长期大剂量服用致维生素 B_{12} 缺乏的危险性明显增加。

二甲双胍禁忌证：ⓐT1DM；ⓑ酮症酸中毒、非酮症高渗性昏迷、乳酸性酸中毒等急性并发症者；ⓒ严重肝肾功能不全者、严重贫血、缺氧、心力衰竭、酗酒、慢性严重肝脏病等；ⓓ感染、手术等应激情况，严重高血压、明显的视网膜病变，进食过少的患者；ⓔ妊娠、哺乳期妇女；ⓕ近期有上消化道出血者；ⓖ血管对比剂使用当天；ⓗ血液系统疾病，特别是大细胞性贫血和溶血性贫血患者；ⓘ线粒体基因突变性糖尿病也不宜使用。

b. 噻唑烷二酮衍生物

处方一　罗格列酮　4～8mg po qd

处方二　吡格列酮　15～30mg po qd

【说明】 噻唑烷二酮类的适应证主要是：ⓐ单独或与其他口服降糖药联合应用治疗肥胖的 T2DM 和严重胰岛素抵抗的患者。ⓑ与胰岛素联合应用可减少 T1DM 和需用胰岛素治疗的 T2DM 患者的胰岛素剂量。ⓒ治疗 IGT，预防其向糖尿病进展。ⓓ非糖尿病胰岛素抵抗状态，如肥胖、高血压、多囊卵巢综合征等。ⓔ代谢综合征。

罗格列酮每次 4mg，每天 1 次口服，如治疗需要，每天剂量可增至 8mg。餐前、餐后均可服用。吡格列酮每次 15mg，每天 15～30mg（不宜超过 45mg），一日 1 次口服即可发挥最佳疗效，且与进食无关。

常见不良反应有：ⓐ最常见的不良反应是呼吸道感染、头痛。ⓑ最严重的副作用是程度不等的肝功能异常，用药期间需监测肝功能。ⓒ单独用本药时，不发生低血糖反应，而与其他降糖药合用时则可能发生，需密切观察，及时调整药物剂量。ⓓ由于增加血容量达 6%～7%，可发生轻度或中度水肿（4.8%～15.3%）、贫血和红细胞减少等症状。ⓔ体重增加，原因为刺激前脂肪细胞分化为成熟的脂肪细胞，与体脂增加有关。ⓕ尚可引起乏力、鼻窦炎、腹泻、骨密度降低或骨折。

该类药物的主要禁忌证是：ⓐ不能单独应用治疗 T1DM；ⓑ在肝脏代谢，主要从胆汁排出，肝病者慎用，血清谷丙转氨酶升高者（高出正常上限的 2.5 倍，应停药）；ⓒ对本品及其辅助成分过敏者禁用；不能用于糖尿病酮症酸中毒等急性并发症的治疗；

心功能 3、4 级患者禁用；④妊娠、哺乳的妇女以及 18 岁以下患者禁用。

④ α-糖苷酶抑制剂

处方一　阿卡波糖（拜糖平）　25～100mg po（餐中）tid

处方二　伏格列波糖片　0.2～0.3mg po tid

【说明】　α-糖苷酶抑制剂的适应证主要有：a. T2DM，单独应用治疗轻中度高血糖患者；尤其是餐后血糖增高者为首选药物；与其他药物联合应用治疗较重型或磺脲类、双胍类药物继发失效的患者。b. T1DM，与胰岛素联合应用可改善血糖控制，并可减少低血糖症（特别是夜间低血糖症）的发生。c. 治疗 IGT，预防其向糖尿病发展。d. 反应性低血糖症，如胃排空过快、IGT 或功能性低血糖症等。

本类药物均应在开始进餐时服用（吃第一口饭的同时，嚼碎药物咽下），以期达到竞争性抑制作用；应从小剂量开始，观察血糖控制及胃肠反应逐渐增加剂量；进食热量中 50% 或以上应由碳水化合物所提供才能发挥其最大作用，尤其适用于中国膳食。

常见不良反应为胃肠反应，如腹胀、腹泻、排气增多，从小剂量开始用药可减轻其发生率。单用本药不引起低血糖，但与磺脲类或胰岛素合用，仍可发生低血糖，且一旦发生，应直接给予葡萄糖口服或静脉注射，进食双糖或淀粉类食物无效。不宜用于有胃肠功能紊乱、孕妇、哺乳期妇女和儿童患者，肝肾功能不全者慎用。

⑤ 二肽基肽酶Ⅳ（DPP-Ⅳ）抑制剂

处方　西格列汀片　100mg po qd

【说明】　主要适用于 T2DM 患者。不良反应有超敏反应（包括过敏反应、血管性水肿、皮疹、荨麻疹、皮肤血管炎以及剥脱性皮肤损害，包括 Stevens-Johnson 综合征），肝酶升高，上呼吸道感染，鼻咽炎等。T1DM、糖尿病酮症酸中毒患者、中重度肾功能不全、肝损害、对本类药物过敏、孕妇、哺乳期妇女、儿童不宜使用此类药物。

（2）胰岛素治疗　胰岛素治疗是控制高血糖的重要手段，主要用于：1 型糖尿病的替代治疗；糖尿病酮症酸中毒（DKA）、高渗性昏迷和乳酸性酸中毒伴高血糖；2型糖尿病口服降糖药治疗无效；妊娠糖尿病；糖尿病合并严重并发症；全胰腺切除引起的继发性糖尿病；因伴发病需外科治疗的围术期。

　　胰岛素根据其来源和化学结构可分为动物胰岛素、人胰岛素和胰岛素类似物。根据其作用特点可分为超短效胰岛素类似物、常规（短效）胰岛素、中效胰岛素、长效胰岛素（包括长效胰岛素类似物）和预混胰岛素（包括预混胰岛素类似物）。胰岛素类似物与人胰岛素相比控制血糖能力相似，但在模拟生理性胰岛素分泌和减少低血糖发生的危险性方面胰岛素类似物优于人胰岛素。常用胰岛素及其作用特点见表7-3。

表 7-3　常用胰岛素及其作用特点

胰岛素制剂	起效时间	峰值时间	作用持续时间
短效胰岛素（RI）	15~60min	2~4h	5~8h
速效胰岛素类似物（门冬胰岛素）	10~15min	1~2h	4~6h
速效胰岛素类似物（赖脯胰岛素）	10~15min	1~1.5h	4~5h
中效胰岛素（NPH）	2.5~3h	5~7h	13~16h
长效胰岛素（PZI）	3~4h	8~10h	长达20h
长效胰岛素类似物（甘精胰岛素）	2~3h	无峰	长达30h
长效胰岛素类似物（地特胰岛素）	3~4h	3~14h	长达24h
预混胰岛素（HI 30R，HI 70/30）	0.5h	2~12h	14~24h
预混胰岛素（50R）	0.5h	2~3h	10~24h
预混胰岛素类似物（预混门冬胰岛素30）	10~20min	1~4h	14~24h
预混胰岛素类似物（预混赖脯胰岛素25）	15min	30~70min	16~24h
预混胰岛素类似物（预混赖脯胰岛素50）	15min	30~70min	16~24h

生理性胰岛素分泌有两种模式：持续性基础分泌保持空腹状态下葡萄糖的产生和利用相平衡；进餐后胰岛素分泌迅速增加使进餐后血糖水平维持在一定范围内，预防餐后高血糖发生。胰岛素治疗应力求模拟生理性胰岛素分泌模式，包括基础胰岛素和餐时胰岛素两部分的补充。

胰岛素治疗的方法包括胰岛素补充治疗、胰岛素替代治疗和胰岛素强化治疗。

① 胰岛素补充治疗：主要适用于经合理的饮食治疗和口服降糖药物治疗后血糖控制仍未达标的 T2DM 患者以及口服降糖药物继发失效的 T2DM 患者，在原口服药物降糖治疗的基础上，补充胰岛素治疗。a. 一般在晚睡前（晚上 10 时）使用睡前注射中效胰岛素或长效胰岛素类似物。初始剂量为 0.2U/kg，监测血糖，3 天后调整剂量，每次调整量在 2～4U，使 FPG 控制在 4～6mmol/L。b. 为改善晚餐后血糖，可考虑早餐前 NPH 联合口服降糖药物。c. 每日胰岛素注射次数在 2 次及以上，可考虑停用胰岛素促泌剂。

② 胰岛素替代治疗：主要适应于 T1DM、内生胰岛功能很差或存在口服药治疗禁忌证的 T2DM 患者。a. 多使用基础胰岛素给药及针对餐后高血糖的胰岛素给药联合。b. 替代治疗的胰岛素日剂量应在生理剂量范围内。过低，不利于血糖的控制；过高，可造成外源性高胰岛素血症，易发生低血糖和体重增加。

a. 每天 2 次注射：两次预混胰岛素。优点是简单。缺点是早餐后 2h 血糖控制满意时，上午 11 时可能发生低血糖；午饭后血糖可能控制不理想，考虑加用口服降糖药，如 a-葡萄糖苷酶抑制剂或二甲双胍；晚餐前 NPH 用量过大，可能导致前半夜低血糖；晚餐前 NPH 用量不足时，可致 FPG 控制不满意。

b. 每天 3 次注射：早、中餐前使用短效胰岛素，晚餐前使用短效胰岛素和 NPH。这种用药方式接近生理状态。缺点是晚餐前使用 NPH，量大时，在 0～3 时可发生低血糖；量小时，FPG 控制不好。

c. 每天 4 次注射：三餐前注射短效胰岛素或速效胰岛素类似物，睡前注射 NPH 或长效胰岛素类似物。目前临床上常使用这种方案，符合大部分替代治疗。

d. T2DM 胰岛素补充治疗：在 T2DM 胰岛素补充治疗中，外源性胰岛素用量接近生理剂量时改成替代治疗。方法为：先停用口服降糖药，改为胰岛素替代治疗；胰岛素替代后，日剂量需求大（IR 状态），再联合口服降糖药治疗，如胰岛素增敏剂、α-葡萄糖苷酶抑制剂。

③ 胰岛素强化治疗：所谓强化胰岛素治疗是指为达到近乎正常的血糖控制需每日多次（3~4 次）注射胰岛素或应用胰岛素泵，根据血糖与进食量调整胰岛素用量。

胰岛素强化治疗的适应证主要是：a. T1DM；b. 妊娠糖尿病和糖尿病合并妊娠；c. 在理解力和自觉性高的 T2DM 患者，当使用相对简单的胰岛素治疗方案不能达到目的时，可考虑强化治疗；d. 新诊断严重高血糖的 T2DM，可进行短期胰岛素强化治疗。

采用强化胰岛素治疗方案后，有时早晨空腹血糖仍然较高，可能的原因为：a. 夜间胰岛素作用不足；b. "黎明现象（dawn phenomenon）"，即夜间血糖控制良好，也无低血糖发生，仅于黎明短时间内出现高血糖，可能由于清晨皮质醇、生长激素等胰岛素拮抗激素分泌增多所致；c. Somogyi 效应，即在夜间曾有低血糖，在睡眠中未被察觉，但导致体内胰岛素拮抗激素分泌增加，继而发生低血糖后的反跳性高血糖。夜间多次（于 0 时、2 时、4 时、6 时、8 时）监测血糖，有助于鉴别早晨高血糖的原因。

持续皮下胰岛素输注（continuous subcutaneous insulin infusion，CSII，又称胰岛素泵），其模拟胰岛素的持续基础分泌和进餐时的脉冲式释放，是一种更为完善的强化胰岛素治疗方法。使用时定期更换导管和注射部位以避免感染及针头堵塞。密切的自我血糖监测和正确与及时的程序调整是保持良好血糖控制的必备条件。

胰岛素主要不良反应是低血糖，与剂量过大和（或）饮食失调有关，多见于 1 型糖尿病患者，尤其是接受强化胰岛素治疗者。其他不良反应有过敏反应、胰岛素性水肿、屈光不正、注射部位脂肪营养不良等，极少数患者可表现为胰岛素耐药性。

胰岛素适合的保存温度是 2~8℃，不能冰冻保存，应避免温度过高、过低（不宜 >30℃ 或 <2℃）及剧烈晃动。我国常用制

剂有每毫升含 40U 和 100U 两种规格，使用时应注意注射器与胰岛素浓度匹配。

3. 手术治疗

手术治疗包括胰腺移植、胰岛细胞或胰岛干细胞移植、胃旁路术（RYGBP）及可调节胃束带术（AGB）等。

（1）胰腺移植 治疗对象主要为 1 型糖尿病患者，单独胰腺移植可解除对胰岛素的依赖，改善生活质量。1 型糖尿病合并终末期肾病时可进行胰肾联合移植，但只限于在技术精良、经验丰富的中心进行，而且长期免疫抑制药治疗带来一定毒副作用。

（2）胰岛细胞移植或胰岛干细胞移植 可用于 1 型糖尿病或 2 型糖尿病胰岛细胞分泌功能衰竭者，但是该手术的远期疗效尚需进一步的临床试验进行验证，其费用昂贵也在一定程度上限制了应用范围。

（3）胃旁路术及可调节胃束带术 此类手术治疗可明显改善肥胖症伴 T2DM 的血糖控制，甚至可以使一些糖尿病患者的糖尿病"治愈"。此外，非糖尿病肥胖症患者在接受手术治疗后发生糖尿病的风险也显著下降。

手术适应证：主要是肥胖症伴 2 型糖尿病并符合下述条件者：$BMI \geqslant 35 kg/m^2$，伴 2 型糖尿病；$BMI\ 32\sim34.9 kg/m^2$，伴 2 型糖尿病，经过口服药物联合胰岛素治疗 6 个月以上 HBA1C$\geqslant7\%$；年龄在 18～60 岁；2 型糖尿病病程≤5 年；胰岛自身免疫抗体测定阴性，C 肽水平不低于 0.3mg/L；无其他腹部手术的禁忌证。手术有一定的短期和长期风险，术后并发症包括出血、吻合口瘘、消化道梗阻、溃疡等。远期并发症包括营养缺乏、胆石症、内疝形成等。深静脉血栓形成和肺栓塞是引起死亡的重要原因。因此，应严格掌握手术适应证并应在与手术相关的技术基础较好并能够长期评估和随访术后患者的医疗单位开展手术。

附 1　糖尿病酮症酸中毒

糖尿病酮症酸中毒（CKA）是指糖尿病患者在各种诱因作用下，导致体内胰岛素严重缺乏，对抗胰岛素的激素增加，引起的糖、蛋白质、脂肪乃至水、电解质代谢紊乱，以高糖、高酮血症、酮尿、脱水、水电解质紊乱和代谢性酸中毒为特征的临床综合征。是糖尿病常见的严重急性并发症。

（一）问诊要点

（1）病史及诱因　询问有无糖尿病史，既往诊疗经过、用药及治疗效果，询问有无饮食不控制、擅自减停药物或急性感染、呕吐、腹泻、手术、创伤、妊娠、应激等发病的诱因。询问有无慢性胰腺炎、高血压、痛风、肥胖等病史，如有相关病史，进一步询问目前所有药物及治疗情况。

（2）相关症状　对于轻症患者可无明显临床变现，随着病情发展加重，注意询问患者有无疲乏软弱、肢体无力、极度口渴、多饮多尿、脱水严重时尿量减少、恶心、呕吐、腹痛、头昏、头痛、嗜睡、反应迟钝、意识障碍等症状，严重者可出现昏迷，以昏迷就诊者，应在简单询问家属后先予以紧急处理，待病情相对稳定后，再仔细询问并记录。

（二）查体要点

① 有不同程度的脱水表现，如皮肤弹性差、干燥、眼球下陷、眼压低、舌干、尿量减少、脉细速，少数患者伴腹肌紧张及肠鸣音减弱，严重者血压及体温下降（合并感染除外）。

② 呼吸常加深加速，呈酸中毒深大呼吸，呼吸有类似烂苹果味的酮臭。

③ 神经系统被累及时，患者神志淡漠、反应迟钝、部分患者表现为木僵状态或昏迷，对称性肌张力减退，腱反射减弱或消失。瞳孔呈对称性扩大等。

（三）辅助检查或实验室检查

（1）尿常规　可以发现尿糖、尿酮阳性或强阳性，简便易行提供诊断的线索。

（2）血糖、血酮　血糖增高，一般为 $16.7 \sim 33.3 mmol/L$，有时可达 $55.5 mmol/L$；血酮体升高，正常 $< 0.6 mmol/L$，$> 1.0 mmol/L$ 为高血酮，$> 3.0 mmol/L$ 提示酸中毒。

（3）血气分析　血实际 HCO_3^- 和标准 HCO_3^- 降低，CO_2 结合力降低，酸中毒失代偿后血 pH 下降；剩余碱负值增大，阴离

367

子间隙增大，与 HCO_3^- 降低大致相等。

（4）电解质、肾功能　血钾初期正常或偏低，尿量减少后可偏高，治疗后若补钾不足可严重降低。血钠、血氯降低，血尿素氮和血肌酐常偏高，一般为肾前性。血浆渗透压轻度上升。部分患者即使无胰腺炎存在，也可出现血清淀粉酶和脂肪酶升高，治疗后数天内降至正常。

（5）其他检查　胸片 X 线检查，有助于寻找诱因或伴发疾病；心电图、心肌酶学检查可发现有无心肌梗死。外周血象检查，白细胞数、中性粒细胞比例在无感染情况下也可升高。血细胞比容及血红蛋白可增高，提示因失水致血液浓缩而引起。另外，行头部 CT 或 MRI 检查，协助鉴别脑梗死或脑出血。

（四）诊断和鉴别诊断

1. 诊断要点

患者原有烦渴、多饮、多尿症状加重，有恶心、呕吐、腹痛，呼吸深大、有烂苹果味，皮肤干燥，失水征，血压下降，进行性意识障碍，均应想到本病的可能。

当血酮≥3mmol/L 或尿糖阳性，血糖＞13.9mmol/L 或已知为糖尿病患者，血清 HCO_3^- ＞18mmol/L 和（或）动脉血 pH＞7.30 时可诊为糖尿病酮症，而血清 HCO_3^- ＜18mmol/L 和（或）动脉血 pH＜7.30 时即可诊断为 DKA，如发生昏迷可诊断为 DKA 伴昏迷。

2. 鉴别诊断

（1）饥饿性酮症　因较长时间的饥饿，致使热量摄入不足，体内脂肪大量分解造成，引起出现类似糖尿病酮症的相关症候群。但是血糖正常或偏低，酸中毒多较轻，无糖尿病史，进食或补充葡萄糖后较容易纠正。

（2）乳酸性酸中毒　多发生在严重感染、各种休克、肝肾功能不全、饮酒及服用双胍类药物的患者。血糖可正常或虽有升高，但血乳酸显著升高，酮体增高不明显。

（3）低血糖昏迷　发病前有进食量过少，多有过量注射胰岛素或过量服用降糖药史。起病急，也会出现嗜睡，甚至昏迷状态，但尿糖、尿酮阴性，血糖显著降低，迅速纠正低血糖后可很快恢复意识。

（五）治疗

治疗原则：首先要坚持预防优先，严格控制好糖尿病，坚持良好而长久的治疗达标为本，按酸中毒程度采取相应治疗措施，注意去除诱因，注意监测。

1. 一般治疗

患者应卧床休息。单纯酮症者，可密切观察病情，按血糖测定结果，调整平素应用的胰岛素剂量；注意补液，纠正水、电解质平衡紊乱。

2. 药物治疗

（1）补液治疗　补液量一般按患者体重的 10％估算，成人 DKA 一般失水 4～6L，开始补液以生理盐水为主，如果开始输液时血糖不是严重升高或治疗后血糖下降至 13.9mmol/L 后，应输入 5％葡萄糖或糖盐水，以利于消除酮症。补液速度按先快后慢原则，原则上前 4h 输入总失水量堵塞 1/3～1/2，在前 12h 内达补液总量的 2/3，其余液体于 24～48h 内补足。

处方　生理盐水　　1000～2000mL　┐
　　　10％氯化钾　20mL　　　　　┘ iv drip（100 滴/分）

【说明】　如有低血压或休克，可予新鲜全血、血浆或其他胶体溶液等抗休克措施。若治疗前血钾低于正常，开始补液时即应补钾，在 1～2h 内补给氯化钾 1～1.5g；治疗前血钾正常，而每小时尿量在 40mL 以上，在输液和胰岛素治疗的同时开始补钾；若每小时尿量小于 30mL，宜暂缓补钾，待尿量增加后即补钾；治疗前血钾高于正常，应暂缓补钾。以后根据尿量、血钾水平或心电监护来调整补钾量和速度。神志清楚可以进食者，同时口服氯化钾。

（2）胰岛素治疗

处方　生理盐水注射液　500mL　┐
　　　胰岛素　　　　　25U　　　┘ iv drip st

【说明】　多采用小剂量胰岛素疗法。输注胰岛素按 0.1U/

369

（kg·h）静脉滴注；酮体消失前胰岛素用量为 2～3U/h，使血糖给持于 13.9mmol/L；当血糖降至 13.9mmol/L 后，由原来的 0.9%氯化钠注射液改为 5%葡萄糖氯化钠注射液，其中加用胰岛素 6～12U，以免低血糖和脑水肿发生。用药过程中要严密检测血糖。

（3）纠正水、电解质紊乱

处方　5%碳酸氢钠溶液　100mL iv drip st

【说明】　无尿、高钾、肾功能不全者暂缓补钾，一般均应在静脉滴注胰岛素后补钾。当 $CO_2CP \leqslant 12$ 或 $pH \leqslant 7.2$ 时，可用 5%碳酸氢钠溶液 0.5mL/kg，使 CO_2CP 升高 0.449mmol/L。用量过大可致碱中毒，尤其对肾功能差的患者，使用时注意血酸碱平衡指标监测，根据血 pH、碳酸氢根浓度决定追加剂量。

（4）对症处理　如证实有感染、休克、心力衰竭、心律失常、肾功能衰竭等，可给予对症治疗。

附2　高渗性非酮症糖尿病昏迷

高渗性非酮症糖尿病昏迷（HNDC）是因高血糖引起血浆渗透度高、严重脱水进行性意识障碍的临床综合征。

（一）问诊要点

（1）病史　该症多见于 60 岁以上老年患者，无性别差异，约半数患者发病前可无糖尿病病史，或仅为轻型、从未有过 DKA 病史的 2 型糖尿病患者，也可偶发于年轻的 1 型糖尿病患者，可单独存在，还可与 DKA 并存或次第发生。有无糖尿病史，有无高血压、动脉硬化、肾脏疾病等病史。

（2）神经症状及相关症状　注意向患者家属询问相关病情，有无嗜睡、昏迷、抽搐等意识障碍，并询问其发生、发展过程及持续时间。询问意识障碍前是否有多饮、多尿等症状的加重，是否伴有乏力、疲倦、食欲缺乏、恶心、呕吐、腹泻等症状。询问发病前有无急性感染、手术、创伤、服用药物（激素、噻嗪类利尿药）等诱因。如原有糖尿病病史，则询问其"三多一少"症状有无明显加重。

（二）查体要点

① 明显脱水者皮肤干燥和弹性差，眼球内陷，舌干并有纵行

裂纹，脉细速，卧位时颈静脉充盈不全，直立性低血压，严重者血压下降。

② 可有嗜睡、木僵状态、昏迷、抽搐、扑击样震颤、偏盲、腱反射亢进或消失、病理反射阳性等体征。

③ 部分患者呼吸呈酸中毒深大呼吸，体温多正常或升高，如体温降低，注意伴有酸中毒或败血症，应予以足够重视。

（三）辅助检查或实验室检查

（1）血糖　明显增高，多为 33.3～66.6mmol/L。

（2）尿常规　尿糖呈强阳性。尿酮阴性或弱阳性，尿比重较高。常伴有蛋白尿和管型尿。

（3）电解质　血钠多明显升高，可达 155mmol/L 以上。血钾一般正常或偏低，肾功能不全者可升高。

（4）血浆渗透压　血浆渗透压显著升高是 HHS 的重要特征和诊断依据，一般在 350mOsm/L 以上。除了直接测定血浆渗透压外，还可公式计算：血浆渗透压（mmol/L）= $2 \times$（$Na^+ + K^+$）mmol/L +（血糖）mmol/L +（尿素氮）mmol/L。如尿素氮不计在内，则为有效血浆渗透压，数值大于 320mmol/L 则为高渗状态。

（5）肾功能　血尿素氮、血肌酐不同程度升高，多为肾前性。

（6）血酮　血酮正常或略高。

（7）血气分析　提示血 pH 和 CO_2 结合力正常或偏低。

（8）血常规　因脱水致血液浓缩可见血白细胞升高，一般血红蛋白和血细胞比容也均升高。如白细胞明显升高注意存在感染。

（9）头颅 CT 或 MRI 检查　有助于脑血管意外的鉴别。

（四）诊断和鉴别诊断

1. 诊断要点

诊断参考标准是：①血糖≥33.3mmol/L；②有效血浆渗透压≥320mOsm/L；③血清碳酸氢根≥15mmol/L，或动脉血 pH≥7.30；④尿糖呈强阳性，而尿酮阴性或为弱阳性。

2. 鉴别诊断

（1）糖尿病酮症酸中毒昏迷　患者呼吸深快，呼气中闻及丙酮味，血糖升高，多为 16.7～33.3mmol/L，尿酮体阳性或强阳性，血钠正常或稍高，血 pH 及 CO_2 CP 降低，血浆渗透压正常或稍高。

（2）脑血管意外　临床表现有相应的神经系统损害的症状及体征，头颅 CT 或 MRI 检查可助明确诊断。

（五）治疗

原则基本同 DKA，包括搜寻并去除诱因，密切观察病情变化，及时并因人实施有效地治疗，治疗关键是纠正严重脱水，恢复血容量，纠正高渗状态及其相关病理生理变化，治疗方法包括补液、使用胰岛素、纠正电解质紊乱和酸中毒。

1. 一般治疗

立即按危重症救治，做好监护及治疗记录，立即开放静脉并进行血糖、电解质、血肌酐、血尿素氮、血气分析、血培养、血常规、尿常规、尿糖及酮体、心电图等检查，从开放的静脉立即补液纠正高渗脱水，老年合并心功能不全者应监测中心静脉压。

2. 补液

处方一　生理盐水　500mL ｜ iv drip st
　　　　胰岛素　　20U　　｜

【说明】　一般因患者失水严重，故迅速补液、扩容、纠正高渗为处理关键。主张先用等渗氯化钠溶液。第一小时可静脉滴注 500～1000mL，4h 内可给 2000～3000mL。当血糖下降至 13.88～16.65mmol/L（250～300mg/dL）时可开始补含葡萄糖溶液加适量胰岛素。第一日补液总量，一般 3000～5000mL，补液总量多在 6～10L，静脉输液滴速需根据血压、心率、尿量、血浆渗透压、血糖、电解质及心、肾、肺、脑功能与年龄等因素而定。

处方二　0.45%氯化钠注射液　1000mL iv drip st

【说明】　如无休克或休克已纠正，在输注生理盐水后血浆渗透压＞350mOsm/(kg·H_2O)，血钠＞150mmol/L 时，考虑输注0.45%氯化钠低渗溶液。当血浆渗透压降至 330mOsm/(kg·H_2O)时，再改输等渗溶液。低渗溶液虽可使血浆渗透压下降较快，但可能诱发脑水肿，并可能发生溶血反应，故应慎用。可鼻饲适量温开水配合治疗。

3. 胰岛素

处方 胰岛素 10U iv st

【说明】 当血糖在 33.3mmol/L 左右时，可先静脉注射胰岛素首次负荷量，应用短效胰岛素 0.2U/kg，之后继续以每小时每千克体重 0.1U 的速度静脉滴注胰岛素。

处方 5%葡萄糖注射液 500mL
胰岛素 6～12U ｜ iv drip st

【说明】 当血糖下降至 13.88～16.65mmol/L 时，可开始输入 5%葡萄糖溶液并加胰岛素，每 3～4g 葡萄糖 1U 短效胰岛素。同时监测血糖，注意补钾及防止脑水肿，如果在未充分补液情况下即大量使用胰岛素，则可因为血糖及血浆渗透压的急剧下降，液体返回细胞而导致血容量进一步下降，加重病情。

4. 纠正电解质失衡

（1）补钠 一般在补充生理盐水同时，血钠失衡多可得到纠正。

（2）补钾

处方 5%葡萄糖氯化钠注射液 500mL
10%氯化钾注射液 15mL ｜ iv drip

【说明】 失水时必然失钾，但有时血钾未必低，故在输注生理盐水和应用胰岛素后 2～4h 应参考每小时尿量适当补钾，除非有肾功能不全或血钾偏高时暂不补钾，严密观察，由于 HNDC 患者所丢失的钾在救治过程中只能部分补充，故在 HNDC 纠正后应继续口服补钾至少 1 周，补钾过程中应对血钾进行严密监测。

5. 纠正酸中毒

轻度酸中毒不需用碱性药物治疗，如不适当补碱反而有可能加重低钾血症并引起抽搐。当二氧化碳结合力小于 11mmol/L，可补充碳酸氢钠，当二氧化碳结合力恢复到 11～14mmol/L 时，停止补碱。

处方 1.4%碳酸氢钠注射液 125mL iv drip st

【说明】 高渗 $NaHCO_3$ 不宜用于 HNDC 患者，乳酸钠可加重乳酸性酸中毒，也不宜使用。

6. 诱因及并发症治疗

如控制感染，纠正心力衰竭，改善肾功能，治疗脑水肿等。

第二节　低血糖症

低血糖症是指血糖＜2.8mmol/L（50mg/dL），并产生一系列高级神经功能失常及交感神经兴奋症状。发作时间因病而异，可于清晨空腹或餐后空腹发作。分为空腹（禁食性）低血糖症、餐后（反应性）低血糖症、药物（诱导性）低血糖症、无症状性低血糖症。

一、问诊要点

（1）交感神经兴奋相关症状　注意询问有无心悸、软弱、饥饿、心动过速、皮肤苍白、冷汗及手足震颤等交感神经过度兴奋的症状，如有，应询问发作时间、持续时间及发作频率，进食后能否缓解。询问有无精神不集中、思维和言语迟钝、头晕、视物不清、焦虑、不安、步态不稳等脑功能障碍表现。

（2）其他精神和神经症状　有无精神症状，如狂躁、易怒、幻觉及行为怪异等。严重病例是否有神志不清、肌肉颤动、昏迷或癫痫样抽搐等表现。如为糖尿病患者，询问应用胰岛素和口服降糖药治疗过程。糖尿病患者治疗中出现低血糖反应临床最常见，症状轻重与药物剂量或病情轻重有关，合并有自主神经损害者可无交感神经受刺激表现常以低血糖脑病为主要表现；如为非糖尿病者，以功能性（餐后反应性）低血糖最常见，应询问低血糖症发作的规律：病史可较长，但症状轻持续时间短，常在餐后2～4h发作，虽多次发作但无进行性加重无昏迷病史。

（3）相关病史　有无慢性肝病、胰岛素瘤、脑垂体前叶功能减退、甲状腺功能减退等病史。有无胃切除手术史。有无糖尿病史，如有，应询问饮食及具体用药情况，有无口服磺脲类或胰岛素治疗史。

二、查体要点

① 低血糖时，多数患者均有软弱无力、饥饿感、出汗、震

颤、面色苍白及呕吐等交感神经兴奋的体征。

② 病情严重者可有脑功能障碍的体征，包括头痛、头昏、意识蒙眬、定向错乱、计算不能、语言障碍、幻觉等；可有阵发性惊厥、锥体束征阳性，甚至深昏迷、去大脑强直、呼吸浅弱、血压下降、瞳孔缩小、多种反射消失等。

③ 体态较胖的中年女性应注意功能性低血糖症。如为向心性肥胖伴多毛、痤疮、紫纹应考虑皮质醇增多症。如体态消瘦、皮肤色素减少、毛发脱落、性腺及乳房萎缩常提示垂体功能低下；如体态消瘦、色素加深、低血压等又提示艾迪生病的可能。黏液性水肿体征提示甲状腺功能减退的存在。肢端肥大症外貌提示垂体生长激素瘤的存在、阵发性或持续性高血压伴阵发性加剧应除外嗜铬细胞瘤的存在。皮肤、淋巴结、胸腹部检查对肝源性低血糖、胰腺内或外肿瘤等的诊断常提供重要依据。

三、辅助检查或实验室检查

（1）血糖、血浆胰岛素和 C 肽测定　空腹和（或）低血糖发作时应同时抽血检测血糖、血浆胰岛素和 C 肽，以证实有无胰岛素和 C 肽不适当分泌过多，对于空腹低血糖症（如胰岛素瘤）的诊断具有重要意义。低血糖时胰岛素分泌不降低，血浆胰岛素和 C 肽仍然明显增高，提示胰岛素瘤。

（2）延长 5h 葡萄糖耐量试验（OGTT）、胰岛素及 C 肽释放试验　主要用于餐后低血糖症的诊断和病因鉴别。服糖后任何一次血糖＜2.8mmol/L，即可诊断反应性低血糖。OGTT 检查对确定是否存在空腹低血糖症没有意义。

（3）72h 饥饿试验　用以明确是否存在胰岛素不适当分泌过多。正常人禁食后血糖会有所下降，但不会出现低血糖及其症状体征。胰岛素瘤患者，35% 在 12h 内出现阳性症状，75% 在 24h 内，92% 在 48h 内结束试验，禁食 72h 不发生低血糖者可除外该病。

① 方法：应在严密观察下进行，受试者从晚餐后开始禁食72h，可饮水，鼓励患者活动，以促发低血糖症。开始时及禁食后每 6h 抽血检测血糖、血浆胰岛素和 C 肽、胰岛素原，若血糖＜3.3mmol/L，则每 1～2h 检测一次。当血糖＜2.8mmol/L 且出现低血糖症状时结束试验；若已经证实存在 Whipple 三联征者，

血糖<3.0mmol/L时即可结束；禁食达72h未出现低血糖者，也结束禁食。结束禁食时必须先取血标本检测血糖、胰岛素、C肽，然后让患者进食，结束试验。

②结果判断：正常人和非胰岛素分泌过多导致的低血糖，当血糖<2.8mmol/L时血浆胰岛素<3μU/mL（18pmol/L，ICMA法），C肽<200pmol/L（0.6ng/mL，ICMA法），若血糖<2.8mmol/L时（有人提出更严格的新标准为<2.5～2.2mmol/L），血浆胰岛素≥6μU/mL（36pmol/L，ICMA法），C肽≥200pmol/L（0.6ng/mL，ICMA法），提示胰岛素分泌过多，如胰岛素瘤或使用促胰岛素分泌剂，在排除使用促胰岛素分泌剂后，应高度怀疑胰岛素瘤。若C肽低而胰岛素高，可能为外源性胰岛素所致的低血糖（如注射胰岛素）。

（4）血清电解质、肝肾功能、甲状腺功能，必要时测定血浆皮质醇、促肾上腺皮质激素、生长激素、胰岛素抗体检测、胰岛素样生长因子-1、胰岛素样生长因子-2等，以协助低血糖症的病因诊断。

（5）B超检查　腹部B超、超声内镜检查了解有无胰岛细胞瘤。

（6）影像学检查　胸腹腔CT、MRI检查了解有无胰岛细胞瘤或胸腹腔其他肿瘤导致的低血糖。

四、诊断和鉴别诊断

1. 诊断要点

①与低血糖相符的临床表现。

②对非糖尿病患者来说，低血糖的诊断标准为血糖<2.8mmol/L（50mg/dL），而对糖尿病患者低血糖的诊断标准为血糖≤3.9mmol/L（70mg/dL）。

具有上述两条即可诊断，但需注意以下几点：

①具有典型的Whipple三联征者［有低血糖的症状和（或）体征；测血糖低；口服或静脉注射葡萄糖后血糖升高同时上述症状或体征可立即消失］更具有诊断价值。

②新生儿无论胎龄和出生体重，凡出生24h内血糖<2.2mmol/L（40mg/dL），出生24h后及婴幼儿的诊断标准同成人即血糖<

2.8mmol/L（50mg/dL）。

③ 低血糖昏迷是指低血糖症导致的神经精神障碍。

④ 一般空腹血糖或症状发作时血糖＞3.9mmol/L 可排除低血糖的可能。

2. 鉴别诊断

（1）低血糖症主要与糖尿病酮症酸中毒、糖尿病高血糖高渗状态、癫痫、晕厥、脑瘤、脑血管意外、无痛性心肌梗死、癔症及其他引起昏迷的疾病鉴别。根据症状发作时血糖状态、临床表现特点等可鉴别。

（2）低血糖症的病因鉴别　药物是低血糖的最常见原因，必须详细询问病史及其发病前的用药情况，实验室及其他检查有助于鉴别低血糖的病因。

（3）低血糖、低血糖症、低血糖反应的鉴别　三者在临床上容易混淆，低血糖指糖低，有或无症状，无症状者称"无症状性低血糖"。低血糖症指糖低，有症状；低血糖反应指有症状，有或无血糖低。

五、治疗

治疗原则：尽早明确病因，是治疗的关键，急性发作时需对症处理。

1. 轻度或慢性低血糖症的治疗

对症治疗，发作时给予饼干、糖块、糖水饮料等，监测血糖，必要时静脉补充葡萄糖，高蛋白、高脂肪、低碳水化合物饮食，少食多餐，查找病因，予相应治疗。

2. 急性低血糖症的治疗

（1）葡萄糖应用　对急重症低血糖伴昏迷者必须快速静脉注射高渗糖，必要时反复使用，持续补充。

处方　50% 葡萄糖　60～100mL iv st

5%～10% 葡萄糖液　500mL iv drip

【说明】　静脉注射 50% 葡萄糖 60～100mL 后，如症状仍不缓解，可继续给予 5%～10% 葡萄糖液静滴，直至病情缓解。疑似低血糖昏迷的患者，应及时测定毛细血管血糖值，甚至不等血糖结果，及时给予 50% 葡萄糖液 60～100mL 静脉注射。神志不清者切忌经口喂食而导致呼吸道窒息而死亡。神志转清后又陷入昏迷者，应静脉持续滴注 5%～10% 葡萄糖液，直至病情稳定、神志清醒后改为口服进食。

（2）胰高糖素应用

处方　胰高糖素　1mg im prn

【说明】　胰高糖素 1mg 皮下或肌注适用于有足够肝糖原而无肝病者。

（3）肾上腺素皮质激素

处方　10% 葡萄糖注射液　500～1000mL ｜ iv drip st
　　　氢化可的松　100～200mg

【说明】　静脉滴注氢化可的松或地塞米松可促进肝糖异生和输出，使血糖浓度增加，对抗低血糖症起辅助作用。

（4）肾上腺素应用

处方　肾上腺素　0.3～0.5mg im prn

【说明】　严重低血糖伴休克者，可中小剂量应用肾上腺素，高血压和老年患者慎用。

（5）甘露醇应用

处方　20% 甘露醇　200mL iv drip prn（20min 内滴完）

【说明】　经处理后低血糖恢复，但仍昏迷超过 30min 者，考虑存在低血糖昏迷伴脑水肿。

3. 病因治疗

【说明】　确诊为低血糖症，尤其空腹低血糖发作者，大多为器质性疾病所致，应积极寻找致病原因，进行对因治疗。若因药物引起者应停药或合理用药；若因胰岛素瘤导致低血糖症，则应术前明确定位并进行肿瘤切除术。预后大多良好。

第三节　高尿酸血症和痛风

高尿酸血症和痛风是嘌呤代谢障碍引起的代谢性疾病，高尿酸血症的患病率逐年增多，我国目前已达 5%～23.5%。痛风是一组尿酸盐沉积所致的晶体相关异质性疾病，除高尿酸血症外，还有反复发作急性关节炎、慢性关节炎、痛风石、间质性肾炎等，常并发代谢综合征相关组分，如腹型肥胖、高脂血症、高血压、2型糖尿病以及心血管疾病。痛风可分为原发性和继发性两大类，多见于40岁以上人群，男性居多，女性多发生在绝经之后，我国痛风的患病率为0.15%～0.67%。

一、问诊要点

病史采集对高尿酸血症和痛风的诊断具有重要的意义。因此在询问病史时，应当全面的、有逻辑的记录。在病史采集过程中应该注意收集的信息包括发作时间、持续时间和频率、有无诱因，肿痛的关节部位、是否可以自行缓解，以及是否有家族史、并发症、既往的治疗经过和治疗反应等。

（1）询问患者发病年龄、性别及家族史　高尿酸血症和痛风在40岁以后的男性多见，随着年龄增长发病率有增高的趋势。部分患者有痛风的家族史，与遗传有一定的关系。一般情况下无症状期无相关症状。

（2）注意发作时间和诱发因素　例如急性痛风性关节炎的第一次发作往往是在夜间发生，疼痛剧烈，可于夜间痛醒。发作的诱因可以包括饮酒或吃高嘌呤食物，受寒、劳累、感染、口服氢氯噻嗪、肿瘤化疗药物、创伤和手术等也可诱发。

（3）询问肿痛部位　最常见的部位是足部第一跖趾关节为重，其他部位还有足背、踝关节、膝关节、腕关节、指关节和肘关节等也是比较常见的发病部位。

（4）注意询问发作时症状　急性发作时关节周围皮肤发红、明显肿胀、局部发热、疼痛剧烈，常常有关节活动障碍。有时候会出现发热、头痛等全身不适感。

（5）询问患者症状的持续时间、发作频率　症状比较轻的患者一般经过几小时到几天症状可以自行消失，严重的持续1～2周甚至更长的时间。发作间歇期长短不一，从数月到数年不等，治疗不规则或者不注意预防的话，发作会越来越频繁。

（6）详询患者的既往治疗史　既往是否发作过类似的疼痛、疼痛的部位、性质、持续时间是否相似，当时的诊疗经过及相关检查结果，服用秋水仙碱后症状是否能迅速缓解。

（7）慢性关节炎期　随着急性发作次数的增多和病程的进展而进入慢性期，这个时期可以出现关节变形、活动受限、出现痛风石和肾功能的损伤。如病程较长，应询问有无腰痛、血尿或夜尿增多等肾功能不全表现。有无风湿性关节炎、类风湿关节炎、急性化脓性或创伤性关节炎等病史。有无高血压、糖尿病和高血脂史。如有相关病史，应询问目前所用药物及治疗情况。

二、查体要点

（1）一般检查　注意体温、营养、发育、姿势等全身的一般情况，有无皮疹及色素沉着，有无皮下结节、痛风石，有无心肺异常，是否肝脾大，肾区叩击痛等。

（2）关节检查　初始主要为单关节或多关节肿胀、局部发热、红及明显触痛等。局部皮肤紧张、发热、有光泽感，外观呈暗红色或紫红色。大趾的跖趾关节累及最常见（足痛风），足弓、踝关节、膝关节、腕关节和肘关节等也是常见发病部位。疾病反复发作，可有关节积液及运动功能障碍，并出现永久性破坏性关节畸形，手足可出现增大的痛风石并排出白垩样尿酸盐结晶块。

（3）软组织检查　耳轮软组织红肿热痛，跖趾、手指、前臂伸肌、肘部肌肉及软组织肌肉萎缩，肌腱增厚、肿胀、压痛，关节囊肿胀、压痛及炎症，韧带压痛及固定，有无腱鞘肿胀等。

三、辅助检查或实验室检查

（1）血尿酸（SUA）检测　成年男性血尿酸正常值为 $150\sim380\mu mol/L$（$2.4\sim6.4mg/dL$）（$1mg/dL=59.49\mu mol/L$），绝经前女性为 $100\sim300\mu mol/L$（$1.6\sim5.0mg/dL$），绝经后女性的血尿酸接近男性。由于血尿酸受多种因素影响而波动，应反复测定。

（2）尿尿酸检测　低嘌呤饮食 5 天后测定 24h 尿尿酸，排泄量 $>600mg$（$3.57mmol$）为尿酸生成过多，$<600mg$ 为尿酸排泄减少，约 90% 为尿尿酸排泄减少型，也有生成增多和排泄减少同时存在的情况［若是正常饮食则 24h 尿尿酸排泄量应以 800mg（4.76mmol）进行区分］。通过检测 24h 尿尿酸，可初步判定高尿酸血症的生化分型，有助于降尿酸药物选择及判断尿路结石的

性质。

（3）尿酸盐检查　关节腔穿刺抽取滑囊液或痛风石抽吸物，偏振光显微镜下可见负性双折光的针状或杆状的尿酸盐晶体。

（4）影像学检测　①X线检查：急性关节炎期受累关节软组织肿胀，慢性期可见关节面不规则、关节间隙变窄，骨质有圆形或不规整穿凿样、虫蚀样破坏。②CT：可清晰显示痛风石及骨侵蚀，三维CT可测定痛风石体积。③MRI：能清楚显示痛风结节影，边缘模糊。T1WI均呈等信号，T2WI可呈等信号或略高混杂信号。

（5）超声检查　超声检查可发现受累关节积液、关节内或周围软组织的痛风石、钙质沉积等。超生检查也可发现X线下不显影的尿酸性尿路结石，超声下出现肾髓质特别是锥体乳头部散在强回声光点，则提示尿酸盐肾病。

（6）其他　急性发作期血常规可见血白细胞升高，血沉加快，C反应蛋白升高，尿常规可见白细胞、红细胞等，尿pH通常偏低。检测肝肾功能。

四、诊断和鉴别诊断

1. 高尿酸血症的诊断标准和分型

（1）诊断标准　正常嘌呤饮食状态下，非同日两次空腹血尿酸水平：男性>420μmol/L，绝经前女性>360μmol/L。

（2）分型诊断　高尿酸血症患者低嘌呤饮食5天后，留取24h尿检测尿尿酸水平。根据血尿酸水平和尿尿酸排泄情况分为以下三型。

① 尿酸排泄不良型：尿酸排泄<0.48mg/(kg·h)，尿酸清除率<6.2mL/min。

② 尿酸生成过多型：尿酸排泄>0.51mg/(kg·h)，尿酸清除率≥6.2mL/min。

③ 混合型：尿酸排泄>0.51mg/(kg·h)，尿酸清除率<6.2mL/min。

［注：尿酸清除率（Cua）＝尿尿酸×每分钟尿量/血尿酸］

考虑到肾功能对尿酸排泄的影响，以肌酐清除率（Ccr）校正，根据 Cua/Ccr 比值对高尿酸血症分型如下：＞10％为尿酸生成过多型，＜5％为尿酸排泄不良型，5％～10％为混合型。

2. 痛风的诊断

（1）急性痛风性关节炎 中老年患者，在明显诱发因素基础上，出现典型关节炎表现，血尿酸水平常常升高，对秋水仙碱治疗有特效，可临床诊断，确诊的金标准是在关节滑液或痛风石中检测到尿酸盐晶体。

（2）间歇期痛风 间歇期的诊断有赖于既往急性痛风性关节炎反复发作的病史及高尿酸血症，在曾受累关节滑液中发现尿酸盐晶体可确诊。

（3）慢性期痛风 痛风石是慢性期标志，结合骨关节的 X 线检查及在痛风石抽吸物中发现尿酸盐晶体，可以确诊。

（4）肾脏病变 慢性尿酸盐肾病有夜尿增多，低比重尿、红白细胞尿、蛋白尿、氮质血症等，但应排除其他肾脏疾病引起的继发性痛风；尿酸性尿路结石 X 线片大多不显影，而 B 超检查可发现；急性尿酸性肾病血及尿中尿酸急骤显著升高，多见于肿瘤广泛播散或接受放射治疗、化学治疗的患者。

3. 鉴别诊断

（1）风湿性关节炎 多见于青少年，起病前常有溶血性链球菌感染病史，关节疼痛呈游走性、对称性，受累关节多为膝、肩、肘、踝等大关节，实验室检查抗溶血性链球菌抗体升高，血尿酸正常。

（2）类风湿关节炎 常累及小关节，呈对称性肿胀，与单侧不对称的痛风关节炎截然不同，类风湿因子阳性，关节液无尿酸盐结晶，X 线摄片显示关节面粗糙、关节间隙变窄，但无骨皮质缺损性改变。

（3）化脓性关节炎 多发生在负重大关节如髋、膝关节，可发现原发感染或化脓病灶，伴有高热、寒战等症状，关节腔穿刺液为脓性渗出液而无尿酸盐结晶。

（4）外伤性关节炎 有关节外伤史，受累关节固定，血尿酸不高，滑液中无尿酸盐结晶。

（5）淋病性关节炎 有冶游史或淋病表现，滑液中可查见淋病双球菌或细菌培养阳性，无尿酸结晶。

（6）银屑病性关节炎　关节病变发生于银屑病之后，症状随皮损好转而减轻或随皮损恶化而加重，病变多侵犯指（趾）关节远端，半数以上患者伴有指甲增厚凹陷成脊形隆起，X线像可见严重的关节破坏，关节间隙增宽、指（趾）末节骨端骨质吸收、缩短、呈刀削状。

（7）结核变态反应性关节炎　患者体内可发现活动性结核病灶，病变关节常先累及小关节，逐渐波及大关节，呈多发性、游走性特征，关节周围皮肤常有结节红斑，但从无关节强直畸形；结核菌素试验强阳性，血尿酸水平不高，X线摄片显示骨质疏松而无骨皮质缺损性改变，滑液可见较多单核细胞，但无尿酸盐结晶。

（8）假性痛风　老年人多见，病变主要侵犯膝、肩、髋等大关节，血清尿酸含量往往正常，X线摄片见关节间隙变窄和软骨钙化灶呈密点状或线状，无骨质破坏改变，滑液中可查见焦磷酸钙单斜或三斜晶体。

五、治疗

1. 一般治疗

① 控制体重，防止肥胖。

② 多喝水，增加尿排泄，每日尿量2000mL以上。

③ 饮食治疗：避免摄入动物内脏（尤其是脑、肝、肾）、高果糖谷物糖浆的饮料（如汽水、果汁）、发作期或进展期者严格禁酒；对牛肉、羊肉、猪肉及富含嘌呤的海鲜、天然水果汁、糖、甜点、盐（包括酱油和调味汁）等要限制摄入；鼓励摄入低脂或无脂食品、蔬菜等。

④ 避免过劳、受寒、受伤、戒烟、戒酒等。

⑤ 急性痛风性关节炎期的治疗：卧床休息，抬高患肢，一般应休息至关节痛缓解72h后方可恢复活动。

2. 药物治疗

（1）秋水仙碱治疗

处方　秋水仙碱　1mg q2h

　　　或　生理盐水　20mL
　　　　　秋水仙碱　1～2mg ┃ iv（5～10min 内）

【说明】 秋水仙碱是治疗急性痛风性关节炎的特效药物。越早用药疗效越好,如延迟用药,疗效可随时间的推移而下降。初始口服剂量为1mg,随后每小时0.5mg或每2h 1mg,直到症状缓解,或出现恶心、呕吐、水样腹泻等胃肠道不良反应时停药。第一日最大剂量6~8mg,若用到最大剂量症状仍无明显改善时,应及时停药。90%的患者口服秋水仙碱后48h内疼痛缓解。症状缓解后可继续给予每次0.5mg,2~3次/日,维持数天后停药。口服秋水仙碱的不良反应一般以恶心、呕吐、厌食、腹胀和水样腹泻多见,发生率高(40%~75%)。此外,该药还可以引起白细胞减少、血小板减少等骨髓抑制表现以及脱发。胃肠道不良反应可先于或与临床症状缓解同时发生。

如果开始口服秋水仙碱即出现严重的胃肠道反应,可考虑静脉用药。如病情需要,可在4~5h后重复注射1mg,24h总剂量不超过4mg。静脉注射时需注意避免药液外漏,否则可引起剧烈疼痛和局部组织坏死;此外,静脉给药可产生严重的不良反应,如骨髓抑制、肾衰竭、弥散性血管内凝血、肝坏死、癫痫样发作甚至死亡,应用时必须慎重。

(2)非甾体抗炎药

处方一 吲哚美辛(消炎痛) 25~50mg po(饭后)tid

处方二 布洛芬 0.2g po tid

处方三 双氯芬酸钠(扶他林) 25~50mg po tid

处方四 美洛昔康 7.5mg qd

处方五 塞来昔布 200mg bid

【说明】 禁止同时服用两种同类药物,否则疗效不增加而不良反应增加。一旦症状缓解渐减量,5~7天后停用。应用时注意活动性消化性溃疡、消化道出血等禁忌证。

(3)糖皮质激素

处方一 泼尼松 10mg tid

处方二 5%葡萄糖液 250mL

促肾上腺皮质激素(ACTH) 50U ┃ iv drip prn

【说明】 上述药物常规治疗无效或因严重不良反应不能使用秋水仙碱和非甾体抗炎药时,可考虑使用糖皮质激素或ACTH

短程治疗。该类药物的特点是起效快、缓解率高，但容易出现症状的"反跳"现象。可同时口服秋水仙碱 1~2mg/d，以防止症状"反跳"。

3. 间歇期及慢性期的治疗

【说明】 治疗目的是使血尿酸维持正常水平。

（1）排尿酸药

【说明】 适合肾功能尚好的患者，主要是抑制近端肾小管对尿酸盐的重吸收，增加尿酸的排泄，从而降低尿酸水平。当内生肌酐清除率<30mL/min 时无效。已有尿酸盐结石形成，或每日从尿排出尿酸盐>3.75mmol（600mg）以上时不宜使用。用药期间应多饮水，服碳酸氢钠 3~6g/d 等碱性药物。剂量应从小剂量开始逐步递增。

处方一 苯溴马隆 50~100mg po qd

【说明】 该药的不良反应轻，一般不影响肝肾功能。少数有胃肠道反应、过敏性皮炎，发热少见。

处方二 丙磺舒（羧苯磺胺） 0.5g po bid~tid

【说明】 初始剂量为 0.25g，2 次/日。2 周后可逐渐增加剂量，每日最大剂量不超过 2g。约 5% 的患者可出现皮疹、发热、胃肠道刺激等不良反应。

处方三 磺吡酮（苯磺唑酮） 100mg po tid

【说明】 为保泰松的衍生物，排尿酸作用较丙磺舒强。一般初始剂量 50mg，2 次/日；渐增至 100mg，3 次/日，最大剂量 600mg/d。该药对胃黏膜有刺激作用，溃疡病患者慎用。

（2）抑制尿酸生成药物

处方 别嘌醇 0.1g po tid

【说明】 可使尿酸的生成减少，适用于尿酸生成过多者或不适合使用排尿酸药物者，最大剂量可至 600mg/d。待血尿酸降至 360μmol/L 以下，则可减量至能维持此水平的最适宜剂量。可与排尿酸药合用效果更好。不良反应有胃肠道刺激、皮疹、发热、肝损害、骨髓抑制等。多发生在肾功能不全的患者，因此，若患者有肾功能不全，别嘌醇的剂量应减半。

4. 无症状高尿酸血症治疗

一般认为血尿酸浓度 $476\sim535.6\mu mol/L$ 以下者不须治疗，但平时应注意控制饮食，避免急性发作的诱因。血尿酸高者可予别嘌醇治疗。

5. 痛风性肾病治疗

积极治疗痛风，使血尿酸保持正常，防治泌尿系感染，积极控制高血压，避免使用肾毒性药物，晚期氮质血症者给予血液透析或肾移植。

6. 其他

关节活动障碍者可进行理疗和体疗。痛风石较大或表皮溃破，可用手术将痛风石剔除。治疗原发病，对伴有高血压、糖尿病、冠心病、肥胖症、高脂血症者，必须进行治疗。

第四节　原发性骨质疏松症

骨质疏松症（OP）是一种以骨量低下，骨微结构破坏，导致骨脆性增加，易发生骨折为特征的全身性骨病。骨质疏松症分为原发性和继发性两大类。原发性骨质疏松症又分为绝经后骨质疏松症（Ⅰ型）、老年性骨质疏松症（Ⅱ型）和特发性骨质疏松（包括青少年型）三种。本节主要介绍Ⅰ型骨质疏松症和Ⅱ型骨质疏松症。绝经后骨质疏松症一般发生在妇女绝经后 $5\sim10$ 年内；老年性骨质疏松症一般指老人 70 岁后发生的骨质疏松。

一、问诊要点

（1）发病特点和疼痛的部位　询问有无疲乏、骨痛、腰腿酸软不适，询问有无反复发生、自行缓解等发病的特点，疼痛部位是否位于腰部、髋部，疼痛的性质是否以钝痛为主。询问患者有无脊柱、骨盆的持续性疼痛，常提示已有腰椎压缩性骨折、骨盆骨折或畸形。部分患者以骨折就诊，询问发病前有无咳嗽、下台阶、挤压、跌倒等，注意了解骨折部位，如脊柱（胸、腰椎）、股骨颈、尺桡骨、肋骨等。询问患者有无爬坡、上梯、下蹲或突然改变体位时使疼痛加剧。

（2）相关病史　询问有无骨质软化症、类风湿关节炎、肌纤维质炎等引起骨痛的病史。有无糖尿病、高血压的病史。有无长期室内作业、挑食、严重营养不良等病史。女性应询问月经史，绝经期妇女应询问具体绝经时间。有无烟、酒嗜好。

二、查体要点

① 可完全无体征，或有不同程度的骨压痛。

② 可有脊柱畸形、驼背、身长缩短，骨折好发于下胸椎及腰椎，颈椎和上胸椎从不累及。

③ 部分患者可有四肢畸形、肢体肌肉萎缩。

三、辅助检查或实验室检查

（1）骨骼 X 线片　关注骨骼任何影像学的改变与疾病的关系。基本改变是骨小梁数目减少、变细和骨皮质变薄，颅骨变薄，出现多发性斑点状透亮区，鞍背和鞍底变薄，颌骨牙硬板致密线的密度下降或消失，脊柱的椎体骨密度降低，出现双凹变形，椎间隙增宽，椎体前缘扁平，呈楔形，四肢长骨的生长障碍线明显，可合并骨折和骨畸形，处于生长发育期的骨质疏松患者可出现干骺端的宽阔钙化带、角征和骨刺。

（2）实验室检查　血、尿常规；肝、肾功能；钙、磷、碱性磷酸酶、血清蛋白电泳等。原发性骨质疏松症通常血钙、血磷和碱性磷酸酶值在正常范围，当有骨折时血碱性磷酸酶值水平有轻度升高。

（3）为进一步鉴别诊断的需要，可酌情选择性地进行以下检查，如血沉、性腺激素、25-OHD、1,25-$(OH)_2$D、甲状旁腺激素、尿钙和尿磷、甲状腺功能、皮质醇、血气分析、血尿轻链、肿瘤标志物。

（4）骨密度测量　单光子吸收骨密度测量主要反映皮质骨的变化；双光子吸收法骨密度测量可测定股骨颈及脊椎骨的骨矿含量，更早发现骨质疏松；CT 骨密度测量主要用于脊椎骨的骨密度测量；双能 X 线吸收测量是目前测量骨矿密度和骨矿含量的最常用方法，具有自动化程度高、放射线辐射量低、扫描时间短、准确度和精密度高的优点。

（5）骨扫描　可对全身骨骼或局部骨骼进行扫描，以显示骨骼形态与密度，可早期发现局限性骨损害。

四、诊断和鉴别诊断

1. 诊断要点

临床用于诊断骨质疏松症的通用标准是：发生了脆性骨折和（或）骨密度低下。因目前尚缺乏直接测定骨强度的临床手段，故骨密度或骨矿含量测定是骨质疏松症临床诊断及评估疾病程度的客观量化指标。

2. 鉴别诊断

与骨质软化、纤维囊性骨炎等疾病进行鉴别。

五、治疗

1. 一般治疗

【说明】　一旦发生骨质疏松性骨折，生活质量下降、出现各种合并症，可致残致死。所以骨质疏松症的预防比治疗更现实和重要。骨质疏松症的预防和治疗策略包括基础措施、药物干预及康复治疗三个方面。预防与治疗的最终目的是避免发生骨折或再次骨折，总的治疗原则为缓解疼痛、增加骨量、减少骨折。运动可增加和保持骨量，并可以使老年人的应变能力增强，减少骨折意外的发生。运动的类型、方式和量应根据患者的具体情况而定。有规律而积极地锻炼，避免过度吸烟、饮酒、饮用咖啡因均有助于预防。

2. 药物治疗

（1）钙剂

处方一　碳酸钙　1～2g po tid

处方二　钙尔奇 D　1 片 qd

处方三　骨化三醇　0.25μg qd

【说明】　补充钙剂是本病的最基本治疗。碳酸钙 2.5g（含钙量 40%）、氯化钙 2.8g（含钙量 36%）、乳酸钙 7.7g（含钙量 13%）、葡酸钙 11g（含钙量 9%）分别相当于 1g 元素钙。骨质疏松者需补元素钙 1.0～2.0g/d。维生素 D 及其代谢产物可促进小肠钙的吸收和骨的矿化，活性维生素可以促进骨形成。≥60 岁的老年人更适合用维生素 D 制剂。

（2）减少骨吸收的药物

【说明】 现多采用雌激素替代治疗。

处方 普瑞马林（倍美力） 0.625mg qd

【说明】 此药一般连服 20～22 天，停药 10 天。雌激素是最有效的预防和治疗骨质疏松症的药物。雌激素可减少妇女的骨丢失。绝经后妇女用雌激素治疗，骨折发生率减少为未经雌激素治疗妇女的 60%。假如在绝经开始的 3～6 年内给予雌激素，甚至可以增加。

（3）骨痛治疗

处方 阿仑磷酸钠 10mg qd

【说明】 适用于骨痛明显者。目前主张在每天第一次进食或给予其他药物治疗之前的至少半小时，用 200mL 液体送服。6 个月为 1 个疗程。

处方 鳗鱼降钙素注射剂 20U qw im

【说明】 作为一种钙调节激素，降钙素能抑制破骨细胞的生物活性和减少破骨细胞的数量，从而阻止骨量丢失并增加骨量。此外，降钙素能明显缓解骨疼痛，对于骨质疏松性骨折或骨骼变形所造成的慢性疼痛及骨肿瘤致骨痛均有效，临床更适用于疼痛症状明显的骨质疏松症患者。

3. 康复治疗

运动是保证骨骼健康的主要措施之一，儿童时期运动可增加骨量，成人期以获得并保存骨量为目的，老年期注重保存骨量、减少骨丢失。此外，运动可从提高骨密度和预防跌倒两个方面预防脆性骨折。临床可选择快步走、哑铃操、举重、划船、蹬踏等运动方式，建议负重运动每周 4～5 次，抗阻运动每周 2～3 次，强度以每次运动后肌肉酸胀感和疲乏感而休息后次日诸感觉消失为宜。由于个体生理状态和运动机能的差异，临床应指导患者选择适合自己的运动方式。

4. 其他治疗

有骨畸形者应采用局部固定或其他矫形措施防止畸形加剧；有骨折者应给予牵引、固定、复位或手术治疗，同时应尽早辅以物理疗法和康复治疗，努力恢复运动功能。骨折患者要尽量避免长期卧床，多活动，必要时可由医护人员给予被动运动，以减少制动或废用所致的骨质疏松症。

第五节　肥胖症

肥胖症（obesity）是指因原发性或继发性因素导致体内脂肪堆积过多和（或）分布异常，导致体重增加，对健康造成一定影响的慢性代谢性疾病。本病按病因不同，可分为原发性肥胖和继发性肥胖；按脂肪分布部位不同可分为向心性肥胖和非向心性肥胖，其中向心性肥胖更易罹患糖尿病、高血压病及冠心病等疾病，临床上尤为关注。近十多年来，本病发病率有逐年增高趋势，不仅导致身心障碍，还可伴发骨关节、呼吸、循环等系统疾病，是代谢综合征（metablism syndrome，MS）的重要组分之一。

一、问诊要点

① 询问患者有无肥胖家族史，出现肥胖的时间，有无暴饮暴食及过度摄取高脂肪类食物的不良饮食习惯，询问平素运动量多少，及有无焦虑、忧郁等心理性疾病。

② 询问患者有无善食易饥、倦怠思睡、多汗怕热、腹胀便秘、恶心、厌油腻、胆绞痛等表现，有无呼吸气促、睡眠呼吸暂停、憋喘、胸闷气短、胸痛、不能平卧、活动后加重的表现，有无关节疼痛、肌肉酸痛、体力活动减少表现，有无关节肿痛、痛风石表现，有无双下肢水肿、晨轻幕重表现，有无皮肤出现淡紫纹或白纹，皮肤皱褶处有无磨损、皮炎、皮损等。女性有无闭经、不育、多毛、男性化表现，男性有无阳痿不育、睾丸成熟迟缓等表现。

③ 询问患者既往有无糖尿病、高血压、冠心病、动脉粥样硬化、痛风、胆石症等病史。询问患者有无服用肾上腺皮质激素、口服避孕药、他莫西芬、苯二氮䓬类精神药物、三环类抗抑郁药物及噻唑烷二酮等降糖药物史。

二、查体要点

（1）测量患者身高（m）、体重（kg）、体温、血压、腹围及

臀围等　以了解患者有无肥胖及其程度是否合并有体温调节异常（下丘脑综合征时体温调节异常）和血压升高。

（2）观察身体外形及脂肪分布情况　单纯性肥胖症患者男性脂肪分布以颈项部头部躯干部为主；女性以腹部下腹部胸部乳房及臀部为主继发性肥胖随不同病因而异。如向心性肥胖、满月脸、水牛背、多脂外貌、紫纹、痤疮为皮质醇增多症的特征；女性肥胖伴多毛、闭经、不孕可能为多囊卵巢所致；体态肥胖伴面容虚肿、皮肤干而粗糙、反应迟钝为甲状腺功能减退特征；四肢末端肥大、面容丑陋为肢端肥大症特征。

（3）视力及视野检查　下丘脑及垂体性肥胖，尤其是该部位的肿瘤，可导致视力障碍、偏盲等。

三、辅助检查或实验室检查

（1）生化检测　血脂、血糖、胰岛素、肝功能、甲状腺功能、皮质醇、促肾上腺皮质激素（ACTH）、性激素、生长激素（GH）等。

（2）心电图和彩色超声心动图　了解心脏结构和功能等。

（3）肺功能检查和多导睡眠图　了解肺功能及判断有无睡眠呼吸暂停综合征。

（4）B超　了解肝脏结构，是否有脂肪肝。女性患者可行妇科B超检查，排除多囊卵巢综合征（PCOS）等。

（5）CT或MRI　用于计算皮下脂肪厚度或内脏脂肪量，评估体内脂肪分布情况。头颅及垂体MRI检查了解有无颅内肿瘤、垂体发育不良等。

（6）双能X线（DEXA）　测定体脂总量。

四、诊断及鉴别诊断

1. 诊断

根据患者症状和体重，排除肌肉发达、水潴留所致的体重增加，并结合以下指标可作出诊断。

（1）体重指数（BMI）　BMI是较常用的指标，BMI＝体重（kg）/身高（m）^{2}。据2003年中国成人超重和肥胖症预防控制指南（试行），BMI值在 $18.5\sim23.9kg/m^2$ 为正常体重，$\geqslant24kg/m^2$ 为超重，$\geqslant28kg/m^2$ 为肥胖。但是，如果体重增加仅仅是肌肉发达所致，则不应该认为是肥胖。

（2）标准体重　标准体重（kg）=身高（cm）-105，或=[身高(cm)-100]×0.9（女性0.85）。实际体重超过标准体重20%以上者为肥胖，超过标准体重10%又不到20%者为超重。

（3）腰围　第12肋骨下缘与髂前上棘连线中点的径线为腰围，男性腰围≥85cm、女性腰围≥80cm为中心型肥胖。

（4）腰臀比（WHR）　股骨粗隆水平的径线为臀围。分别测量腰围与臀围，算出比值。正常成人WHR男性<0.90、女性<0.85，超过此值为中心型肥胖。

（5）CT和MRI　CT和MRI是诊断中心型肥胖最精确的方法。CT或MRI扫描腹部第4~5腰椎间水平面计算内脏脂肪面积时，以腹内脂肪面积≥100cm^{2}作为判断腹内脂肪增多的切点。

2. 鉴别诊断

（1）库欣综合征　表现为向心性肥胖，有满月脸、水牛背、皮肤紫纹、多毛、痤疮等。血、尿皮质醇水平增高，进一步检测血ACTH、促皮质激素释放激素（CRH）以及影像学（如CT）检查肾上腺和垂体等可鉴别。

（2）甲状腺功能减退症　多伴有黏液性水肿、怕冷、纳差、皮肤干燥、表情淡漠、反应迟钝等，检查甲状腺功能（血清FT_3、FT_4、TT_3、TT_4、TSH）可鉴别。

（3）多囊卵巢综合征　伴有月经不规则或闭经、不育，血浆LH水平增高，FSH水平较低，B型超声可见卵巢呈多囊样改变等，可资鉴别。

（4）下丘脑性肥胖　下丘脑的炎症、肿瘤、创伤等导致的下丘脑综合征，多有精神异常、睡眠错乱、出汗异常、体温调节异常，并伴有内分泌功能的异常，垂体激素和下丘脑激素兴奋试验及影像学检查可鉴别。

（5）遗传病相关的肥胖　Laurence-Moon-Biedl综合征、Prader-Labhart-Willi综合征等，在肥胖的同时有各病的特征性表现。

（6）药物相关性肥胖　长期使用抗精神病药物如氯丙嗪以及糖皮质激素、胰岛素、促进蛋白合成制剂等药物者可导致肥胖，有相关的药物服用史可资鉴别。

五、治疗

肥胖症是慢性疾病，其治疗要坚持一生。肥胖的防治应从幼年开始，治疗上强调以饮食、运动及行为治疗为主，必要时辅以药物和手术的综合疗法。

1. 饮食治疗

控制总进食量，采用低热量、低脂肪饮食。对肥胖患者应制订能为之接受、长期坚持下去的个体化饮食方案，使体重逐渐减轻到适当水平，再继续维持。只有当摄入的能量低于生理需要量、达到一定程度负平衡，才能把贮存的脂肪动员出来消耗掉。由于每千克身体脂肪含热量 31050kJ（7500kcal），因而如果每天热量负平衡达到 2070kJ（500kcal）则每 15 天可使体重减轻 1kg。热量过低患者难以坚持，而且可引起衰弱、脱发、抑郁甚至心律失常等，有一定危险性。一般所谓低热量饮食指每天 62～83kJ（15～20kcal）/kg，极低热量饮食指每天＜62kJ（15kcal）/kg。减重极少需要极低热量饮食，而且极低热量饮食不能超过 12 周。饮食的合理构成极为重要，需采用混合的平衡饮食，糖类、蛋白质和脂肪提供能量的比例，分别占总热量的 60％～65％、15％～20％和 25％左右，含有适量优质蛋白质、复杂糖类（例如谷类）、足够新鲜蔬菜（400～500g/d）和水果（100～200g/d）、适量维生素和微量营养素。避免油煎食品、方便食品、快餐、巧克力和零食等，少吃甜食，少吃盐。适当增加膳食纤维、非吸收食物及无热量液体以满足饱腹感。

2. 运动疗法

体力活动和体育运动与医学营养治疗相结合，并长期坚持，可以预防肥胖或使肥胖患者体重减轻。必须进行教育并给予指导，运动方式和运动量应适合患者具体情况，注意循序渐进，有心血管并发症和肺功能不好的患者必须更为慎重。尽量创造多活动的机会，减少静坐时间，鼓励多步行。

3. 行为治疗

通过宣传教育使患者及其家属对肥胖症及其危害性有正确认识从而配合治疗，采取健康的生活方式，改变饮食和运动习惯，自觉地长期坚持，是治疗肥胖症最重要的步骤。

4. 药物治疗

药物治疗的适应证：①食欲旺盛，餐前饥饿难忍，每餐进食量较多；②合并高血糖、高血压、血脂异常和脂肪肝；③合并负重关节疼痛；④肥胖引起呼吸困难或有睡眠中阻塞性呼吸暂停综合征；⑤BMI≥24 有上述合并症情况，或 BMI≥28 不论是否有合并症，经过 3～6 个月单纯控制饮食和增加活动量处理仍不能减重 5%，甚至体重仍有上升趋势者，可考虑用药物辅助治疗。下列情况不宜应用减重药物：①儿童；②孕妇、乳母；③对该类药物有不良反应者；④正在服用其他选择性 5-羟色胺再摄取抑制剂。

（1）食欲抑制剂

处方　西布曲明　5～15mg po qd

【说明】　该药物只要为抑制中枢对 5-羟色胺去甲肾上腺素的再摄取，3～6 个月后体重下降 10kg 左右，主要副作用有口干、厌食、便秘、失眠、恶心、腹痛、眩晕等，一般可耐受。另可增加心率和升高血压，停药可恢复。

（2）减少肠道脂肪吸收的药物

处方　奥利司他　120mg po tid

【说明】　非中枢性作用减重药。治疗早期可见轻度消化系统副作用如肠胃胀气、大便次数增多和脂肪便等。需关注是否影响脂溶性维生素吸收等。

（3）其他类

处方　二甲双胍　0.25～0.85g po tid

【说明】　该药能增加周围组织对葡萄糖的转运、利用和氧化，抑制肠道葡萄糖吸收，抑制糖原分解，降低 VLDL、甘油三酯水平。每次剂量为 0.25～0.85g，每日 3 次，适用于肥胖伴有 2 型糖尿病者。

5. 手术治疗

手术治疗的适应证：BMI＞40kg/m² 或超过标准体重 45kg 或肥胖指数 200% 以上的重症肥胖；经内科治疗 3 年以上的难治性肥胖或此基础上有并发症者；依从性差无法坚持常规的减肥疗

法的肥胖病患者；青春期单纯性肥胖需手术治疗长期消除肥胖者。方法有：吸脂术、切脂术和各种减少食物吸收的手术，如空肠回肠分流术、胃气囊术、小胃手术或垂直结扎胃成形术等。但手术可能并发吸收不良、贫血、管道狭窄等，有一定危险性。

第六节　水钠潴留

水钠潴留是指钠、水的摄入量超过排泄量，以致体液在体内积聚过多而出现的一组临床症候群。可以表现为组织水肿、血压过高以及心血管功能不全等。临床上大多继发于心、肝、肾及内分泌等疾病基础上。

一、问诊要点

（1）水肿相关情况　患者就诊时应仔细询问水肿发生时间、轻重、起始部位，体重变化，尿量的多少，水、盐的摄入量，同时询问有无胸闷、咳嗽、呼吸困难、咳粉红色泡沫样痰，夜间不能平卧、高血压、腹水、黄疸、肝掌、蜘蛛痣等情况。

（2）病史　询问患者既往有无类似发作史，有无慢性肾脏病史，有无心脏病、高血压、糖尿病等病史，有无肝炎病史及以上疾病的诊治过程。询问有无药物、食物过敏史。询问有无肾脏病、肝炎、高血压、心脏病、糖尿病家族史。

二、查体要点

（1）水肿　常表现为水肿，充血性心力衰竭水肿主要在身体下垂部位，肝硬化形成腹水及下肢水肿，肾脏疾病患者水肿分布广泛，尤其是肾病综合征患者呈凹陷性水肿，内分泌性水肿主要为甲状腺功能减退性水肿，为眼睑、下肢及手指黏液性水肿，水肿不受体位影响。

（2）其他　体重增加、颈静脉怒张、心脏杂音、肺部湿啰音、腹水征阳性、黄疸、肝掌、蜘蛛痣、血压升高，下肺听诊有无呼吸音减弱或消失、叩诊呈实音等。

三、辅助检查或实验室检查

水钠潴留需做肝功能、肾功能、电解质、血清甲状腺素测定、中心静脉压、心电图、胸部X线、超声等检查。

四、诊断

诊断要点如下。

（1）水肿　轻者仅发生于组织疏松部位，严重者遍及全身，甚至腹水、胸腔积液、心力衰竭。

（2）电解质紊乱　血钠多正常或降低，若钠潴留明显重于水潴留，则血钠升高。常伴有低钾血症、低氯血症，但尿毒症患者因肾排钾障碍，可见高钾血症。

（3）原发疾病诊断　多见于各种肾脏疾病、肝硬化、心衰、甲状腺功能减退症等。

五、治疗

1. 一般治疗与治疗原则

水钠潴留患者一般支持措施包括卧床休息，除低盐饮食外，还应严格控制水摄入量。此外，本病常为其他疾病的并发症，因此应积极治疗原发病。严重水钠潴留可并发胸腔积液、腹水甚至心力衰竭，应及时入院，监测电解质，拍胸部X线及胸腹水B超探查。血容量多者，使用较大剂量的髓袢利尿药。有心力衰竭者，宜进行透析脱水。

2. 利尿治疗

处方一　双氢克尿噻片　25mg po tid

处方二　呋塞米片　20mg po bid
　　　　或　呋塞米针　40mg iv qd

处方三　螺内酯片　50mg po tid

处方四　丁脲胺片　1mg po qd

处方五　右旋糖酐40注射液　250mL iv drip qd
　　　　扩容后予呋塞米注射液　40mg iv qd

【说明】利尿药易导致电解质紊乱，应注意监测；连续使用某种利尿药后，易产生利尿药抵抗，可更换其他药物；利尿药可使血尿酸增高，因此痛风患者慎用；尚应注意利尿药其他不良反应，如耳毒性、B族维生素缺乏、药物过敏等。右旋糖酐40可引起肾小管损害，不宜连续或长期使用。

3. 其他治疗方式的选择

血透超滤治疗。其他治疗效果差，病情严重者，可行血液透析超滤治疗。治疗原发病是控制本病复发或加重的关键。

第七节 低钾血症

血清钾低于 3.5mmol/L 为低钾血症。低钾血症是临床最常见的电解质紊乱之一，老年患者及长期服用利尿药的患者最容易发生低钾血症。引起低钾血症的原因为摄入不足、丢失过多、钾分布异常。

一、问诊要点

（1）诱发病史及药物　患者就诊时应仔细询问发病前有无长期厌食、饥饿史，有无剧烈恶心呕吐、腹泻、过度出汗史，有无尿频、多尿及大量使用排钾利尿药物及纠正高钾血症胰岛素及阳离子交换树脂使用过量史。

（2）神经、心血管等表现　仔细询问患者有无乏力、疲劳、对称性肌肉无力、痉挛、瘫痪、压痛、肢体麻木、腹胀、便秘、尿潴留、心悸、胸闷、心律失常、多尿、烦渴、夜尿增多等表现。

（3）病史　询问患者既往有无慢性肾病、糖尿病、醛固酮增多症等病史，家族中有无周期性麻痹、Liddle 综合征患者。

二、查体要点

（1）心血管系统　低钾可使心肌应激性减低并出现各种心律失常和传导阻滞。轻症者有窦性心动过速、房性或室性期前收缩、房室传导阻滞；重症者发生阵发性房性或室性心动过速，甚至心室纤颤。缺钾可加重洋地黄和锑剂中毒，可导致死亡。周围末梢血管扩张，血压可下降；心肌张力减低可致心脏扩大，重者发生心衰。

（2）神经肌肉系统　肌肉压痛，肌张力减弱，对称性肌力下降，一般从下肢开始，继而出现躯干、上肢肌力下降，直至肌力为 0 级，严重可影响呼吸肌，呼吸频率及深度下降，呼吸衰竭。腹部叩诊鼓音，肠蠕动减缓，肠鸣音减弱，腹壁可见肠型。中枢神经系统一般无异常，神志清楚，可有表情淡漠，记忆力及定向力丧失，浅反射减弱或完全消失，深腱反射、腹壁反射较少受影响。

三、辅助检查或实验室检查

① 心电图表现为 T 波低平、U 波升高（超过 T 波）、Q-T 时间延长，进一步加重表现为 ST 段下移、QRS 波增宽、P-R 间期延长，出现室上性或室性异位节律，乃至心室颤动、心跳骤停。

② 血、尿检查，肾功能、电解质、血常规、血气分析、血糖、卧立位醛固酮、尿常规、酮体、尿渗透压、NAG 酶、尿钾等实验室检查。

四、诊断

1. 诊断要点

（1）血清钾 <3.5mmol/L　根据血钾降低的不同程度可分为轻（3.0～3.5mmol/L）、中（2.5～3.0mmol/L）、重度低钾血症（低于 2.5mmol/L）。

（2）见乏力、呼吸困难、腹胀、便秘、肠蠕动减弱甚至肠鸣音消失等轻重不一的表现。

（3）心电图　出现 T 波低平、ST 段下降、U 波明显、Q-T 间期延长中的一项或多项。

（4）排除假性低钾血症　见于血标本体外存留时钾离子被代谢活跃的细胞摄取所致，常见于急性白血病患者。

2. 鉴别诊断

与原发性醛固酮增多症、皮质醇增多症、17α-羟化酶缺乏症、11β-羟化酶缺乏症、肾小管酸中毒、低血钾性周期性麻痹、遗传性疾病表现低钾血症相鉴别。此外，一些少见的肿瘤亦可表现低钾血症，如肾毒瘤为肾小球小动脉球旁细胞的肿瘤。大量分泌肾素导致低钾血症；胰岛舒血管肠肽瘤，分泌大量舒血管肠肽（VIP），可因大量水泻而致严重低钾血症；结肠及直肠绒毛样腺瘤，其分泌的新液中含有大量钾。

五、治疗

1. 一般治疗

积极治疗原发病。低钾血症临床表现与缺钾的严重程度有关，可诱发严重心律失常甚至危及生命。对长期低钾血症，给予富含钾的食物。原发病治疗效果不佳需长期口服补钾者宜进食富含钾的食物（如红枣、香蕉、橘子），定期复查监测血钾浓度变化。严重心律失常需进行动态心电监护，呼吸费力者予吸氧，呼吸肌瘫痪时需行呼吸机辅助通气，并注意尿量。Bartter综合征低钾血症部分病例可用吲哚美辛治疗而使症状缓解。

2. 药物治疗处方

（1）轻中度缺钾

处方一　10%氯化钾口服液　10～20mL po tid

处方二　氯化钾缓释片　1.0g po bid

【说明】　如需长期补钾，可予缓释剂型的氯化钾（如"补达秀"）以减少对胃肠道的刺激和血钾浓度的波动。

（2）重度缺钾或不宜口服补钾时

处方一　5%葡萄糖液　500mL ┐
　　　　 10%氯化钾注射液　15mL ┘ iv drip（慢！）

处方二　5%葡萄糖液　50mL ┐
　　　　 10%氯化钾注射液　15mL ┘ 微泵泵入（慢！）

【说明】　静脉补钾时，浓度不超过0.3%氯化钾，严重者最高浓度不超过0.45%氯化钾；速度宜在20mmol/h（相当于氯化钾1.5g）以内，每日最大剂量不超过12g氯化钾；伴高氯性酸中毒的低钾血症不宜用氯化钾补钾，可使用枸橼酸钾；伴代谢性酸中毒者在纠正酸中毒时可进一步加重低钾血症，此时应在允许的范围内相应提高补钾的剂量和速度；注意见尿补钾；合并低钙血症者补钾过程中出现抽搐应及时补钙；需控制输液量的患者用微泵泵入。

第八节　高钾血症

血清钾高于5.5mmol/L时称为高钾血症。高钾血症常见于肾功能不全、老年、糖尿病和应用血管紧张素转化酶抑制药等药物治疗的患者。心肌细胞对高钾血症的敏感性远远超过其他组织的细胞，因此临床上高钾血症患者以心脏功能的异常和损害为主要特征。急性高钾血症可引起心跳骤停，应及时抢救。

一、问诊要点

（1）相关诱因病史　患者就诊时应仔细询问有无口渴、头晕、嗜睡、胸闷、心悸、肌无力、肌肉酸痛、肢端麻木、发热、饮食情况，注意尿量及尿液的颜色。近日有无过快过多地摄入富钾食物、输注氯化钾、使用洋地黄类药物和（或）血管紧张素转化酶抑制药、输库存血、创伤、发热、溶血、应用大剂量青霉素钾盐、含钾中草药、潴钾利尿药及高渗药物。

（2）疾病史　有无慢性肾病、各种原因引起的肾血流灌注不足、急性肾小管坏死、泌尿系梗阻、原发性醛固酮减少、肿瘤化疗术后等相关疾病。家族中有无高钾性周期性麻痹（本病为常染色体显形遗传性疾病）者。

二、查体要点

（1）心血管系统　心动徐缓、心脏扩大、心音减弱、心律失常，无心力衰竭。

（2）神经肌肉系统　皮肤感觉异常，肌肉无力甚至松弛性瘫痪，浅反射消失，中枢神经系统表现为烦躁不安或神志不清。

（3）其他　高血钾症引起乙酰胆碱释放增加，兴奋肠道，引起肠鸣音亢进。

三、辅助检查或实验室检查

（1）心电图　开始T波高尖、Q-T间期缩短，随后T波改变逐渐更加明显，QRS波渐增宽，并幅度下降，P波形态逐渐消失，心电图呈正弦波形，进一步可演变为室性心动过速、心室扑动和心室纤颤，最后停搏于舒张期。

（2）血、尿检查，肾功能、电解质、血气分析、血糖、尿常规、尿渗透压、尿钠、尿血红蛋白等检查。

四、诊断

1. 诊断要点

（1）有使血钾增高的病史及存在诱发高血钾的因素（输库存血、高分解代谢、应用潴钾利尿药、血液浓缩等）。

（2）血清钾＞5.5mmol/L。

（3）心电图表现　血清钾＞5.5mmol/L 时 T 波高尖；血清钾＞6.5mmol/L 时 P-R 间期延长、QRS 波增宽以及 S 波加深；血清钾＞7.0mmol/L 时 P 波扁平或消失；血清钾＞8.0mmol/L 时可见房室传导阻滞；血清钾＞10mmol/L 时则出现心室颤动、心跳骤停。

（4）神经、肌肉系统症状　迟钝、嗜睡、神志模糊、肌无力、肌肉酸痛、肢端麻木等。

符合上述第（2）项，伴有其他一项或多项，可诊断为高钾血症；若不存在血液浓缩，但有第（2）项即可诊断。

2. 鉴别诊断

高钾血症首先排除试管内溶血引起的假性高钾血症后，应进行病因鉴别。与急性肾衰竭少尿期、慢性肾功能不全、低肾素性低醛固酮症、α_1-羟化酶缺乏症、高血钾性周期性麻痹等鉴别。

五、治疗

1. 药物治疗

处方一　50% 葡萄糖注射液　　20mL ｜ iv（慢）
　　　　10% 葡萄糖酸钙注射液　10～20mL

【说明】　静脉注射时严密注意心率、心律的变化，1～2h 后可重复一次，但 10% 葡萄糖酸钙注射液 24h 总量不超过 40mL。

处方二　5% 碳酸氢钠注射液　150～250mL iv drip

【说明】　碱性药物通过使血液中的钾往细胞内转移起到降血钾的作用。

处方三　50% 葡萄糖液　50mL ｜ iv（缓慢泵入）
　　　　胰岛素针　　　10U

处方四　呋塞米注射液　20～40mL iv

【说明】　适用于肾功能正常无血容量不足者，有较强的排钾作用。

处方五　离子交换（降钾）树脂　15～30g po tid

【说明】　如不能口服，可予灌肠，可引起恶心、便秘，可使钙离子从肠道排出，另外树脂中所含钠离子与血钾交换后进入体内，在心脏功能不全者有可能促使心力衰竭产生。

2．血液透析

为最快、最有效的方法。

3．其他治疗

包括处理原发疾病，如清创、排除肠道积血、避免摄入含钾过多饮食。如酸中毒引起高钾血症应尽快同时纠正酸中毒。停用可使血钾升高的药物及抑制钾离子在远端肾小管分泌的药物，如果循环功能允许，可予补液扩容治疗，促进钾离子排出。

第九节　代谢性酸中毒

代谢性酸中毒是最常见的一种酸碱平衡紊乱，是由于体内酸性物质产生过多或者肾脏排泄减少，HCO_3^- 丢失到体外过多而造成的一种临床表现。以原发性血 $[HCO_3^-]$ 降低（<21mmol/L）和 pH 值降低（<7.35）（有时可因为呼吸代偿等缓冲机制的作用而正常或接近正常）为特征。可根据血中阴离子间隙（AG）是否增加分为高 AG 性和正常 AG 性两类：AG 增加类代谢性酸中毒，患者血浆 $[Cl^-]$ 水平正常，即正常血氯性代谢性酸中毒；AG 正常类代谢性酸中毒，患者血浆 $[Cl^-]$ 水平升高，即高血氯性代谢性酸中毒。前者主要因为内源性酸性物质产生过多或外源性可产生酸的物质进入体内过多，以及肾脏功能衰竭以致酸性物质不能充分排出等引起；后者则指由于肾小管分泌 H^+ 减少，HCO_3^- 从体内丢失，或摄入含 Cl^- 的酸性物质过多包括 HCl、NH_4Cl 等引起。

一、问诊要点

（1）消化道、心血管系统临床表现　患者就诊时应仔细询问有无恶心、呕吐、食欲缺乏、头痛、头胀、心悸、呼吸困难、口渴、腹痛、腹泻、尿少等，结合既往史进行相应的询问（如对尿毒症维持性血液透析的患者询问末次透析时间、消瘦者询问其进食情况）。

（2）病史　有无糖尿病、肾功能衰竭、肾小管酸中毒、肠瘘或输尿管乙状结肠吻合术史，近期有无进行胃肠减压、大量输注生理盐水（AG 正常类高血氯性代谢性酸中毒）、接触甲醇（甲醇中毒可引起严重酸中毒）、口服大剂量水杨酸制剂等，有无药物、食物过敏史。

二、查体要点

（1）整体状况　面色潮红、皮肤黏膜干燥。

（2）心血管系统　心肌收缩力下降，心律失常，血压下降。

（3）神经系统　反应迟钝，嗜睡，昏迷，肌张力降低，腱反射减退和消失。

（4）呼吸系统　呼吸频率加快，幅度加深，称为 Kussmaul 呼吸，呼出气体的气味（有时呼气中带有酮味，如烂苹果的味道）。但在极其严重的代谢性酸中毒合并低血钾时，呼吸减弱。

三、辅助检查或实验室检查

① 血气分析检测、氧分压、氧饱和度检测。

② 血电解质钠、钾、钙、镁、磷检测。

③ 尿常规检查。

④ 肝、肾功能检测。

⑤ 根据病因、临床症状选做 B 超、X 线检查等。

四、诊断

1. 诊断要点

代谢性酸中毒必须依据病史及实验室检查而进行全面诊断，一般按图 7-1 中步骤进行。

2. 鉴别诊断

主要是病因鉴别（如肾功能衰竭、糖尿病、艾迪生病）和出现严重临床表现时的鉴别，如呼吸困难时需排除呼吸系统疾病和中枢性病变；出现休克时与失血性休克、感染性休克相鉴别等。

五、治疗

代谢性酸中毒的治疗最重要的是针对其基本病因进行治疗，尤其是高 AG 正常氯性代谢性酸中毒。碱性药物治疗用于严重的正常 AG 高氯性代谢性酸中毒的患者，而在高 AG 正常氯性代谢

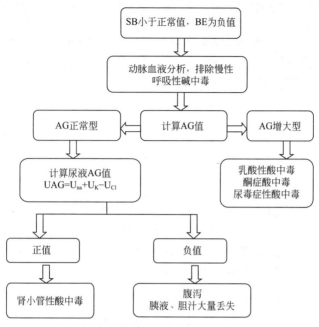

图 7-1　代谢性酸中毒的诊断步骤

SB—标准碳酸氢盐；BE—碱剩余；AG—阴离子间隙；U—尿

性酸中毒中的使用上存在争议。

1. 病因治疗

乳酸性酸中毒主要针对病因，包括纠正循环障碍、改善组织灌注、控制感染、供应充足能量等。乳酸性酸中毒予低碳水化合物饮食以及抗生素治疗常常有效。碱的补充不宜首选，仅限于急性而严重的酸血症（pH 值＜7.1），此时需用 $NaHCO_3$ 治疗，以便赢得时间以治疗基本病因。碱的补充不当可有严重不良反应，如容量过等；HCO_3^- 还有一定的心脏抑制作用，可加重酸血症。因此酸中毒不宜纠正过于彻底，使血 HCO_3^- 维持在 8～10mmol/L、血 pH 值在 7.2～7.25 即可。

糖尿病酮症酸中毒应及时输液、给胰岛素、纠正电解质紊乱及处理感染等针对诱因进行治疗。静脉注射葡萄糖和生理盐水很容易纠正酒精性酮症酸中毒，同时需补充钾、磷、镁和维生素等。

甲醇造成的代谢性酸中毒应尽早进行血液透析或腹膜透析。如果透析条件尚未具备，可以置胃管持续性抽吸胃酸，一方面可暂时减轻血症，另一方面可以吸去体液，为减轻补充碳酸氢钠所带来的容量负荷创造条件。水杨酸造成的酸中毒常常合并呼吸性碱中毒。在酸中毒时，水杨酸容易形成非离子化水杨酸，后者很容易透过血脑屏障而进入中枢神经系统，加重酸中毒。乙酰唑胺（醋氮酰胺）可以碱化尿液，使尿中排泄的水杨酸不易转变为非离子化的水杨酸，不易被重吸收，因此常在水杨酸中毒时应用，在患者合并 HCO_3^- 水平过高时尤为适用。副醛中毒可由于特殊的呼吸气味而很容易被诊断，一般给予碱性药处理即可。

尿毒症性代谢性酸中毒与其他高 AG 型代谢性酸中毒相比，尿毒症性 AG 不能被清除（而 β-羟丁酸、乙酰乙酸、乳酸等均能被清除），同时又无内源性 HCO_3^- 的补充，导致酸中毒的因素（肾功能的慢性毁损）不可能被去除，故需给予一定的外源性碱性物质，使血 HCO_3^- 缓慢回升至 $20 \sim 22mmol/L$，以减轻骨的病变。

胃肠道丢失 HCO_3^- 造成的酸中毒，补充 $NaHCO_3$ 治疗常可获得明显效果。应注意钾盐的补充。

2. 碱性药物的使用

$NaHCO_3$ 是临床上最常用碱性药物。由于乳酸钠进入体内可与 H_2CO_3 作用生成乳酸和 $NaHCO_3$，乳酸在细胞内氧化成 CO_2 和 H_2O，或者通过葡萄糖新生作用合成葡萄糖；生成的 $NaHCO_3$ 可与酸起缓冲作用。上述反应在缺氧、严重肝病等情况时并不充分，因此纠正酸中毒的效果欠佳。另外，反应中所产生的 CO_2 可以使 $PaCO_2$ 增加（通常情况下，每增加 $[HCO_3^-]$ $1mmol/L$ 可使 PCO_2 增高 $10mmHg$），因此在呼吸性酸中毒时效果欠佳，目前几乎不再使用。

处方　5%碳酸氢钠注射液　100～250mL iv drip qd

【说明】　$NaHCO_3$ 使用时必须注意下列几点。

（1）纠正酸中毒的程度　严重酸中毒时不宜将血 pH 值纠正

到正常，一般先将血 pH 值纠正至 7.20，此时虽然仍呈酸中毒，但心肌收缩力对儿茶酚胺的反应性多可恢复，心律失常发生机会亦大为减少。由于严重酸中毒时肺的代偿作用，PCO_2 大多偏低，因此使 pH 值达到 7.20 所需 $NaHCO_3$ 量往往并不多。例如 1 例 pH 值 7.10、$PCO_2 = 20mmHg$、$[HCO_3^-] = 6mmol/L$ 患者，根据 $H = 24 \times PaCO_2 / HCO_3^-$ 的公式，在 pH 值 7.20（即 H^+ 浓度为 63nmol/L）时，$63 = 24 \times 20 / [HCO_3^-]$，$[HCO_3^-] = 81mmol/L$。

（2）纠正酸中毒速度　纠正急性严重的酸中毒，使 pH 值达到 7.20 的过程应尽量快，这样可以尽快恢复心脏功能。但过快纠正酸中毒常能使肺部代偿性通气过度的情况得到抑制，从而容易使血 PCO_2 上升。另外，过快纠正酸中毒，可使血红蛋白解离曲线向左移，血红蛋白对 O_2 的亲和力增加，组织供氧情况更为恶化。近年不少研究证实，酸中毒时过多的酸本身可以抑制内生酸的产生，因此对酸中毒的发生又有一定自我限制作用。一旦碱性液体持续补充，反而可以刺激内生性有机酸的产生，使代谢紊乱更为加剧。最后，大量的 $NaHCO_3$ 的补充可使 Na^+ 大量进入体内，加剧心脏负担；高渗透压的 $NaHCO_3$ 造成的血渗透压过高，又对脑细胞等造成不良后果。

（3）药物选择　轻度代谢性酸中毒不必特殊治疗，患者经补充葡萄糖或生理盐水后多可自行缓解。慢性代谢性酸中毒如肾小管性酸中毒，因多合并低钾以及容易发生尿路结石，予枸橼酸钾口服为宜。

$NaHCO_3$ 口服治疗代谢性酸中毒的效果常不理想，因为酸中毒时常有较明显胃肠道症状，用药后常不易吸收。

在实际应用时应注意：①尽量先注射一部分（一般 1/2 计算量），根据实际可提高的血 HCO_3^- 水平再加以调整；②密切观察心脏负荷以及基本病因纠正的情况。

$NaHCO_3$ 治疗酸中毒时还应注意：①过量 $NaHCO_3$ 注射可导致大量容量负荷，可能使心脏负荷过重；高浓度的 $NaHCO_3$ 有时可产生严重的心律失常；②$NaHCO_3$ 注射可能导致高渗透压血症，加剧中枢神经系统症状；③快速纠正酸中毒易导致低钙血症，产生手足搐搦；④$NaHCO_3$ 可使 K^+ 从细胞外转移到细胞内，产生低钾血症；⑤糖尿病酮症酸中毒、乳酸性酸中毒等治疗后期，体内原先积聚的乙酰乙酸、β-羟丁酸及乳酸可生成 HCO_3^-，加上肾脏持续不断代偿及外源性碱剂的治疗，可出现代谢性碱中毒；⑥$NaHCO_3$ 不易进入脑脊液或透过血脑屏障，$NaHCO_3$ 注射后细胞外液中 pH 值上升，而脑脊液中 pH 值仍然偏低，仍然可以刺激呼吸，使过多 CO_2 呼出体外；此时由于血 pH 值经 $NaHCO_3$ 使用后已上升，二者共同作用有时可造成严重的呼吸性及代谢性酸碱失衡，产生严重后果。

3. 处理酸中毒时的高钾血症和患者失钾时的低钾血症

酸中毒常伴有高钾血症，在给碱纠正酸中毒时，H^+ 从细胞内移至细胞外不断被缓冲，K^+ 则从细胞外重新移向细胞内从而使血钾回降。但需注意，有的代谢性酸中毒患者因有失钾情况存在，虽有酸中毒但伴随着低血钾。纠正其酸中毒时血清钾浓度更会进一步下降引起严重甚至致命的低血钾。这种情况见于糖尿病患者渗透性利尿而失钾、腹泻患者失钾等。纠正其酸中毒时需要依据血清钾下降程度适当补钾。

（1）正常血氯性酸中毒

处方　10%氯化钾口服液　10mL po tid

或　生理盐水　50mL
10%氯化钾注射液　10mL ｝静脉缓慢微泵注入

（2）高血氯性代谢性酸中毒

处方　枸橼酸钾颗粒　1~2 小包 po tid

【说明】　具体补钾量视低钾严重程度而定（具体参考钾异常之低钾血症部分），高血氯性代谢性酸中毒不宜应用氯化钾，以免加重高氯酸中毒。

（3）纠正高钾血症　参见高钾血症。

4. 严重肾功能衰竭引起的酸中毒

需进行腹膜透析或血液透析方能纠正水、电解质、酸碱平衡以及代谢尾产物潴留等紊乱。

第八章 免疫性疾病

第一节 类风湿关节炎

类风湿关节炎（RA）是一类以关节炎为主要临床表现的系统性自身免疫病。

一、问诊要点
① 询问关节疼痛的部位、性质，有无晨起时骨关节或关节周围的僵硬感。

② 询问病程长短，询问有无伴有胸闷、气急、咳嗽或手足麻木。

③ 以往有类似症状或明确诊断者，应询问其诊断治疗过程、所使用的药物、效果如何。

二、查体要点
检查关节有无软组织肿大、压痛、畸形。检查关节周围有无皮下结节和触痛。

三、辅助检查或实验室检查
关节 X 线、CT 及 MRI 检查，类风湿因子（RF），抗环瓜氨酸多肽抗体、抗角蛋白抗体、抗核周因子、抗 Sa 抗体测定有助于本病的诊断。同时做血常规、肝肾功能、C 反应蛋白、血沉等检查。

四、诊断和鉴别诊断
1. 诊断

（1）常以手部或腕部疼痛及肿胀（特别是腕背部的肿胀）为首发症状，症状持续不缓解。

（2）查体 关节软组织肿大、压痛，伴有关节畸形。有肺间质病变时，肺部语颤音可减弱（一侧或两侧），可闻及细小干湿啰音；并发心脏病变如类风湿心包炎或心肌炎时，心脏听诊可闻及心包摩擦音、心律不齐。

（3）关节 X 线、CT 及 MRI 检查，类风湿因子（RF）、抗核周因子、抗瓜氨酸环肽抗体、抗 Sa 抗体、抗角蛋白抗体、抗 RA-33 抗体测定有助于本病的诊断。

（4）诊断标准　ACR/EULAR 2009 年的类风湿关节炎诊断标准分 4 个部分（表 8-1），4 个部分得分的总得分 6 分以上可确诊类风湿关节炎。

表 8-1　ACR/EULAR 2009 年的类风湿关节炎诊断标准

受累关节数/个	受累关节情况	得分(0～5 分)
1	中大关节	0
2～10	中大关节	1
1～3	小关节	2
4～10	小关节	3
>10	至少 1 个为小关节	5
血清学		得分(0～3 分)
RF 或抗 CCP 抗体均阴性		0
RF 或抗 CCP 抗体至少 1 项低滴度阳性		2
RF 或抗 CCP 抗体至少 1 项高滴度阳性		3
滑膜炎持续时间		得分(0～1 分)
<6 周		0
>6 周		1
急性时相反应物		得分(0～1 分)
CRP 或 ESR 均正常		0
CRP 或 ESR 增高		1

2. 鉴别诊断

（1）血清阴性脊柱关节病　血清阴性脊柱关节病包括强直性脊柱炎、炎性肠病性关节炎、赖特综合征和反应性关节炎。强直性脊柱炎多见于男性青壮年，以非对称的下肢大关节炎为主，小关节很少受累。骶髂关节炎具典型的 X 线改变为形成"竹节样改变"。有家族史。血清类风湿因子阴性。

（2）骨关节炎　本病多发于 50 岁以上患者，年龄越大发病越多，女性患者居多，是一种软骨退行性改变同时伴有新骨形成的疾病。关节痛较轻，以累及负重关节如膝、髋关节为主。手指则以远端指间关节出现骨性增殖和结节为特点。患者症状早起较轻，活动后加重。血清类风湿因子阴性。

（3）系统性红斑狼疮 有部分患者因手指关节肿痛以及出现类似于"尺侧偏斜"的畸形而被误诊为类风湿关节炎。然而本病关节外的系统性症状如蝶形红斑、脱发、蛋白尿等较突出。血清抗核抗体、抗 Sm 抗体多阳性。

（4）痛风 这是一种由于嘌呤代谢紊乱产生的疾病。痛风与类风湿关节炎表现相似，如也有全身关节受累、对称性分布、关节区肿胀以及皮下结节等。患者血尿酸水平高。

（5）风湿性关节炎 这是风湿热的临床表现之一。多见于青少年。可见四肢大关节游走性关节肿痛。常见的关节外症状包括发热、咽痛、心肌炎、皮下结节、环形红斑等。本病通常有明显的链球菌感染史。血清 ASO 滴度升高，血清类风湿因子阴性。

五、治疗

1. 一般治疗

急性期卧床休息，急性期过后可以适当活动和锻炼，饮食应给予充足的营养。

2. 药物治疗

药物治疗的策略是：早期诊断、早期治疗；联合用药；长期观察。目的是缓解关节炎引起的关节肿痛、晨僵等症状；控制疾病发展，防止关节骨的破坏，降低致残率并改善其功能。

（1）非甾体抗炎药

处方一 布洛芬 400～600mg po tid

【说明】 丙酸衍生物，有消炎、阵痛、解热作用；常见恶心、呕吐、胃痛等副作用，偶见胃肠出血、皮疹、头晕、头痛、精神紧张、转氨酶升高。

处方二 洛索洛芬 60mg po tid

【说明】 丙酸衍生物，作用同布洛芬；副作用小，消化系统不适较多见，如腹痛、胃部不适、恶心、呕吐、食欲缺乏、便秘、烧心等，有时会出现皮疹、瘙痒、水肿、困倦、头痛、心悸

410

等，偶见休克、急性肾功能不全、肾病综合征、间质性肺炎以及贫血、白细胞减少、血小板减少、嗜酸粒细胞增多以及 AST、ALT、ALP 升高等。

处方三　美洛昔康　7.5～15mg po qd

【说明】 烯醇酸类，选择性 COX-2 抑制剂；副作用同其他非甾体抗炎药。

处方四　尼美舒利　100～200mg po bid

【说明】 磺酰苯胺类，高度选择性抑制 COX-2；副作用有恶心、烧心感及偶有胃痛；皮疹、头痛及眩晕少见；活动的消化性溃疡、中重度肝功能不全、重度肾功能障碍、孕妇及对本品过敏者禁用。

处方五　塞来昔布　100～200mg po qd 或 bid

【说明】 昔布类，特异性 COX-2 抑制剂；可有头痛、失眠、眩晕等副作用；消化道反应比其他非甾体抗炎药轻且少。

（2）改变病情药

处方一　甲氨蝶呤　7.5～15mg im 或 po 每周 1 次

【说明】 口服可连服 1～5 年，肌注连续用 3～6 个月，不良反应有胃肠道症状、口腔炎、皮疹、脱发，偶有骨髓抑制、肝脏毒性、肺间质变（罕见但严重并可能危及生命）。

处方二　柳氮磺吡啶　0.5g po bid～tid

【说明】 第 1 周，0.5g，bid；第 2 周，0.5g，tid；第 3 周，1.0g，bid。可以维持 1～3 年。不良反应有皮疹，偶有骨髓抑制、胃肠道不耐受。对磺胺过敏者不宜服用。

处方三　硫唑嘌呤　50～150mg po qd

【说明】 饭后或进餐时口服，连服 3～12 个月，一般不少于 3 个月。不良反应为骨髓抑制，偶有肝毒性、早期流感样症状（如发热、胃肠道症状、肝功能异常）。

处方四　磷酸氯喹　250mg po qd
　　　　　硫酸羟氯喹　200mg po bid

【说明】 磷酸氯喹 4～6 周后减量至 125mg，qd；硫酸羟氯喹 4～6 周后减量至 200mg，qd；抗疟药服用后 3～4 个月疗效达到高峰，若连用半年仍无效时，应更换另一类抗风湿药。常见不良反应有恶心、呕吐、血细胞减少、神经肌肉症状、心脏毒性，长期使用可造成角膜蓄积，致角膜损害、视网膜炎，严重者可引起视力减退甚至失明；窦房结功能不全、心动过缓及传导阻滞等患者禁用。

处方五　青霉胺　125～375mg po qd

【说明】　第1周，125mg，qd；第2周，250mg，qd；第3周，375mg，qd，用此量维持1～3年，用药后1～2周即可以生效。不良反应有皮疹、口腔炎、味觉障碍、蛋白尿、骨髓抑制，偶有严重自身免疫病。

处方六　环孢素　2.5～4mg/kg po qd

【说明】　用药后6～8周起效，对晨僵、疼痛、肿胀均有改善，不良反应为肝肾功能损害、高血压、多毛症等。

处方七　来氟米特　10～20mg po qd

【说明】　噁唑类衍生物，用药后3～6周起效，主要不良反应有腹泻、瘙痒、高血压、肝酶增高、皮疹、脱发和一过性白细胞下降等。

（3）皮质激素

处方一　泼尼松　10mg po bid 或 tid

处方二　地塞米松　0.75mg po qd 或 bid

处方三　复方倍他米松　7mg/1mL im

【说明】　肾上腺皮质激素对关节肿痛可控制炎症，消炎镇痛作用迅速，但效果不持久，对病因和发病机制毫无影响。一旦停药短期内即复发。对 RF、血沉和贫血也无改善。长期应用可导致严重副作用，因此不作为常规治疗，仅限于严重血管炎引起关节外损害而影响重要器官功能者，如眼部并发症有引起失明危险者、中枢神经系统病变者、心脏传导阻滞、关节有持续性活动性滑膜炎者等患者可短期应用，或经非甾体抗炎药、青霉胺等治疗效果不好，症状重，影响日常生活，可在原有药物的基础上加用小剂量皮质激素。如效果不显著可酌情增加，症状控制后应逐步减量至最小维持量。

（4）雷公藤多苷

处方　雷公藤多苷　10～20mg po tid

412

【说明】 雷公藤多苷多年临床应用和实验研究有良好疗效。有抗炎作用，又有免疫抑制或细胞毒作用，可以改善症状，使血沉和 RF 效价降低，1～4 周可出现临床效果。副作用有女性月经不调及停经、男性精子数量减少、皮疹、白细胞和血小板减少、腹痛、腹泻等。停药后可消除。

（5）处方 正清风痛宁 40～60mg po tid

【说明】 青风藤制剂。副作用有皮肤潮红、灼热、瘙痒、皮疹；偶见胃肠不适、恶心、食欲减退、头昏、头痛、多汗；少数患者发生白细胞减少和血小板减少。

3. 其他治疗

生物制剂，包括抗 CD4 单克隆抗体、白介素-1（IL-1）抑制药及 TNF-α 抑制药等，其确切疗效和不良反应还待更多病例的长期观察随诊。血浆置换术，主要是清除血液中高分子化合物的病理成分，从而提高药物治疗效果并缩短治疗过程；外科矫形治疗，主要有早期滑膜切除术、负重关节融合术等。

第二节　系统性红斑狼疮

系统性红斑狼疮（SLE）是自身免疫介导的，以免疫性炎症为突出表现的弥漫性结缔组织病。血清中出现以抗核抗体为代表的多种自身抗体和多系统受累是 SLE 的两个主要临床特征。

一、问诊要点

① 如有发热，应仔细询问其病程、发热的热型，有无伴全身乏力、肌肉酸痛，对抗生素治疗是否有效，对解热药是否过敏等。

② 询问有无皮疹、瘙痒、脱发、口腔溃疡、双手遇冷变色。

③ 有关节和肌肉酸痛者，应注意询问关节疼痛的部位，是否为游走性、对称性。肌肉疼痛的范围。

④ 注意询问有无心悸、双下肢水肿，有无咳嗽、胸痛等症状。

⑤ 对以头痛就诊者，应询问头痛的时间、性质，有无突然呕吐、抽搐。

⑥ 询问有无对光过敏史（即日光照射后出现面部皮疹），有

无药物过敏史，有无头痛史。

二、辅助检查或实验室检查

自身抗体的检查，如抗核抗体、抗双链 DNA 抗体等，血常规、尿常规、肝肾功能、血沉、补体、C 反应蛋白、免疫球蛋白测定等。

三、诊断

1. 诊断要点

① 颧部红斑：固定红斑，扁平或高起，在两颧突出部位。

② 盘状红斑：片状高起于皮肤的红斑，黏附有角质脱屑和毛囊栓；陈旧病变可发生萎缩性瘢痕。

③ 光过敏：对日光有明显的反应，引起皮疹，从病史中得知或医生观察到。

④ 口腔溃疡：经医生观察到的口腔或鼻咽部溃疡，一般为无痛性。

⑤ 关节炎：非侵蚀性关节炎，累及 2 个或更多的外周关节，有压痛、肿胀或积液。

⑥ 浆膜炎：胸膜炎或心包炎。

⑦ 肾病变：尿蛋白>0.5g/24h 或＋＋＋，或管型（红细胞、血红蛋白、颗粒管型或混合管型）。

⑧ 神经病变：癫痫发作或精神病，除外药物或已知的代谢紊乱。

⑨ 血液学疾病：溶血性贫血或白细胞减少，或淋巴细胞减少，或血小板减少。

⑩ 免疫学异常：抗 dsDNA 抗体阳性，或抗 Sm 抗体阳性，或抗磷脂抗体阳性（包括抗心磷脂抗体或狼疮抗凝物或至少持续 6 个月的梅毒血清试验假阳性三者中具备一项阳性）。

⑪ 抗核抗体：在任何时候和未用药物诱发"药物性狼疮"的情况下，抗核抗体滴度异常。

在上述 11 项中，如果有 4 项及以上阳性（包括在病程中任何时候发生的），则可诊断为 SLE。

2. 鉴别诊断

(1) 类风湿关节炎　SLE 较类风湿关节炎发病年龄为早，多为青年女性，关节病变的表现如疼痛、肿胀、晨僵等均较类风湿关节炎患者轻且持续时间短；免疫学检查发现抗 ds-DNA 抗体、抗 Sm 抗体则高度提示 SLE 的诊断。

（2）多发性肌炎或皮肌炎　一些 SLE 患者可出现类似多发性肌炎或皮肌炎的症状，易与之相混淆，但 SLE 患者的肌痛多较轻，肌酶谱多为正常，肌电图也无特异性的改变。另外，多发性肌炎或皮肌炎患者肾脏病变和神经系统表现较少见，抗 ds-DNA 抗体和抗 Sm 抗体均为阴性，可将二者区别开来。

（3）混合性结缔组织病（MCTD）　MCTD 临床表现有雷诺现象、关节痛或关节炎、肌痛，肾脏、心、肺、神经系统均可受累，ANA 呈现高滴度斑点型，但与 SLE 相比，MCTD 双手肿胀、肌炎、食管运动障碍和肺受累更为多见。

（4）系统性硬化（SSc）　系统性硬化可累及全身多个系统，尤以雷诺现象、皮肤、肺部、消化道和肾脏表现突出，ANA 阳性率很高，但其皮肤表现特异，肺部受累多见，可有抗 Scl-70 抗体阳性，而血液系统受累极少见，一般无抗 Sm 抗体阳性，可与 SLE 鉴别。

四、治疗

1. 一般治疗

急性活动期以卧床休息为主，慢性期或病情稳定者可从事适当的社会活动和参加适度的锻炼。避免暴露于强烈阳光下，夏天户外活动要戴帽子和穿长袖衣服。避免应用能加重或诱发本病的药物。

2. 药物治疗

（1）轻症患者药物治疗

处方一　泼尼松　10mg po tid（4～6 周后缓慢减量）

处方二　磷酸氯喹　0.25g po qd（用 4 周以后减量）

处方三　双氯芬酸（扶他林）　25mg po tid

处方四　洛索洛芬　60mg po tid

处方五　美洛昔康　7.5mg po qd

（2）较重患者药物治疗

处方一　泼尼松　30～60mg po qd（6～8 周以后每周递减 5mg）

处方二　环磷酰胺（CTX）　0.4g iv drip 1 次/周（累积用量达到 6～8g 后视病情可改用其他口服免疫抑制药）

（3）危重型患者治疗如狼疮脑病、急进性肾炎、严重的自身免疫性溶血性贫血。

处方　甲泼尼龙　0.5～1.0g iv drip qd（连续 3～5d）

环磷酰胺　0.4g iv drip 1 次/周

丙种球蛋白（IVIG）　200～400mg/（kg·d）iv drip qd（连续 5 天以后每 3～4 周 1 次，维持治疗 5～6 个月）

【说明】　非甾体抗炎药适用于有发热、关节炎和浆膜炎的轻型病例，有肾损害的患者应慎用。氯喹衍生物排泄缓慢，长期应用易在体内蓄积，引起视网膜退行性病变，为预防眼部病变，应定期检查眼底。肾上腺皮质激素适用于急性暴发性狼疮，或有肾、心、肺、中枢神经系统等重要脏器受累者。剂量应随病情加减，病情明显好转后开始逐渐减量，多数患者需长期用小剂量（10～15mg/d）维持。

3. 其他方法

血浆置换疗法，一般在多脏器损害、激素效果不明显、器质性脑病综合征、全血细胞减少及活动性肾炎等重症病例进行；透析疗法与肾移植，适用于晚期肾损害病例伴肾功能衰竭；造血干细胞移植，选择对象为难治性患者，入选有严格标准。

第三节　干燥综合征

干燥综合征（SS）是一个主要累及外分泌腺体的慢性炎症性自身免疫病，临床除有涎腺和泪腺受损、功能下降而出现口干、眼干外，尚有其他外分泌腺及腺体外其他器官的受累，血清中可出现多种自身抗体和高免疫球蛋白血症。

一、问诊要点

① 询问患者关节肿胀是否为一过性，有无口干、频频饮水。

② 有无眼干涩、异物感、泪少等症状。

③ 有无咳嗽、餐后腹胀、四肢无力、四肢末端麻木、皮肤干

燥等，女性有无阴道干涩的现象。

④ 询问有无反复腮腺肿大。

⑤ 有无伴发热，有无牙齿片状脱落（猖獗齿）史，有无过敏性皮疹史。以往有无肝炎、肝大、肝功能损害史。

二、查体要点

① 皮肤黏膜：干燥如鱼鳞病样，有结节性红斑、紫癜、雷诺现象和皮肤溃疡；阴道黏膜亦可干燥和萎缩。

② 淋巴结：局部或全身淋巴结可肿大。

③ 口腔：舌红、干裂或溃疡，活动不便，舌系带底部无唾液积聚，咀嚼和吞咽困难。龋齿和齿龈炎常见，牙齿呈粉末状或小块破碎掉落，唇和口角干燥皲裂，有口臭。约半数患者反复发生腮腺肿大，重度时形成松鼠样脸，颌下腺亦可肿大。

④ 眼：呈干燥性角结膜炎，眼部干燥、痒痛、视力模糊，似有幕状物，畏光，角膜可浑浊，有糜烂或溃疡，小血管增生，严重时可穿孔。可合并虹膜脉络膜炎；结膜发炎，球结膜血管扩张；泪液少，少数泪腺肿大，易并发细菌、真菌和病毒感染。

⑤ 呼吸道：鼻黏膜腺体受侵引起鼻腔干燥，鼻痂形成，常有鼻衄和鼻中隔炎，欧氏管堵塞可发生浆液性中耳炎，传导性耳聋；咽喉干燥，有声音嘶哑，痰液稠黏，并发气管炎、支气管炎、胸膜炎、间质性肺炎和肺不张。

⑥ 消化道：偶见环状软骨后食管狭窄，胃、肝、脾大病例占1/5。

⑦ 神经系统：各水平的神经组织可受损，中枢神经累及为25%、周围神经为10%～43%。前者从脑膜到脑实质和各个部位的脊髓都可受累，周围神经的部位广泛，包括神经根、轴索、髓鞘、感觉和运动支均可累及；临床表现多样，包括精神障碍、抽搐、偏盲、失语、偏瘫、截瘫、共济失调等。

⑧ 肌肉：表现为肌痛、肌无力，也可出现继发于肾小管酸中毒、低钾血症造成的周期性麻痹。

⑨ 关节：约10%病例累及关节，呈现肿痛，常为非侵犯性关节炎。

三、辅助检查或实验室检查

血常规，血沉，类风湿因子，抗核抗体，抗甲状腺球蛋白和抗胃壁细胞抗体，抗人球蛋白试验和抗线粒体抗体，泪腺功能、唾液腺检测以及组织病理检查等。

四、诊断和鉴别诊断

1. 诊断要点

（1）口腔干燥症　口干，有皲裂，舌乳头萎缩，腮腺或颌下腺肿大，有压痛、发热等。

（2）干燥性角膜炎　眼干涩、异物感、泪少、怕光、视力下降。滤纸试验 5min 滤纸湿润长度≤5mm，泪膜破碎时间小于 10s，角膜染色异常，结膜活检有灶性淋巴细胞浸润。

（3）伴发症　患者常伴乏力、关节肿痛，或紫癜样皮疹，或肾小管酸中毒、周期性低血钾瘫痪、夜尿增多，或萎缩性胃炎，或中枢、周围神经病变，或慢性活动性肝炎、原发性胆汁性肝硬化，或肺间质病变，或慢性腹泻、慢性胰腺炎等。

（4）实验室检查　血清中抗 SSA 阳性，抗 SSB 阳性，抗 SSB 阳性具有特异性诊断意义；RF 阳性，ESR 和 γ-球蛋白增高较常见。

（5）有下列情况要考虑 SS　不典型的关节痛，尤其是老年妇女，不符合 RA 诊断标准；近几个月或几年迅速出现龋齿或牙齿脱落；成年人反复出现化脓性感染；不明原因的高球蛋白血症；远端肾小球酸中毒，低钾软瘫；不明原因的肺间质纤维化；不明原因的肝、胆损害；慢性胰腺炎。

2. 鉴别诊断

与系统性红斑狼疮、类风湿关节炎、非自身免疫病的口干鉴别。

五、治疗

1. 局部治疗

（1）口腔干燥的治疗　少量多次饮水，保持口腔清洁，减少龋齿和口腔继发感染。匹罗卡品可以刺激唾液腺中尚未破坏的腺体分泌，改善口干症状。避免服用引起口干的药物（如阿托品等）。

（2）干燥性角结膜炎治疗

处方一　人工泪液　点眼 bid

处方二　0.5%四环素眼膏　点眼 bid

【说明】 可以减轻眼干症状并预防角膜损伤及感染。

2．全身药物治疗

（1）激素治疗

处方　泼尼松　40～60mg po qd

【说明】 有肺、肾、中枢神经系统累及或症状比较重的患者及病较严重者可用激素治疗，疗程 4～6 周后渐减量，每周减 10%，至 10mg，qd 或 qod 维持。

（2）免疫抑制治疗

处方一　硫唑嘌呤　25～50mg po tid（疗程 3～6 个月）

处方二　甲氨蝶呤　7.5～15mg po 或 iv qw（疗程 6～12 个月）

处方三　来氟米特　10～20mg po qd

处方四　环磷酰胺　0.4g iv drip 1 次/周

【说明】 免疫抑制药常用于器官损害病情进展迅速者，或用于糖皮质激素无效或用于减少激素用量时。硫唑嘌呤可引起血液系统不良反应，出现白细胞、血小板下降、贫血；甲氨蝶呤过量可引起皮肤、黏膜损害，长期使用产生肝损害；环磷酰胺持续用药可能致癌。

（3）肾小管酸中毒的治疗

处方一　碳酸氢钠　0.5～1.0g po tid

处方二　10%枸橼酸钾　20mL po tid

处方三　枸橼酸合剂　20mL po tid

【说明】 急性期纠正低钾血症的麻痹发作可静脉补钾，待病情平稳后改口服枸橼酸合剂。定期复查静脉血气和电解质，以调整药物的剂量。

（4）呼吸道干燥的治疗

处方　溴己新（必嗽平）　16mg po tid

【说明】 长期服用溴己新（必嗽平）和氨溴索（沐舒坦）等药物可以使呼吸道分泌物容易排除，避免呼吸道感染。

第四节　强直性脊柱炎

强直性脊柱炎（AS）是一种慢性进行性疾病，主要侵犯骶髂关节、脊柱骨突、脊柱旁软组织及外周关节，并可伴发关节外表现。严重者可发生脊柱畸形和关节强直。

一、问诊要点

① 以腰背痛就诊者，应仔细询问其病程，有无反复发作的特点，疼痛部位是否以骶髂关节或臀部为主，有无半夜痛醒、翻身困难，是否有清晨腰背部发僵、活动后明显减轻，是否伴有足跟痛、胸痛，有无非对称性小关节或单关节的下肢大关节疼痛、活动障碍，是否伴有红眼症状。

② 询问有无低热、乏力、消瘦等表现。

③ 询问家庭中有无类似病史，其父母、直系亲属中有无驼背、腰背颈强直的病史。

二、查体要点

骶髂关节和椎旁肌肉压痛为早期阳性体征，脊柱前屈、后伸、侧弯和转动受限，胸廓活动度降低，指地距离增加，枕壁距离＞0，单侧或双侧4字试验阳性。外周关节受累时有关节肿痛、活动障碍。

三、辅助检查或实验室检查

骶髂关节 X 线、CT 或 MRI 检查，HLA-B27 有助于本病诊断，同时做血常规、生化、血沉、C 反应蛋白、RF、免疫球蛋白等检查。

四、诊断和鉴别诊断

1. 诊断要点

①下腰背痛的病程至少持续 3 个月，疼痛随活动改善，但休息不减轻；②腰椎在前后和侧屈方向活动受限；③胸廓扩展范围小于同年龄和性别的正常值；④双侧骶髂关节炎Ⅱ～Ⅳ级，或单侧骶髂关节炎Ⅲ～Ⅳ级。如果患者具备④并分别附加①～③条中的任何一条可确诊为强直性脊柱炎。

2. 鉴别诊断

（1）类风湿关节炎（RA） 类风湿关节炎则很少有骶髂关节病变；类风湿关节炎则为多关节、对称性和四肢大小关节均可发病。

（2）腰椎间盘突出　腰椎间盘突出是引起腰背痛的常见原因之一。该病限于脊柱，无疲劳感、消瘦、发热等全身表现，通过CT、MRI 或椎管造影检查得到确诊。

（3）弥漫性特发性骨肥厚（DISH）综合征　该病发病多在50 岁以上男性，患者也有脊椎痛、僵硬感以及逐渐加重的脊柱运动受限。其临床表现和 X 线所见常与 AS 相似。但是，该病 X 线可见韧带钙化，常累及颈椎和低位胸椎，经常可见连接至少四节椎体前外侧的流注形钙化与骨化，而骶髂关节和脊椎骨突关节无侵蚀，晨起僵硬感不加重，血沉正常及 HLA-B27 阴性。

（4）骨结核　对于单侧骶髂关节病变要注意同结核或其他感染性关节炎相鉴别。

五、治疗

1. 一般治疗

AS 的治疗目的在于控制症状，防止脊柱畸形，提高生活质量。约 20％患者在病程中发生眼色素层炎，应注意该并发症的出现。坚持运动锻炼，运动和锻炼是目前防止脊柱强直和畸形最为有效的方法。患者应每日坚持做脊柱各部分的屈伸展运动，以及扩胸运动，运动强度根据患者情况而定，应循序渐进。应保持良好的生活习惯，睡硬板床，用低枕头。

2. 药物治疗

（1）非甾体抗炎药

处方一　吲哚美辛　25mg po tid

【说明】吲哚美辛是一种吲哚醋酸衍生物，具有抗炎、解热和镇痛作用，每天 100mg 以上时易产生副作用。副作用有恶心、呕吐、腹泻、胃溃疡、头痛、眩晕、精神抑郁等。

处方二　布洛芬　400～600mg po tid

【说明】丙酸衍生物，有消炎、阵痛、解热作用；常见恶心、呕吐、胃痛等副作用，偶见胃肠出血、皮疹、头晕、头痛、精神紧张、转氨酶升高。

处方三　洛索洛芬　60mg po tid

【说明】 丙酸衍生物，作用同布洛芬；副作用小，消化系统不适较多见如腹痛、胃部不适、恶心、呕吐、食欲缺乏、便秘、烧心等，有时会出现皮疹、瘙痒、水肿、困倦、头痛、心悸等，偶见休克、急性肾功能不全、肾病综合征、间质性肺炎以及贫血、白细胞减少、血小板减少、嗜酸粒细胞增多以及 AST、ALT、ALP 升高等。

处方四 美洛昔康 7.5～15mg po qd

【说明】 烯醇酸类，选择性 COX-2 抑制剂；副作用同其他非甾体抗炎药。

处方五 尼美舒利 100～200mg po bid

【说明】 磺酰苯胺类，高度选择性抑制 COX-2；副作用有恶心、烧心感及偶有胃痛；皮疹、头痛及眩晕少见；活动的消化性溃疡、中重度肝功能不全、重度肾功能障碍、孕妇及对本品过敏者禁用。

处方六 塞来昔布 100～200mg po qd 或 bid

【说明】 昔布类，特异性 COX-2 抑制剂；可有头痛、失眠、眩晕等副作用；消化道反应较其他非甾体抗炎药轻且少。

(2) 改变病情药

处方一 柳氮磺吡啶 0.5g po bid～tid

【说明】 第 1 周，0.5g，bid；第 2 周，0.5g，tid；第 3 周，1.0g，bid。可以维持 1～3 年。不良反应有皮疹，偶有骨髓抑制、胃肠道不耐受。对磺胺过敏者不宜服用。

处方二 甲氨蝶呤 7.5～15mg po 或 iv drip 1 次/周

【说明】 疗程 0.5～3 年不等，不良反应有胃肠道症状、口腔炎、皮疹、脱发，偶有骨髓抑制、肝脏毒性、肺间质变。

处方三 沙利度胺 200mg po qd

【说明】 多用于难治性 AS。初始剂量 50mg/d，每 10 天递增 50mg，至 200mg/d 维持。不良反应有嗜睡、口渴、白细胞下降、肝酶增高、镜下血尿及指端麻刺感等。育龄期妇女禁用。

处方四 来氟米特 10～20mg po qd

【说明】 恶唑类衍生物，用药后 3～6 周起效，主要不良反应有腹泻、瘙痒、高血压、肝酶增高、皮疹、脱发和一过性白细胞下降等。

（3）皮质激素

处方一 泼尼松 10～30mg qd 3 个月后减量

处方二 甲泼尼龙 40～120mg iv drip qd（连用 3～7 日）

处方三 复方倍他米松 7mg/1mL 肌注或外周关节腔注射或荧光镜辅助下骶髂关节腔注射

【说明】 适用于非甾体抗炎药疗效较差者；关节肿痛明显时配合其他药物做短期治疗；伴虹膜炎、心、肺损害明显者；单关节肿痛明显时局部注射。

（4）处方 雷公藤多苷 20mg bid 或 tid

【说明】 副作用有女性月经不调及停经、男性精子数量减少、皮疹、白细胞和血小板减少、腹痛、腹泻等。停药后可消除。

（5）处方 正清风痛宁 40～60mg tid

【说明】 青风藤制剂。副作用有皮肤潮红、灼热、瘙痒、皮疹；偶见胃肠不适、恶心、食欲减退、头昏、头痛、多汗；少数患者发生白细胞减少和血小板减少。

3. 生物制剂

常用英夫利昔单抗和依那西普两种。英夫利昔单抗用法为 3～5mg/kg，静脉滴注，间隔 4 周重复 1 次，通常使用 3～6 次，本品的不良反应有感染，严重过敏反应及狼疮样病变等；依那西普用法为 25mg，皮下注射，每周 2 次，连用 4 个月，主要不良反应为感染。

4. 外科手术治疗

当疾病晚期出现关节畸形、强直、功能障碍，如脊柱侧弯、驼背、颈椎严重受压、髋关节畸形、固定、坏死等，可行外科矫形手术，如髋关节成形、全髋、全膝关节置换、脊柱矫形手术等。

第九章 神经内科系统疾病

第一节 短暂性脑缺血发作

短暂性脑缺血发作（TIA）指的是局灶性脑或视网膜缺血所致的神经系统局限性功能障碍，无脑梗死的依据。好发于 50～70 岁，男多于女，持续时间短暂，一般为 10～15min，不超过 1h，即完全恢复，不留后遗症，但可反复发作，且发生脑梗死、心肌梗死、猝死的风险很大。

一、问诊要点

① 详细询问发病时缓急情况，包括局灶性脑或视网膜功能缺损症状的发病情况、持续时间以及是否完全恢复。

② 询问有无眩晕、恶心呕吐、吞咽困难、肢体力弱、言语不利等症状。

③ 询问是否有高血压、糖尿病、冠心病等病史。

④ 询问发病后诊疗经过或反复发作情况，包括影像学检查、药物使用及疗效。

二、查体要点

神经系统查体注意有无神经系统定位体征。TIA 通常发作持续 10min 至 1h，症状缓解后不遗留神经功能缺损症状和体征。研究表明，缺血性症状持续 1h 的患者，只有不足 1/6 可在 24h 完全缓解。

三、辅助检查或实验室检查

（1）头颅 CT、MRI 检查 头颅 CT 有助于排除与 TIA 相类似的颅内病变。头颅 MRI 的阳性率更高，但是临床并不主张常规应用 MRI 进行筛查。选择性动脉导管脑血管造影是评估颅内外动脉血管病变最准确的诊断手段（金标准）。但脑血管造影价格较昂贵，且有一定的风险。

(2) 超声检查　可进行颈动脉超声检查、经颅彩色多普勒超声。颈动脉超声检查应作为 TIA 患者的一个基本检查手段。常可显示动脉粥样硬化斑块。但是其对于轻中度动脉狭窄的临床价值较低，也无法辨别严重的狭窄和完全颈动脉阻塞。经颅彩色多普勒超声是发现颅内大血管狭窄的有力手段，能发现严重的颅内血管狭窄、判断侧支循环情况、进行栓子监测、在血管造影前进行评估血液循环的状况。

(3) 常规检查　血常规、血脂、血糖、血凝试验、心电图等。检测 TIA 患者双上肢血压以除外血流动力学病因；行心电图常规检查以除外心源性原因；小于 50 岁、未发现明确病因的 TIA 患者、少见部位出现静脉血栓、有家族性血栓史的 TIA 患者应做血栓前状态的特殊检查。如发现血红蛋白、血细胞比容、血小板计数、凝血酶原时间或部分凝血酶原时间等常规检查异常，需辅助检查或实验室检查其他的血凝指标。

(4) 颈椎检查　X 线或 CT 或 MRI 检查可发现有无颈椎病变。

(5) 心脏检查　心电图、B 超、24h 动态心电图可发现有无心脏疾病如心律失常、心脏瓣膜病变等。

四、诊断和鉴别诊断

1. 诊断

① 为短暂的、可逆的、局部的脑血液循环障碍，可反复发作，少者 1～2 次，多者数十次。

② 可表现为颈内动脉系统或椎-基底动脉系统的症状和体征。

③ 每次发作持续时间通常在数分钟至 1h 左右，症状和体征在 24h 内完全消失。

④ 头颅影像学排除脑出血、脑梗死。

2. 鉴别诊断

(1) 局限性癫痫　是脑皮质受刺激后出现的症状，如抽搐或发麻，持续时间仅数秒至数分钟，症状常按皮质的功能区扩展。脑电图多有异常。局限性癫痫大多为症状性，辅助检查可能查到脑部局灶性病灶。

（2）梅尼埃病（Meniere disease）　表现为发作性眩晕、恶心、呕吐，与TIA相似，但发作时间多较长，常超过24h，伴有耳鸣，多次发作后听力可减退。本病除有眼震外无其他神经系统体征，且发病年龄较轻。

（3）昏厥　亦为短暂性发作，但多有意识丧失而无局灶性神经功能缺失，发作时可有血压过低或心脏方面的体征。

五、治疗

1. 一般治疗

药物对TIA的病因进行治疗，如调整血压，治疗心律失常或心肌病变，纠正血液成分异常等。

2. 药物治疗

（1）抗血小板聚集药物

处方一　阿司匹林肠溶片　75～100mg po qd

处方二　硫酸氢氯吡格雷片　75mg po qd

处方三　双嘧达莫缓释胶囊　200mg po bid

【说明】　阿司匹林通过抑制环氧化酶而抑制血小板聚集，长期服用对消化道有刺激性，包括消化不良、恶心、腹痛、腹泻、皮疹、胃炎等，严重时可导致消化道出血。阿司匹林治疗可使颈动脉系统TIA预期的每年5%～6%的血栓性脑卒中发生率减少50%。硫酸氢氯吡格雷为血小板聚集抑制药，本品不可逆的改变血小板ADP受体，从而使血小板寿命受到影响。其主要不良反应有出血、恶心、胃炎、食欲减退、血尿等。双嘧达莫使血小板中的环磷腺苷（cAMP）增多，并可增强前列环素的活性，激活血小板腺苷酸环化酶。本品不良反应与剂量有关，常见有头痛、头晕、眩晕、恶心、呕吐、腹部不适等。其缓释剂联合应用小剂量阿司匹林可加强其药理作用。

（2）抗凝血药物

处方一　低分子肝素钠　5000U ih q12h

处方二　华法林钠　3～6mg po qd

【说明】　低分子肝素钠较普通肝素具有更强的抗血栓形成作用、更高的皮下注射生物利用度、更长的消除半衰期，并能降低对血浆中脂肪分解活性的刺激，降低发生肝素相关性血小板减少症的可能性。但是，有活动性或消化性溃疡史的患者、糖尿病性视网膜病变患者以及有出血素质的患者应慎用。华法林钠口服后2～24h起效，抗凝血的最大效应时间为72～96h，抗血栓形成最大效应时间为6日。服用华法林钠期间需定期监测国际标准化比值（INR）、凝血酶原时间（PT）。凝血酶原活性至少应为正常值的 25%～40%。

（3）降纤药物

处方一　蚓激酶　20万U po bid

处方二　生理盐水注射液　250mL　｜iv drip qd
　　　　纤溶酶注射液　100～200U｜

【说明】　蚓激酶降低全血黏度、增加组织纤溶酶原激活物（t-PA）活性、降低纤维蛋白溶血酶原激活物抑制活性、增加纤维蛋白降解产物等。本品口服易吸收，服药后40～80min即可发挥作用，半衰期为1.5～2.5h。对本品过敏及有出血倾向者慎用。注射用纤溶酶通过降解血浆中较高的纤维蛋白原水平，使红细胞聚集性降低，全血黏度下降，血液状态改善，外周血管阻力下降，从而改善微循环以及缺血部位的功能。本品可发生创面、注射部位、皮肤黏膜出血以及头晕、头痛、皮疹等。

（4）钙通道阻滞药

处方一　尼莫地平　20～40mg po tid

处方二　尼卡地平　20～40mg po tid

处方三　盐酸氟桂利嗪　5mg po qn

【说明】　有防止脑动脉痉挛、扩张血管等作用能增加脑血流量，常用药物有尼莫地平、尼卡地平、盐酸氟桂利嗪等。

3. 手术治疗

经检查确定 TIA 是由颈部大动脉病变如动脉硬化斑块致动脉明显狭窄或闭塞所引起时，为了消除微栓塞，改善脑血流量，建立侧支循环，对高度颈动脉狭窄（狭窄在 70%～90%）可考虑颈动脉内膜剥离-修补术、颅外-颅内血管吻合术等或血管内介入治疗，可根据具体情况，严格掌握适应证。

第二节　脑血栓形成

脑血栓形成（cerebral thrombosis，CT）系指由于脑动脉血管壁病变，尤其是在动脉粥样硬化的基础上发生血流缓慢、血液成分改变或血液黏稠度增高而形成血栓，致使动脉管腔狭窄或闭塞，引起脑局部血流减少或供血中断，使脑组织缺血、缺氧性坏死，出现相应部位的神经系统的症状和体征。

一、病史采集

① 详细询问发病时症状，如肢体麻木或活动不能、口舌歪斜、言语障碍、意识不清等。

② 详细询问发病诱因、发病时状态及发病后病情进展或缓解情况，是突发抑或缓慢进展。

③ 询问有无冠心病、糖尿病、血脂异常等疾病的病史或表现。

二、查体要点

1. 神经系统查体

注意意识、肢体活动、感觉及生理、病理反射等情况。血栓形成部位不同，其临床表现为不同的神经系经局灶性功能缺失体征。

2. 不同动脉闭塞时的临床症状

（1）颈内动脉系统

① 颈内动脉颅外段：可完全无症状或短暂性一侧视力丧失，同侧霍纳征，对侧三偏症状（偏瘫、偏盲、偏身感觉障碍）、失语（优势半球受累）、昏迷等。

② 大脑前动脉：a. 主干闭塞发生于前交通动脉之前，因对侧代偿可无任何症状。b. 发生于前交通动脉之后可有：对侧中枢性面舌瘫及偏瘫，以面舌瘫及下肢瘫为重，可伴轻度感觉障碍；尿潴留或尿急（旁中央小叶受损）；精神障碍如淡漠、反应迟钝、欣快、始动障碍和缄默等（额极与胼胝体受累），常有强握与吸吮反射（额叶病变）；优势半球病变可见上肢失用，亦可出现

428

Broca 失语。c. 皮质支闭塞：对侧下肢远端为主的中枢性瘫，可伴感觉障碍（胼周和胼缘动脉闭塞）；对侧肢体短暂性共济失调、强握反射及精神症状（眶动脉及额极动脉闭塞）。d. 深穿支闭塞：对侧中枢性面舌瘫及上肢近端轻瘫（影响内囊膝部及部分前肢）。

③ 大脑中动脉：a. 主干闭塞出现三偏症状，病灶对侧中枢性面舌瘫及偏瘫、偏身感觉障碍和偏盲或象限盲；上下肢瘫痪程度基本相等；可有不同程度的意识障碍；优势半球受累可出现失语症，非优势半球受累可见体象障碍。b. 皮质支闭塞：上分支包括至眶额部、额部、中央回、前中央回及顶前部的分支，闭塞时可出现病灶对侧偏瘫和感觉缺失，面部及上肢重于下肢，Broca 失语（优势半球）或机体象障碍（非优势半球）；下分支包括至颞极及颞枕部，颞叶前、中、后部的分支，闭塞时常出现 Wernicke 失语、命名性失语和行为障碍等，而无偏瘫。c. 深穿支闭塞：主要是豆纹动脉病变，对侧中枢性上下肢均等性偏瘫，可伴有面舌瘫，对侧偏身感觉障碍，有时可伴有对侧同向性偏盲；优势半球病变可出现皮质下失语。

（2）椎-基底动脉系统

① 椎动脉：主要支配延髓、小脑而出现相应的症状和体征。a. 椎动脉颅外段病变：若两侧椎动脉的粗细差别不大，一侧椎动脉病变时因其侧支循环良好，可因代偿而不引起任何症状。b. 双侧椎动脉病变约 40% 的患者呈椎动脉一过性缺血发作的表现，40% 可无严重症状，20% 左右可有严重小脑受损的症状，如共济失调、平衡障碍、肌张力减低等。c. 椎动脉主干病变常以眩晕、恶心、呕吐起病，可表现有不同程度的意识障碍，四肢弛缓性瘫痪或去大脑强直，瞳孔大小不等或为霍纳征、球麻痹等。如果双侧椎动脉完全关闭，常因生命中枢受损患者迅速死亡。d. 椎动脉颅内段上颈段脊髓前动脉闭塞出现四肢瘫。椎动脉颅内段下、中部病变主要表现为小脑后下动脉病变，即延髓背外侧综合征。临床表现为霍纳征、小脑共济失调、前庭神经、舌咽神经、迷走神经麻痹；交叉性感觉障碍等。e. 椎动脉旁正中支、脊髓前动脉病变主要为延髓内侧综合征，或称延髓腹侧综合征，表现为病侧舌下神经周围性麻痹，对侧上下肢中枢性瘫痪。

429

② 基底动脉病变：a. 基底动脉主干病变即脑桥梗死，可迅速导致死亡。或闭锁综合征，是一种特殊的意识状态，主要表现为四肢瘫痪，大小便功能障碍，不能说话。患者仅能通过睁闭眼和眼球活动来表达意识。b. 中脑穿通动脉闭塞：Weber 综合征即动眼神经麻痹＋对侧瘫；Claude 综合征即同侧动眼神经麻痹＋对侧肢体共济失调（累及红核）。c. 脑桥支闭塞（旁正中动脉）即脑桥腹外侧综合征，又称 Millard-Gubler 综合征，表现为展神经、面神经麻痹＋对侧瘫；脑桥旁正中综合征又称 Foville 综合征，表现为周围性面瘫＋对侧瘫＋同侧凝视麻痹。d. 小脑前下动脉病变：病侧小脑性共济失调、神经性耳聋、周围性面神经麻痹、局部触觉障碍、霍纳征，对侧上下肢及躯干的痛温觉障碍。e. 小脑上动脉病变：小脑症状如眩晕、恶心、呕吐、眼球震颤、言语不清和共济失调，病侧霍纳征，病变对侧偏身感觉障碍，听力减退。f. 大脑后动脉病变：主干闭塞时双侧同向性偏盲，伴有黄斑回避现象（黄斑视力保存），皮质盲或失读、失用、感觉性失语症等。深支病变时出现丘脑综合征（丘脑膝状体动脉闭塞），病变对侧弛缓型一过性偏瘫或轻偏瘫、深浅感觉障碍、面部表情运动障碍、丘脑性疼痛（烧灼样痛，伴情绪反应）、舞蹈徐动症、共济失调。皮质支病变如为一侧病损，则表现为病变对侧的同向偏盲、象限盲、视动性眼球震颤、视幻觉及枕叶性癫痫发作等。如双侧枕叶受损，可出现皮质盲及各种视觉失认症，或颞叶综合征即临床表现为各种记忆障碍，如一过性遗忘综合征及精神症状等。

三、辅助检查或实验室检查

（1）实验室常规检查　血糖、血脂等的测定对脑血栓的诊断有重要意义。

（2）脑脊液检查　脑脊液检查通常压力、常规及生化检查正常，大面积脑梗死时压力可增高，出血性脑梗死时 CSF 可见红细胞，如通过临床及影像学检查已经确诊为脑梗死，则不必进行 CSF 检查。

（3）脑电图　可出现两侧不对称，病灶侧出现慢波。

（4）心电图　可发现有心肌供血不足之表现或有节律紊乱等。

（5）颅脑 CT　颅脑 CT 多数脑梗死病例于发病后 24h 内 CT 不显示密度变化，24～48h 后逐渐显示与闭塞血管供血区一致的低密度梗死灶，如梗死灶体积较大则可有占位效应。出血性脑梗死呈混杂密度改变。如病灶较小，或脑干、小脑梗死 CT 检查可不显示。值得注意的是，病后 2～3 周（亚急性期）梗死区处于吸收期，此时因水肿消失及吞噬细胞的授润病灶可与脑组织等密度，导致 CT 上不能见到病灶，称"模糊效应"，需强化方可显示。

（6）头颅 MRI　脑梗死数小时内，MRI 示病灶区即有 MR 信号改变，与 CT 相比，MRI 显示病灶早，早期病灶检出率为 95%。功能性 MRI 如弥散加权 MRI 可于缺血早期发现病变，发病后半小时即可显示长 T1 长 T2 梗死灶。

（7）血管造影（DSA 或 MRA）　可发现血管狭窄和闭塞的部位，可显示动脉炎、脑底异常血管网、动脉瘤和血管畸形等。

（8）其他　彩色多普勒超声检查（TCD）可发现颈动脉及颈内动脉的狭窄、动脉粥样硬化斑或血栓形成。超声心动图检查有助于发现心脏附壁血栓、心房黏液瘤和二尖瓣脱垂。脑电图、脑电地形图、脑超声检查等已很少在脑梗死的诊断中应用。虽然 SPECT 能早期显示脑梗死的部位、程度和局部脑血流改变，PET 能显示脑梗死灶的局部脑血流、氧代谢及葡萄糖代谢，并监测缺血半暗带及对远隔部位代谢的影响，但由于费用昂贵，难以在脑梗死诊断中广泛应用。

四、诊断和鉴别诊断

1. 诊断要点

① 中年以上的有高血压及动脉硬化病史。

② 常于安静状态下发病，大多数发病时无明显头痛和呕吐。

③ 急性起病，多逐渐进展或呈阶段性进展。

④ 一般发病后意识清楚或轻度障碍。

⑤ 有颈内动脉系统和（或）椎-基底动脉系统中某一动脉供血区功能损伤的症状和体征。

⑥ CT 或 MRI 检查提示梗死灶。

2. 临床分型

（1）完全性卒中　指起病 6h 内病情即达到高峰者，常为完全性偏瘫，病情一般较严重，甚至昏迷。

（2）进展性卒中　局限性脑缺血症状逐渐进展，呈阶梯式加重，可持续 6h 至数天。

（3）可逆性缺血性神经功能缺损（RIND）　缺血后出现的神经症状较轻，持续 24h 以上，但可于 3 周内恢复，不留后遗症。

3. 鉴别诊断

脑血栓形成需要与脑栓塞、脑出血、蛛网膜下腔出血相鉴别。具体见表 9-1。

表 9-1　常见脑血管病鉴别诊断

鉴别点	缺血性脑血管病		出血性脑血管病	
	脑血栓形成	脑栓塞	脑出血	蛛网膜下腔出血
发病年龄	老年人多见	青壮年多见	中老年多见	各年龄组均见，青壮年多见
常见病因	动脉粥样硬化	各种心脏病	高血压及动脉硬化	动脉瘤、血管畸形
TIA 病史	较多见	少见	少见	无
起病时状态	多在静态时	不定，多由静态到动态时	多在动态时	多在动态时
起病缓急	较缓（以时、日计）	最急（以秒、分计）	急（以分、时计）	急骤（以分计）
意识障碍	无或轻度	少见，短暂	多见，持续	少见，短暂
头痛	多无	少有	多有	剧烈
呕吐	少见	少见	多见	最多见
血压	正常或增高	多正常	明显增高	正常或增高
瞳孔	多正常	多正常	患侧有时大	多正常
眼底	动脉硬化	可见动脉栓塞	动脉硬化，可视视网膜出血	可见玻璃体膜下出血
偏瘫	多见	多见	多见	无
脑膜刺激征	无	无	可有	明显
脑脊液	多正常	多正常	压力增高，含血	压力增高、血性
CT 检查	脑内低密度灶	脑内低密度灶	脑内高密度灶	蛛网膜下腔高密度影

五、治疗

1. 急性期治疗

重视超早期（<6h）和急性期的处理，注意对患者进行整体化综合治疗和个体化相结合。针对不同病情、不同发病时间及不同病因，采取有针对性的措施。总的来说，急性期治疗主要是通过两个途径实现，即溶栓和脑保护治疗。

（1）一般治疗　注意皮肤、口腔及尿道护理，避免压疮、尿路感染；保持呼吸道通畅，对于有意识障碍的患者，应给予气道的支持及辅助通气；尽量增加患者活动，避免发生深静脉血栓和肺栓塞；急性期尤其注意血压、血糖、电解质、应激性溃疡等问题的处理。

① 血压管理：取决于血压升高的程度及患者的整体情况。如收缩压小于180mmHg或舒张压小于110mmHg，不需要降压治疗，以免加重脑缺血。如收缩压大于220mmHg或舒张压大于120mmHg，则应给予缓慢降压治疗，并严密观察血压变化，防止血压降得过低。

② 血糖管理：脑卒中急性期血糖升高可能是原有糖尿病的表现或是应激反应。高血糖和低血糖都能加重缺血性脑损伤，导致患者预后不良。当血糖高于11.1mmol/L，应立即给予胰岛素治疗，将血糖控制在8.3mmol/L以下。

③ 注意水、电解质平衡：积极纠正水电解质紊乱。主要有低钾血症、低钠血症和高钠血症。对患者进行常规水、电解质监测，进行脱水治疗或有意识障碍的患者，尤其应注意水盐平衡。

（2）溶栓治疗

处方　生理盐水注射液　100mL ｜ iv drip（1h内滴完）
　　　尿激酶　50万～150万U ｜

【说明】　急性脑梗死溶栓治疗的目的是挽救缺血半暗带，通过溶解血栓，使闭塞的脑动脉再通，恢复梗死区的血液供应，防止缺血脑组织发生不可逆性损伤。溶栓治疗的时机是影响疗效的关键，并应严格掌握适应证和禁忌证。适应证：①年龄18～80岁；②发病4.5h内（rt-PA）或6h内（尿激酶）以内；③脑功能损害的体征持续存在超过 1h，且比较严重；④脑 CT 已排除颅内出血，且无早期大面积脑梗死影像学改变；⑤患者或家属签署知情同意书。禁忌证：①既往有颅内出血，包括可疑蛛网膜下腔出血；近 3 个月有头颅外伤史；近 3 周内有胃肠或泌尿系统出血；近 2 周内进行过大的外科手术；近 1 周内有不可压迫部位的动脉穿刺；②近 3 个月有脑梗死或心肌梗死史，但不包括陈旧小腔梗而未遗留神经功能体征；③严重心、肾、肝功能不全或严重糖尿病者；④体检发现有活动性出血或外伤（如骨折）的证据；⑤已口服抗凝血药，且 INR＞1.5；48h 内接受过肝素治疗（APTT 超出正常范围）；⑥血小板计数＜$100×10^9$/L，血糖＜2.7mmol/L；⑦血压，收缩压＞180mmHg 或舒张压＞100mmHg；⑧妊娠；⑨不合作。

尿激酶为酶类溶血栓药，其本身不与纤维蛋白原结合，而是直接作用于血块表面的纤溶酶原，从而使纤维蛋白凝块，凝血因子Ⅰ、Ⅴ和Ⅷ降解，并分解与凝血有关的纤维蛋白堆积物。本品对新鲜血栓疗效较好。

（3）抗血小板聚集

处方一　阿司匹林肠溶片　75～300mg po qd

处方二　硫酸氢氯吡格雷片　75mg po qd

（4）抗凝治疗

处方一　低分子肝素钠　5000U ih q12h

处方二　华法林钠　3～6mg po qd

（5）降纤药物

处方一　蚓激酶　20 万 U po bid

处方二　生理盐水注射液　250mL $\left.\right\}$ iv drip qd
纤溶酶注射液　100～200U

（6）脑保护治疗

处方一　生理盐水注射液　100mL $\left.\right\}$ iv drip qd
胞磷胆碱　0.5g

处方二　生理盐水注射液　100mL $\left.\right\}$ iv drip qd
脑蛋白水解物　60～90mg

处方三　　生理盐水注射液　250mL ｜ iv drip qd
　　　　　　依达拉奉　30mg

　　【说明】　胞磷胆碱为胞嘧啶核苷酸衍生物，使脑中磷脂类含量和核苷酸类含量增高、代谢及转换速度加快。本品慎用于癫痫、低血压、脑出血、脑水肿等患者。脑蛋白水解物是脑功能改善药，可以多种方式作用于中枢神经，并进一步保护神经细胞免受各种缺血和神经毒素的损害。可透过血脑屏障，进入神经细胞，促进蛋白质合成，增加脑组织的抗缺氧能力，从而改善脑能量代谢，改善记忆。偶可引起过敏反应、诱发癫痫发作、引起血尿素氮升高，还可见呕吐、腹泻、过敏性休克样反应。本品与胞磷胆碱钠、复方丹参、维生素 B_{12} 合用具有协同作用。依达拉奉能清除自由基，通过抑制脂质过氧化，从而抑制脑细胞、血管内皮细胞、神经细胞的氧化损伤。对脑梗死急性期患者，本药可抑制梗死周围局部脑血流量减少，使发病后脑中急剧减少的 N-乙酰门冬氨酸含量升高。不良反应可见血压升高、发热、脂质代谢紊乱、血清钾降低、血清钙降低。
　　（7）降颅压治疗
　　　　处方一　　20% 甘露醇　　125mL iv drip q6～8h
　　　　处方二　　10% 甘油果糖　250mL iv drip q8～12h
　　　　处方三　　呋塞米注射液　20mg iv q6～8h
　　【说明】　大面积脑梗死时有明显的颅内压升高，应进行脱水降颅内压治疗。脑水肿发生在脑梗死最初的 24～48h 内，水肿高峰期为发病后 3～5 天，甘露醇是最常使用的脱水药，其渗透压约为血浆的 4 倍，用药后血浆渗透压明显增高，使脑组织的水分迅速进入血液中，经肾脏排出，大约 8g 甘露醇带出 100mL 水分，可以快速降低颅内压，一般用药后 10min 开始利尿，2～3h 作用达高峰，维持 4～6h，有反跳现象。可用 20% 甘露醇 125～250mL 快速静脉滴注，6～8h 1 次。一般情况应用 5～7 天为宜。颅内压增高明显或有脑疝形成时，可加大剂量，快速静推，使用时间也可延长；呋塞米与甘露醇交替使用可减轻二者的不良反应，但不能用在长期治疗中，并应监测电解质。甘油果糖是高渗脱水药，其渗透压约相当于血浆的 7 倍，起效时间较慢，约

435

30min，但持续时间较长，为 6～12h。脱水作用温和，一般无反跳现象，并可提供一定的热量，肾功能不全者也可考虑使用。应注意脱水药物使用量过大、持续时间过长，易出现严重不良反应，如肾损害、水电解质紊乱。呋塞米为强效髓袢利尿药，能增加水电解质的排泄。主要通过抑制肾小管髓袢对 NaCl 的主动重吸收，使管腔液 Na^+、Cl^- 浓度升高，而髓质间液 Na^+、Cl^- 浓度降低，从而渗透压梯度差降低，肾小管浓缩功能下降，导致水、Na^+、Cl^- 排泄增多。由于 Na^+ 重吸收减少，远端小管 Na^+ 浓度升高，促进 Na^+-K^+、Na^+-H^+ 交换增加，K^+-H^+ 排出增多。本品常见不良反应为水电解质紊乱、直立性低血压、休克、食欲减退、恶心、呕吐等。

（8）中药治疗

处方一　生理盐水注射液　250mL
　　　　血栓通注射液　0.5g ｝iv drip qd

处方二　生理盐水注射液　250mL
　　　　丹红注射液　20mL ｝iv drip qd

处方三　生理盐水注射液　250mL
　　　　舒血宁注射液　20mL ｝iv drip qd

【说明】　中医中药在辨证论治指导下施治于缺血性卒中患者，对于治疗患者中枢性高热、便秘、应激性溃疡等有确切疗效。治疗原则主要是活血化瘀、通经活络。血栓通注射液是三七制剂，丹红注射液是丹参、红花复合制剂，舒血宁是银杏制剂。

（9）介入治疗　颈动脉内膜切除术对颈动脉狭窄超过 70% 的患者治疗有效。介入性治疗包括颅内外血管经皮腔内血管成形术及血管内支架置入等，其与溶栓治疗的结合已经越来越受到重视。

（10）绿色通道和卒中单元（SU）　脑卒中绿色通道包括医院 24h 内均能进行头部 CT、MRI 检查，与凝血化验有关的检查可在 30min 内完成并回报结果及诊疗费用的保证等，尽量为急性期溶栓、神经保护治疗赢得时间。卒中单元是一种脑血管病的管理模式，指在卒中病房内，由神经专科医生、物理治疗师、语言康复师、心理治疗师及专业护理人员等组成，对患者进行药物治疗、肢体康复、语言训练、心理康复和健康教育等全面治疗。

2. 手术及血管内介入治疗

① 根据患者脑血管造影后的具体情况选择手术方式，如颈动脉内膜切除术、颅内外动脉吻合术对急性脑梗死患者有一定的疗效。开颅减压术对大面积脑梗死和小脑梗死者出现脑疝时的抢救有一定价值。

② 对无症状性颈动脉狭窄患者一般不推荐手术治疗或血管内介入治疗，首选阿司匹林等抗血小板药和他汀类药物治疗。中重度血管狭窄＞70％者，可行血管内介入治疗，也可采用 DSA 监视下介入动脉溶栓，这是根除病因、防止复发的有效方法，其与溶栓治疗的结合已经越来越受到重视。

3. 恢复期治疗

(1) 康复治疗　应尽早进行康复治疗。只要患者意识清楚，生命体征平稳，病情不再进展，48h 后即可进行。康复的目标是减轻脑卒中引起的功能缺损，提高患者的生活质量。

(2) 脑血管病的二级预防　积极处理各项可进行干预的脑卒中危险因素，应用抗血小板聚集药物可降低脑卒中复发的危险性。

第三节　脑出血

脑出血（ICH）是指原发性非外伤性脑实质内出血，也称自发性脑出血。本病发病率为 60～80 人/(10 万·年)，占急性脑血管病的 20％～30％。急性期病死率为 30％～40％，是急性脑血管病中死亡率最高的。脑出血中，大脑半球出血约占 80％，脑干和小脑出血约占 20％。

一、问诊要点

① 详细询问起病时的情况，是否为活动或情绪激动时突然发病；有无用力、激动紧张、不规律服用抗高血压药物、天气变化等诱发因素。

② 有无头痛、恶心、呕吐、肢体瘫痪、意识障碍和大小便失禁等典型症状，发病后症状在数分钟至数小时内达到高峰。

③ 询问以往有无高血压史，治疗用药及效果如何，发病时血

压水平如何。

④ 询问有无脑动静脉畸形、血液病（包括白血病、血小板减少性紫癜、血友病、镰状细胞贫血）、梗死后出血、脑淀粉样血管病、烟雾病、脑动脉炎、抗凝或溶栓治疗、原发性或转移性脑肿瘤破坏血管等。

⑤ 询问有无中毒（包括 CO 中毒、酒精中毒、镇静催眠药中毒等）情况和某些系统性疾病（糖尿病、肝硬化、尿毒症等）病史。

二、体格检查

（1）神经系统查体　注意意识状态、瞳孔反应、语言以及肢体活动、感觉及生理、病理反射等情况。可进行神经功能缺损评分，见表 9-2。

表 9-2　Glasgow Coma Scale（GCS）

项目	评分					
	6	5	4	3	2	1
睁眼（E）			自己睁眼	呼叫时睁眼	疼痛刺激时睁眼	任何刺激不睁眼
言语反应（V）		正常	有错语	词不达意	不能理解	无语言
非偏瘫侧运动反应（M）	正常（服从命令）	疼痛时能拨开医生的手	疼痛时逃避反应	疼痛时呈屈曲状态	疼痛时呈伸展状态	无运动

注：评定时间 2min。≥13 分为轻度损伤，9～12 分为中度损伤，≤8 分为严重损伤。

（2）常规检查　血压、心率、心律、体温等。

三、辅助检查或实验室检查

（1）头颅 CT　是确诊脑出血的首选检查方法。早期血肿在 CT 上表现为圆形或椭圆形的高密度影，边界清楚。CT 可准确显示出血的部位、大小、脑水肿情况及是否破入脑室等，有助于指导治疗和判断预后。

（2）头颅磁共振　对于幕上出血的诊断价值不如 CT，对幕下出血的检出率优于 CT。MRI 的表现主要取决于血肿所含血红蛋白量的变化，MRI 更易发现脑血管畸形、肿瘤及血管瘤等病变。

（3）脑血管造影　MRA、CTA、DSA 等可显示脑血管的位置、形态及分布等，并易于发现脑动脉瘤、脑血管畸形及烟雾病等脑出血病因。

（4）脑脊液检查　无条件进行头颅 CT 等影像学检查时，对病情不十分严重，无明显颅内压增高的患者可进行腰穿。脑出血时脑脊液压力常增高，呈均匀血性。但是，如病情危重，有脑疝形成或小脑出血时，应禁忌行腰穿检查。

（5）进行血常规、尿常规、血凝试验、血糖、血脂、电解质及心电图等，有助于了解患者全身状况。

四、诊断和鉴别诊断

1. 诊断要点

① 常于体力活动或情绪激动时发病。

② 发作时常有反复呕吐、头痛和血压升高。

③ 病情进展迅速，常出现意识障碍、偏瘫和其他神经系统局灶症状。

④ 多有高血压病史。

⑤ CT 表现为高密度影。

⑥ 腰穿脑脊液多含血和压力增高（其中 20% 左右可不含血）。

2. 各部位出血的临床诊断要点

（1）壳核出血　是最常见的脑出血，占 50%～60%，出血经常波及内囊。主要诊断要点为：对侧肢体偏瘫，优势半球出血常出现失语；对侧肢体感觉障碍，主要是痛觉、温觉减退；对侧偏盲；凝视麻痹，呈双眼持续性向出血侧凝视；尚可出现失用、体像障碍、记忆力和计算力障碍、意识障碍等。

（2）丘脑出血　约占 20%。主要诊断要点为：丘脑性感觉障碍，对侧半身深、浅感觉减退，感觉过敏或自发性疼痛；运动障碍，出血侵及内囊可出现对侧肢体瘫痪，多为下肢重于上肢；丘脑性失语，言语缓慢而不清、重复言语、发音困难、复述差，朗读正常；丘脑性痴呆，记忆力减退、计算力下降、情感障碍、人格改变；眼球运动障碍，眼球向上注视麻痹，常向内下方凝视。

（3）脑干出血　约占 10%，绝大多数为脑桥出血，偶见中脑出血，延髓出血极为罕见。

① 中脑出血：突然出现复视、眼睑下垂；一侧或两侧瞳孔扩大、眼球不同轴、水平或垂直眼震、同侧肢体共济失调，也可表现 Weber 综合征或 Benedikt 综合征；严重者很快出现意识障碍、去大脑强直。

② 脑桥出血：突然头痛、呕吐、眩晕、复视、眼球不同轴、交叉性瘫痪或偏瘫、四肢瘫等。出血量较大时，患者很快进入意识障碍、针尖样瞳孔、去大脑强直、呼吸障碍，多迅速死亡，并可伴有高热、大汗、应激性溃疡等；出血量较少时可表现为一些典型的综合征，如 Foville、Millard-Gubler 和闭锁综合征等。

③ 延髓出血：突然意识障碍，血压下降，呼吸节律不规则，心律失常，继而死亡；轻者可表现为不典型的 Wallenberg 综合征。

（4）小脑出血　约占 10%。主要诊断要点为：突发眩晕、呕吐、后头部疼痛，无偏瘫；眼震、站立和步态不稳、肢体共济失调、肌张力降低及颈项强直；头颅 CT 示小脑半球或蚓部高密度影及第四脑室、脑干受压。

（5）脑叶出血　占 5%~10%。

① 额叶出血：前额痛、呕吐、痫性发作较多见；对侧偏瘫、精神障碍；优势半球出血时可出现运动性失语。

② 顶叶出血：偏瘫较轻，偏侧感觉障碍显著；对侧下象限盲；优势半球出血时可出现混合性失语。

③ 颞叶出血：表现为对侧中枢性面舌瘫及上肢为主的瘫痪；对侧上象限盲；优势半球出血时可出现感觉性失语或混合性失语；可有颞叶癫痫、幻嗅、幻视。

④ 枕叶出血：对侧同向性偏盲，并有黄斑回避现象，可有一过性黑矇和视物变形；多无肢体瘫痪。

（6）脑室出血　占 3%~5%。主要诊断要点为：突然头痛、呕吐，迅速进入昏迷或昏迷逐渐加深；双侧瞳孔缩小，四肢肌张力增高，病理反射阳性，早期出现去大脑强直，脑膜刺激征阳性；常出现丘脑下部受损的症状及体征，如上消化道出血、中枢性高热、大汗、应激性溃疡、急性肺水肿、血糖增高、尿崩症等；脑脊液压力增高，呈血性；轻者仅表现头痛、呕吐、脑膜刺激征阳性，无局限性神经体征。临床上易误诊为蛛网膜下腔出血，需通过头颅 CT 扫描来确定诊断。

3. 血量的估算

临床可采用简便易行的多田氏公式，根据 CT 影像估算出血量。方法如下。

$$出血量 = 0.5 \times 最大面积长轴(cm) \times 最大面积$$
$$短轴(cm) \times 层面数$$

4. 鉴别诊断

（1）与其他脑血管病鉴别　如脑梗死、蛛网膜下腔出血，根据发病过程、症状、体征及影像学检查确诊。脑梗死的原因是由于脑组织缺血造成，常见病因是脑动脉粥样硬化，起病一般较缓，出现轻度的意识障碍，血压稍有升高，可见 CT 出现脑内低密度病灶。老年人脑叶出血若无高血压及其他原因，多为淀粉样脑血管病变所致；动脉瘤、动静脉畸形等引起者，头颅 CT、MRI、MRA 及 DSA 检查常有相应发现。

（2）颅内占位病变、颅脑外伤、脑膜炎等疾病　根据发病急缓程度、外伤史、发烧等其他临床表现以及 CT、MRI、脑脊液等检查做出诊断。脑内原发性肿瘤可出现脑出血相类似的症状，常表现在慢性病程中出现急性加重，如头痛、呕吐及肢体症状等，增强的影像学检查可有助于诊断。

（3）其他原因　昏迷患者应与一氧化碳中毒、肝昏迷、尿毒症、低血糖等引起的意识障碍相鉴别。主要详细询问病史、体征以及 CT、脑脊液等检查。血液系统疾病如白血病、血小板减少性紫癜、再生障碍性贫血等，可以出现颅内出血，当怀疑有这些原因的时候需要仔细检查，排除其他原因引起的类似症状。

五、治疗

1. 急性期治疗

（1）一般治疗　安静休息，一般应卧床休息 2～4 周。进行体温、血压、呼吸和心电监护，注意维持水、电解质平衡，加强营养。保持呼吸道通畅，昏迷患者应将头歪向一侧，以利于口腔、气道分泌物及呕吐物流出，并可防止舌根后坠阻塞气道，随时吸出口腔分泌物和呕吐物，必要时行气管切开。昏迷或有吞咽困难者在发病后2～3天应鼻饲饮食。过度烦躁者可适量应用镇静药，便秘患者可选用缓泻剂。留置导尿患者应进行膀胱冲洗。加强皮肤护理，定期翻身，预防压疮。

（2）降低颅内压

处方一　20%甘露醇　125mL iv drip q4～6h

处方二　10%甘油果糖　250mL iv drip q8～12h

处方三　呋塞米注射液　20mg iv q6～8h

处方四　10%人血白蛋白　50mL iv drip qd

【说明】　脑出血水肿高峰期为发病后的3～5天，应用上述药物其主要目的是减轻脑水肿，降低颅内压，防止脑疝形成。可用20%甘露醇125～250mL快速静脉滴注，每4～6h 1次，颅内压增高明显或有脑疝形成时，可加大剂量，快速静推，使用时间也可延长。甘油果糖是高渗脱水药，其渗透压约相当于血浆的7倍，约30min起效，持续6～12h。脱水作用温和，一般无反跳现象，并可提供热量，适用于肾功能不全者。应注意脱水药物使用量过大、持续时间过长，易出现严重不良反应，如肾损害、水电解质紊乱。皮质类固醇因其副作用大，不建议使用。呋塞米为强效髓袢利尿药，本品常见不良反应为水电解质紊乱、直立性低血压、休克、食欲减退、恶心、呕吐等。呋塞米与甘露醇交替使用可减轻二者的不良反应。但不能用在长期治疗中，并应监测电解质。白蛋白分子量较高，透过血管内膜的速度较慢，因此使白蛋白的胶体渗透压与毛细血管的静水压相抗衡，以此来维持正常与恒定的血浆容量。在血液循环中，1g白蛋白可增加18mL水分，故每5g白蛋白增加循环内水分的能力约相当于100mL血浆或200mL全血的功能。本品使用中需注意滴速不宜过快，防止因过快的增加血容量会导致急性循环负荷增加或导致肺水肿。

（3）调控血压

处方一　缬沙坦胶囊　80mg po qd

处方二　硝苯地平缓释片　10mg po bid

【说明】　应在脱水、降颅压治疗的基础上，根据血压水平进

442

行调控。若收缩压≥200mmHg和（或）舒张压≥110mmHg，应降压治疗，若收缩压＜180mmHg和（或）舒张压＜105mmHg，不必使用抗高血压药。使血压维持在略高于发病前水平，并且降压幅度不宜过大，防止因血压下降过快而造成脑的低灌注，加重脑损害，并应避免使用强抗高血压药，如利血平等。血压过低患者应使用升压药，以保持脑灌注压。缬沙坦胶囊常见不良反应有头痛、头晕、水肿、无力等。硝苯地平缓释片常见不良反应有面部潮红、心悸、踝部水肿等。

（4）亚低温治疗　是辅助治疗脑出血的一种方法，能够减轻脑水肿，减少自由基产生，促进神经功能缺损恢复，改善患者预后，且无不良反应，安全有效。局部亚低温治疗实施越早，效果越好，建议在脑出血发病6h内给予低温治疗，治疗时间应至少持续48～72h。

（5）并发症防治

处方一　雷尼替丁　150mg po qd～bid

处方二　奥美拉唑　20～40mg po 或 iv qd

处方三　氢氧化铝凝胶　10～15mL po qid

处方四　去甲肾上腺素　4～8mg 加冷盐水 80～100mL po qid

处方五　地西泮　10～20mg 或苯妥英钠　15～20mg/kg po

【说明】　合并意识障碍的老年患者易并发肺部感染，或因尿潴留或导尿等易合并尿路感染，可给予预防性抗生素治疗，可根据经验或痰培养、尿培养及药物敏感试验结果选用抗生素。消化道出血预防可用 H_2 受体拮抗药，如西咪替丁、雷尼替丁、奥美拉唑；并可用氢氧化铝凝胶口服；一旦出血应按上消化道出血的常规进行治疗，可应用止血药，如去甲肾上腺素加冷盐水中口服、云南白药口服；若内科保守治疗无效可在内镜直视下止血；应防止呕血引起窒息，同时应补液或输血以维持血容量。痫性发作以全面性发作为主，频繁发作者可静脉缓慢推注地西泮或苯妥英钠控制发作，不需长期治疗；中枢性高热宜先行物理降温，效果不佳者可用多巴胺能受体激动药如溴隐亭，也可用硝苯呋海因等；下肢深静脉血栓形成表现肢体进行性水肿及变硬，勤翻身、被动活动或抬高瘫痪肢体可预防。一旦发生，应进行肢体静脉血流图检查，并给予肝素静脉滴注或低分子肝素皮下注射。

2. 外科治疗

脑出血的外科治疗对挽救重症患者的生命及促进神经功能恢复有益。应根据出血部位、病因、出血量及患者年龄、意识状态、全身状况决定。手术宜在超早期（发病后 6～24h）进行。

（1）手术适应证　如下列患者无心、肝、肾等重要脏器的明显功能障碍，可考虑手术治疗：①脑出血患者逐渐出现颅内压增高伴脑干受压的体征，如心率徐缓、血压升高、呼吸节律变慢、意识水平下降，或有动眼神经瘫；②小脑半球出血的血肿＞15mL、蚓部血肿＞6mL，血肿破入第四脑室或脑池受压消失，出现脑干受压症状或急性阻塞性脑积水征象者；③脑室出血致梗阻性脑积水；④年轻患者脑叶或壳核中至大量出血（40～50mL），或有明确的血管病灶（如动脉瘤、动静脉畸形和海绵状血管瘤）。脑桥出血一般不宜手术。

（2）常用的手术方法　①开颅血肿清除术；②钻孔扩大骨窗血肿清除术；③锥孔穿刺血肿吸除术；④立体定向血肿引流术；⑤脑室引流术：用于脑室出血。

（3）手术禁忌证　病前有心、肺、肾等严重全身系统疾病者，脑干出血，大脑深部出血以及淀粉样血管病导致脑叶出血不宜手术治疗。

3. 康复治疗

只要患者的生命体征平稳、病情稳定、停止进展，康复治疗宜尽早进行。早期康复治疗对恢复患者的神经功能，提高生活质量会大有裨益。并应针对患者可能发生的抑郁情绪，及时给予药物治疗和心理支持，如氟西汀 10～20mg 口服，每日 1 次。

第四节　蛛网膜下腔出血

蛛网膜下腔出血（SAH）是指脑底部或脑表面血管破裂后，血液流入蛛网膜下腔引起相应临床症状的一种脑卒中。蛛网膜下腔出血占所有脑卒中的 5%～10%，发病率为 6～20 人/（10 万·年）。可见于各年龄段，青壮年更常见，男女均可发病，女性多于男性。约 10％患者在接受治疗前死亡，30 天内病死率约为 25％或更高。再出血病死率约为 50％，2 周内再出血率为 20％～25％，6 个月后的年复发率为 2％～4％。动脉瘤性 SAH 较非动脉瘤性 SAH 预后差。

一、问诊要点

① 详细询问起病情况，是否为活动或情绪激动时突然发病。

② 询问有无剧烈头痛、呕吐、意识障碍、抽搐发作、精神症状等表现。

③ 询问既往有无动脉瘤、血管畸形、血管炎、血液病、颅内肿瘤、凝血障碍性疾病等病史，有无使用抗凝血药物史。

二、查体要点

（1）神经系统查体　脑膜刺激征阳性，表现有颈项强直，Kernig 征和 Brudzinski 征阳性；局灶性神经功能缺损的表现，如脑神经麻痹、偏瘫、偏身感觉障碍，甚至四肢瘫痪。

（2）眼底检查　15％可见玻璃体后片状出血，10％～20％可见视盘水肿。

三、辅助检查或实验室检查

（1）头颅 CT　是诊断 SAH 的首选方法，CT 对于 SAH 诊断的敏感性在 24h 内为 90％～95％，3 天为 80％，1 周为 50％。如位于颈内动脉段常是鞍上池不对称积血；大脑中动脉段多见外侧裂积血；前交通动脉段则是前间裂基底部积血；而出血在脚间池和环池，一般无动脉瘤。动态 CT 检查有助于了解出血的吸收情况、有无再出血、继发脑梗死、脑积水及其程度等。

（2）头颅 MRI　当病后 1～2 周，CT 不能提供 SAH 的证据时，MRI 可作为诊断 SAH 和了解破裂动脉瘤部位的一种重要方法。

（3）脑脊液（CSF）检查　通常 CT 检查已确诊者，腰穿不作为临床常规检查。若出血量少或者起病时间较长，CT 检查无阳性发现，但临床可疑下腔出血则需要进行腰穿检查 CSF。SAH 的特征性表现是，脑脊液呈均匀一致血性，压力增高。镜检可见大量红细胞及皱缩红细胞，约 1 周后破坏消失，脑脊液黄变，发病数小时后非炎症性白细胞出现；生化检查蛋白偏高，糖及氯化物正常。以上改变均为 3～4 周后恢复正常。

（4）脑血管影像学检查　①脑血管造影（DSA）：是诊断颅内动脉瘤最有价值的方法，可以清楚显示动脉瘤的位置、大小、与载瘤动脉的关系、有无血管痉挛等，以及血管畸形和烟雾病。条件具备、病情许可时应争取尽早行全脑 DSA 检查以确定出血原因和决定治疗方法、判断预后。造影时机宜避开脑血管痉挛和再出血的高峰期，一般以出血 3 天内或 3～4 周后进行为宜。②CT 血管成像（CTA）和 MR 血管成像（MRA）：主要用于动脉瘤患者的随访以及急性期不能耐受 DSA 检查的患者。

（5）颅超声多普勒（TCD）　是动态检测颅内主要动脉流速是及时发现脑血管痉挛（CVS）倾向和痉挛程度的方法。

（6）实验室检查　血常规、凝血功能、肝功能、免疫学检查、血生化检查等可能正常。

四、诊断和鉴别诊断

1. 诊断

SAH 的临床表现主要取决于出血量、积血部位、脑脊液循环受损程度等。

（1）诊断要点

① 起病形式：多在情绪激动或用力等情况下急骤发病。

② 主要症状：突然发生的剧烈头痛，持续不能缓解或进行性加重，恶心、呕吐，可有短暂的意识障碍及烦躁、谵妄等精神症状，少数出现癫痫发作。

③ 主要体征：脑膜刺激征明显，眼底可见玻璃体积血，少数可有局灶性神经功能缺损的征象，如轻偏瘫、失语、动眼神经麻痹等。

（2）临床分级

① 一般采用 Hunt 和 Hess 分级法对动脉瘤性 SAH 的临床状态进行分级及选择手术时机判断预后，见表 9-3。

②根据格拉斯哥昏迷评分（GSC）和有无运动障碍制定的世界神经外科联盟（WFNS）分级也广泛应用于临床，见表 9-4。

表 9-3　Hunt 和 Hess 分级法

分类	标准
0 级	未破裂动脉瘤
Ⅰ 级	无症状或轻微头痛
Ⅱ 级	中重度头痛、脑膜刺激征、脑神经麻痹
Ⅲ 级	嗜睡、意识混浊、轻度局灶神经体征
Ⅳ 级	昏迷、中或重度偏瘫、有早期去脑强直或自主神经功能紊乱
Ⅴ 级	深昏迷、去大脑强直、濒死状态

表 9-4　WFNS 分级法

分级	GCS 评分	有无运动障碍
Ⅰ 级	15	无
Ⅱ 级	14～13	无
Ⅲ 级	14～13	有局灶症状
Ⅳ 级	12～7	有或无
Ⅴ 级	6～3	有或无

2. 鉴别诊断

（1）其他急性脑血管病　发病多为有高血压病史的中老年人；有明显的脑实质神经损害局灶体征；头颅 CT 或 MRI 证实为脑实质梗死或出血。

（2）脑膜炎　可有头痛、呕吐、脑膜刺激征。多呈亚急性起病；有发热、血象白细胞及中性粒细胞明显增高的感染征象；脑脊液呈炎症性改变为主。

（3）脑外伤　有头部外伤史；腰穿时硬膜外血肿脑脊液多不含血或含少量血；硬膜下血肿脑脊液可含血较多；头颅 CT 可以证实。

（4）偏头痛　既往有类似症状反复发作史；无脑膜刺激征；腰穿正常。

五、治疗

治疗的目的是防止再出血、血管痉挛及脑积水等并发症，降低病死率和致残率。

1. 一般治疗及对症治疗

包括镇静、止痛、保持气道通畅、维持稳定的呼吸及循环系统功能、保持大便通畅、注意纠正水电解质紊乱等。常用脱水药有甘露醇、甘油果糖、呋塞米等，也可选用白蛋白等。

2. 降低颅内压、止痛

处方一　20%甘露醇注射液　125mL 2～4 次/日 快速 iv drip
　　　　必要时交替使用呋塞米　20～40mg iv qd 或 bid

处方二　甘油果糖　250mL iv drip qd 或 bid

【说明】　降低颅内压，减轻脑水肿。

处方三　尼莫地平　40mg po tid

处方四　尼莫地平　10mg ⎱ 缓慢 iv drip 7～14 天为 1 疗程
　　　　生理盐水　100mL ⎰

【说明】　可减少动脉瘤破裂后迟发性血管痉挛导致缺血合并症。

处方五　罗痛定片　60mg po tid

处方六　布洛芬片　0.6g po tid

【说明】　止痛。

3. 防止再出血

安静休息，绝对卧床休息 4～6 周，避免用力和情绪刺激。

（1）抗纤溶药物

处方一　生理盐水注射液　250mL ⎱ iv drip qd
　　　　6-氨基己酸　6～12g ⎰

处方二　生理盐水注射液　100mL ⎱ iv drip bid
　　　　氨甲苯酸　0.1～0.3g ⎰

【说明】　为防止动脉瘤周围的血块溶解引起再度出血，可用抗纤维蛋白溶解剂，以抑制纤维蛋白溶解原的形成。抗纤溶治疗可降低再出血的发生率，但同时也增加脑缺血性病变或脑梗死的可能性，一般与尼莫地平联合应用。6-氨基己酸抑制纤维蛋白的溶解，产生止血作用。常见不良反应为恶心、呕吐、腹泻、头晕、耳鸣、皮疹、瘙痒等。大剂量或长期给药后，可出现肌痛、软弱、疲劳、肌红蛋白尿等。氨甲苯酸止血作用较 6-氨基己酸强 4～5 倍，且排泄慢、毒性较低，不宜形成血栓。不良反应极少，长期应用未见血栓形成。

（2）调控血压

处方一　缬沙坦胶囊　80mg po qd

处方二　硝苯地平缓释片　10mg po bid

4. 外科手术

动脉瘤的消除是防止动脉瘤性 SAH 再出血的最好方法。可选择手术夹闭动脉瘤或介入栓塞动脉瘤。目前多主张早期手术。

5. 其他治疗

（1）腰穿放 CSF 或 CSF 置换术　早期使用此方法可能利于预防脑血管痉挛，减轻后遗症状，注意有诱发颅内感染、再出血、脑疝等危险。

（2）脑室穿刺 CSF 外引流术　CSF 外引流术适用于 SAH 后脑室积血扩张或形成铸型，出现急性脑积水经内科治疗后症状仍进行性加剧，有意识障碍者；或患者年老，心、肺、肾等内脏严重功能障碍，不能耐受开颅手术者。紧急脑室穿刺外引流术可以降低颅内压、改善脑脊液循环，减少梗阻性脑积水和脑血管痉挛的发生，可使 50%～80% 的患者临床症状改善，引流术后尽快夹闭动脉瘤。CSF 外引流术可与 CSF 置换术联合应用。

（3）CSF 分流术　慢性脑积水多数经内科治疗可逆转，如内科治疗无效或脑室 CSF 外引流效果不佳，CT 或 MRI 见脑室明显扩大者，要及时行脑室-心房或脑室-腹腔分流术，以防加重脑损害。

第五节　癫痫

癫痫（epilepsy）的共同机制就是大脑神经元高度同步化异常放电。概括性的临床特征包括发作性、短暂性、重复性和刻板性。因放电神经元部位及范围不一。发作表现为感觉、运动、意识、精神、行为、自主神经功能障碍或兼之。可单独或组合出现。而由特定症状和体征组成的特定癫痫现象称为癫痫综合征。我国每年新的癫痫患者 65 万～70 万，目前总患病者大于 600 万。

一、问诊要点

① 详细询问发病时缓急情况、持续时间、缓解方式等，是否有意识障碍，是否能自行复述发病的前后经历。

② 是否具有癫痫的共性特征：发作性、短暂性、重复性及刻

板性。

③ 询问是否有动脉粥样硬化、高血压、糖尿病、冠心病等病史。

④ 询问发病后诊疗经过或反复发作情况，包括脑电图检查、药物使用及疗效。

二、查体要点

① 神经系统查体注意有无局灶性神经系统阳性体征。

② 检查呼吸、心率、血压等。

三、辅助检查或实验室检查

（1）脑电图　EEG 有助于明确诊断及分型。由于癫痫类型及发作情况差异，并不能每次记录到异常，多次采集和采用过度换气、闪光等诱导方法可提高脑电图的阳性率及区分不同类型。正常人也可有痫样放电，EEG 不能为诊断唯一依据。使用动态脑电图和视频脑电图（video-EEG）可进一步提高检出率。后者还可以观察发作时情况。

（2）神经影像学检查　包括 CT、MRI、SPECT、PET。这些检查的目的包括：①查病因；②病变进程观察；③手术治疗时精确定位。国际抗癫痫联盟神经影像学委员会于 1997 年提出以下情况应做神经影像学检查：①提示为部分性发作；②在 1 岁以内或成人未能分型的发作或明显的全面性发作；③神经或神经心理证明有局限性损害；④一线抗癫痫药物无法控制发作；⑤抗癫痫药不能控制发作或发作类型有变化以及可能有进行性病变者。

四、诊断和鉴别诊断

1. 诊断

癫痫诊断需遵循三步原则。

（1）确定是否为癫痫　癫痫的两个特征是癫痫的临床发作症状和脑电图上的痫样放电，病史是诊断癫痫的主要依据。

① 发作是否具有癫痫发作的共性。

② 发作表现是否具有不同发作类型的特征，如全身强直-阵挛性发作的特征是意识丧失、全身抽搐，如仅有全身抽搐而无意识丧失则需考虑假性发作或低钙性抽搐，不支持癫痫的诊断；失

神发作的特征是突然发生、突然终止的意识丧失，一般不出现跌倒，如意识丧失时伴有跌倒，则晕厥的可能性比失神发作的可能性大；自动症的特征是伴有意识障碍的、看似有目的而实际无目的的异常行为，如发作后能复述发作的细节也不支持自动症的诊断。

③ 当患者的发作具有癫痫的共性和不同类型发作的特征时，需进行脑电图检查以寻找诊断的佐证，同时尚需除外其他非癫痫性发作性疾病。

（2）明确癫痫发作的类型或癫痫综合征　在肯定是癫痫后还需仔细区别癫痫发作的类型及明确是否为癫痫综合征。癫痫发作类型是一种由独特病理、生理机制和解剖基础所决定的发作性事件，不同类型的癫痫治疗方法亦不同，发作类型诊断错误，可能导致药物治疗的失败。如将失神发作诊断为自动症选用卡马西平治疗就可能加重病情。癫痫综合征则是由一组体征和症状组成的特定癫痫现象，它所涉及的不仅仅是发作类型，还包含着特殊的病因、病理、预后、转归，选择药物时也与其他癫痫不同，需仔细鉴别。

（3）确定癫痫的病因　如继发性癫痫，尚需确定癫痫的病因。为探讨脑部疾病的性质，可考虑进行头颅 CT、MRI、理化检验、同位素脑扫描或脑血管造影等检查。由于 MRI 或 CT 更敏感，因而高度怀疑是继发性癫痫者，尤其是有局灶性神经系统定位体征的难治性癫痫应该首先考虑进行 MRI 检查。

2. 鉴别诊断

临床上类似癫痫发作类疾病的列表如表 9-5，结合病史、症状、体征和检查结果大多可以相鉴别。一些主要疾病鉴别诊断如下。

表 9-5　临床上类似癫痫发作类疾病的列表

晕厥	短暂性脑缺血发作
血管迷走神经性晕厥	基底动脉型短暂性脑缺血发作
心律失常	睡眠障碍
瓣膜性心脏病	发作性睡病/猝倒症
心脏衰竭	良性睡眠肌阵挛
直立性低血压	运动障碍
心理障碍	抽搐

精神性发作	非癫痫性肌阵挛
过度换气	发作性舞蹈手足徐动症
恐慌发作	儿童出现的特别情况
代谢紊乱	屏气发作
酒精性黑矇	偏头痛伴发的反复发作的腹痛和周期性呕吐
震颤性谵妄	良性发作性眩晕
低血糖	窒息
低氧	夜惊
精神活性药物(例如致幻剂等)	梦游症
偏头痛	
意识混乱型偏头痛	
基底动脉型偏头痛	

(1) 晕厥(syncope) 全面性发作通常与晕厥难以鉴别,鉴别要点见表9-6。痫性发作通常有先兆、发绀、意识不清、运动症状持续>30s,发作后失定向可能,可有肌肉疼痛。晕厥多有明显的诱因,如久站、剧痛、见血、情绪激动和严寒等,胸腔内压力急剧增高,如咳嗽、哭泣、大笑、用力、憋气、排便和排尿等也可诱发。常有恶心、头晕、无力、震颤、腹部沉重感或眼前发黑等先兆。与痫性发作不同,晕厥后的强直-阵挛状态多发作于意识丧失10s以后,且持续时间短,强度较弱。晕厥引起的意识丧失极少超过15s。

(2) 心因性发作 类似行为发作,是心理郁闷的转换性反应,常见某些行为,如不断摇头、不对称大幅度的肢体晃动、不伴意识丧失的四肢抽动、扭动臀部等。通常比痫性发作时间长。病史不能明确诊断时,考虑视频EEG。对怀疑起源于颞叶的复杂部分性发作,在标准头皮电极外应用特殊电极(如蝶骨电极)可辨明起源。血清泌乳素水平测定有助于分清器质性和心因性发作。绝大多数全面强直-阵挛发作和复杂部分性发作均伴血清泌乳素增高(发作结束后30min内)。另外,两者可能同时并存。

(3) 发作性睡病(narcolepsy) 具备四联征:突然发作的不可抑制的睡眠、睡眠瘫痪、入睡前幻觉及猝倒征。比较容易鉴别。

表 9-6 全面强直阵挛发作与晕厥的鉴别要点

特点	病性发作	晕厥
促发因素	通常没有	情绪紧张、屏气、直立性低血压、心源性
预兆症状	无或先兆(如奇怪的气味)	疲劳、恶心、出汗、管状视野
发病时体位	不定	通常直立位
意识丧失	很迅速	数秒逐渐出现(除一些心律失常可快速导致外)
意识丧失持续时间	数分	数秒
强直或阵挛的持续时间	30~60s	不超过 15s
发作时面部表情	发绀、口吐白沫	苍白
发作后定向障碍和昏睡	数分钟到数小时	<5min
发作后肌肉疼痛	经常	有时候
舌咬伤	有时	少见
尿失禁	有时	有时
头痛	有时	少见

(4)短暂性脑缺血发作(TIA) TIA 多见于老年人，常有动脉硬化、冠心病、高血压、糖尿病等病史，一过性神经功能缺损症状，一般不超过 30min，脑电图无明显痫性放电。而癫痫见于任何年龄人群，抗癫痫药物有效，EEG 大部分有异常。

(5)低血糖症 胰岛 B 细胞瘤或长期服降糖药的 2 型糖尿病患者血糖极低时可有抽搐等类似痫性发作症状，病史及辅助检查有助于诊断。

五、治疗

癫痫治疗可参照下列程序进行，见图 9-1。

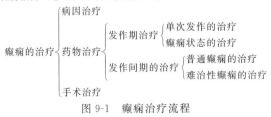

图 9-1 癫痫治疗流程

453

1. 病因治疗

有明确病因者应首先进行病因治疗，如颅内肿瘤，需用手术方法切除新生物；寄生虫感染，则需用抗寄生虫的方法进行治疗。

2. 药物治疗

(1) 癫痫发作间期的药物治疗　发作间期的药物治疗应遵循以下基本原则。

① 用药时机：39％癫痫患者有自发性缓解倾向，故并非每个癫痫患者都需用药。一般，半年内发作 2 次以上者，一经诊断明确，就应用药；首次发作或半年以上发作 1 次者，可在告知抗癫痫药物可能出现的副作用和不治疗的可能后果情况下，根据患者及家属的意愿，酌情选择用或者不用抗癫痫药。

② 选药方法：抗癫痫药物的选择依据癫痫发作和癫痫综合征的类型、副作用大小、药物来源、价格等来决定。其中最主要的依据是前两者。一般情况下，可参考表 9-7 选药。选药不当，不仅治疗无效，而且可能加重癫痫发作，见表 9-8。

表 9-7　按发作类型选药参考

发作类型	首选药	次选药
部分性发作和部分性继发全身性	卡马西平	苯妥英钠、苯巴比妥、丙戊酸
全身强直-阵挛性发作	丙戊酸	卡马西平、苯妥英钠
强直性发作	卡马西平	丙戊酸、苯巴比妥
阵挛性发作	丙戊酸	苯妥英钠、苯巴比妥、卡马西平
典型失神、肌阵挛发作	丙戊酸	拉莫三嗪、乙琥胺、氯硝西泮
非典型失神发作	乙琥胺或丙戊酸	氯硝西泮

表 9-8　已报道能增加痫性发作的抗癫痫药

抗癫痫药	增加的痫性发作类型
卡马西平、苯妥英钠、苯巴比妥、氨己烯酸、加巴喷丁	失神发作
卡马西平、氨己烯酸、加巴喷丁、拉莫三嗪	肌阵挛发作

抗癫痫药	增加的痫性发作类型
氨己烯酸	自动症
卡马西平	强直-失张力发作

常用抗癫痫药物如下。

处方一　卡马西平　成人 0.3～1.2g/d，儿童 10～30mg/kg
　　　　分 3 次服用

处方二　苯妥英钠　成人 0.3～0.6g/d，儿童 4～8mg/kg 分
　　　　3 次服用，成人可一次顿服

处方三　丙戊酸　成人 0.6～2.5g/d，儿童 16～60mg/kg 分
　　　　2～3 次服用

处方四　苯巴比妥　成人 30～250g/d，儿童 2～5mg/kg 分
　　　　2～3 次服用

处方五　乙琥胺　成人从 500mg/d、儿童从 250mg/d 开始
　　　　分 3 次服用

【说明】　卡马西平是三环化合物，适用于强直-阵挛性发作、部分性癫痫，在治疗范围内无镇静副作用，可每日 2 次给药，致畸作用较小，价格相对便宜，但是治疗谱狭窄，易出现神经毒性，有微粒体酶诱导作用，无胃肠道外给药形式，可引起某些发作加重，并有潜在的认知毒性。苯妥英钠是以酸和钠盐的形式使用，内有乙内酰脲环，适用于强直-阵挛发作、部分性发作和癫痫状态，在治疗范围内无镇静副作用，半衰期长，可日给药 1次，有胃肠道外给药剂型，价格相对便宜，易出现神经毒性，治疗谱狭窄，易出现结缔组织异常，影响患者美观，偶有胃肠道反应，有微粒体酶诱导作用。丙戊酸适用于原发性全身性发作、强直-阵挛性发作、失神发作、肌阵挛、失张力发作、部分性发作，是广谱抗癫痫药，少有过敏反应，能胃肠外给药，但是有体重增加、慢性认知、记忆、行为改变等副作用，并有可能出现严重的肝毒作用，特异性毒副作用相对常见，有慢性组织毒性，有致畸作用。苯巴比妥是巴比妥酸类，适用于强直阵挛性、部分性发作、新生儿癫痫以及高热惊厥。有镇静副作用，偶引起结缔组

织损伤，有戒断反应，微粒体酶诱导剂，有致畸作用。乙琥胺含环状结构的琥珀酸亚胺，适用于失神发作，耐受性好，药物相互作用小，无已知致畸作用，治疗谱狭窄，偶有胃肠道反应。以上药物宜饭后服用以减轻胃肠道反应。并且用药前需查肝肾功能、血尿常规，用药期间需定期复查血尿常规、肝肾功能。苯妥英钠可引起恶心、呕吐、厌食、齿龈和毛发增生、体重减少，如出现严重的皮疹或肝肾功能、血液系统损伤，则需停药，换其他药物进行治疗。

③ 药物剂量调整：从小剂量开始，逐渐增加，达到既能有效控制发作，又没有明显副作用时为止。如不能达此目的，宁可满足部分控制，也不要出现副作用。

④ 单用或联合用药：单一用药治疗是应遵守的基本原则，如治疗无效，可换用另一种单药，但换药期间应有 5～7 天的过渡期。多数情况下联合用药并不能提高临床疗效，还可增加药物副作用和加重患者的经济负担，一旦出现副作用，也影响医生对副作用来源的判断，不利于进一步的治疗。

⑤ 终止治疗的时机：一般说来，全身强直-阵挛性发作、强直性发作、阵挛性发作完全控制 4～5 年后，失神发作停止半年后可考虑停药。但停药前应有一个缓慢减量的过程，一般不少于 1～1.5 年。自动症患者可能需要长期服药。

（2）难治性癫痫的治疗　用上述方法可使 80％以上患者的发展得到有效控制，有相当部分患者停药后可终生不再发病，但仍有大约 20％的患者用上述方法治疗无效，称为难治性癫痫。难治性癫痫往往有多种不同的病因和发作类型，其最突出的特征是对一线抗癫痫药物耐药，因而用传统的治疗方法难以奏效，对这种癫痫的治疗应更多的选用多种药物的联合应用或使用新的抗癫痫药物，如仍无效则考虑外科手术治疗，部分患者可考虑药物辅助治疗、物理疗法等，同时积极处理癫痫患者可能出现的并发症和药物副作用。难治性癫痫的多药联合治疗具体选用见表 9-9。

（3）发作期的治疗　癫痫发作有自限性，多数单次发作患者不需特殊处理。癫痫持续状态治疗需要保持生命体征稳定、心肺功能支持、终止癫痫持续状态、减少发作对脑部神经元的损害，寻

表 9-9　常用抗癫痫药物的联合应用

发作类型	老药	新药	新药
部分性发作或 全面性发作	CBZ/PHT+VPA	CBZ/PHT+GVG	GVG+LTG
	CBZ/PHT+PB	CBZ/PHT+GBP	GVG+GBP
	CBZ/PHT+PRM	CBZ/PHT+FBM	GBP+LTG
失神发作或少 年肌阵挛性发作	ESM+VPA		
	VPA+PRM		

　　注：CBZ—卡马西平，PHT—苯妥英钠，VPA—丙戊酸，PRM—扑米酮，PB—苯巴比妥，GVG—氨己烯酸，GBP—卡马喷丁，FBM—非氨酯，LTG—拉莫三嗪，ESM—乙琥胺。

找并尽可能根除病因及诱因，处理并发症。

　　① 强直-阵挛性癫痫状态、强制性癫痫状态

　　处方一　地西泮注射液　10～20mg iv，

　　　　　　后 5%葡萄糖注射液　500mL ｜
　　　　　　地西泮注射液　60～100mg ｜ iv drip（缓慢）

　　处方二　地西泮注射液 10～20mg iv

　　　　　　后 生理盐水注射液　500mL ｜
　　　　　　苯妥英钠　0.3～0.6g ｜ iv drip（缓慢）

　　处方三　10%水合氯醛　20～30mL 加等量植物油 保留灌肠
　　　　　　q8～12h

　　处方四　副醛 8～10mL　加植物油稀释后 保留灌肠

　　【说明】地西泮可增强神经细胞突触前抑制皮质，抑制背侧丘脑和边缘系统的致痫灶引起的癫痫放电活动的扩散，但不能消除病灶的异常放电活动。可与其他抗癫痫药物合用，增强疗效。本品易透过血脑屏障和胎盘屏障。静脉注射起效时间为 1～3min，血药浓度达峰时间为 0.25h。不良反应为嗜睡、乏力、共济失调、震颤、思维迟缓、呼吸抑制等。苯妥英钠为长效巴比妥类药物，随着剂量增加，其中枢抑制作用的程度和范围逐渐加深和扩大，相继出现镇静、催眠、直至麻醉。本品通过抑制中枢神经系统单突触和多突触传递，同时增加运动皮质的电刺激阈值，从而提高了癫痫发作的阈值，抑制放电冲动从致痫灶向外扩散。对癫痫大发作、局限性发作及癫痫持续状态有效，但是对精神运动性发作

及小发作疗效差。

② 难治性癫痫持续状态：指持续的癫痫发作，对初期的一线药物地西泮、氯硝西泮、苯巴比妥、苯妥英钠等无效，连续 1h 以上者。

处方一　异戊巴比妥　0.25～0.5g iv

处方二　5%葡萄糖注射液　500mL ⎫
　　　　咪达唑仑　0.06～0.6mg/(kg·h) ⎭ iv drip

处方三　5%葡萄糖注射液　500mL ⎫
　　　　普鲁泊福　2～10mg/(kg·h) ⎭ iv drip

【说明】异戊巴比妥是治疗难治性癫痫持续状态的标准疗法，几乎都有效。但低血压、呼吸抑制、复苏延迟是其主要的副作用。咪达唑仑起效快，1～5min 出现药理学效应，5～15min 出现抗癫痫作用，使用方便，对血压和呼吸抑制作用比传统药物小。普鲁泊福是一种非巴比妥类的短效静脉用麻醉剂，能明显增强 GABA 能神经递质的释放，可在几秒钟内终止癫痫发作和脑电图上的痫性放电，平均起效时间为 2.6min。突然停药可使发作加重，逐渐减量则不出现癫痫发作的反跳。普鲁泊福的副作用包括诱导癫痫发作，但不常见，且在低于推荐剂量时出现，还可出现其他中枢神经系统的兴奋症状，如肌强直、角弓反张、舞蹈手足徐动症。

（4）手术治疗　对药物治疗无效的难治性癫痫，可考虑手术治疗。半球切除术、软脑膜下横断术、病灶切除术、胼胝体切开术都是目前常用的方法，可根据病情酌情选用。

第六节　病毒性脑膜炎

病毒性脑膜炎（viral meningitis）是指由各种病毒感染引起的脑膜急性炎症的一种感染性疾病。临床上以发热、头痛和脑膜刺激征为主要表现，是临床上最常见的无菌性脑膜炎。

一、问诊要点

① 详细询问有无病毒感染的全身症状，如发热、周身不适等；有无以脑膜刺激征为主的临床表现，如头痛、呕吐、项强

等。询问头痛及其部位、性质、程度、时间、诱发因素、缓解条件等，有无呕吐，是否为喷射状，呕吐物的颜色、量。

② 询问起病形式，是急性还是亚急性起病。

③ 询问既往有无感冒或腹泻史，有无接触过类似患者，居住地区及居住环境。

二、查体要点

神经系统查体，注意有无脑膜刺激征，有无其他阳性体征。

三、辅助检查或实验室检查

（1）常规检查　血常规、肝肾功能、头颅 CT 或 MRI、脑电图、心电图等。

（2）脑脊液检查　脑脊液压力轻至中度增高。淋巴细胞明显增多，白细胞一般在（10～1000）×10⁶/L，早期以多形核细胞为主，8～48h 后以淋巴细胞为主。蛋白含量轻度增高，糖和氯化物正常。病毒分离和组织培养是诊断本病唯一可靠的方法，但目前临床上尚难以广泛应用；PCR 检查脑脊液病毒具有稳定的高敏感性和特异性。

四、诊断和鉴别诊断

1. 诊断

病毒性脑膜炎的诊断依据主要为以下几点。

① 特征病毒感染症状。

② 急性或亚急性起病，可有发热。

③ 以脑膜刺激征为主的临床表现，如头痛、呕吐、项强等。

④ 脑脊液炎性改变，蛋白含量轻度增高，糖和氯化物含量正常。

⑤ 脑脊液检查：压力轻至中度增高，淋巴细胞明显增多，白细胞数一般在（100～1000）×10⁶/L，蛋白含量轻度增高，糖和氯化物含量正常，从脑脊液中分离出病毒。

2. 鉴别诊断

（1）结核性脑膜炎　缓慢起病，病程较长。脑脊液检查见外观浑浊，静置后有薄膜形成。细胞分类以白细胞增高明显，蛋白含量增高，而糖及氯化物含量明显降低。脑脊液涂片染色镜检或培养可检出结核杆菌。

（2）化脓性脑膜炎　病情较重，脑脊液检查见外观浑浊，白细胞数明显增高，分类以中性粒细胞为主。脑脊液涂片镜检或细菌培养可助诊断。

（3）隐球菌性脑膜炎　本病起病缓慢，病程迁延。脑脊液涂片墨汁染色可发现隐球菌。

五、治疗

1. 抗病毒治疗

处方　生理盐水注射液　100mL　} iv drip q12h 或 q8h
　　　阿昔洛韦　500mg

【说明】　本品是治疗本病的首选药物，可透过血脑屏障，毒性较低，当临床提示病毒性脑膜炎而不能排除病毒性脑膜炎时，即应给予阿昔洛韦治疗，而不应等待病毒学结果而延误用药。一般连用 10～21 天。常见不良反应有贫血、血小板减少性紫癜、头痛、恶心、呕吐等。

2. 对症支持治疗

高热者，可进行物理降温，也可肌注复方氨基比林或柴胡注射液降温。头痛严重者可用止痛药，如罗通定、布洛芬等，如提示颅内压偏高者，可适当应用甘露醇。癫痫发作则首选卡马西平或苯妥英钠治疗。

第七节　急性脊髓炎

急性脊髓炎是指各种感染后变态反应引起的急性发展的脊髓非特异性、横断性炎症性损害，是临床上最常见的一种脊髓炎。其临床表现包括三个方面：在受损平面以下运动功能受累，即肢体瘫痪；感觉功能受累，深、浅感觉缺失；自主神经功能受累。

一、问诊要点

① 询问病前的 1～2 周内多有上呼吸道感染、消化道感染史。也可有受寒、劳累、外伤、预防接种史。

② 是否急性的感觉、运动障碍，是否尿潴留、尿失禁等。

二、查体要点

（1）运动障碍　为病变平面以下的肢体瘫痪，早期是肌张力低、腱反射消失、锥体束征阴性、腹壁及提睾反射均消失，即所谓"脊髓休克"现象。2～3周后脊髓休克开始恢复，肢体肌力有所恢复，肌张力增高，腱反射亢进，出现病理征。

（2）感觉障碍　急性期在病变水平以下的深、浅感觉基本消失，感觉障碍的恢复可有两种形式，一是感觉平面下降，二是部分感觉恢复，多数首先恢复的为关节位置觉。但感觉恢复比运动恢复更困难。

（3）自主神经功能障碍　主要为膀胱、直肠括约肌功能的障碍，休克期多出现尿便潴留、无充盈感觉；进入恢复期可出现尿失禁、尿频、尿急或自主节律性膀胱。部分患者除了病变平面以下皮肤少汗或无汗外，还可有皮肤水肿、干燥脱屑、指甲松脆等。

三、辅助检查和实验室检查

（1）急性期外周血白细胞正常或轻度增高。

（2）脑脊液检查　一般 CSF 压力正常，压颈试验通畅，个别病例脊髓水肿严重可有不完全梗阻，2～3周后出现；外观无色透明，白细胞数正常或增高 $[(10～100)×10^9/L]$，淋巴细胞为主；蛋白含量正常或轻度增高（0.5～1.2g/L），糖、氯化物正常。

（3）电生理检查　下肢体感诱发电位（SEP）可见波幅明显减低；运动诱发电位（MEP）异常，可作为判断疗效及预后的指标；肌电图呈失神经改变。

（4）影像学检查　脊柱 X 线平片可正常；CT 可除外继发性脊髓病，对脊髓炎本身诊断意义不大；MRI 是早期能够显示急性脊髓炎的影像学检查手段。脊髓 MRI 典型改变是病变部脊髓增粗，病变节段内斑点状或片状长 T1 长 T2 信号，常为多发，或有融合，强度不均；恢复期可恢复正常。但也有脊髓 MRI 始终无异常者。

四、诊断和鉴别诊断

1. 诊断标准

① 发病前 1～2 周有腹泻、上呼吸道感染或疫苗接种史。

② 急性起病、迅速出现的脊髓横贯性损害症状。

③ 结合脑脊液检查符合急性脊髓炎的改变。

④ CT、MRI 检查可以除外其他脊髓病。

2. 鉴别诊断

（1）急性硬脊膜外脓肿　亦可出现急性脊髓横贯性损害，但病前常有身体其他部位化脓性感染灶，病原菌经血行或邻近组织蔓延至硬膜外形成脓肿。原发感染数日或数周后突然起病，出现头痛、发热、全身无力等感染中毒症状，常伴有根痛、脊柱叩痛和脊膜刺激症状。外周血及脑脊液白细胞增高，CSF 蛋白含量明显增加，脊髓腔梗阻，CT、MRI 可帮助诊断。

（2）脊柱结核及转移性肿瘤　均可引起病变椎体骨质破坏、塌陷，压迫脊髓出现急性横贯性损害。病变脊柱棘突常有明显突起或后凸成角畸形，脊柱结核常有低热、纳差、消瘦、精神萎靡、乏力等全身中毒症状及其他结核病灶，脊柱 X 线可见椎体破坏、椎间隙变窄及椎旁寒性脓肿阴影等典型改变。转移性肿瘤以老年人多见，X 线可见椎体破坏，能找到原发灶可确诊。

（3）脊髓出血　多由外伤或脊髓血管畸形引起。起病急骤，迅速出现剧烈背痛、截瘫和括约肌功能障碍。CSF 为血性，脊髓 CT 可见出血部位高密度影，脊髓 DSA 可发现脊髓血管畸形。

五、治疗

1. 一般治疗

有呼吸困难者加强气道管理，必要时气管切开或人工呼吸机辅助呼吸；吞咽困难者给予胃管留置，加强营养；防治肺部、尿路、皮肤感染，加强按时翻身拍背、排痰和转换体位，瘫痪肢体及足应保持功能位，防止肢体痉挛及关节挛缩。康复治疗应早期进行。注意心理调适，积极配合。

2. 药物治疗

处方一　甲泼尼龙　500～1000mg iv drip qd

【说明】　急性期可采用大剂量连用 3～5 天；也可用地塞米松 10～20mg 静脉滴注，1 次/日，10 天左右为一疗程；使用上述两药之后，可改用泼尼松口服，40～60mg/d，随病情好转可于 1～2 月后逐步减量停用。用药期间注意激素副作用，给予补钾、补钙、保护胃黏膜等对症治疗。

处方二 免疫球蛋白 0.4g/(kg·d) iv drip qd

处方三 维生素 B_1 100mg im qd

处方四 维生素 B_{12} 500μg im qd

3. 其他药物治疗

包括使用抗生素预防和治疗泌尿道或呼吸道感染。血管扩张药如丹参、尼莫地平，神经营养药如 ATP、胞磷胆碱、细胞色素 C 亦可选用，可能对促进恢复有益。

第八节　帕金森病

帕金森病（PD）又称震颤麻痹，是一种中老年人常见的运动障碍疾病。本病起病缓慢，逐渐进展，多见于 50 岁以上，男性稍多于女性。65 岁以上的老年人群患病率为 2‰。生存期 5～20 年。目前尚无根本性治疗方法，若能得到及时诊断和正确治疗，多数患者发病数年内仍能继续工作或生活质量较好，仅少数迅速致残。

一、问诊要点

① 详细询问患者疾病发生、发展过程的症状变化或加重情况。

② 询问是否有震颤、肌强直、运动迟缓、姿势步态异常：询问震颤的部位、性质、时间、诱因和缓解情况；询问患者是否有运动障碍；询问患者平时的姿势、步态、平衡等。

③ 询问治疗经过，用药情况，疗效如何。

④ 询问既往有无类似病史，有无高血压、糖尿病、血脂异常等病史。

二、查体要点

神经系统查体注意检查震颤的性质、部位、持续时间、诱发与缓解因素，肌强直的性质，运动迟缓的性质，姿势步态异常情况，以及语速、声调等情况。

三、辅助检查

① 血、脑脊液常规化验均无异常，CT、MRI 检查无特征性改变，主要为临床鉴别诊断常用。

② 采用高效液相色谱（HPLC）可检测到脑脊液和尿中 HVA（高香草酸）含量降低。

③ 采用 DNA 印迹技术、PCR、DNA 序列分析等可能会发现基因突变。

④ 功能显像检测采用 PET 或 SPECT 与特定的放射性核素检测，可显示脑内多巴胺转运体功能降低、多巴胺递质合成减少等，对早期诊断、鉴别诊断及监测病情有一定价值，但非临床诊断必需和常用。

四、诊断和鉴别诊断

1. 诊断

① 中老年发病，缓慢进行性病程。

② 四项主征（静止性震颤、肌强直、运动迟缓、姿势步态异常）中至少具备两项，前两项至少具备其中之一，症状不对称。

③ 左旋多巴治疗有效。

④ 患者无眼肌麻痹、小脑体征、直立性低血压、锥体系损害和肌萎缩等。

2. 鉴别诊断

（1）继发性帕金森综合征　均有明确的病因。①药物性：酚噻嗪类、丁酰苯类、利血平、锂剂、甲氧氯普胺等用药史，当停用药物数周至数月后帕金森综合征的症状即可明显减轻或消失，可以鉴别。②中毒性：以 CO 和金属中毒较为多见，CO 中毒多有急性中毒史，清醒后多半在 2 周后逐渐出现弥散性脑损害症状，可有强直及震颤。金属中毒如锰中毒，多有长期接触金属史，在锥体束征出现前常有精神异常，如情绪不稳定、记忆力下降。③感染性：甲型脑炎病愈后数年可发生有持久而严重的帕金森综合征，1920 年前后在世界上曾有流行，目前已很少见。乙型脑炎痉挛期亦可出现本综合征，但症状均轻微，持续时间短。④外伤性：颅脑外伤的后遗症可以表现为帕金森综合征。⑤血管性：高血压、动脉硬化患者如在脑干、基底节发生梗死灶可出现类似本病症状，但血管病患者还有其他神经系体征，如锥体束征、假性球麻痹等症状，但震颤多不明显。

（2）伴发帕金森病表现的其他神经变性疾病　①多系统萎缩：病变累及基底节、脑桥、橄榄体、小脑和自主神经系统，临床上除具有帕金森病的椎体外系症状外，尚有小脑系统、椎体系统及自主神经系统损害的多种临床表现，而且大多数对左旋多巴反应不敏感。②进行性核上性麻痹：表现为步态姿势不稳、平衡障碍、易跌倒、构音障碍、核上性眼肌麻痹、运动迟缓和肌强直，但震颤不明显。常伴有额颞痴呆、假性球麻痹肌椎体束征，对左旋多巴治疗反应差。③皮质-基底节变性：除表现肌强直、运动迟缓、姿势不稳、肌阵挛外，尚可表现为皮质复合感觉消失、一侧肢体失用、失语和痴呆等皮质损害症状，左旋多巴治疗无效。

（3）其他　还需与原发性震颤、脑血管病、多巴反应性肌张力障碍、抑郁症等鉴别。

五、治疗

1. 药物治疗

（1）抗胆碱药

　处方一　苯海索（安坦）　1～2mg po tid

　处方二　丙环定（开马君）　2.5～5mg po tid

【说明】　本类药物适用于震颤突出且年龄较轻的患者，对运动迟缓效差。主要副作用有口干、唾液和汗液分泌减少、瞳孔扩大和调节功能不良、便秘和尿潴留等，也可发生幻觉、妄想、精神错乱等，停药或减少剂量即可消失。青光眼和前列腺增生症禁用。

（2）金刚烷胺

　处方　金刚烷胺　100mg po bid

【说明】　金刚烷胺可促进神经末梢释放多巴胺和减少多巴胺的再摄取，能改善帕金森病的震颤、肌强直和运动迟缓等症状，适用于轻症患者，可单独使用，但疗效维持不过数月。不良反应有不宁、失眠、头晕、头痛、恶心、下肢网状青斑、踝部水肿等。癫痫患者慎用。哺乳期妇女禁用。

（3）多巴胺替代疗法

　处方一　美多巴（多巴丝肼）　125mg po tid

　处方二　息宁　1/4 片 po tid

【说明】　多巴胺替代疗法可补充黑质纹状体内多巴胺的不足，是帕金森病最重要的治疗方法。由于多巴胺不能透过血脑屏障，采用替代疗法补充其前体左旋多巴，当左旋多巴进入脑内被多巴胺能神经元摄取后脱羧转化为多巴胺而发挥作用，左旋多巴治疗可改善帕金森病患者的所有临床症状。副作用主要有恶心、呕吐、腹部不适、肝功能变化、心律失常、直立性低血压、尿潴留、尿失禁、幻觉、妄想等。青光眼、前列腺增生症、精神分裂患者禁用。长年（5～12 年）服用左旋多巴患者，可见症状波动、运动障碍、精神障碍等并发症。

（4）多巴胺受体激动药

处方一　溴隐亭　2.5～5mg po tid

处方二　吡贝地尔控释片　50mg tid

【说明】　溴隐亭为多肽麦角类生物碱，能选择性激动多巴胺受体，大剂量时激活中枢神经系统新纹状体中突触后多巴胺 D_2 受体，同时降低多巴胺在体内的转换，因此用于治疗帕金森病。不良反应多见，连续用药后可减轻，约 3% 需终止用药。常见不良反应多发生于治疗开始阶段，持续用药后产生的不良反应则与药物的用量有关。常见症状性低血压、直立性低血压、恶心、唾液分泌减少等。

（5）单胺氧化酶 B 抑制药

处方一　司来吉兰　2.5～5mg po bid

处方二　雷沙吉兰　1mg qd 早晨服用

【说明】　司来吉林可阻止多巴胺降解，增加脑内多巴胺含量，与复方左旋多巴合用有协同作用，可减少 1/4 的左旋多巴的用量，能延缓"开关"现象的出现。副作用有疲倦、口干、恶心、失眠、多梦、幻觉等。

（6）儿茶酚-氧位-甲基转移酶抑制药

处方　恩他卡朋　100～200mg po tid

【说明】　本类药物通过抑制左旋多巴在外周代谢，维持左旋多巴血浆浓度的稳定，加速通过血脑屏障，增加脑内纹状体多巴胺的含量。单独使用无效，需与美多芭或息宁合用方可增加疗效，减少症状波动。副作用有运动障碍、恶心、呕吐、腹泻等。

2. 外科治疗

手术治疗适用于药物治疗无效、不能耐受药物或出现异动症的患者，并非对所有患者有效。手术治疗可改善症状，但术后仍需继续服药，故不能作为首选治疗方法。目前常用手术方法有苍白球毁损术、丘脑毁损术和脑深部电刺激术。

3. 康复治疗

对改善帕金森症状有一定作用，通过对患者进行语言、进食、走路及各种日常生活的训练和指导可改善患者生活质量。晚期卧床者应该加强护理，减少并发症的发生。康复治疗包括语音及语调锻炼，面部肌肉的锻炼，手部、四肢及躯干的锻炼，松弛呼吸肌的锻炼，步态平衡的锻炼及姿势恢复锻炼等。

第九节　偏头痛

偏头痛是一种反复发作的血管性头痛，呈一侧或两侧疼痛，常伴恶心和呕吐。少数典型者发作前有视觉、感觉和运动等先兆，$50\%\sim80\%$患者有阳性家族史。成人患病率为 $7.7\%\sim18.7\%$，常始于青春期，女性多见，女性为男性的 $2\sim3$ 倍。发作多在经前期或经期，更年期后逐渐减轻或消失，约 60% 生育期的女患者在妊娠期偏头痛发作停止，分娩后可复发。

一、问诊要点

① 详细询问发病时头痛性质、部位、发作次数、持续时间、缓急情况，活动是否受抑制及受抑制程度，有无先兆症状及先兆症状持续时间。

② 询问有无恶心、呕吐、出汗、畏光和畏声等症状。

③ 询问是否有阳性家族史以及是否有抑郁、紧张、焦虑或劳累等诱因。

④ 询问发病后诊疗经过或反复发作情况，包括影像学检查、药物使用及疗效。

二、查体要点

除体温、血压等生命体征外，着重检查头面部、颈部和神经系统。注意查看有无皮疹，有无颅周、颈部、副鼻窦压痛以及颞动脉、颞颌关节异常。对每个患者，特别是初诊患者，均应进行眼底检查明确有无视盘水肿并检查脑膜刺激征。通过意识、言语、脑神经、运动、感觉和反射检查，明确是否存在神经系统受损的体征。

三、辅助检查或实验室检查

（1）头颅 CT、MRI、MRA 检查　有助于排除其他可能导致头痛的疾病。

（2）超声检查　可进行颈动脉超声检查、经颅彩色多普勒超声。

（3）常规检查　血常规、血脂、血糖、血凝试验、心电图等。

四、诊断和鉴别诊断

1. 诊断

主要依据家族史、典型的临床特征以及通过辅助检查或实验室检查如头颅 CT、MRI、MRA 等排除其他疾病后做出诊断。1988 年国际头痛协会制定偏头痛诊断标准如下。

（1）无先兆的普通型偏头痛诊断标准

① 符合下述 2～4 项，发作至少 5 次以上。

② 如果不治疗，每次发作持续 4～72h。

③ 具有以下特征，至少 2 项：单侧性、搏动性、活动被强烈抑制，甚至不敢活动、活动后头痛。

④ 发作期间有下列之一：恶心和呕吐、畏光和畏声。

⑤ 无其他已知的类似疾病：病史和躯体的其他方面正常、无其他已知类似疾病。

（2）有先兆的典型偏头痛

① 符合下述 2 项，至少发作 2 次。

② 具有以下特征至少 3 项：有局限性脑皮质和（或）脑干功能障碍的一个或一个以上的先兆症状、至少有一个先兆症状、逐渐发展、持续 4min 以上，或相继发生的两个或两个以上的症状、先兆症状持续时间＜60min、先兆症状与头痛发作之间无间歇期。

③ 具有以下特征 1 项以上：病史和体格检查不提示有器质性

疾病证据、病史和体格检查提示有某种器质性疾病可能性但经相关实验室检查已排除、虽然有某种器质性疾病但偏头痛的初次发作与该疾病无密切关系。

2. 鉴别诊断

（1）枕神经痛　枕神经痛是枕大神经痛、枕小神经痛与耳大神经痛的总称，疼痛多为一侧性或两侧性。枕大神经的疼痛部位在后颈部与枕部，向头顶放射，在枕大神经出口处有压痛。枕小神经及耳大神经的疼痛部位也在后颈部，向耳前后放散。初期，头痛多呈阵发性，以后则变为慢性波动性头痛。疼痛多为跳痛、刺痛、胀痛、烧灼痛，亦可为刀割样痛或放射样痛。

（2）紧张性头痛　也称为肌紧张性头痛或精神性头痛。是功能性头痛中较为常见的一种。该病与偏头痛的鉴别要点是：①头痛部位，多为双侧性，在颈枕部或双颞部常见，亦可在额顶部及全头部，亦可局限于帽圈范围。②头痛性质，多为压迫、紧缩、钝痛，区别于偏头痛的搏动性痛或跳痛。③疼痛程度，轻中度疼痛，一般较偏头痛为轻，而偏头痛为中重度。④诱因，常以疲劳、紧张等心理因素有关。⑤疼痛持续时间，数小时或 1～2 天。⑥伴随症状，较少，偏头痛常伴恶心、呕吐、面色苍白等自主神经症状。

（3）丛集性头痛（cluster headache）　是一种少见的伴有一侧眼眶周围严重疼痛的发作性头痛，具有反复密集发作的特点。病因及发病机制不明，可能与下丘脑功能障碍有关。任何年龄均可发病，20～50 岁多见，男性患者居多，4～5 倍于女性。在某一段时间（通常 3～16 周）内出现一次接一次的成串的发作，故名丛集性发作，常在每年春季和（或）秋季发作 1～2 次；每次持续 30～180min，每日可发作一至数次。头痛为眼眶周围剧烈的钻痛，患者来回踱步，以拳捶打头部或以头撞墙，疼痛难忍；并常有结膜充血、流泪、流涕、面部出汗异常、眼睑水肿和霍纳征等伴发症状。采用吸氧、舒马普坦和麦角胺咖啡因等治疗有效。头痛发作时用肾上腺皮质激素最为有效，可用泼尼松 20～40mg/d，或与麦角胺并用。

（4）痛性眼肌麻痹（painful ophthalmoplegia）　又称 Tolosa-

469

Hunt 综合征，是一种伴有头痛和眼肌麻痹的特发性眼眶和海绵窦炎性疾病。病因可能为海绵窦段颈内动脉及其附近硬脑膜的非特异性炎症或肉芽肿。可发生于任何年龄，以壮年多见。头痛发作常表现为眼球后及眶周的顽固性胀痛、刺痛和撕裂样疼痛，常伴有恶心和呕吐，头痛数天后出现疼痛侧动眼神经、滑车神经或外展神经麻痹，病变多为单侧，表现为上睑下垂、眼球运动障碍和瞳孔光反射消失。持续数日至数周缓解，数月至数年后又复发。皮质类固醇治疗有效。

（5）慢性每日头痛　一种慢性持续性功能性头痛，特点是每日持续长时间（大于 4h）的头痛，每月头痛累计大于 15 天，临床除外相关器质性疾病。

（6）偏头痛持续状态　偏头痛持续状态是指一次使人心力交瘁的偏头痛发作持续 72h 以上。

五、治疗

1. 预防用药

中度或严重偏头痛每月发作 3 次以上者，可在头痛发作先兆期或早期口服药物预防发作。

处方一　赛庚啶片　2～4mg po bid 或 qid

处方二　普萘洛尔片　20～40mg po tid

【说明】　赛庚啶是哌啶类组胺 HT 受体拮抗药，其抗组胺作用较氯苯那敏、异丙嗪强，但中枢抑制作用较两者轻。用药后可出现嗜睡、困倦、口干、口苦、痰液黏稠、皮疹等不良反应。普萘洛尔抗偏头痛机制尚不明确。预防剂量为 80～240mg，分次服用，长效制剂则一次服下。但某些患者可能需用至 320～480mg/d 才能见效。用量必须逐渐增加。如突然撤药，少数患者可导致严重偏头痛发作。如用最大剂量治疗 4～6 周效果仍不满意，应在 2 周内缓慢停药。常见不良反应为诱发或加重充血性心力衰竭、眩晕、头痛，血糖降低或升高、支气管痉挛或呼吸困难等。

2. 发作期用药

处方一　地西泮注射液　5mg iv

处方二　对乙酰氨基酚片　0.5g po

或　双氯芬酸　50～100mg po
处方三　麦角胺咖啡因　1片 po

【说明】　地西泮可引起中枢神经系统不同部位的抑制，随着用量的增大，临床表现可自轻度镇静到催眠甚至昏迷。不良反应为嗜睡、乏力、共济失调、震颤、思维迟缓、呼吸抑制等。

对乙酰氨基酚为解热镇痛药，通过抑制中枢神经系统中前列腺素的合成以及阻断痛觉神经末梢的冲动而产生镇痛作用。本品具有较好的镇痛作用，不良反应与大量长期用药、过量用药或伴有肝肾功能不全等异常情况有关。麦角胺咖啡因是复方制剂，含酒石酸麦角胺 1mg、咖啡因 100mg，用于发作前重症患者的治疗，先兆或头痛时服 1～2 片，半小时后如无效可再服 1 片，每天用量不能超过 4 片，每周总量不能超过 12 片。

3. 严重偏头痛用药

处方一　麦角胺咖啡因　1片 po
处方二　酒石酸二氢麦角胺　0.25～0.5mg ih
处方三　佐米曲坦　2.5mg po
处方四　醋酸泼尼松　20～30mg po

【说明】　酒石酸二氢麦角胺也是属于麦角碱类药物，但不能长期或过量应用，孕妇及有严重心血管、肝、肾病者忌用。佐米曲坦为第二代曲普坦药物，能进入正常血脑屏障，可通过直接激动中枢神经系统脑干中 5-HT IB/ID 受体，抑制三叉神经脊束核神经元的发放，每日最大剂量不超过 10mg。在其他镇痛药物无效、疼痛较重时可给予 20～30mg 醋酸泼尼松顿服。

第十节　三叉神经痛

三叉神经分布区内反复发作的阵发性、短暂、剧烈头痛而不伴有三叉神经功能破坏的症状，称为三叉神经痛。本病常于 40 岁后起病，女性较多。其发病右侧多于左侧。

一、问诊要点

① 详细询问发病时疼痛的部位、性质、时间、触发点存在与

否，发病诱因和缓解情况。

② 询问每次发作时有无神经系统阳性症状或体征。

③ 询问既往有无类似发作病史，有无周期性，每次发作的诊治情况。

④ 询问有无糖尿病、牙痛、鼻窦炎、青光眼等病史。

二、体格检查

① 神经系统查体注意有无阳性体征，如面部感觉减退、角膜反射迟钝或消失等。

② 注意检查口角、鼻翼、颊部及舌部有否扳机点。严重者常伴睡眠差、面色憔悴、精神抑郁和情绪低落。

三、辅助检查或实验室检查

① 常规检查血糖、血脂、肝肾功能等。

② 原发性三叉神经痛实验室检查无异常改变，对继发性三叉神经痛，鼻咽部 X 线片、头颅 CT、CTA 或 MRI、MRA、脑脊液检查、鼻咽部活检等有助于病因诊断。

四、诊断和鉴别诊断

1. 诊断

根据疼痛发作部位、性质、触发点，神经系统查体有无阳性体征，结合起病年龄，不难做出诊断。诊断要点如下。

（1）疼痛部位　常自一侧的上颌支或下颌支开始，随病程进展影响到其他分支。

（2）疼痛性质　表现为骤然发生的剧烈疼痛，但严格局限于三叉神经感觉支配区域内，每次发作仅持续数秒至 1～2min 即骤然停止，间歇期正常，发作可由 1 日数次至 1min 数次。发作呈周期性，持续数周、数月或更长，可自行缓解；病程初期发作较少，间歇期较长，随病程进展，间歇期逐渐缩短。

（3）触发点　患者面部某个区域可能特别敏感，易触发疼痛，如上下唇、鼻翼外侧、舌侧缘等；可在说话、进食、洗脸、剃须、刷牙、打呵欠甚至微风拂面时诱发。

（4）一般无神经系统阳性体征，亦无特殊辅助检查或实验室检查。

2. 鉴别诊断

（1）继发性三叉神经痛　①表现三叉神经麻痹（面部感觉减退、角膜反射迟钝等）并持续性疼痛。②常合并其他脑神经麻痹。③辅助检查可明确具体病因，如多发性硬化、延髓空洞症、原发性或转移性颅底肿瘤等。

（2）舌咽神经痛　①局限于舌咽神经分布区的发作性剧痛，位于扁桃体、舌根、咽部及外耳道等处，性质与三叉神经痛相似，每次持续数秒至1min。吞咽、讲话、咳嗽常可诱发疼痛。②检查咽喉、舌根和扁桃体窝可有疼痛触发点。③地卡因涂于患侧扁桃体和咽部可暂时阻止发作。

（3）蝶腭神经痛　①呈刀割样、烧灼样或钻样疼痛，疼痛位于颜面深部，常累及同侧眼眶部，可由牙部发出向额、颞、枕和耳部等处放射。②发作时病侧鼻黏膜充血、鼻塞、流泪。③每日可发作数次至数十次，每次持续数分钟至数小时。

（4）牙痛　①一般呈持续性钝痛，局限于牙龈部。②可因进食冷、热食物而加剧。③牙床X线检查有助于鉴别。

（5）鼻窦炎　①为局部持续性钝痛，可有局部压痛、发热、流脓涕、白细胞增高等炎症表现。②鼻腔检查可发现异常。③鼻窦X线摄片可确诊。

（6）颞颌关节病　①主要为咀嚼时疼痛。②局部有压痛。

五、治疗

治疗原则以止痛为目的，药物治疗为主，无效时可用神经阻滞疗法或手术治疗。

1. 药物治疗

处方一　卡马西平　100mg po bid
处方二　苯妥英钠　100mg po tid
处方三　巴氯芬　5～10mg po tid
处方四　阿米替林　25～50mg po bid

【说明】卡马西平是治疗三叉神经痛首选药物。首剂100mg，每日2次，以后每天增加100mg，直到疼痛停止（最大剂量不应超过1000mg/d），以后逐渐减少，确定最低有效剂量作为维持剂量服用。副作用有嗜睡、口干、恶心、消化不良等，但多于数日后消失；若出现眩晕、共济失调、皮疹、白细胞减少，需停药，孕妇忌用。卡马西平最大量不能超过600mg/d，如产生头晕、步态不稳、眼球震颤等，应立即减量到中毒症状消失为止。卡马西平或苯妥英钠单药治疗无效者两药合用。如卡马西平和苯妥英钠无效可选择巴氯芬或阿米替林。

2. 神经阻滞疗法

本疗法安全有效，但疗效不能持久。适用于药物治疗无效或有明显副作用、拒绝手术或有手术禁忌者。方法：取无水乙醇或其他化学药物如甘油、维生素 B_{12} 等直接注入三叉神经分支或半月神经节内，使之发生凝固性坏死，阻断神经传导，可使局部感觉丧失而获止痛效果。

3. 半月神经节射频热凝治疗

适用于长期用药无效或无法耐受者。射频通过机体时电磁波能转化为热能，产生热效应和热点凝。可选择性破坏三叉神经痛觉纤维，基本不损害触觉纤维达到止痛作用。疗效达 90% 以上。但可出现面部感觉异常、角膜炎、咀嚼无力、复视和带状疱疹等并发症。

4. 手术治疗

适用于药物和神经阻滞疗法无效者。对血管压迫所致三叉神经痛效果较好。主要的手术治疗方法有：微血管减压术、颅外三叉神经周围支切断术、颅内三叉神经周围支切断术、三叉神经感觉根部分切断术和三叉神经脊髓束切断术。

第十一节　特发性面神经麻痹

特发性面神经麻痹又称面神经炎或 Bell 麻痹，是因茎乳孔内面神经非特异性炎症所致的周围性麻痹。任何年龄均可发病，以20～40 岁最为多见，男性略多。绝大多数为一侧性，双侧者甚少。发病与季节无关。通常急性起病，起病后 1～2 周开始恢复，大约 80% 患者在几周或 1～2 个月基本恢复正常。约有 1/3 患者为部分麻痹，2/3 为完全性瘫痪，其中后者有约 16% 不能恢复，常伴发瘫痪肌的挛缩、面肌痉挛或连带运动。

一、问诊要点

① 详细询问患者的起病情况，发病前有无受凉、劳累史。

② 询问有无不能皱额蹙眉、眼裂闭合不全或不能闭合等面部表情肌瘫痪的表现。有无味觉减退或消失，有无耳后、乳突区域疼痛，其程度如何。注意患者发病前有无下颌角或耳郭后疱疹表现。

③ 询问有无糖尿病、高血压病史，有无外伤、肿瘤、血管病、炎症（如中耳炎、迷路炎）等病史。

二、查体要点

1. 面部神经系统查体

患侧面部表情肌瘫痪，额纹消失、鼻唇沟平坦、口角下垂、面部被拉向健侧。病侧不能做皱额、蹙眉、闭目、露齿、鼓气和吹口哨等动作。闭目时瘫痪侧眼球转向上内方，露出白色巩膜，称 Bell 现象。

2. 不同部位的面神经损害出现不同临床症状

（1）膝状神经节前损害　因鼓索神经受累，出现舌前 2/3 味觉障碍；镫骨肌分支受累，出现听觉过敏，过度回响。

（2）膝状神经节病变除表现有面神经麻痹、听觉过敏和舌前 2/3 味觉障碍外，还有耳郭和外耳道感觉迟钝、外耳道和鼓膜上出现疱疹，系带状疱疹病毒感染所致，称亨特综合征（Hunt syndrome）。

（3）茎乳孔附近病变，出现上述典型的周围性面瘫体征和耳后疼痛。

三、辅助检查或实验室检查

（1）常规检查　血常规、尿常规、血凝试验、血糖、心电图等检查。

（2）肌电图　肌电图的面神经传导速度测定有助于判断面神经损害是暂时性传导障碍，还是永久性的失神经支配。

（3）面神经兴奋阈值和复合肌肉动作电位检测　有助于对预后进行评估。

四、诊断和鉴别诊断

1. 诊断要点

① 突然起病。

② 患侧眼裂大、眼睑不能闭合，流泪，额纹消失，不能皱眉。

③ 患侧鼻唇沟变浅或平坦、口角低并向健侧牵引。

④ 根据损害部位不同而又分：a. 茎乳突孔以上影响鼓索支时，则有舌前 2/3 味觉障碍。b. 损害在镫骨神经处，可有听觉障碍。c. 损害在膝状神经节，可有乳突处疼痛，外耳道和耳郭部的感觉障碍或出现疱疹。d. 损害在膝状神经节以上，可有泪液、唾液减少。

2. 鉴别诊断

(1) Guillain-Barré 综合征　①可有周围性面瘫，多为双侧性。②并伴有对称性肢体瘫痪和脑脊液蛋白-细胞分离现象。

(2) 耳源性面神经麻痹　①多有原发病病史，如继发于中耳炎、乳突炎、迷路炎，或腮腺炎、下颌化脓性淋巴结炎等。②有原发病的特殊症状及体征。③实验室检查见白细胞增高。

(3) 颅内疾病　①继发于颅后窝的肿瘤或脑膜炎等，有原发病的特殊症状及体征。②引起的周围性面瘫多起病较慢，及其他脑神经受损表现。③头颅 CT 或 MRI 检查、脑脊液检查有助鉴别。

五、治疗

应设法促使局部炎症、水肿及早消退，并促进面神经机能恢复。

1. 药物治疗（下列药物可一种或多种联合应用）

(1) 皮质类固醇激素治疗

处方一　地塞米松注射液　5～10mg iv qd

处方二　泼尼松片　20～30mg 晨起顿服 qd

【说明】　本病急性期（发病后 1～2 周内）应用肾上腺皮质激素，可减轻神经水肿，改善局部循环，减少神经受压，故可提高面神经炎的治愈率和减少后遗症。发病初前 2 天应用糖皮质激素可防止病程进展至完全失神经支配。但应注意有无使用的禁忌证。连用 7～14 日后逐渐减量停药，突然中止治疗有反跳现象。

长程用药可引起以下副作用：医源性库欣综合征面容和体态、体重增加、下肢水肿、紫纹等不良反应。

（2）B族维生素治疗

处方一　维生素 B_1 注射液　100mg im qd

处方二　维生素 B_{12} 注射液　500μg im qd

处方三　腺苷钴胺注射液　500μg im qd

【说明】　B族维生素药物促进受损的面神经髓鞘恢复。腺苷钴胺是氰钴型维生素 B_{12} 中的氰基由腺嘌呤核苷取代的衍生物。在体内能直接被吸收利用，活性强，与组织细胞亲和力强，作用优于维生素 B_{12}，排泄缓慢。

（3）抗病毒治疗

处方　生理盐水注射液　100mL ｜ iv drip q8h

　　　阿昔洛韦注射液　0.5g ｜

【说明】　对伴有带状疱疹的面神经麻痹（Hunt综合征）可联合用抗病毒药阿昔洛韦等。本品能广泛分布至各组织与体液中，包括脑脊液及疱疹液。在肾、肝和小肠中浓度高，脑脊液中浓度约为血中浓度的一半。若注射浓度太高（10g/L）可引起静脉炎，外溢时注射部位可出现炎症。还可能引起皮肤瘙痒或荨麻疹。静脉给药时与肾毒性药物合用可加重肾毒性，特别是肾功能不全者更易发生。

2. 物理治疗

按摩瘫痪面肌，每日数次，每次 5～10min。并做面部表情肌运动等康复治疗。

3. 理疗及针刺治疗

于茎乳突孔附近给予热敷，或红外线照射或短波透热疗法。针灸宜在发病后1周后进行。

4. 其他注意事项

保护暴露的角膜及预防结膜炎，可采取眼罩、滴眼药水、涂眼药膏等方法。

5. 手术治疗

面神经减压术对部分患者有效。长期不愈患者可考虑行面-舌下神经、面-副神经吻合术，但疗效不肯定。

第十二节　重症肌无力

重症肌无力（MG）是一种神经-肌肉接头传递障碍的获得性自身免疫性疾病。病变主要累及神经-肌肉接头突触后膜上乙酰胆碱受体。发病率为 8～20/10 万，任何年龄，小至出生后数个月、大至 70～80 岁均可发病。但有两个发病年龄高峰，一个是 20～40 岁，女性多于男性，约为 3∶2；另一个是 40～60 岁，男性多见，多合并胸腺瘤。我国 10 岁以下发病者占重症肌无力患者的 10%，家族性病例少见。重症肌无力不是持续性进行性加重疾病。少数病例可自然缓解，多发生于起病后 2～3 年内。偶有亚急性起病，进展较快者。多数患者迁延数年至数十年，靠药物维持。重症肌无力危象患者病死率高达 15.4%～50%。

一、问诊要点

① 详细询问受累肌肉病态疲劳情况，受累肌肉分布情况。

② 询问发作时间、起病特点、诱发因素和缓解情况。

③ 询问既往有无类似发作史、甲状腺功能亢进、胸腺瘤病史，有无使用氨基糖苷类药物史，有无食物、药物过敏史。

二、查体要点

重症肌无力一般无特异体征，注意检查肌力，合并肺部感染时可有肺实变体征，发生危象时可有呼吸肌麻痹、呼吸衰竭表现。

三、辅助检查或实验室检查

（1）疲劳试验（Jolly 试验）　受累肌肉重复活动后症状明显加重。如嘱患者用力眨眼 30 次后，眼裂明显变小，或持续上视出现上睑下垂，或两臂持续平举后出现上臂下垂，休息后恢复则为阳性。

（2）抗胆碱酯酶药物试验

① 新斯的明试验：新斯的明 0.5～1.5mg 肌内注射，20min 后症状明显减轻者为阳性，可持续 2h，可同时注射阿托品 0.5mg 以对抗新斯的明的毒蕈碱样反应（瞳孔缩小、心动过缓、流涎、多汗、腹痛、腹泻、呕吐等）。

② 依酚氯铵（腾喜龙）试验：依酚氯铵 10mg 用注射用水稀释至 1mL，静脉注射 2mg，观察 20s，如无出汗、唾液增多等副作用，再给予 8mg，1min 内症状如好转为阳性，持续 10min 后恢复原状。

（3）重复神经电刺激　具有确诊价值。典型改变为低频和高频重复刺激尺神经、面神经和腋神经等运动神经时，当出现动作电位波幅第 5 波比第 1 波递减 10%（低频刺激）以上或 30% 以上（高频刺激）时为阳性。80% 患者低频刺激时为阳性，且与病情轻重相关。

（4）单纤维肌电图　用特殊的单纤维针电极测量同一神经支配的肌纤维电位间的间隔时间是否延长，以反映神经-肌肉接头处的功能，重症肌无力为间隔时间延长。

（5）乙酰胆碱受体抗体滴度测定　80% 以上患者血清乙酰胆碱受体抗体浓度明显升高，但眼肌型病例的乙酰胆碱受体抗体升高不明显，且抗体滴度与临床症状的严重程度不成比例。

（6）胸腺 CT、MRI　可发现胸腺增生和肥大。

（7）甲状腺功能测定　5% 患者有甲亢，表现为 T_3、T_4 升高，类风湿因子、抗核抗体、甲状腺抗体也常升高。

（8）血、尿、粪常规，生化、肝肾功能、心电图等检查。

四、诊断和鉴别诊断

1. 诊断

根据病史、受累骨骼肌病态疲劳、症状波动、晨轻暮重的特点以及上述检查，不难诊断重症肌无力。

（1）受累骨骼肌病态疲劳　肌肉连续收缩后出现严重肌无力甚至瘫痪，经短暂休息后可见症状减轻或暂时好转，肌无力症状易波动，多于下午或傍晚劳累后加重，晨起和休息后减轻，称之为"晨轻暮重"。

（2）受累肌肉分布　脑神经支配的肌肉较脊神经支配的肌肉更易受累。常从一组肌群无力开始，逐步累及其他肌群。首发症状常为一侧或双侧眼外肌麻痹，如上睑下垂、斜视和复视，重者眼球运动明显受限，甚至眼球固定，但瞳孔括约肌不受累。若累及面部肌肉和口咽肌，则出现表情淡漠、苦笑面容，连续拒绝无力，进食时间长，说话带鼻音，饮水呛咳，吞咽困难。若胸锁乳突肌和斜方肌受累则颈软，抬头困难，转颈、耸肩无力。四肢肌肉受累以近端为重，表现为抬臂、梳头、上楼梯困难，腱反射通常不受影响，感觉正常。呼吸机受累出现咳嗽无力、呼吸困难，称为重症肌无力危象，是致死的主要原因。心肌偶可受累，可引起突然死亡。

（3）胆碱酯酶抑制药治疗有效。

（4）起病隐匿，整个病程有波动，缓解与复发交替，晚期患者休息后不能完全恢复。

2. 临床分型

（1）**成年型（Osserman 分型）**

Ⅰ型眼肌型：占 15%～20%。病变仅限于眼外肌，出现上睑下垂和复视。对肾上腺糖皮质激素反应佳。预后好。

ⅡA 型轻度全身型：占 30%。从眼外肌开始逐渐波及四肢，出现四肢肌肉轻度的病态疲劳，但无明显延髓肌受累。

ⅡB 型中度全身型：占 25%。四肢肌群受累明显，除伴有眼外肌麻痹外，还有较明显的延髓肌麻痹症状，如说话含糊不清、吞咽困难、饮水呛咳、咀嚼无力，但呼吸肌受累不明显。

Ⅲ急性重症型：占 15%。发病急，常在首次症状出现数周内发展至延髓肌、肢带肌、躯干肌和呼吸肌严重无力，有重症肌无力危象，需做气管切开，死亡率高。

Ⅳ迟发重症型：占 10%。2 年内由Ⅰ、ⅡA、ⅡB 型发展而来，症状同Ⅲ型，常合并胸腺瘤，预后差。

Ⅴ肌萎缩型：少数患者肌无力伴肌萎缩。

（2）**儿童型**　大多数病例仅限于眼外肌麻痹，双眼睑下垂可交替出现呈拉锯状。

① 新生儿型：女性重症肌无力患者所生婴儿中，约 10% 可出现肌无力，表现为哭声低、吸吮无力、肌张力低和动作减少。经治疗多在 1 周至 3 个月内痊愈。

② 先天性肌无力：指出生后短期内出现婴儿肌无力，持续存在单纯眼外肌麻痹，无重症肌无力，但有家族史可查及。

（3）少年型　指 14 岁后至 18 岁前发病的重症肌无力，多为单纯眼外肌麻痹，部分伴吞咽困难及四肢无力。

3. 鉴别诊断

（1）Lambert-Eaton 肌无力综合征　本病是一组自身免疫性疾病，多见于小细胞肺癌或其他恶性肿瘤，可引起自身免疫反应。其自身抗体直接作用于周围神经末梢突触前膜的钙离子通道导致肌无力。临床表现为四肢近端肌无力，需与重症肌无力鉴别。此病患者虽然活动后即感疲劳，但短暂用力收缩后肌力反而增强，而持续收缩后又呈疲劳状态，脑神经支配的肌肉很少受累。肌电图作神经重复电刺激有特异性反应，其结果与 MG 表现正相反。高频（10Hz 以上）重复刺激常可出现电位波幅递增 1 倍以上，具有诊断意义。血清乙酰胆碱受体抗体水平不增高，对抗胆碱酯酶药物的反应不明显，而用盐酸胍治疗有效。本综合征可以在恶性肿瘤出现后表现出来，也可在原发肿瘤出现前数年先出现本综合征。

（2）肉毒杆菌中毒　误食肉毒杆菌污染的食物后，肉毒杆菌作用在突触前膜阻碍了神经-肌肉接头的传递功能，可出现全身无力，甚至呼吸肌瘫痪，酷似重症肌无力危象。但患者有食物中毒的病史，常有多人同时中毒流行病学资料，新斯的明试验或依酚氯铵（腾喜龙）试验阴性，对本病有重要的诊断价值。

（3）延髓麻痹　由延髓发出的脑神经受损而出现咽喉肌无力表现，但多伴有其他神经缺损症状，如吞咽困难，病情无波动特征，疲劳试验和新斯的明试验阴性，抗胆碱酯酶药治疗无效。

（4）多发性肌炎　表现为对称性四肢近端肌无力，伴肌肉压痛，症状无波动，病情逐渐进展，实验室检查血清肌酶明显增高，肌电图上见自发性纤颤电位和正相尖波，肌肉活组织检查见肌纤维变性、坏死、再生，炎症细胞浸润，血管内皮细胞增生等。新斯的明试验阴性，抗胆碱酯酶药治疗无效。

（5）肌营养不良症　本病是由于遗传因素引起的肌肉变性疾病，多隐匿起病，临床以进行性的肌肉萎缩无力为主要临床表现，血肌酶明显升高，新斯的明试验阴性，抗胆碱酯酶药治疗无效。

（6）药物性肌无力　影响神经-肌肉接头传递功能的药物，

如某些抗生素（如新霉素、链霉素、多黏菌素）、青霉胺、奎宁等，主要根据用药史鉴别。

五、治疗

1. 药物治疗

（1）胆碱酯酶抑制药

处方一　溴化吡啶斯的明　60mg po qid

处方二　溴化新斯的明　15mg po qid

处方三　美斯的明　5mg po qid

【说明】 溴化吡啶斯的明口服后 2h 达高峰，作用温和、平稳、副作用小。溴化新斯的明可在进餐前 15～30min 服用，释放快，30～60min 达高峰，作用时间为 3～4h，副作用为毒蕈样反应（腹痛、腹泻、恶心、呕吐、流涎、支气管分泌物增多、流泪、瞳孔缩小和出汗等），可用阿托品对抗。美斯的明口服 20～30min 起作用，维持 4～6h，副作用为低钾血症。辅助药如氯化钾、麻黄碱可加强胆碱酯酶抑制药的作用。

（2）肾上腺皮质激素

处方一　甲泼尼龙琥珀酸钠注射液　1000mg iv qd

处方二　泼尼松片　30mg po qd

【说明】 肾上腺皮质激素可抑制自身免疫反应，适用于各种类型的重症肌无力。它通过抑制胆碱酯酶受体抗体的生成，增加突出前膜乙酰胆碱的释放量及促使运动终板再生和修复。甲泼尼龙冲击疗法适用于住院危重病例、已用气管插管或呼吸机者。小剂量递增法可避免用药初期病情加重，长期用激素者，应注意胃溃疡出血、血糖升高、库欣综合征、股骨头坏死、骨质疏松等并发症。

（3）免疫抑制药

处方一　环磷酰胺　50mg tid

　　　　　或　200mg iv 2～3 次/周

　　　　　或　1000mg iv drip 每 5 日 1 次，连用 10～20 次

处方二　硫唑嘌呤　25mg po bid

处方三　环孢素　6mg/(kg·d) po

【说明】 免疫抑制药适用于因有高血压、糖尿病、溃疡病而

不能用肾上腺糖皮质激素，或不能耐受肾上腺皮质激素，而对肾上腺皮质激素疗效不佳者。副作用有周围白细胞、血小板减少、脱发、胃肠道反应、出血性膀胱炎等。一旦白细胞$<3\times10^9/L$或血小板$<60\times10^9/L$，应停药，同时注意肝肾功能的变化。硫唑嘌呤使用后需4~26周起效。环孢素对细胞免疫和体液免疫均有抑制作用，可使AchR抗体下降。副作用有肾小球局部缺血坏死、恶心、心悸等。

2.胸腺治疗

（1）胸腺切除　适应证：伴有胸腺肥大和高AchR抗体效价者；伴有胸腺瘤的各型重症肌无力；年轻女性全身型；对抗胆碱酯酶药治疗反应不满意者，约70%的患者术后症状缓解或治愈。

（2）胸腺放射治疗　对不适于做胸腺手术切除者可行胸腺深部^{60}Co放射治疗。

3.血浆置换

通过正常人血浆或血浆代用品置换患者血浆，能清除血浆中AchR抗体及免疫复合物。起效快，近期疗效好，但不持久，疗效维持1周~2个月，之后随抗体水平逐渐增高而症状复现。交换量平均每次2升，每周1~2次，连用3~8次，适用于危象和难治性重症肌无力。

4.免疫球蛋白治疗

处方　免疫球蛋白　0.4g/(kg·d) iv drip 5天为1疗程

【说明】　外源性IgG可使AchR抗体的结合功能紊乱而干扰免疫反应，可作为辅助治疗缓解病情。

5.危象处理

处方一　甲泼尼龙琥珀酸钠注射液　1000mg iv qd

处方二　生理盐水注射液　250mL
　　　　地塞米松　20mg ｜ iv drip qd

【说明】　一旦发生呼吸肌瘫痪，应立即气管切开，应用人工呼吸器辅助呼吸。重症肌无力危象有以下三种。①肌无力危象：最常见，常因抗胆碱酯酶药物剂量不足诱发。如注射依酚氯铵或新斯的明后症状减轻，则应加大抗胆碱酯酶药物剂量。②胆碱能危象：抗胆碱酯酶药物过量所致，患者肌无力症状加重，出现肌肉震颤及毒蕈碱样反应。应立即停用抗胆碱酯酶药物，可静脉注射依酚氯铵 2mg，如症状加重，则应立即停药抗胆碱酯酶药物，待药物排出后重新调整剂量。③反拗危象：抗胆碱酯酶药物不敏感所致，应立即停用抗胆碱酯酶药而用输液维持，可改用其他疗法。

第十三节　周期性瘫痪

周期性瘫痪是以反复发作的骨骼肌迟缓性瘫痪为特征的一组肌病，发作时多伴有血清钾含量的改变。肌无力可持续数小时或数周，发作间歇可完全正常，根据血清钾浓度，可分为低钾型、高钾型和正常钾型。临床以低钾型多见。低钾型周期性瘫痪任何年龄均可发病，以 20～40 岁男性多见，随年龄增长而发作次数减少。高钾型周期性瘫痪较少见，基本上限于北欧国家，为常染色体显性遗传，多在 10 岁前发病，男性多见，多数病例在 30 岁左右趋于好转，逐渐终止发作。正常钾型周期性瘫痪为常染色体显性遗传，较为罕见，多在 10 岁前发病。

一、问诊要点

① 详细询问四肢无力发作的诱因、部位、时间、加重情况。

② 询问有无肢体酸胀、疼痛或麻木感以及烦渴、多汗、嗜睡、恐惧等前驱症状。

③ 询问既往有无类似发作史、甲亢、糖尿病、癔症性瘫痪、吉兰-巴雷综合征等病史以及有无长期使用皮质类固醇药物史等。

二、查体要点

四肢呈对称性弛缓性瘫痪，肌张力降低、腱反射减弱或消失，发作期间部分病例可见心率缓慢、室性早搏和血压增高。

三、辅助检查或实验室检查

（1）散发性病例发作期血清钾一般在 3.5mmol/L 以下，最低可达 1～2mmol/L，尿钾也减少，血钠可见升高。

（2）心电图可呈现典型的低钾性改变，如 U 波的出现，P-R 间期、Q-T 间期延长，ST 段下降等。肌电图显示电位幅度降低或消失，严重者可见电刺激无反应。

（3）诱发试验　对诊断困难者，可在心电图监护下，结合肌电图进行以下诱发试验。事前应取得患者及家属的了解和同意，并做好应付可能发生的一切意外（如心律不齐、呼吸肌麻痹）的准备。

① 药物诱发：于 1h 内静脉滴注葡萄糖 100g 及胰岛素 20U。通常在滴注后 1h 随血糖降低而出现血钾降低。在瘫痪发生前，可见到由快速感应电刺激引起的肌肉动作电位幅度的节律性波动，继而潜伏期延长，动作电位间期增宽，波幅降低，甚至反应消失。出现瘫痪后可给氯化钾 6～10g（每小时不超过 1g）加入盐水中静脉滴注，以终止发作。本试验对于诊断低钾型周期性麻痹有帮助。

② 肾上腺素试验：可用于鉴别单纯性低钾型周期性麻痹与甲亢性周期性麻痹。将肾上腺素 10μg 以 2μg/min 的速度由肱动脉注入，同时以表皮电极记录由电刺激尺神经诱发同侧手部小肌肉所产生的动作电位。注射后 10min 内电位下降 30% 以上者为阳性，可证实为原发性低钾型病例。甲亢性者偶在瘫痪时呈现阳性。

③ 冷水诱发试验：将患者前臂浸于 11～13℃ 水中，如为高血钾型周期性麻痹患者，在 20～30min 可以诱发肌无力；停止浸冷水 10min 后肌无力症状会消失。

四、诊断和鉴别诊断

1. 诊断

（1）低钾型周期性瘫痪　诊断要点：周期性发作的、短时期的、肢体近端迟缓性瘫痪，无意识障碍和感觉障碍，发作期间血清钾低于 3.5mmol/L，心电图呈低钾性改变，补钾后迅速好转，家族史也有助于诊断。

（2）高钾型周期性瘫痪　诊断要点：发作性无力，从下肢近端开始，然后影响到上肢、颈部肌肉和脑神经支配的肌肉，常伴有肌肉痛性痉挛，手肌、舌肌强直发作，无感觉障碍、高级神经活动异常、血钾含量升高至 7～8mmol/L，家族史及钾负荷试验、冷水诱发试验可协助诊断。

（3）正常钾型周期性瘫痪诊断要点　常在夜间或清晨醒来时发现四肢或部分肌肉瘫痪，甚至发音不清，呼吸困难等，发作持续时间多在 10 天以上，限制钠盐摄入或补充钾盐均可诱发，血清钾含量正常。

2. 鉴别诊断

（1）周期性瘫痪不同类型之间的鉴别　低、高、正常这三种血钾性周期性麻痹区别在于血清钾浓度，此外，各自存在特殊的临床表现。

① 低钾性周期性麻痹起病较快，恢复亦较快，四肢呈迟缓性瘫痪，无呼吸肌麻痹及脑神经受损，无感觉障碍及神经根刺激征，脑脊液检查正常，查血钾低，补钾治疗有效，既往有反复发作史。

② 高钾型周期性麻痹：该型极为罕见，只发生在北欧国家，为常染色体显性遗传病，病变基因位于第 17 号染色体，迄今为止，我国报告的病例不足 10 例。发作时血钙降低，尿钾偏高；心电图可呈现高钾性改变。

③ 正常钾型周期性麻痹：本型极为罕见，为常染色体显性遗传或遗传，方式未定。多于夜间发生或在晨起时发现发作性四肢肌无力或瘫痪，严重者可出现发音不清或呼吸困难；发作持续时间长，数日至数周，通常在 10 天以上；可有轻度的感觉障碍；限制食盐摄入量或补钾可诱发本病，血钾水平多无变化；发作时静脉滴注大量生理盐水可使瘫痪恢复。甲亢性周期性麻痹：可通过检查甲状腺功能；还可用肾上腺素试验予以鉴别。

（2）吉兰-巴雷综合征　吉兰-巴雷综合征多有病前感染史及自身免疫反应，急性或亚急性起病，进展不超过 4 周，可有不同程度的呼吸肌麻痹及脑神经损伤，脑脊液检查示蛋白-细胞分离，电生理检查早期 F 波或 H 反射延迟，血钾检查结果正常，无既往反复发作病史。

（3）与其他疾病　如原发性醛固酮增多症、肾小管酸中毒、应用皮质类固醇、噻嗪类利尿药等，还要与胃肠道疾病引起钾离子大量丧失、癔症性瘫痪。

五、治疗

1. 低钾型周期性瘫痪药物治疗

处方一　10%氯化钾注射液　10mL po tid

处方二　螺内酯片　20mg po bid

【说明】 发作时给予 10% 氯化钾注射液 40～50mL 顿服，24h 内再分次口服，1 日总量为 10g，也可静脉滴注氯化钾溶液以纠正低血钾状态。发作频繁者，低钠高钾饮食有助于减少发作。螺内酯为保钾利尿药，本品禁用于高钾血症及肾衰竭患者，有胃肠道反应如恶心、呕吐、胃痉挛、腹泻、过敏反应等不良反应。

2. 高钾型周期性瘫痪药物治疗

处方一　10% 葡萄糖注射液　500mL ┐
　　　　胰岛素　20U　　　　　　　├ iv drip

处方二　呋塞米　20mg iv

【说明】 予以葡萄糖注射液中加入胰岛素静脉滴注，可使钾离子迅速由细胞外流入细胞内，从而使血清钾离子浓度迅速下降。呋塞米为强效髓襻利尿药，能增加水电解质的排泄。本品常见不良反应为水、电解质紊乱，使原有糖尿病加重，出现直立性低血压、食欲减退等。

3. 正常钾型周期性瘫痪药物治疗

处方一　生理盐水注射液　500mL iv drip qd

处方二　葡萄糖酸钙片　0.5～1g po tid

第十四节　失眠症

失眠症（insomnia）是以入睡和（或）睡眠维持困难所致的睡眠质量或数量达不到正常生理需求而影响白天社会功能的一种主观体验，是最常见的夜间睡眠障碍，又称入睡和维持睡眠障碍。临床常见的形式有：睡眠潜伏期延长，睡眠维持障碍，睡眠质量下降，总睡眠时间缩短及日间残留效应。失眠可分为入睡性、睡眠维持性和早醒性三种，临床表现为入睡困难、睡眠表浅、频繁觉醒、多梦和早醒等。

一、问诊要点

① 询问是否有夜间难以入睡、睡眠表浅、睡中不宁或多梦、中途觉醒、早醒、醒后难以入睡为特点。

② 是否有白天神疲乏力、缺乏清醒感、注意力下降、记忆力减退、倦怠思睡或心烦焦虑、抑郁甚或惊恐为其继发表现。

③ 是否有其他病史。

二、查体要点

缺乏阳性体征。

三、辅助检查和实验室检查

(1) 多导睡眠图检查　作为失眠的客观指标。①显示睡眠潜伏期延长，觉醒次数和时间增多，睡眠效率下降，总睡眠时间减少；②各种失眠症病因不同，PSG 表现的 NREM 和 REM 及多次睡眠潜伏试验（multiple sleep latency test，MSLT）的特征也各异。

(2) 睡眠质量相关量表评定　各种评定睡眠质量及影响睡眠质量疾病的量表如睡眠障碍评定量表（SDRS）、匹兹堡睡眠质量指数（PSQI）、阿森斯失眠量表（AIS）、焦虑与抑郁自评量表（SAS、SDS）、汉密尔顿抑郁量表（HAMD）、汉密尔顿焦虑量表（HAMA），通过测定，可发现失眠相关评分异常。此外，睡眠信念和态度量表、睡眠卫生知识和睡眠卫生习惯量表等也可显示失眠症的依据。

(3) 躯体疾病相关检查　各种影像检查、神经内分泌（递质和激素等）测定、其他脏器功能及生化检测，以显示或排除与失眠症相关的病因与病理关系。

四、诊断和鉴别诊断

1. 诊断

目前国际上对失眠症诊断有三个标准，而根据国际标准，国内制定了中国精神障碍的分类与诊断标准。各种诊断标准不尽相同，但有以下共同点。①患者主诉有失眠：包括入睡困难（卧床30min 还没有入睡）、易醒、频繁觉醒（每夜超过 2 次）、多梦、早醒或醒后再次入睡超过 30min，总睡眠时间不足 6h。有上述 1 项以上，同时伴有头昏、乏力等不适症状。②社会功能受损：白天有头昏、乏力、精神不足、疲劳、昏昏欲睡及注意力不集中等症状，严重者出现认知能力下降从而影响工作和学习。③上述情况每周至少 3 次，持续至少 1 个月。④排除各种神经、精神和躯体疾病导致的继发性失眠。⑤多导睡眠图作为失眠的客观指标：睡眠潜伏期超过 30min；实际睡眠时间少于 6h；夜间觉醒时间超过 30min。

2. 临床分型

（1）根据失眠持续的时间分型　①短暂性失眠（1 周内）；②急性失眠（1 周至 1 个月）；③亚急性失眠（1～6 个月）；④慢性失眠（持续 6 个月以上）。一般短暂性失眠多由于各种原因引起，如短暂性精神因素、环境因素及时差等原因，这些原因的失眠症经过一段时间的调整可以完全恢复。长期失眠多由于心理因素、长期从事夜班、生活不规律及长期饮酒等因素导致。

（2）根据夜间失眠时间分型　①入睡性失眠症（入睡时间超过 30min）；②易醒性失眠症（睡眠时间维持困难）；③早醒性失眠症（比正常睡眠早醒 2～4h）。

（3）根据失眠的原因分型　①生理性失眠症（由于环境、条件、情感因素引起的一过性失眠）；②病理性失眠症（躯体器官疾病引起或诱发的失眠，时间相对较长）。

（4）根据失眠的质与量分型　①真性失眠症（失眠每周至少发生 3 次，持续 1 个月以上，多导睡眠图可证实）；②假性失眠症（自我感觉性失眠，睡眠质量正常，但多导睡眠图不支持）。

3. 鉴别诊断

睡眠时相延迟综合征、睡眠时相提前综合征及睡眠不足综合征：皆由于其临床表现可误为失眠症。实际上他们睡眠的质与量、24h 睡眠模式一级 PSG 监测显示均属正常改变，唯一的区别是第一种仅为 24h 昼夜周期中主睡眠出现后移、延迟（晚睡晚醒）；第二中与其相反则为前移、提前（早睡早醒）；第三种则为睡眠总时间绝对不足，其睡眠结构和基本睡眠结构无异。

五、治疗

1. 一般治疗

（1）心理治疗　此疗法有助于因精神应激带来的心理冲突引起情绪压力造成的失眠，即精神性失眠患者。临床常用的心理治疗方法包括：劝说开导法、情志相胜法、移情易性法、气功导引法、森田疗法、认知行为治疗等。

(2) 松弛疗法 此疗法通过身心松弛，使全身肌肉松弛，促使警醒水平降低，以诱导入睡。包括音乐疗法、气功、太极拳等疗法。

(3) 其他治疗 临床还有许多治疗失眠的方法。有报道单独采用高压氧或高压静电对失眠有一定效果，应用直线偏光近红外线照射疗法不失为治疗顽固性失眠的有效方法。

2. 药物治疗

【说明】 治疗失眠症的药物包括第一代苯巴比妥类、第二代苯二氮䓬类及第三代非苯二氮䓬类。苯二氮䓬类药物是目前使用最广泛的催眠药，非苯二氮䓬类目前推荐为治疗失眠症的一线药物。

(1) 苯二氮䓬类

① 短效催眠类（半衰期<6h）

处方一 三唑仑 0.25mg po qn

处方二 咪达唑仑 0.75～15mg po qn

【说明】 主要用于入睡困难和醒后难睡眠者。

② 中效催眠类（半衰期6～24h）

处方一 阿普唑仑 0.4～0.8mg po qn

处方二 艾司唑仑 1～2mg po qn

【说明】 主要用于浅睡眠、易醒和晨起需要保持清醒头脑者。

③ 长效睡眠类（半衰期超过24h）

处方一 地西泮 2.5～5mg po qn

处方二 氯硝西泮 2～4mg po qn

【说明】 主要用于睡眠维持困难、早醒，本类药物起效慢，有抑制呼吸和次日头昏、无力等"宿醉"反应，使用后要加强临床监察，以防意外事件发生。

服用上述三类药物期间避免饮酒、开车、做机械工作等，以免发生意外。禁忌或慎用者有孕妇、哺乳期妇女及过敏者、重症肌无力、青光眼、白细胞减少、严重慢性阻塞性肺部疾病、肝肾功能不全、心脏传导阻滞、抑郁症、婴幼儿和儿童等。不良反应：治疗量连续用药可出现嗜睡、头晕、头痛、肌无力等反应，长效类尤易发生；大剂量可导致共济失调；过量急性中毒可导致昏迷和呼吸抑制，可用氟马西尼解毒；静脉注射对心血管有抑制作用；长期使用易产生耐受性、依赖性、停药反弹和戒断症状（如失眠、焦虑、激动、震颤）、认知和精神运动损害，以及孕妇影响胎儿发育等。

（2）非苯二氮䓬类

处方一　唑吡坦　5～10mg po qn

处方二　佐匹克隆　7.5mg po qn

【说明】　本类药物为新型催眠药，半衰期2～4h，起效快，为一线治疗失眠症的药物，主要作用为镇静催眠。服用此类药物后可明显改善异常睡眠结构，治疗剂量内不产生次晨宿醉症状、药物依赖、停药反弹及戒断综合征。虽然安全范围大，但不能与其他中枢抑制药尤其是乙醇合用。有严重呼吸功能不全、睡眠呼吸暂停综合征、肝性脑病、重症肌无力、孕妇、哺乳期妇女、15岁以下少年儿童更属禁用之列。

（3）抗抑郁类药物

① 选择性5-HT再摄取抑制剂（SSRI）

处方一　氟西汀　20～40mg po qd（早餐后）

处方二　帕罗西汀　20～60mg po qd

【说明】　改善抑郁或焦虑症状，促进正常睡眠。氟西汀，开始剂量为20mg，据病情可增至40mg每次，每日1次；帕罗西汀开始剂量均20mg，据病情可增至60mg每次，每日1次。

② 三环类抗抑郁药物

处方一　丙米嗪　25～100mg po qd

处方二　阿米替林　25～150mg po qd

【说明】　丙米嗪开始时每次25mg，每日3次，逐渐增至每次50mg，每日3～4次，严重者最高可达每次75～100mg。丙米嗪对内源性抑郁症、围绝经期抑郁症效果较好，对伴有焦虑、紧张、情绪低落的抑郁症更为显著。阿米替林从25mg开始，每日1次，据病情可逐步适应增加剂量至150mg，每日2次，能耐受者亦可睡前1次顿服。

第十章 传染性疾病

第一节 病毒性肝炎

病毒性肝炎是由多种肝炎病毒引起的以肝损害为主要病变的一组全身性传染病。根据发病缓急和临床表现不同，分为急性肝炎、慢性肝炎、重型肝炎、淤胆型肝炎和肝炎肝硬化五型。从病原学上分为甲、乙、丙、丁、戊五型。其中乙、丙和丁型部分可演变成慢性，甲、戊型只表现为急性肝炎，具有传染性强、传播途径复杂、流行面广泛，发病率较高等特点。临床上主要表现为乏力、食欲减退、恶心、呕吐、肝大及肝功能损害，部分患者可有黄疸和发热。有些患者出现荨麻疹、关节痛或上呼吸道症状。我国是肝炎大国，病毒性肝炎发病数位居法定管理传染病的第一位，仅慢性乙型肝炎病毒感染者就达1.2亿。慢性乙型肝炎病程迁延，如得不到及时治疗，将会发展为肝硬化甚至肝癌，严重危害人类健康。只有采取以切断传播途径为主的综合防治措施，做好易感人群的保护，才能减少疾病发生。

一、问诊要点

① 仔细询问是否有食欲缺乏、恶心、呕吐、厌油、腹痛、腹胀、肝区隐痛、全身乏力、目黄、身黄、尿黄等症状以及这些症状的程度、出现和持续的时间。

② 部分患者在发病初期有畏寒、发热、咳嗽、咽痛、头痛等上呼吸道症状，部分黄疸较深的患者可有一过性大便颜色变浅、皮肤瘙痒等表现，部分有牙龈出血、皮下瘀点瘀斑、双下肢水肿。

③ 既往有无类似表现，有无HBV、HCV病毒携带史，若有应询问诊治过程。

④ 有无外伤手术史及输血史，有无不安全性生活史，有无进食未煮熟毛蚶等不洁饮食及不洁饮水史，是否有吸毒或酗酒史，

有无药物、食物过敏史。

⑤ 有无与急慢性肝炎患者密切接触史。家族中有无慢性乙型肝炎、丙型肝炎、肝硬化患者或 HBV 病毒携带者。

二、查体要点

① 轻症者可无任何体征。

② 中重度者可有皮肤巩膜黄染、肝掌、蜘蛛痣、胸前毛细血管扩张症，皮下出血点和出血斑。

③ 可有肝脾大、肝区叩击痛、胸腹壁静脉显露或曲张、移动性浊音、双下肢水肿等。

④ 重症患者可有神志异常、昏迷，可闻到肝臭，扑翼样震颤阳性。

三、辅助检查或实验室检查

① 查常规肝功能、血清蛋白电泳、肝纤三项、甲胎蛋白；重症患者需加查电解质、总胆固醇、胆固醇酯、胆碱酯酶、凝血酶原时间、凝血酶原活动度、血氨浓度等。

② 查抗-HAV、抗-HAV IgM；乙肝两对半（HBsAg、HB-sAb、HBeAg、HBeAg、HBcAg、HBcAb）、HBV-DNA、抗HBc IgM；抗-HCV、HCV-RNA；抗-HDV、抗-HEV 等病毒标志物。明确为慢性乙型者要查 HBV-DNA 变异株。

③ B 型超声波检查肝、胆、脾；有腹水者查腹水常规及细菌培养；疑有肝硬化门脉高压者行胃镜检查；疑有肝癌者或梗阻时行 CT 或 MRA 检查。

④ 有条件者应行肝穿刺病理检查，对肝炎的诊断非常重要，可明确地对肝炎的类型和严重程度作出诊断。

四、诊断和鉴别诊断

1. 诊断要点

（1）急性肝炎

① 发病前有饮食不洁水或食物，或有与肝炎患者密切接触史。

② 乏力、食欲减退、厌油腻、恶心、肝区隐痛，病初可有发热、咳嗽、咽痛、头痛等上呼吸道症状。

③ 肝大、肝区叩击痛，部分可有皮肤巩膜黄染。

④ ALT 明显升高和（或）总胆红素升高，AST 也升高，但不及 ALT 明显。

⑤ 经皮穿刺肝活组织检查，肝组织病理学符合急性肝炎改变。

⑥ 血清抗-HAV IgM 阳性和（或）抗-HAV IgG 滴度呈 4 倍以上增高者为甲型肝炎。

⑦ 血清 HBsAg 阳性，恢复期 HBsAg 消失而 HBsAb 阳转；抗-HBc IgM 阳性而抗-Hbc IgG 低水平或阴性者为乙型肝炎。

⑧ 血清抗-HCV 和（或）HCV-RNA 阳性者为丙型肝炎。

⑨ 血清 HBsAg 阳性，抗-HDV 和（或）HDV-RNA 阳性者为丁型肝炎。

⑩ 血清抗-HEV IgM 阳性和（或）抗-HEV IgG 滴度呈 4 倍以上增高者为戊型肝炎。

（2）慢性肝炎

① 有输血和血制品或不洁注射史，有不安全性生活史，有吸毒史，或母亲为慢性乙肝、丙肝患者或慢性乙、丙肝炎病毒携带者。

② 乏力、食欲减退、厌油腻、恶心、肝区隐痛。

③ 可有肝掌、蜘蛛痣、胸前毛细血管扩张症，可有黄疸、肝脾大、肝区叩击痛。

④ 血清 ALT、AST 升高和（或）总胆红素升高，电泳丙种球蛋白升高，白蛋白可降低，凝血酶原活动度可轻度下降。

⑤ B 超检查提示肝弥漫性病变，脾轻度大。

⑥ 经皮穿刺肝活组织检查，肝组织病理学符合慢性肝炎改变。

⑦ 血清 HBsAg、血清 HBV-DNA、肝内 HbcAg 和（或）HBsAg 或 HBV-DNA 有一项阳性者为乙型肝炎。

⑧ 血清抗-HCV 和（或）HCV-RNA 阳性者为丙型肝炎。

（3）重型肝炎

① 极度乏力，食欲明显减退，恶心，腹胀症状明显，可有烦躁、谵妄、定向力和计算力下降，嗜睡等。

② 重度黄疸，多有腹水和（或）胸腔积液，明显出血倾向（皮下瘀斑瘀点、牙龈出血），可闻及肝臭，引出扑翼样震颤；合并腹膜炎时有腹部压痛和反跳痛。

③ 血常规检查白细胞总数可升高。

④ 血清总胆红素（TBIL）明显升高而 ALT 升高不明显或正常（即胆酶分离现象），总胆固醇、胆固醇酯、胆碱酯酶下降，凝血酶原时间延长较正常明显延长，凝血酶原活动度低于 40%。

⑤ 甲、乙、丙、丁、戊五型肝炎病毒均可引起，相应病毒标志阳性。

⑥ 以急性肝炎起病，2 周内迅速出现上述表现者，为急性重型肝炎。

⑦ 15 天至 24 周之间出现上述表现者为亚急性重型肝炎。

⑧ 在慢性活动性肝炎或肝硬化基础上出现上述表现者为慢性重型肝炎。

（4）淤胆型肝炎

① 自觉症状轻，有较明显的皮肤瘙痒抓痕，黄疸持续 3 周以上，可有明显的肝大。

② 血清胆红素明显升高，以直接胆红素为主，γ-谷氨酰转肽酶、碱性磷酸酶、胆固醇升高，谷丙转氨酶、谷草转氨酶轻度升高或正常，凝血酶原时间正常或轻度延长。

③ B 超、CT 或 MRI 除外其他梗阻性黄疸。

④ 甲、乙、丙、丁、戊五型肝炎病毒均可引起，相应病毒标志阳性。

⑤ 急性淤胆型肝炎，多为甲型、戊型肝炎所致。慢性淤胆型肝炎，为慢性乙型、丙型肝炎所致。

（5）肝炎肝硬化

① 可有乏力、食欲减少、腹胀等症状。重者可有烦躁、谵妄、定向力和计算力下降、嗜睡等。

② 可有皮肤巩膜黄染、肝掌、蜘蛛痣、胸前毛细血管扩张症，皮下出血点和出血斑，早期触及肿大的肝、脾，晚期胸腹壁静脉显露或曲张，可有移动性浊音、双下肢水肿。

③ 重者可有神志异常、昏迷，闻到肝臭，扑翼样震颤阳。

④ 血常规示白细胞、血小板减少，可有红细胞及血色素减少。

⑤ 血清 ALT、AST 轻度升高，AST/ALT 大于 1，胆红素升高，血清白蛋白降低而球蛋白升高，A/G 倒置。

⑥ 血氨可升高。

⑦ 胃镜检查见食管-胃底静脉曲张。

⑧ B超示肝脾大，晚期肝脏缩小，表面可不光滑，有结节样改变，胆囊壁增厚、毛糙，可见腹水。

⑨ 乙、丙型肝炎病毒均可引起，相应病毒标志阳性。

⑩ 无食管-胃底静脉曲张破裂出血，无腹水和肝性脑病，肝功能属 Child-Pugh A 级者为代偿性肝硬化；出现食管-胃底静脉曲张破裂出血，腹水和肝性脑病者，和（或）肝功能属 Child-Pugh B、C 级者为失代偿性肝硬化。有肝炎症状，血清 ALT 及胆红素升高者为活动性肝硬化；无肝炎症状，血清 ALT 及胆红素基本正常者为静止性肝硬化。

2. 分型

（1）临床分型　急性肝炎、慢性肝炎、重型肝炎、淤胆型肝炎、肝炎肝硬化。

（2）病原学分型　现已确定的有甲、乙、丙、丁、戊五型。

3. 鉴别诊断

需要与酒精性、药物性肝炎、自身免疫性、感染中毒性（其他病毒、细菌、钩端螺旋体、立克次体、原虫、寄生虫等感染）引起的肝损害鉴别。有黄疸者需要与溶血性黄疸、肝外梗阻性黄疸鉴别。

五、治疗

1. 一般治疗

【说明】　急性肝炎早期应住院或就地隔离治疗，慢性肝炎活动期重者应住院治疗，重型肝炎住院绝对卧床休息，采取综合治疗措施，加强护理，进行监护，密切观察病情。甲、戊型肝炎按肠道传染病隔离，乙、丙、丁型按血源性及接触传染病隔离。

2. 药物治疗

（1）急性肝炎

处方一　　10%葡萄糖注射液　　250mL ┐
　　　　　　甘草酸二铵注射液　　30mL ┘ iv drip qd

处方二　10％葡萄糖注射液　250mL
　　　　门冬氨酸钾镁注射液　20mL
　　　　维生素 B$_6$ 注射液　300mg ｜iv drip qd
　　　　维生素 C 注射液　3.0g

处方三　生理盐水注射液　100mL ｜iv drip qd
　　　　注射用还原型谷胱甘肽　1.8g

处方四　10％葡萄糖注射液　250mL ｜iv drip qd
　　　　茵栀黄注射液　40mL

处方五　水飞蓟宾胶囊　70～140mg po tid

处方六　肝泰乐　0.1g po tid

【说明】甘草酸二铵注射液　是中药甘草有效成分的提取物，适用于伴有丙氨酸氨基转移酶（ALT）升高的急慢性病毒性肝炎，禁用于严重低钾血症、高钠血症、高血压、心衰、肾衰竭患者禁用，孕妇不宜使用。治疗过程中应定期检测血压、血清钾、钠浓度，如出现高血压、血钠潴留、低钾血症等情况应停药或适当减量。还原型谷胱甘肽（GSH）能保护肝脏的合成、解毒、灭活激素等功能，对本品有过敏反应者禁用。水飞蓟宾能够稳定肝细胞膜，保护肝细胞的酶系统，清除肝细胞内的活性氧自由基，从而提高肝脏的解毒能力，避免肝细胞在长期接触毒物、服用肝毒性药物、吸烟、饮酒等情况下受到损伤。用于急慢性肝炎，脂肪肝的肝功能异常的恢复。对本品过敏者慎用。

（2）慢性肝炎　主要是乙型和丙型，应根据患者的具体情况采取抗病毒、调整免疫、保护肝细胞、防止纤维化、改善肝功能、改善微循环等治疗措施（详见慢性乙型肝炎、丙型肝炎的治疗）。

（3）重型肝炎　采取综合治疗措施。

① 支持疗法：维持水电解质平衡，补给新鲜血、血浆、白蛋白和其他血制品等。

处方一　20％白蛋白　50mL iv drip qd

处方二　新鲜血浆　200～400mL iv drip qd

② 抑制炎症、坏死及促进肝细胞再生的药物。

处方一　10％葡萄糖注射液　250mL ｜iv drip qd
　　　　甘草酸二铵注射液　30mL

497

处方二	生理盐水注射液	100mL	iv drip qd
	注射用还原型谷胱甘肽	1.8g	
处方三	10%葡萄糖注射液	250mL	iv drip qd
	促肝细胞生长素	100～200mg	

【说明】 促肝细胞生长系从新鲜乳猪肝脏中提取纯化制备而成的小分子多肽类活性物质,具备以下生物效应:①能明显刺激新生肝细胞的 DNA 合成,促进损伤的肝细胞线粒体、粗面内质网恢复,促进肝细胞再生,加速肝脏组织的修复,恢复肝功能。②改善肝脏枯否细胞的吞噬功能,防止来自肠道的毒素对肝细胞的进一步损害,抑制肿瘤坏死因子(TNF)活性和 Na^+-K^+-ATP 酶活性抑制因子活性,从而促进肝坏死后的修复。同时具有降低转氨酶、血清胆红素和缩短凝血酶原时间的作用。③对四氯化碳诱导的肝细胞损伤有较好的保护作用。④对 D-氨基半乳糖诱致的肝衰竭有明显的提高存活力的作用,适用于各种重型病毒性肝炎(急性、亚急性、慢性重症肝炎的早期或中期)的辅助治疗。疗程视病情而定,一般为 4～6 周,慢性重型肝炎,疗程为 8～12 周。对本品过敏者禁用。

③ 改善肝脏微循环,降低内毒素血症。

| 处方 | 生理盐水注射液 | 20mL | iv qd |
| | 前列地尔(前列腺素 E_1) | 10～20μg | |

【说明】 前列地尔具有保护肝细胞的作用,它能稳定溶酶体和细胞膜,增加肝脏血流量,抑制有害细胞因子的释放,还能抑制活性氧的产生,对于过强的免疫损伤机制具有抑制调节作用。严重心衰(心功能不全)患者、妊娠或可能妊娠的妇女、青光眼、高血压、既往对本制剂有过敏史的患者禁用。

④ 预防和治疗各种并发症(如肝性脑病、脑水肿、大出血、肾功能不全、继发感染等)。

处方一	60%乳果糖浆	10～30mL po tid
	或 乳果糖浆	150mL 加水至 500mL 保留灌肠 qd
	或 食醋	60mL 加生理盐水 100mL 保留灌肠 bid
处方二	支链氨基酸	250mL iv drip qd

处方三　10%葡萄糖注射液　250mL
　　　　盐酸精氨酸注射液　40mL ｜ iv drip qd

【说明】 以上三方用于预防和治疗肝性脑病，可选一到三种处方。乳果糖系人工合成的不吸收性双糖，使肠道 pH 值降至 6 以下，从而可阻断氨的吸收，减少内毒素的蓄积和吸收，使患者血氨恢复正常，并由昏迷转为清醒。乳果糖还具有双糖的渗透活性，可使水、电解质保留在肠腔而产生高渗效果，故又是一种渗透性泻药，因为无肠道刺激性，亦可用于治疗慢性功能性便秘。用于治疗高血氨症及由血氨升高引起的疾病；用于治疗慢性功能性便秘。糖尿病患者慎用，对半乳糖不能耐受者不宜服用，阑尾炎、肠梗阻、不明原因的腹痛者均禁用。支链氨基酸防止因脑内芳香氨基酸浓度过高引起的肝昏迷，能促进蛋白质合成和减少蛋白质分解，有利于肝细胞的再生和修复，并可改善低蛋白血症，直接在肌肉、脂肪、心、脑等组织代谢，产生能量供肌体利用。用于急性、亚急性、慢性重症肝炎以及肝硬化、慢性活动性肝炎等；各种原因引起的肝性脑病。输注过快可致心悸、恶心、呕吐、发热等反应，故滴速不宜过快。盐酸精氨酸注射液，促进尿素的形成，使人体内产生的氨经鸟氨酸循环转变成无毒的尿素，由尿中排出，从而降低血氨浓度。适用于肝性脑病，适用于忌钠的患者，也适用于其他原因引起血氨增高所致的精神症状治疗。高氯性酸中毒、肾功能不全及无尿患者禁用。用药期间宜进行血气监测，注意患者的酸碱平衡。

处方四　生理盐水注射液　20mL
　　　　奥美拉唑针剂　40mg ｜ iv drip qd

【说明】 用于预防和治疗上消化道出血。奥美拉唑适用于消化性溃疡出血、吻合口溃疡出血；应激状态时并发的急性胃黏膜损害，和非甾体抗炎药引起的急性胃黏膜损伤；亦常用于预防重症疾病（如脑出血、严重创伤等）胃手术后预防再出血等；全身麻醉或大手术后以及衰弱昏迷患者防止胃酸反流合并吸入性肺炎。对本品过敏者禁用，孕妇及哺乳期妇女、严重肝肾功能不全者慎用。

处方五　10%葡萄糖注射液　100～500mL｜ iv drip
　　　　奥曲肽针剂　0.2～0.6mg ｜（25～50μg/h）

【说明】 用于食管-胃底静脉曲张破裂出血，维持静脉滴注至少48h。奥曲肽适用于门脉高压引起的食管静脉曲张出血、应激性溃疡及消化道出血等。对本品过敏者、孕妇、哺乳期妇女和儿童禁用。肾、胰腺功能异常和胆石症患者慎用。

处方六　20%甘露醇注射液　100mL iv drip q6h～q12h

【说明】 用于肝性脑病出现脑水肿。

（4）淤胆型肝炎

处方一　10%葡萄糖注射液　250mL ｜ iv drip qd
　　　　甘草酸二铵注射液　30mL ｜

处方二　10%葡萄糖注射液　250mL ｜ iv drip qd
　　　　茵栀黄注射液　40mL ｜

处方三　思美泰　500～1000mg iv qd

处方四　熊去氧胆酸（优思弗）　250mg po tid

处方五　泼尼松片　30～60mg 顿服

【说明】 思美泰（丁二磺酸腺苷蛋氨酸肠溶片）有助于防止肝内胆汁淤积。使用于治疗肝硬化前和肝硬化所致肝内胆汁淤积；治疗妊娠期肝内胆汁淤积。对本药过敏者禁用。熊去氧胆酸可增加胆汁酸分泌，并使胆汁成分改变，降低胆汁中胆固醇及胆固醇脂，禁用于急性胆系感染、胆道梗阻、孕妇及哺乳期妇女。泼尼松具有抗炎及抗过敏作用，能抑制结缔组织的增生，降低毛细血管壁和细胞膜的通透性，减少炎性渗出，并能抑制组胺及其他毒性物质的形成与释放，黄疸明显减退后逐渐减量，每5～7天减5mg，至10～15mg/d时再慢减。

（5）肝炎肝硬化

① 代偿期、静止性肝炎肝硬化：密切观察病情变化。可用γ-干扰素或中药间断抗纤维化治疗。

② 代偿期、活动性肝炎肝硬化：参照慢性乙型、丙型肝炎治疗。

③ 失代偿期肝炎肝硬化：主要是支持对症治疗，使用血浆、人血白蛋白。乙型肝炎病毒复制活跃者用核苷类似物抗病毒治疗，具体参照慢性乙型肝炎治疗。

3. 慢性乙型肝炎的治疗

慢性乙型肝炎治疗的总体目标是：最大限度地长期抑制或消除 HBV，减轻肝细胞炎症坏死及肝纤维化，延缓和阻止疾病进展，减少和防止肝脏失代偿、肝硬化、HCC 及其并发症的发生，从而改善生活质量和延长存活时间。

慢性乙型肝炎治疗主要包括抗病毒、免疫调节、抗炎保肝、抗纤维化和对症治疗，其中抗病毒治疗是关键，只要有适应证，且条件允许，就应进行规范的抗病毒治疗。

（1）抗病毒治疗

处方一 α-2b 干扰素　300 万 U im qod（4 个月为一个疗程）

【说明】 适用于慢性乙型肝炎 HBV-DNA≥10^5/mL（HBeAg 阴性者为≥10^4/mL）；ALT≥2×ULN，应≤10×ULN；TBiL<2×ULN；无肝硬化失代偿及甲状腺功能亢进。干扰素 α-2b 具有广谱抗病毒、抗肿瘤、抑制细胞增殖以及提高免疫功能等作用。本品常见有发热、头痛、寒战、乏力、肌痛、关节痛等症状，一旦发生过敏反应，应立即停止用药。少数患者可出现白细胞减少、血小板减少等血象异常，停药后即可恢复正常。偶见有厌食、恶心、腹泻、呕吐、脱发、血压升高或降低、神经系统功能紊乱等不良反应。禁用于对重组人干扰素 α-2b 或该制剂的任何成分有过敏史者、患有严重心脏疾病者、严重的肝肾功能或骨髓功能不正常者、癫痫及中枢神经系统功能损伤者、有其他严重疾病不能耐受本品者。

处方二 拉米夫定　0.1g po qd×（1～5）年

【说明】 适用于年龄 16 岁以上，HBV-DNA≥10^5/mL（HBeAg 阴性者为≥10^4/mL）；ALT≥2×ULN 并持续增高至少 1 个月，或 6 个月以内反复增高。拉米夫定是核苷类似物，抗病毒药物，对病毒 DNA 链的合成和延长有竞争性抑制作用。用药前和用药后 6 个月查 HBV-DNA 变异株，因长期服用部分患者出现 YMDD 变异，停药易出现 HBV 的反跳。HBeAg 血清学转换率随治疗时间延长而提高，治疗 1 年、2 年、3 年、4 年和 5 年后 HBeAg 血清转换率分别为 16%、17%、23%、28%和 35%。常见的不良反应有上呼吸道感染样症状、头痛、恶心、身体不适、腹痛和腹泻，症状一般较轻并可自行缓解。拉米夫定可能引起肌肉骨骼系统损害，主要表现为肌痛、肌酸激酶增高、关节痛、横纹肌溶解。在治疗过程中，一旦患者出现弥漫性肌肉疼痛、肌肉触痛、肌无力、关节痛等症状，应考虑药物引起的肌肉骨骼系统损害，立即停药或采取相应的治疗措施。一旦出现严重横纹肌溶解症，可能会引起危及患者生命的代谢紊乱和急性肾功能衰竭，应立即采取积极的救治措施。

处方三　阿德福韦脂（贺维力）　10mg po qd×（1～5)年

【说明】　适应证同拉米夫定。阿德福韦酯是一种核酸类似物，它能够抑制乙型肝炎病毒 DNA 聚合酶的活性，因而可以抑制乙型肝炎病毒的复制与增殖。本药对拉米夫定耐药变异的代偿期和失代偿期肝硬化患者均有效。在较大剂量时有一定肾毒性，主要表现为血清肌酐的升高和血磷的下降，但每日 10mg 剂量对肾功能影响较小。因此，对应用阿德福韦酯治疗者，应定期监测血清肌酐和血磷。

处方四　恩替卡韦　0.5mg qd×（1～5)年

【说明】　适应证同拉米夫定。拉米夫定治疗时病毒血症或出现拉米夫定耐药突变的患者为每天一次，每次 1.0mg（0.5mg，2 片）。本品应空腹服用（餐前或餐后至少 2h)。对恩替卡韦或制剂中任何成分过敏者禁用。恩替卡韦为鸟嘌呤核苷类似物，对乙肝病毒（HBV）多聚酶具有抑制作用。本品最常见的不良反应有 ALT 升高、疲劳、眩晕、恶心、腹痛、腹部不适、上腹通、肝区不适、肌通、失眠和风疹。这些不良反应多为轻到中度。

（2）免疫调节治疗

处方　胸腺素 α_1　1.6mg 皮下注射 每周 2 次×6 个月

【说明】　适应证同拉米夫定。对本品成分过敏者禁用；胸腺素 α_1 可增强非特异性免疫功能，不良反应小，使用安全，对于有抗病毒适应证，但不能耐受或不愿接受干扰素和核苷类似物治疗的患者，有条件可用。

（3）抗炎保肝治疗　参见急性肝炎，抗炎保肝治疗只是综合治疗的一部分，并不能取代抗病毒治疗。对于 ALT 明显升高者或肝组织学明显炎症坏死者，在抗病毒治疗的基础上可适当选用抗炎保肝药物。不宜同时应用多种抗炎保肝药物，以免加重肝脏负担及因药物间相互作用而引起不良效应。

（4）抗纤维化治疗　有研究表明，经 IFN 或核苷（酸）类似物抗病毒治疗后，肝组织病理学可见纤维化甚至肝硬化有所减轻，因此，抗病毒治疗是抗纤维化治疗的基础。

4. 其他治疗方式的选择

① 重型肝炎和肝硬化晚期有条件者应考虑肝移植治疗。

② 重型肝炎，特别是急性和亚急性重型肝炎，有条件者应做人工肝移植，提高疗效，提高生存率。

第二节　带状疱疹

带状疱疹是潜伏于人体感觉神经节的水痘-带状疱疹病毒（VZV），经再激活后引起的皮肤感染。临床表现主要为沿一侧体表神经所支配的皮肤出现呈带状的成簇疱疹，并伴有局部神经痛。水痘和带状疱疹患者是本病的传染源，通过呼吸道或直接接触传播。常年散发，发病率随年龄增大而呈显著上升。普遍易感，愈后极少复发。

一、问诊要点

① 询问主要皮肤病变的部位、性质、程度、时间、诱因和缓解情况。

② 皮损出现前有无周身不适及发热症状，皮损部位有无感觉异常等。

③ 近期有无过劳、受凉、使用免疫抑制药，有无与水痘或带状疱疹患者接触史。

二、查体要点

注意检查有无沿神经支配的皮肤带状排列红色斑疹、丘疹、疱疹。

三、辅助检查或实验室检查

疱疹刮片检查找多核巨细胞和核内嗜酸性包涵体；血清抗体检查；新鲜疱疹内液体做电镜检查。

四、诊断和鉴别诊断

1. 诊断

（1）有与水痘或带状疱疹患者接触史，或幼年曾患水痘。

（2）皮疹的特点

① 发疹前数日可有低热、乏力等全身不适，局部皮肤瘙痒、感觉过敏、针刺感或灼痛。

② 皮疹分批出现，1～3 天沿周围神经分布区出现成簇的红色斑疹，数小时转为丘疹，水疱。1 周内干涸，10～12 天结痂，2～3 周后脱痂，不留瘢痕。

③ 皮疹好发部位为胸部，多限于一侧，常沿一侧肋间神经由后上方向前下方伸展；皮疹也可发生在任何感觉神经分布区。

（3）疱疹刮片检查找多核巨细胞和核内嗜酸性包涵体。

（4）血清学检查抗体效价 4 倍升高。

（5）PCR 方法检测鼻咽部分泌物 VZV DNA 阳性，能敏感和快速地早期诊断。

（6）取新鲜疱疹内液体做电镜检查，可见到疱疹病毒颗粒。能快速和天花病毒相鉴别。

2. 鉴别诊断

本病需与天花、天疱疮、丘疹样荨麻疹、脓疱疮、水痘等相鉴别。

五、治疗

1. 治疗原则

本病为自限性，治疗原则为抗病毒、消炎止痛和防止继发感染。

2. 药物治疗处方

（1）抗病毒治疗

处方一　5% 葡萄糖注射液　250mL ┃ iv drip qd×（5～7）天
　　　　阿糖腺苷　600mg ┃

【说明】 阿糖腺苷具有广谱抗病毒活性。对疱疹病毒及带状疱疹病毒作用最强，可以用以治疗单纯疱疹病毒性脑炎，也用于治疗免疫抑制患者的带状疱疹和水痘感染。本品不可皮下注射和肌内注射，有脑水肿及肝肾功能不良者慎用。孕妇及婴儿禁用。常见的不良反应为消化道反应，如恶心、呕吐等较常见。中枢系统反应，如震颤、眩晕、幻觉也偶见。尚有氨基转移酶升高、白细胞减少等反应。局部应用可引起刺激性疼痛。

处方二　5%葡萄糖注射液　250mL ┐
　　　　更昔洛韦注射液　300mg ┘ iv drip qd×(5~7)天

【说明】　更昔洛韦会引起中性粒细胞减少、血小板减少、肾脏损害，故在用药期间应定期检测血象、肾功能。若粒细胞绝对计数持续<$0.5×10^9$/L，应考虑停药。

处方三　5%葡萄糖注射液　100mL ┐ iv drip
　　　　阿昔洛韦注射液　500mg ┘ 3次/天×(5~7)天
　　　　或　400~800mg po qid×(7~10)天

【说明】　体外对单纯性疱疹病毒、水痘-带状疱疹病毒、巨细胞病毒等具抑制作用。用于治疗单纯疱疹病毒感染、带状疱疹、免疫缺陷者水痘的治疗，局部用于单纯疱疹病毒所致的早期生殖器疱疹感染和免疫缺陷者自限性黏膜皮肤单纯疱疹的初治和复发病例，用其钠盐治疗急性视网膜坏死。常见的不良反应：注射部位的炎症或静脉炎、皮肤瘙痒或荨麻疹。长程给药偶见月经紊乱。注射给药特别静脉注射时，少见有急性肾功能不全、血尿和低血压。注意事项：对更昔洛韦过敏者也可能对本品过敏，脱水或已有肝肾功能不全者需慎用，严重免疫功能缺陷者长期或多次应用本品治疗后可能引起单纯疱疹病毒和带状疱疹病毒对本品耐药，一旦疱疹症状与体征出现，应尽早给药。

处方四　干扰素-α　300万 U im qd×(3~5)天

【说明】　严重心脏病、肾病、肝病患者、癫痫患者、中枢神经功能障碍患者、骨髓抑制患者慎用，对曾有干扰素过敏患者忌用。

处方五　聚肌胞　2mg im qod

【说明】　以上抗病毒药物均无十分肯定的疗效。

（2）对症治疗

① 止痛剂

处方一　阿司匹林　0.3g po tid

处方二　吲哚美辛　25mg po tid

② 抗组胺药

处方一　氯苯那敏　4mg po tid

处方二　苯海拉明　25～50mg po tid

③ 局部用药

a. 破损局部涂 2% 龙胆紫液。

b. 含 0.25% 冰片的炉甘石洗剂涂抹；或 2%～5% 碳酸氢钠湿敷或洗拭。或用碘苷、阿昔洛韦液局部湿敷，每日 2 次。

c. 眼角膜炎或虹膜睫状体炎可用 1%～3% 阿托品滴眼。

【说明】　青光眼及前列腺增生症患者禁用阿托品滴眼液。

④ 若有继发感染，可用新霉素软膏外搽。

⑤ 积极预防水痘。

第三节　流行性出血热

流行性出血热（EHF）亦称肾综合征出血热（HFRS），是由流行性出血热病毒引起的一种自然疫源性急性传染病，流行广，病情危急，病死率高，危害极大。鼠类为其传染源和病毒贮存宿主。临床以急性起病、发热、休克、充血、出血及肾脏损害为特征。

一、问诊要点

① 询问患者发病季节、居住条件、居住地情况，住处是否老鼠较多，本居住地有无同类发病者，病前两月有无进入疫区并与鼠类或其他宿主动物接触史。

② 询问有无发热及皮肤出血表现，询问发热的程度、持续时间。有无尿量、尿色改变，有无恶心呕吐、食欲缺乏、肌肉酸痛。

二、查体要点

检查有无眼结膜充血、水肿和出血，皮肤有无充血、出血。主要是有无三痛（头痛、腰痛、眼眶痛）、三红（脸部、颈部、上胸部红肿充血）症状。

三、辅助检查或实验室检查

需做血常规、尿常规、肾功能、电解质、凝血功能和血清特异性 IgM、IgG 抗体检测。

四、诊断和鉴别诊断

1. 诊断

（1）流行病学资料　包括发病季节，病前 2 个月内进入疫区并有与鼠类或其他宿主动物接触史。

（2）临床特征　包括早期三种主要表现（发热中毒征，充血、出血、外渗征，肾损害）和病程的五期经过。畏寒、发热、伴头痛、腰痛、眼眶痛（即"三痛"征）等；食欲缺乏、呕吐、腹胀、乏力、衰竭等全身中毒症状。颜面、颈、上胸部充血潮红（即"三红"征），眼结合膜、咽部及软腭有细小出血点，腋下及胸背等处可见散在、条索状及簇状出血点；重者可见大片瘀斑或内脏出血。眼球结合膜水肿等血浆外渗表现；重者发生低血容量性休克。病初几日多数有肾脏受损的表现，甚至少尿或无尿，血尿素氮及血肌酐逐渐增高，出现急性肾功能衰竭。典型病例有发热期、低血压休克期、少尿期、多尿期和恢复期；不典型者可以越期或前三期之间重叠。

（3）实验室检查　包括血液浓缩，血红蛋白和红细胞计数增高，白细胞计数增高和血小板减少。尿蛋白大量出现和尿中排出膜状物等有助于诊断。多数患者血尿素氮于低血压期始升高，于少尿期和多尿早期达高峰，以后逐渐下降。发热期即有因子Ⅷ相关抗原减少、血小板减少及其黏附、凝聚及释放功能降低。DIC 的高凝期凝血时间缩短，低凝血期则纤维蛋白原下降，凝血酶原时间延长。血清、血细胞和尿液中检出汉坦病毒抗原和血清中检出特异性 IgM 抗体，可以确诊。特异性 IgG 抗体需双份血清效价升高 4 倍以上者有诊断意义。检测特异性抗原或用 PCR 法检测汉坦病毒核酸，有助于早期和非典型患者的诊断。

2. 鉴别诊断

与上呼吸道感染、败血症、急性胃肠炎、细菌性痢疾鉴别。

五、治疗

1. 一般处理

本病治疗原则，即早期发现、早期休息、早期治疗和就近治疗。早期应用抗病毒治疗，中晚期则针对病理生理进行对症治疗。

2．药物治疗

（1）发热期治疗原则　抗病毒，减轻外渗，改善中毒症状和预防 DIC。

处方一　10%葡萄糖注射液　250mL ⎫
　　　　利巴韦林　1.0g　　　　　　⎭ iv drip qd

【说明】　利巴韦林早期治疗能抑制病毒、减轻病情和缩短病程。改善中毒症状：高热，以物理降温为主，忌用强烈发汗解热药。发病 4 天内可应用利巴韦林，疗程 3～5 天。有中毒症状者可短期使用氢化可的松 100～200mg/d 或地塞米松 5～10mg/d。

处方二　5%葡萄糖氯化钠注射液　250mL ⎫
　　　　维生素 C　2.0g　　　　　　　　　⎭ iv drip bid

【说明】　降低血管通透性，提高血浆渗透压，减轻外掺和织水肿，维持水、电解质平衡。

处方三　右旋糖酐 40　500mL iv drip qd

【说明】　降低血液黏滞性，预防 DIC。

（2）低血压休克期

处方一　乳酸钠林格液（平衡液）　500mL iv drip qd

处方二　血浆　200mL iv drip qd

处方三　人血白蛋白　50mL iv drip qd

【说明】　积极扩容、纠正酸中毒、改善微循环。扩容宜早期、快速、适量，液体应晶胶结合，忌单纯输葡萄糖，仍存在血液浓缩，亦不宜应用全血。根据血压、脉压、血红蛋白和末梢循环，调节补液速度和用量，液体总量每天不超过 3000mL，密切观察血压。后期血浆外渗减少，输液不宜过快、过多，以防发生肺水肿、心衰等。

处方四　5%碳酸氢钠溶液　125mL iv drip

【说明】　代谢性酸中毒主用 5%碳酸氢钠溶液，每次 5mL/kg，根据病情每天 1～4 次，此溶液不但能纠正酸中毒，尚有扩容作用。

处方五　5%葡萄糖注射液　100mL ⎫
　　　　多巴胺　20mg　　　　　　⎭ iv drip st

处方六　5%葡萄糖注射液　100mL ｜ iv drip st
　　　　　地塞米松　10mg ｜

【说明】经补液纠酸血红蛋白可恢复正常，但血压仍不稳定者可应用血管活性药物。

（3）少尿期　少尿期治疗原则为"稳、促、导、透"，即稳定机体内环境、促进利尿、导泻和透析治疗。

处方一　呋塞米（速尿）　20～300mg iv q4h
处方二　布美他尼（丁尿胺）　0.5～1mg po tid

【说明】输入液量按前一天尿、便、呕吐量加400mL。以输入高渗葡萄糖液为主。晚期少尿者常伴尿毒症，可用导泻疗法，给20%甘露醇250～300mL分次口服，如效果不显著，可加50%硫酸镁40mL同服，或芒硝15g、大黄30g泡水后冲服；无尿1天经以上处理无利尿反应者，并有高钾血症、高血容量综合征等，可用腹膜透析或血液透析。

（4）多尿期　移行期和多尿早期的治疗同少尿期。多尿后期主要是维持水和电解质平衡，防治继发感染。

① 维持水与电解质平衡：给予半流质和含钾食物。水分补充以口服为主，不能进食者可以静脉注射。

② 防治继发感染：由于免疫功能下降，本期易发生呼吸道和泌尿系感染，因此需注意口腔卫生，必要时做室内空气消毒。发生感染后应及时诊断和治疗，忌用对肾脏有毒性作用的抗生素。

（5）恢复期　为补充营养，逐步恢复工作。出院后应休息1～2个月。定期复查肾功能、血压和垂体功能。如有异常应及时治疗。

第四节　水痘

水痘是由水痘-带状疱疹病毒初次感染引起的急性传染病。传染率很高。主要发生在婴幼儿，临床以皮肤黏膜分批出现周身性红色斑丘疹、水疱和痂疹，而且各期皮疹同时存在为特点。该病为自限性疾病，病后可获得终身免疫，也可在多年后复发而出现带状疱疹。

一、问诊要点

① 询问主要皮肤病变的部位、性质、程度、时间、诱因和是否各期皮疹同时出现。

② 皮损出现前有无外感发热症状，伴随症状如何。

③ 有无与水痘或带状疱疹患者接触史。

二、查体要点

注意检查有无向心性分布的红色斑疹、丘疹、疱疹及痂疹同时出现。

三、辅助检查或实验室检查

疱疹刮片检查找多核巨细胞和核内嗜酸性包涵体，PCR方法检测鼻咽部分泌物VZV DNA；取新鲜疱疹内液体做电镜检查；血清学抗体检查；有条件者做病毒分离。

四、诊断和鉴别诊断

1.诊断

(1) 未患过水痘，病前2～3周有与水痘或带状疱疹患者密切接触史。

(2) 临床表现　发热当天出痘，皮疹先见于头部或者躯干，成向心性分布。以躯干、头、腰处多见。分批出现，在身体同一部位见到不同类型皮疹、斑疹、丘疹、疱疹。1～2天后疱疹疱浆透明变混，再过1～2天结痂。痂盖脱落后不留疤痕。重症水痘：①出血性水痘，血小板减少，疱疹呈血性皮肤黏膜瘀点瘀斑，严重者呕血、便血、颅内出血；②大疱性水痘；③坏疽性水痘；④水痘并发细菌感染、肺炎、肝炎、脑炎等；⑤妊娠水痘。

(3) 白细胞计数正常或稍低，淋巴细胞相对增高。

(4) 疱疹刮片检查找到多核巨细胞和核内嗜酸性包涵体。

(5) PCR方法检测鼻咽部分泌物VZV DNA阳性。能敏感和快速的早期诊断。

(6) 取新鲜疱疹内液体做电镜检查，可见到疱疹病毒颗粒。能快速与牛痘病毒相鉴别。

2.鉴别诊断

与脓疱病、带状疱疹、丘疹样荨麻疹、疱疹性湿疹、苔藓样荨麻疹及手足口病等疾病进行鉴别。

五、治疗

1.一般治疗

患者应隔离。发热期应卧床休息。加强护理，保持皮肤清洁，避免搔抓，预防皮肤继发感染。水痘一般症状轻，呈自限性，主要是对症处理，加强护理即可。

2.药物治疗处方

（1）一般处理

① 破损局部涂 2%龙胆紫液。继发感染者可外用抗生素软膏。

② 0.25%炉甘石洗剂涂抹；或 2%～5%碳酸氢钠湿敷或洗拭。

③ 体温高者可予退热药，但忌用阿司匹林。

（2）抗病毒治疗

处方一　阿昔洛韦　400～800mg po qid×10 天

【说明】早期应用已证明有一定疗效。

处方二　5%葡萄糖注射液　250mL ｜ iv drip qd×（5～7）天
　　　　更昔洛韦注射液　300mg ｜

【说明】更昔洛韦会引起中性粒细胞减少、血小板减少、肾脏损害，故在用药期间应定期检测血象、肾功能。若粒细胞绝对计数持续$<0.5×10^9/L$，应考虑停药。

处方三　5%葡萄糖注射液　250mL ｜ iv drip qd×（5～7）天
　　　　阿糖腺苷　600mg ｜

处方四　α-干扰素　300 万 U im qd×（3～5）天

处方五　维生素 B_{12}　500～1000μg im qd×（3～5）天

六、防护

① 局部感染者可根据菌种使用抗生素。

② 一般忌用激素，但因其他疾病正在激素治疗过程中发生水痘者不能骤停，应逐步减量。

第五节　流行性腮腺炎

流行性腮腺炎简称流腮，是由腮腺炎病毒所引起的急性呼吸道传染病。主要发生在儿童和青少年。以唾液腺非化脓性肿胀疼痛为主要临床表现。除侵犯腮腺外，尚能侵犯各种腺组织或神经系统及肝、肾、心脏、关节等器官，引起脑膜炎、脑膜脑炎、睾丸炎、卵巢炎和胰腺炎等并发症。

一、问诊要点

① 询问有无发热、头痛、全身乏力及食欲缺乏等症状，有无颧骨弓或耳部疼痛。

② 询问是否有疫区逗留史，有无与类似疾病的患者接触史。

③ 询问有无脑膜炎表现，如头痛、嗜睡、脑膜刺激征等。询问男性患者有无睾丸肿胀或疼痛，女性患者有无下腹疼痛。还应询问有无恶心、呕吐及中上腹疼痛。

二、查体要点

体温升高可达 39℃ 以上，腮腺肿大是以耳垂为中心，向前、后、下发展，有耳部压痛；局部皮肤紧张，不发红，触之坚韧有弹性，说话、咀嚼时疼痛加剧；腮腺管开口处早期可有红肿，挤压腮腺始终无脓性分泌物自开口处溢出。

三、辅助检查或实验室检查

本病要行血常规，尿常规，血、尿淀粉酶测定，脑脊液检查，血清学检查及病毒分离等。

四、诊断和鉴别诊断

1. 诊断

① 发病前 14～25 天有与流行性腮腺炎患者接触史或当地有本病流行。

② 发热、畏寒、疲倦、食欲缺乏，以耳垂为中心的腮腺肿大特征。

③ 腮腺肿痛或其他唾液腺肿痛与压痛，吃酸性食物时胀痛更为明显，腮腺管口见可红肿。

④ 白细胞计数正常或稍高，淋巴细胞相对增多。有并发症时白细胞计数可增高。

⑤ 血清和尿淀粉酶测定：90%患者的血清淀粉酶有轻度和中

度增高，有助诊断。淀粉酶增高程度往往与腮腺肿胀程度成正比。

⑥ 血清中特异性 IgM 抗体阳性；恢复期血清 IgG 抗体滴度比急性期升高 4 倍以上，或恢复期血清抗体阳转。

⑦ 唾液中分离到流行性腮腺炎病毒。

2. 鉴别诊断

化脓性腮腺炎、颈部及耳前淋巴结炎、症状性腮腺肿大、其他病毒所引起的腮腺炎，如已知 13 型副流感病毒、甲型流感病毒、A 型柯萨奇病毒单纯疱疹病毒、淋巴脉络膜丛脑膜炎病毒、巨细胞病毒均可引起腮腺肿大和中枢神经系统症状，需做病原学诊断。其他原因所致的腮腺肿大，如过敏性腮腺炎腮腺导管阻塞，均有反复发作史，且肿大突然、消肿迅速。单纯性腮腺肿大多见于青春期男性，系因功能性分泌增多代偿性腮腺肿大无其他症状。其他病毒所致的脑膜脑炎：腮腺炎脑膜脑炎可发生在腮腺肿大之前（有的始终无腮腺肿大）难与其他病毒所致者相鉴别，可借助于上述血清学检查、病毒分离以及流行病学调查来确诊。

五、治疗

1. 一般治疗

隔离患者使之卧床休息直至腮腺肿胀完全消退。注意口腔清洁，饮食以流质或软食为宜，避免酸性食物，保证液体摄入量。

2. 药物治疗

（1）外用药物

处方一　紫金锭　醋调外涂　一日数次

处方二　青黛散　醋调外涂　一日数次

（2）抗病毒治疗

处方　5% 葡萄糖注射液　250mL | iv drip qd

利巴韦林注射液　0.5g | (疗程 5～7 天)

【说明】　利巴韦林为合成的核苷类抗病毒药。其体外抗病毒活性可被鸟嘌呤核苷和黄嘌呤核苷逆转的结果提示，利巴韦林可能作为这些细胞的代谢类似物而起作用。本品不良反应较少，且多为可逆性。

（3）肾上腺皮质激素

处方　5%葡萄糖注射液　　100mL │ iv drip qd（疗程5～7天）
　　　地塞米松注射液　　10mg

【说明】　对重症或并发脑膜脑炎、心肌炎患者，可使用激素治疗。

（4）颅内高压的处理

处方　20%甘露醇注射液　　125mL iv drip q4～6h

【说明】　若出现剧烈头痛、呕吐疑为颅内高压的患者，可予脱水治疗，直至症状好转。

（5）预防睾丸炎

处方　乙底酚　1mg po tid

【说明】　可用于男性成人患者，能预防睾丸炎的发生。有报告应用干扰素治疗成人腮腺炎合并睾丸炎患者，能使腮腺炎和睾丸炎病状较快消失。

3. 其他治疗

氦氖激光局部照射治疗流行性腮腺炎对止痛消肿有一定的效果。

六、预防

（1）管理传染源　早期隔离患者直至腮腺肿完全消退为止。接触者一般不一定检疫，但在集体儿童机构、部队等应留验3周，对可疑者应立即暂时隔离。

（2）自动免疫　腮腺炎减毒活疫苗免疫效果好，免疫途径皮内注射、皮下注射，还可采用喷鼻或气雾吸入法，该疫苗不能用于孕妇、先天或获得性免疫低下者以及对鸡蛋白过敏者。近年国外报道使用腮腺炎疫苗（麻疹、腮腺炎和风疹三联疫苗）后，虽然明显降低了腮腺炎的发病率，但疫苗所致腮腺炎病毒的感染问题应引起高度重视。

（3）被动免疫　一般免疫球蛋白、成人血液或胎盘球蛋白均无预防本病的作用。恢复期患者的血液及免疫球蛋白或特异性高价免疫球蛋白可有一定作用，但来源困难，不易推广。

第六节　麻疹

麻疹是麻疹病毒引起的急性呼吸道传染病。临床症状有发热、咳嗽、流涕、眼结膜充血、口腔黏膜有柯氏斑及皮肤出现斑丘疹为其特征。其传染性很强，自国内外广泛接种减毒活疫苗以来，以有力的控制了该病的流行。

一、问诊要点

① 询问患者有无发热、上呼吸道卡他症状，有无畏光、流泪、咽痛。

② 有无起皮疹及皮疹部位、性质、程度、时间、诱因和发生的先后顺序，注意皮疹与发热的先后关系，病情较重者要注意有无谵妄、抽搐、嗜睡等。

③ 是否有疫区逗留史，有无与类似疾病患者接触史，有无蚊虫叮咬史。

二、查体要点

① 柯氏斑具有早期诊断价值，出现于双侧近第一臼齿颊黏膜上，为 $0.5\sim1mm$ 大小的白色小点，周围有红晕。该斑点可逐渐增多，互相融合，在 $2\sim3$ 天消失。

② 眼结膜充血，咽部充血，在发热第 $3\sim4$ 天出现皮疹，先见于耳后、发际，渐及额、面、颈，自上而下蔓延到胸、背、腹及四肢，最后到达手掌与足底。

③ 皮疹高峰期还可有浅表淋巴结及肝脾轻度大，肺部可闻及湿性啰音等。

三、辅助检查或实验室检查

血常规分析，病原学检查，多核巨细胞检查，血清抗体测定等。

四、诊断和鉴别诊断

1. 诊断

① 患者（多数为儿童）有发热、咽红等上呼吸道卡他症状，畏光、流泪、结膜红肿等急性结膜炎症状，发热 4 天左右，全身皮肤出现红斑丘疹，与麻疹患者在 14 天前有接触史。

② 在口腔颊黏膜处见到柯氏斑。

③ 咽部或结膜分泌物中分离到麻疹病毒。

④ 1 个月内未接种过麻疹疫苗，而在血清中查到麻疹 IgM

抗体。

　　⑤ 恢复期血清中麻疹 IgG 抗体滴度比急性期 4 倍以上升高，或急性期抗体阴性而恢复期抗体阳转。

2. 鉴别诊断

与风疹、幼儿急疹、猩红热、药物疹等相鉴别。

3. 分期

（1）典型麻疹　见于未接种或初免失败者。此型分以下三期。

　　① 前驱期：主要表现为中度以下发热、咳嗽、流涕、畏光、流泪、结合膜充血，2～3 天颊黏膜可见灰白色针尖大小的小点，周边有毛细血管扩张的麻疹黏膜斑。

　　② 出疹期（病后 3～4 天）：发热增高，从耳后发际开始出现直径为 1～3mm 大小的淡红色斑丘疹，逐渐蔓延至颈部、躯干，直至四肢。疹间皮肤正常，压之褪色，重者皮疹密集成暗红色，此期全身中毒症状加重，可出现惊厥、抽搐、谵妄、舌尖缘乳头红肿似猩红热样舌，体查浅表淋巴结及肝脾可大，重者肺部可闻湿啰音，胸片可见弥漫性肺部浸润小点。

　　③ 恢复期：出疹高峰后，发热渐退，病情缓解，皮疹依出疹先后顺序隐退，留有棕褐色癜痕，1～2 周消失，整个病程约 10 天。成人麻疹较小儿童、发热高、皮疹多，但并发肺炎者少。

（2）非典型麻疹

　　① 轻型麻疹：多见于接受过疫苗免疫者。目前以轻型患者多见。发热低，上呼吸道症状轻，麻疹黏膜斑不明显，皮疹少，并发症少。

　　② 重型麻疹：病情重笃。高热、谵妄、抽搐者为中毒性麻疹；伴循环衰竭者为休克性麻疹；皮疹为出血性，压之不退色为出血性麻疹；皮疹呈疱疹样，融合成大疱为疱疹性麻疹。

　　③ 异型麻疹：见于接种灭活麻疹疫苗后 4～6 年以后再次接种者。一般认为本型是一种超敏反应，无传染性。中国用减毒活疫苗，故此型很少见。

五、治疗

1. 一般治疗

【说明】　麻疹治疗应做到早诊断、早报告、早隔离、早治疗，主要为对症治疗，预防并发症，病后应卧床休息，保持室内空气清新，温度适宜；眼、鼻、口腔保持清洁，多饮水，给易消化和营养丰富的饮食，有畏光症状时房内光线要柔和。有研究表明维生素 A 的补充可显著降低并发症和病死率。世界卫生组织推荐，在维生素 A 缺乏区的麻疹患儿应补充维生素 A，<1 岁者每日给 10 万 U，年长儿 20 万 U，共 2 日，有维生素 A 缺乏眼症状者 1～4 周后应重复。

2. 药物治疗处方

（1）对症治疗

【说明】 高热时可用小量退热药；烦躁可适当给予苯巴比妥等镇静药；剧咳时用镇咳祛痰药；继发细菌感染可给抗生素。体弱病重者可肌注丙种球蛋白。

（2）并发症治疗

① 支气管肺炎

处方一　生理盐水注射液　100mL ｜ iv drip bid
　　　　青霉素　400 万 U

处方二　生理盐水注射液　100mL ｜ iv drip qd
　　　　氢化可的松注射液　50mg

【说明】 先用青霉素每日 3 万～5 万 U/kg 治疗，再参考痰菌药敏选用抗菌药物。高热中毒症状严重者可短期用氢化可的松每日 5～10mg/kg 静滴，2～3 天好转后即可停用。

② 心肌炎

处方一　5% 葡萄糖注射液　20mL
　　　　毛花苷 C 注射液　0.2mg ｜ iv（15～20min）
　　　　呋塞米注射液　20mg

处方二　生理盐水注射液　100mL ｜ iv drip qd
　　　　地塞米松注射液　10mg

【说明】 出现心衰者及早静注毛花苷 C。同时应用利尿药。重症者可用肾上腺皮质激素保护心肌。有循环衰竭按休克处理。注意补液和电解质平衡。

③ 脑炎

【说明】 处理同乙型脑炎。

六、预防

1. 管理传染源

对患者应严密隔离，加强儿童集体机构的检查，及时发现患者，患者应隔离至出疹后第5天，伴有呼吸道并发症者应延长至出疹后10天。接触麻疹的易感儿应隔离检疫3周，并使用被动免疫制剂。流行期间托儿所、幼儿园等儿童机构应暂停接送和接收易感儿入所。

2. 切断传播途径

流行期间避免易感儿到公共场所活动，无并发症者在家中隔离，病室注意通风换气，充分利用日光或紫外线照射；医护人员离开病室后应洗手更换外衣或在空气流通处停留20min方可接触易感者。

3. 保护易感人群

（1）主动免疫　麻疹活疫苗的应用是预防麻疹最有效的根本办法。可在流行前1个月，对未患过麻疹的8个月以上幼儿或易感者皮下注射0.2mL，12天后产生抗体，1个月达高峰，2～6个月逐渐下降，但可维持一定水平，免疫力可持续4～6年，反应强烈的可持续10年以上；以后尚需复种。由于注射疫苗后的潜伏期比自然感染潜伏期短（3～11天，多数5～8天），故易感者在接触患者后2天接种活疫苗，仍可预防麻疹发生，若于接触2天后接种，则预防效果下降。但可减轻症状和减少并发症。对8周内接受过输血、血制品或其他被动免疫制剂者，因其影响疫苗的功效，应推迟接种。有发热、传染病者应暂缓接种。孕妇、过敏体质、免疫功能低下者、活动性肺结核均应禁忌接种。现在国家进行麻疹疫苗接种为8月龄初始一针，6岁加强一针。个别省份定为18个月到24个月时复种一针。另接种剂量为0.5mL。

（2）被动免疫　有密切接触史的体弱、患病、年幼的易感儿应采用被动免疫。肌注丙种球蛋白0.1～0.2mL/kg，胎盘球蛋白0.5～1.0mL/kg，接触后5天内注射者可防止发病，6～9天内注射者可减轻症状，免疫有效期3周。

第七节　艾滋病

艾滋病，即获得性免疫缺陷综合征（AIDS）的简称。是由人类免疫缺陷病毒（HIV）所导致的、主要经性传播和体液传播的慢性传染病。HIV 主要侵犯、破坏 $CD4^+$ T 细胞，导致机体细胞免疫功能损害，最终并发严重机会性感染和肿瘤。本病传播迅速，发病缓慢，病死率极高。

一、问诊要点

① 详细询问有无不洁性接触、吸毒、使用血液制品等。

② 有无近期体重下降，发热、咳嗽或腹泻超过 1 个月或神志改变。

③ 询问肺部、皮肤黏膜、消化系统、神经系统等感染的表现。

④ 询问有无肿瘤或其他疾病。

二、查体要点

① 持续广泛性全身淋巴结肿大。特别是颈部、腋窝和腹股沟淋巴结肿大更明显。淋巴结直径在 1cm 以上，质地柔韧，可活动，无压痛。

② 检查口腔和皮肤黏膜有无疱疹或溃疡。

三、辅助检查或实验室检查

① 常规检查血常规、尿常规、胸部 X 线片。

② 免疫学检查，特异性抗原抗体检查。

四、诊断和鉴别诊断

1. 诊断

① 有高危因素，如吸毒史，使用血液制品、献血及献器官史、性病史或各种可疑感染史。

② 近期体重减轻 10% 以上，咳嗽或腹泻超过 1 个月，持续或间歇性发热超过 1 个月，全身淋巴结肿大，反复带状疱疹或慢性播散性 HSV 感染，口咽念珠菌病。

③ $CD4^+$ T 淋巴细胞耗竭：T 淋巴细胞功能下降，外周血淋

巴细胞显著减少，CD4＜200/μL，CD4/CD8＜1.0（正常人为1.25～2.1），迟发型变态反应皮试阴性，有丝分裂原刺激反应低下。B淋巴细胞功能失调：多克隆性高球蛋白血症，循环免疫复合物形成和自身抗体形成。NK细胞活性下降；各种致病性感染的病原体检查如PCR组织学证实的恶性肿瘤，如KS。

④ 酶联免疫吸附法（ELISA）抗-HIV抗体连续2次阳性在做免疫印迹检测法（Western blot，简称WB法）或固相放射免疫沉淀法（SRIP）等确证实验；ELISA法测血清p24抗原阳性。

⑤ PCR技术检测HIV病毒DNA，但价格昂贵，易出现假阳性。

2. 鉴别诊断

与传染性单核细胞增多症，原发性CD4$^+$T淋巴细胞减少症，继发性免疫缺陷病，血液病，中枢神经系统疾病相鉴别。在上述疾病鉴别诊断中，主要根据流行病学史及HIV抗体检测进行鉴别。对于就诊者的流行病学史主要指：同性恋、异性恋多性伴，配偶或性伴HIV抗体阳性，静脉吸毒史，性病史，出国史，HIV抗体阳性者所生子女及输入未经HIV抗体检测的血液等。

五、治疗

（1）核苷类反转录酶抑制药

处方一　齐多夫定（zidovudine，ZDV）　200mg po q4h

处方二　拉米夫定（lamivudine，3TC）　150mg po bid

处方三　司他夫定（stavudine，D4T）　40mg po bid

【说明】　齐多夫定与病毒的DNA聚合酶结合，中止DNA链的增长，从而阻抑病毒的复制。对人的α-DNA聚合酶的影响小而不抑制人体细胞增殖。不良反应有骨髓抑制作用，严重的贫血或中性粒细胞减少；胃肠道不适，恶心、呕吐、腹泻等；CPK和ALT升高，乳酸性酸中毒和肝脂肪变性。拉米夫定不良反应少且较轻微，偶有头痛、恶心、腹泻等不适。

（2）非核苷类反转录酶抑制药

处方一　阿巴卡韦（abacavir，ABC）　300mg po bid

处方二　奈韦拉平（nevirapine，NVP）　200mg po bid

【说明】　阿巴卡韦是一个新的碳环2'-脱氧鸟苷核苷类药物，

易渗入中枢神经系统。主要有高敏反应及恶心、呕吐、腹泻等，没有引起胰腺炎、骨髓抑制、肾异常的病例。奈韦拉平与HIV-1的反转录酶直接连接并且通过使此酶的催化端破裂来阻断RNA依赖和DNA依赖的DNA聚合酶活性。不良反应除皮疹和肝功异常外，最常见的疲劳、发热、头痛、嗜睡、恶心、呕吐、腹泻、腹痛和肌痛。

（3）蛋白酶抑制药

处方一　利托那韦（ritonavir）　600mg po bid

处方二　茚地那韦（indinavir，IDV）　800mg po tid

【说明】利托那韦为人免疫缺陷病毒-1（HIV-1）和人免疫缺陷病毒-2（HIV-2）天冬氨酸蛋白酶的口服有效抑制剂，阻断该酶促使产生形态学上成熟HIV颗粒所需的聚蛋白，使HIV颗粒因而保持在未成熟的状态，从而减慢HIV在细胞中的蔓延，以防止新一轮感染的发生和延迟疾病的发展。不良反应有腹泻、疲乏、集中力减退、高脂血症等。

（4）抗反转录病毒药物联合治疗　常用两种或以上药物联合，可在反转录酶抑制药中选择两种，再加一种蛋白酶抑制药。齐多夫定/拉米夫定为首选药物，亦可根据具体情况由其他的药物组合所替代，包括司他夫定/拉米夫定、司他夫定/地丹诺辛、齐多夫定/地丹诺辛等。齐多夫定和司他夫定绝不能一同使用，因为这两种药物被证实有对抗作用。不再推荐单独使用双核苷药物疗法，因为这样不足以抑制HIV的复制，而且还可能会导致抗药性的快速出现。

六、预防

目前尚无预防艾滋病的有效疫苗，因此最重要的是采取预防措施。其方法有：坚持洁身自爱，不卖淫、嫖娼，避免婚前、婚外性行为。严禁吸毒。不要擅自输血和使用血制品，要在医生的指导下使用。不要借用或共用牙刷、剃须刀等个人用品。受艾滋病感染的妇女避免妊娠、哺乳。要避免直接与艾滋病患者的血液、精液、乳汁和尿液接触，切断其传播途径。

第八节　伤寒与副伤寒

伤寒与副伤寒是由伤寒杆菌引起的、经粪—口途径传播的急性肠道传染病。其临床特点为持续发热、表情淡漠、神经系统中毒症状与消化道症状、相对缓脉、玫瑰疹、肝脾大及白细胞减少，严重并发症有肠出血、肠穿孔。本病分布中国各地，常年散发，以夏秋季最多，发病以儿童、青壮年较多。

一、问诊要点

① 询问发病季节，发热及伴随症状，特别是神经系统中毒与消化道症状。

② 询问当地卫生条件、居住环境，发病前 2～3 周有无进入流行区或饮用不洁食物及可疑污染水史。

③ 询问有无进行伤寒菌苗预防接种。有无伤寒病史。

二、查体要点

① 稽留热，部分患者于病程 7～14 天可出现玫瑰疹，主要分布于胸腹部，数目多在 10 个以下。

② 相对缓脉，脾大、右下腹可有压痛。

③ 神经系统中毒症状：精神恍惚，表情淡漠，反应迟钝，听力减退，重者可有谵妄，昏迷或出现脑膜刺激征。

三、辅助检查或实验室检查

① 常规检查血、尿及粪常规，血、骨髓、尿、粪便等标本做细菌培养。

② 肥达试验及抗伤寒杆菌 IgM、IgG 抗体测试。

③ 从血、骨髓、尿、粪便、玫瑰疹刮取物中，任一种标本分离到伤寒杆菌。

四、诊断和鉴别诊断

1. 诊断

① 流行地区和流行季节，与伤寒患者有接触史或在夏秋季节有进食生冷食品史。

② 典型临床表现有持续高热、表情淡漠、腹部不适、脾肿大，部分患者玫瑰疹和相对缓脉。

③ 外周血白细胞数低下，大多为（3～4）×10⁹/L，伴中性粒细胞减少和嗜酸粒细胞消失。

④ 肥达试验若"O"抗体凝集效价≥1：80，"H"抗体凝集效价≥1：160，恢复期效价有4倍以上增高对伤寒有辅助诊断意义。

⑤ 血、骨髓、尿、粪便等标本做细菌培养分离到伤寒杆菌是确诊依据。

2. 鉴别诊断

与上呼吸道感染、流行性出血热、病毒感染、血行播散性结核病、恶性组织细胞病等疾病进行鉴别。

五、治疗

1. 一般治疗

患者按肠道传染病隔离，临床症状消失后每隔5～7天送检粪便培养1次，连续2次粪便培养阴性可解除隔离。发热期应卧床休息，宜进流质或细软无渣饮食，少食多餐。

2. 病原治疗

（1）氟喹诺酮类

处方一　氟罗沙星　100mg iv drip bid×14天

处方二　左旋氧氟沙星　100mg po bid

　　　　或　左旋氧氟沙星　200mg iv drip bid×14天

处方三　环丙沙星　500mg po bid

　　　　或　环丙沙星　200mg iv drip bid×14天

【说明】　喹诺酮类药物为首选，它的作用机制是通过抑制细菌DNA旋转酶而达到杀菌效果，具有抗菌谱广、抗菌活性强、生物利用度高、组织穿透力强、细菌对其产生突变耐药的发生率低；因其影响骨骼发育，孕妇、儿童、哺乳期妇女禁用。

（2）头孢菌素类

处方一　生理盐水注射液　100mL ┐
　　　　头孢三嗪　2g ┘ iv drip bid×14天

处方二　生理盐水注射液　　100mL ⎱ iv drip bid×14 天
　　　　头孢噻肟　2g　　　　　　　⎰

处方三　生理盐水注射液　　100mL ⎱ iv drip bid×14 天
　　　　头孢他啶　2g　　　　　　　⎰

【说明】　本类药可破坏细菌的细胞壁，并在繁殖期杀菌。对细菌的选择作用强，而对人几乎没有毒性，具有抗菌谱广、抗菌作用强、耐青霉素酶、过敏反应较青霉素类少见等优点。第二、三代头孢菌素在体外对伤寒杆菌有强大抗菌活性，毒副反应低，尤其适用于孕妇、儿童、哺乳期妇女以及氯霉素耐药菌所致伤寒。

（3）其他

处方一　生理盐水注射液　　100mL ⎱ iv drip bid×14 天
　　　　氯霉素　0.5g　　　　　　　⎰

　　或　氯霉素　0.5g po tid×14 天

【说明】　体温正常后，剂量减半。注意毒副作用，经常复查血象，白细胞低于 $2500/mm^3$ 时停药。新生儿、孕妇、肝功能明显损害者忌用。

处方二　复方磺胺甲噁唑　2 片 po bid×14 天

3. 并发症的治疗

（1）肠出血　①绝对卧床休息，严密观察血压、脉搏、神志变化及便血情况；②暂停饮食，或进少量流质；③静脉滴注葡萄糖生理盐水，注意电解质平衡，并加用维生素 K、卡巴克洛、抗血纤溶芳酸、止血粉等止血药；④根据出血情况，酌量输血；⑤如患者烦躁不安，可注射镇静药，如地西泮、苯巴比妥钠，禁用泻药及灌肠；⑥经积极治疗仍出血不止者，应考虑手术治疗。

（2）肠穿孔　除局限者外，肠穿孔伴发腹膜炎的患者应及早手术治疗，同时加用足量有效的抗生素，如氯霉素或氨苄西林与庆大霉素或卡那霉素联合应用，以控制腹膜炎。

（3）中毒性心肌炎　严格卧床休息，加用肾上腺皮质激素、维生素 B_1、ATP，静注高渗葡萄糖液。如出现心力衰竭，应积极处理，可使用洋地黄和呋塞米并维持至临床症状好转，但患者对洋地黄耐受性差，故用药时宜谨慎。

（4）溶血性尿毒综合征 ①控制伤寒杆菌的原发感染，可用氨苄西林或阿莫西林；②输血，补液；③使用皮质激素如促肾上腺皮质激素、地塞米松、泼尼松龙等，尤对儿童患者可迅速缓解病情；④抗凝疗法，可用小剂量肝素每日 50～100U/kg 静注或静滴，控制此征有显著疗效，也可用右旋糖酐 40 静滴；⑤必要时行腹膜或血液透析，以及时清除氮质血症，促进肾功能恢复。

（5）中毒性肝炎、胆囊炎、DIC 采取相应的内科治疗。

六、预防

患者按肠道传染病隔离，体温正常后的第 15 天解除隔离。切断传播途径是预防和控制伤寒的主要措施，应做好水源管理、饮食管理、粪便管理和消灭苍蝇等卫生工作。对易感人群进行伤寒、副伤寒甲、乙三联菌苗预防接种，皮下注射 3 次，间隔 7～10 天，各 0.5mL、1.0mL、1.0mL。每年可加强 1 次，皮下注射 1.0mL。

第九节　细菌性痢疾

细菌性痢疾是志贺菌属（痢疾杆菌）引起的肠道传染病。痢疾杆菌通过消化道途径传播，经污染的手、食品、水等感染，是我国夏秋常见传染病，临床表现主要有发热、腹痛、腹泻、里急后重、排黏液脓血样大便，严重者可出现休克和中毒性脑病。本病使用有效的抗菌药治疗，治愈率高，但可多次感染发病。

一、问诊要点

① 询问发病季节，有无不洁饮食史或与菌痢患者接触史。

② 腹痛的部位、性质与程度，腹泻的次数和量，大便的性状，有无脓血、黏液、里急后重、发热等。

二、查体要点

① 注意检查腹部有无压痛及压痛部位。

② 注意监测生命指征，观察患者神志，检查脑膜刺激征。

三、辅助检查或实验室检查

查血常规，粪便镜检，粪便细菌培养，检测粪便中的痢疾杆菌核酸，乙状结肠镜检查主要适用于慢性菌痢。

四、诊断和鉴别诊断

1. 诊断要点

① 夏秋季节发病，当地有本病流行，近周内有不洁的饮食史或与菌痢患者密切接触史。

② 急性腹泻伴有发热、腹痛、腹泻、里急后重，排黏液脓血便，左下腹有压痛。急性中毒型菌痢迅速发生循环衰竭和呼吸衰竭，肠道症状轻或缺如。

③ 外周血白白细胞总数和中性粒细胞增加。

④ 黏液脓血便镜检有大量脓细胞、红细胞与巨噬细胞；粪便细菌培养分离到痢疾杆菌；粪便免疫检测痢疾杆菌抗原阳性。

⑤ 乙状结肠镜检查，急性期肠黏膜呈弥漫性炎症，有大量渗出物和多发性浅表溃疡，溃疡直径一般为 3～7mm。慢性期肠黏膜呈弥漫性充血、水肿及颗粒状，可见有溃疡、瘢痕及息肉。

2. 鉴别诊断

与阿米巴痢疾、细菌性食物中毒、急性出血坏死性胃肠炎、流行性乙型脑炎、慢性非特异性溃疡性结肠炎、结肠癌及直肠癌等鉴别。

3. 分型

（1）急性菌痢

① 普通型：起病急，具有胃肠道症状和全身中毒症状，有中度毒血症表现，每日排黏液脓血便 10～25 次或更多伴里急后重感。一般病程 10～14 天。

② 轻型：胃肠道症状的程度轻，全身中毒症状、腹痛、里急后重均不明显，腹泻少于每天 10 次，含少量黏液，常无脓血，一般病程 3～6 天。

③ 中毒型：多见于 2～7 岁体质好的儿童。分为三型，即休克型（周围循环衰竭型，口唇及肢端青紫，皮肤呈花斑状，血压降低，少尿、无尿，不同程度的意识障碍，甚至昏迷）、脑型（呼吸衰竭型，颅压增高，血压升高，嗜睡，反复呕吐、惊厥，面色苍白，继而昏迷，呼吸衰竭）及混合型（是以上两型的综合

表现，最为严重）。

（2）**慢性菌痢**　菌痢患者反复发作或迁延不愈达 2 个月以上者。

① 慢性隐匿型：患者有菌痢史，但无临床症状，大便病原菌培养阳性，作乙状结肠镜检查可见菌痢的表现。

② 慢性迁延型：患者有急性菌痢史，长期迁延不愈，腹胀或长期腹泻，黏液脓血便，长期间歇排菌。为重要的传染源。

③ 慢性型急性发作：患者有急性菌痢史，急性期后症状已不明显，受凉、饮食不当等诱因致使症状再现，但较急性期轻。

五、治疗

1. 一般治疗

卧床休息、患者均应进行肠道隔离，至临床症状消失后 1 周或 2～3 次粪便培养阴性后，方可解除隔离。给予易消化、高热量、高维生素饮食。对于高热、腹痛、失水者给予退热、止痉、口服含盐米汤或给予口服补液盐（ORS），呕吐者需静脉补液，每日 1500～3000mL。

2. 药物治疗

（1）抗菌治疗

处方一　诺氟沙星　0.3g po bid×(5～7)天

处方二　洛美沙星 0.2g iv drip bid×(5～7)天

处方三　生理盐水　　100mL ⎰ iv drip bid×(5～7)天
　　　　　头孢他啶　　1g　⎱

处方四　生理盐水　　　　　100mL ⎰ iv drip bid×(5～7)天
　　　　　头孢曲松钠注射液　2g　⎱

【说明】首选喹诺酮类，也可单独或联合使用第三代头孢菌素类。不建议使用氨基糖苷类抗生素和复方磺胺甲噁唑。

（2）中毒型菌痢的治疗

① 抗菌治疗药物选择与急性菌痢相同，应首选静脉给药和联合使用抗生素。

② 抗休克治疗

处方一　右旋糖酐 40　500mL iv drip qd

【说明】 早期应快速输液，以迅速扩张血容量。

处方二 山莨菪碱（654-2） 10mg iv prn

【说明】 可对抗乙酰胆碱并具有扩张血管的作用。每5～15min 1次，至面色转红、四肢转暖及血压回升后，改为每4～6h 1次，维持24h。应用血管活性药物必须在补充血容量的前提下使用。

处方三 5%碳酸氢钠注射液 150mL iv drip qd

【说明】 纠正酸中毒，用量根据二氧化碳结合力计算。

处方四 20%甘露醇 125～250mL iv drip bid～tid

【说明】 脑水肿与呼吸衰竭的治疗，甘露醇需快速静脉注入，需要时每6～8h可重复1次，并应注意保持呼吸通畅，根据需要时可加用呼吸兴奋药以及做气管内插管或切开，使用辅助人工呼吸器。

处方五 氯丙嗪 50ng im

异丙嗪 50mg im

【说明】 冬眠疗法适用于有高热合并抽搐的患者，一般每4～6h 1次，用药3～4次，时间一般不超过24h或有必要时作适当调整。

处方六 5%葡萄糖氯化钠注射液 500mL

氢化可的松注射液 300mg ｜ iv drip qd

10%氯化钾注射液 15mL

【说明】 激素的治疗可较快缓解高热和中毒症状，对控制脑水肿有一定作用。

（3）慢性菌痢的治疗

处方一 诺氟沙星 0.2g po qid（连用10～14天）

处方二 氨苄西林胶囊 0.5g po qid（连用10～14天）

【说明】 抗菌治疗仅适用于粪便培养阳性者或慢性发作型者，疗程宜长于急性菌痢。

处方三 灌肠液 200mL

0.5%卡那霉素注射液 2mL

25%普鲁卡因 2mL ｜ 灌肠 prn

泼尼松 20mg

【说明】 此法适用于大便中经常有脓血，乙状结肠镜检示肠黏膜病变持久不愈者。

六、预防

对急慢性患者及带菌者应隔离、消毒和彻底治疗，养成良好的卫生习惯，可采用口服活菌苗以保护易感人群。

第十节　霍乱

霍乱是由霍乱弧菌所引起的烈性肠道传染病。临床上以急骤起病、剧烈呕吐、大量米汤样腹泻、脱水、肌痉挛和尿闭为特征，可因严重脱水致周围循环衰竭和急性肾功能衰竭而致死亡。

一、问诊要点

① 询问患者居住地有无霍乱流行，有无去过疫区或流行病区。

② 询问患者有无腹泻、呕吐，呕吐物的性状及呕吐的次数。

③ 细询问有无不洁饮食史，大小便的性状、次数和量。

二、查体要点

① 检查患者的生命指征并注意有无脱水，循环衰竭体征。

② 有无肌肉痉挛。

三、辅助检查或实验室检查

需做血常规、尿常规、肾功能及血电解质、血气分析、粪便镜检及粪便或呕吐物培养，血清免疫学检查。

四、诊断和鉴别诊断

1. 诊断

确诊标准如下。

① 凡有腹泻、呕吐等症状，大便培养霍乱弧菌阳性者。

② 霍乱流行期在疫区有典型霍乱症状而大便培养阴性无其他原因可查者。如有条件可做双份血清凝集素试验，滴度4倍或4倍以上可诊断。

③ 疫源检索中发现粪便培养阳性前5天内有腹泻症状者，可诊断为轻型霍乱。

疑似标准如下。

① 凡有典型泻吐症状的非疫区首发病例,在病原学检查未确诊前。

② 霍乱流行期,曾接触霍乱患者,有腹泻症状而无其他原因可查者。

2．鉴别诊断

与急性细菌性痢疾、急性食物中毒、急性胃肠炎等相鉴别。

五、治疗

1．一般治疗

按甲类传染病严密隔离。隔离至症状消失 6 天后、粪便弧菌连续 3 次阴性方可解除隔离,患者用物及排泄物需严格消毒,病区工作人员须严格遵守消毒隔离制度,以防交叉感染。

2．药物治疗

（1）补液疗法

处方一 配方溶液 750mL po q1h (成人)

【说明】 口服补液适用于病情允许的轻中度脱水患者,并根据腹泻量和尿量及患者的全身状况适当增减服用次数。其配方为每 1000mL 水中含葡萄糖 20g、氯化钠 3.5g、碳酸氢钠 2.5g、氯化钾 1.5g。

处方二 5 : 4 : 1 液,即每升含 NaCl 5g、NaHCO$_3$ 4g、KCl 1g,另加 Glu 防止低血糖。

处方三 3 : 2 : 1 注射液 1000mL iv drip qd (3 份 10% 葡萄糖、2 份生理盐水、1 份 1.4% 碳酸氢钠或 1.87% 乳酸钠)

处方四 右旋糖酐 40 500mL iv drip qd

处方五 复方氨基酸注射液 250mL iv drip qd

处方六 10% 葡萄糖注射液 500mL
ATP 40mg
辅酶 A 200U
维生素 C 2g
10% 氯化钾注射液 10mL
10% 葡萄糖酸钙注射液 10mL

iv drip qd

处方七　生理盐水注射液　250mL　｜
　　　　门冬氨酸钾镁注射液　30mL｜ iv drip qd

【说明】补液治疗原则：早期，迅速，适量，先盐后糖，先快后慢，纠酸补钙，见尿补钾。静脉补液适用于重度脱水或对口服补液不能耐受的轻中度脱水患者，重症脱水者输液应快速，于 20～30min 内可推注 1000～2000mL，以便及早使血压回升至接近正常。快速输液中应防止急性心功能不全及肺水肿。

（2）抗菌治疗

处方一　多西环素　0.2g po bid（连用 3～5 天）

处方二　环丙沙星　0.5g po bid（连用 3～5 天）

处方三　复方磺胺甲噁唑　2 片 po bid（连用 3～5 天）

（3）对症治疗　对代谢性酸中毒、低钾血症、休克、心肾功能衰竭等可参照内科治疗。

六、预防

（1）管理传染源　设置肠道门诊，及时发现、隔离患者，做到早诊断、早隔离、早治疗、早报告，对接触者需留观 5 天，待连续 3 次大便阴性方可解除隔离。

（2）切断传播途径　加强卫生宣传，积极开展群众性的爱国卫生运动，管理好水源、饮食，处理好粪便，消灭苍蝇，养成良好的卫生习惯。

（3）保护易感人群　积极锻炼身体，提高抗病能力，可进行霍乱疫苗预防接种，或口服新型的重组 B 亚单位/菌体霍乱疫苗。

第十一节　梅毒

梅毒是由梅毒螺旋体引起的慢性系统性性传播疾病。几乎可侵犯全身各组织和器官，临床不表现多种多样，病程较长。早期侵犯皮肤黏膜，晚期以侵犯心血管和神经系统为主。主要通过性接触传染，在孕妇可通过胎盘传染胎儿，亦可因输入患者血液而受感染。

一、问诊要点

① 询问有无非婚性接触史，有无发生过一期、二期或三期梅

毒及其他性传播疾病史，配偶、性伴侣有无梅毒史，妇女应询问妊娠史及生育史。

② 询问外生殖器有无皮肤溃疡，如考虑胎传梅毒应了解生母梅毒病史。

二、查体要点

应做全面体格检查，注意全身皮肤、黏膜、骨骼、口腔、外阴、肛门及表浅淋巴结等部位，必要时进行心血管系统、神经系统及其他系统检查和妇科检查等。

三、辅助检查或实验室检查

需做梅毒螺旋体检查、梅毒血清试验、胸片，必要时行皮肤黏膜组织病理检查及脑脊液检查。

四、诊断和鉴别诊断

1. 诊断

（1）流行病学资料　性接触史；孕产妇梅毒感染史；某些间接接触史；输注血液史。

（2）临床表现　有硬下疳、淋巴结肿大、皮肤出现斑丘疹、玫瑰疹或结节性梅毒疹、树胶样肿等，虫蛀样脱发。

（3）单凭临床表现不能对本病确诊，应及时做血清学检测，梅毒螺旋体检查找到病原体，非梅毒螺旋体抗原血清试验及梅毒螺旋体抗原血清试验阳性。

2. 鉴别诊断

（1）梅毒硬下疳同软下疳的鉴别　见表 10-1。

表 10-1　硬下疳与软下疳的鉴别

项目	硬下疳	软下疳
潜伏期	平均 2～4 周	2～5 天
下疳数	单发多	多发
边界	清	穿凿潜行
基底	浅，光滑，苔藓样	较深，不平，颗粒状
脓汁	浆液性，量少	脓性，量多，自体接种
硬度	软骨样	柔软

项目	硬下疳	软下疳
感觉	无痛,无痒	痛
周围淋巴结	肿大不硬,不化脓	肿大硬,化脓
愈后	无瘢痕	有瘢痕
病原体	苍白螺旋体	杜克莱嗜血杆菌
梅毒血清学反应	阳性	阴性

（2）硬下疳同固定性药疹的鉴别　固定性药疹多有服用磺胺类等药物史，既往可能有生殖器部位局限性溃疡史。局限性溃疡边界欠清，附近组织水肿，有渗出、痒，停药及抗过敏可速愈。

（3）硬下疳同生殖器疱疹并发局部感染相鉴别　生殖器疱疹的基本临床过程是局部出现红斑，伴感觉异常，继之形成水疱，数天后破溃，并发细菌感染者溃疡有脓性分泌物，多有既往发病史等。

二期梅毒，皮疹多种多样，可模拟多种皮肤病的皮疹。其中玫瑰疹应与玫瑰糠疹鉴别；扁平湿疣应与尖锐湿疣鉴别；其他梅毒疹应与白癜风、药疹、银屑病、扁平苔藓、毛囊炎、脓疱疮、鹅口疮鉴别；三期梅毒，结节性梅毒疹应与寻常狼疮、瘤型麻风鉴别；树胶肿应与寻常狼疮、瘤型麻风、硬结性红斑、溃疡、癌肿鉴别。梅毒血清学实验应作为常规检查，必要时组织病理及脑脊液检查以鉴别。

3. 分期

（1）一期梅毒　发生于不洁性交后 2～4 周，主要表现为疳疮（硬下疳），发生于常发生在外生殖器部位，少数发生在唇、咽、宫颈等处，男性多发生在阴茎的包皮、冠状沟、系带或龟头上，同性恋男性常见于肛门部或直肠；女性多在大小阴唇或子宫颈上。硬下疳常为单个，偶为多个，初为丘疹或浸润性红斑，继之轻度糜烂或成浅表性溃疡，其上有少量黏液性分泌物或覆盖灰色薄痂，边缘隆起，边缘及基底部呈软骨样硬度，无痛无痒，直径 1～2cm，圆形，呈牛肉色，局部淋巴结肿大。疳疮不经治疗，可在 3～8 周内自然消失，而淋巴结肿大持续较久。暗视野显微镜检查：皮肤黏膜损害或淋巴结穿刺液可见梅毒螺旋体。梅毒血清学检查：一般为阳性，如感染不足 2～3 周，非梅毒螺旋体抗原实验可为阴性，应与 4 周后复查，阳性率明显提高。

(2) 二期梅毒　主要表现为杨梅疮，一般发生在感染后 7～10 周或硬下疳出现后 6～8 周。早期症状有流感样综合征，表现为头痛、恶寒、低热、食欲差、乏力、肌肉及骨关节疼痛，全身淋巴结肿大，继而出现皮肤黏膜损害、骨损害、眼梅毒、神经梅毒等。

① 二期梅毒皮肤黏膜损害：其特点是分布广泛、对称，自觉症状轻微，破坏性小，传染性强。主要表现有下列几种。

a. 皮损：可有斑疹（玫瑰疹）、斑丘疹、丘疹鳞屑性梅毒疹、毛囊疹、脓疱疹、蛎壳状疹、溃疡疹等，这些损害可以单独或合并出现。

b. 扁平湿疣：好发于肛门周围、外生殖器等皮肤互相摩擦和潮湿的部位。稍高出皮面，界限清楚，表面湿烂，其颗粒密聚如菜花，覆有灰白色薄膜，内含大量的梅毒螺旋体。

c. 梅毒性白斑：好发于妇女的颈部、躯干、四肢、外阴及肛周。为局限性色素脱失斑，可持续数月。

d. 梅毒性脱发：脱发呈虫蚀状。

e. 黏膜损害：为黏膜红肿及糜烂，黏膜斑内含大量的梅毒螺旋体。

② 二期梅毒骨损害：可发生骨膜炎及关节炎，晚上和休息时疼痛较重，白天及活动时较轻。多发生在四肢的长骨和大关节，也可发生于骨骼肌的附着点，如尺骨鹰嘴、髂骨嵴及乳突等处。

③ 二期眼梅毒：可发生虹膜炎、虹膜睫状体炎、视神经炎和视网膜炎等。也可出现二期神经梅毒等。暗视野显微镜检查：扁平湿疣、湿丘疹及黏膜斑的渗出液可见梅毒螺旋体。梅毒血清学实验如梅毒螺旋体抗原实验、非梅毒螺旋体抗原实验均为强阳性。

(3) 三期梅毒　亦称晚期梅毒，主要表现为杨梅结毒。此期特点为病程长，易复发，除皮肤黏膜损害外，常侵犯多个脏器。

① 三期皮肤梅毒：损害多为局限性、孤立性、浸润性斑块或结节，发展缓慢，破坏性大，愈后留有瘢痕。常见者如下。

a. 结节性梅毒疹：多见于面部和四肢，为豌豆大小铜红色的结节，成群而不融合，呈环形、蛇形或星形，质硬，可溃破，愈后留有萎缩性瘢痕。

b. 树胶样肿：先为无痛性皮下结节，继之中心软化溃破，溃疡基底不平，为紫红色肉芽，分泌如树胶样黏稠脓汁，持续数月至2年，愈后留下瘢痕。

c. 近关节结节：为发生于肘、膝、髋等大关节附近的皮下结节，对称发生，其表现无炎症，坚硬，压迫时稍有痛感，无其他自觉症状，发展缓慢，不溃破，治疗后可逐渐消失。

② 三期黏膜梅毒：主要见于口、鼻腔，为深红色的浸润型，上腭及鼻中隔黏膜树胶肿可侵犯骨质，产生骨坏死，死骨排出，形成上腭、鼻中隔穿孔及马鞍鼻，引起吞咽困难及发音障碍，少数可发生咽喉树胶肿而引起呼吸困难、声音嘶哑。

③ 三期骨梅毒：以骨膜炎为多见，常侵犯长骨，损害较少，疼痛较轻，病程缓慢。其次为骨树胶肿，常见于扁骨，如颅骨，可形成死骨及皮肤溃疡。

④ 三期眼梅毒：可发生虹膜睫状体炎、医学│教育网搜集整理视网膜炎及角膜炎等。

⑤ 三期心血管梅毒：主要有梅毒性主动脉炎、梅毒性主动脉瓣闭锁不全、梅毒性主动脉瘤和梅毒性冠状动脉狭窄等。

⑥ 三期神经梅毒、脑膜梅毒、脑血管梅毒及脊髓脑膜血管梅毒和脑实质梅毒：可见麻痹性痴呆、脊髓结核、视神经萎缩等。

梅毒血清学实验如非梅毒螺旋体抗原实验（RPR）大多数阳性，也可阴性，梅毒螺旋体抗原实验（TPHA、FTA-ABS）为阳性。

（4）潜伏梅毒（隐性梅毒）　梅毒未经治疗或用药剂量不足，无临床症状，血清反应阳性，排除其他可引起血清反应阳性的疾病存在，脑脊液正常，这类患者称为潜伏梅毒。若感染期限在2年以内者称为早期潜伏梅毒，早期潜伏梅毒随时可发生二期复发损害，有传染性；病期在2年以上者称为晚期潜伏梅毒，少有复发，少有传染性，但女性患者仍可经过胎盘而传给胎儿，发生胎传梅毒。

（5）胎传梅毒（先天梅毒）　胎传梅毒是母体内的梅毒螺旋

体由血液通过胎盘传入胎儿血液中，导致胎儿感染的梅毒。多发生在妊娠 4 个月后。发病小于 2 岁者称早期胎传梅毒，大于 2 岁者称晚期胎传梅毒。胎传梅毒不发生硬下疳，常有严重的内脏损害，对患儿的健康影响很大，病死率高。

① 早期胎传梅毒：多在出生后 2 周～3 个月出现症状。表现为消瘦，皮肤松弛多皱褶，哭声嘶哑，发育迟缓，常因鼻炎而导致呼吸、哺乳困难。皮肤损害可表现为斑疹、斑丘疹、水疱、大疱、脓疱等，多分布在头面、肢端、口周皮肤，口周可见皲裂，愈后留有辐射状瘢痕。此外，也可发生甲周炎、甲床炎、无发、骨髓炎、骨软骨炎、贫血、血小板减少等。大部分患儿可有脾大、肝大，少数出现活动性神经梅毒。

② 晚期胎传梅毒：患儿发育不良，智力低下，可有前额圆凸，镰刀胫，胡氏齿，桑葚齿，马鞍鼻，锁骨胸骨关节骨质肥厚，视网膜炎，角膜炎，神经性耳聋，脑脊液异常，肝脾大，鼻或腭树胶肿导致口腔及鼻中隔穿孔和鼻畸形。皮肤黏膜损害与成人相似。

③ 胎传潜伏梅毒：胎传梅毒未经治疗，无临床症状而血清反应呈阳性。

五、治疗

1. 一般治疗

强调诊断必须明确，治疗越早效果越好。药物剂量必须足够，疗程必须规则。治疗后要追踪观察，对传染源及性接触者应同时检查和治疗。

2. 药物治疗处方

（1）早期梅毒（包括一期、二期及早期潜伏梅毒）

处方一　苄星青霉素（长效青霉素）　240 万 U 分两侧臀部肌注 qw（共 2～3 次）

处方二　普鲁卡因青霉素　80 万 U 肌注 qd（连续 10～15 天）

【说明】　梅毒患者在初次注射青霉素或其他高效抗梅毒药后 4h 内，部分患者出现程度不同的发热、寒战、头痛、乏力，并伴有梅毒症状和体征的加剧，这种现象称为吉-海反应。约在 8h 达高峰，24h 内发热等症状可不治而退，加重的皮疹也可好转。当再次注射这种抗梅毒药物时，症状不会再现。一期梅毒 50％、二期梅毒 75％ 以及早期先天梅毒均可出现此种反应。晚期梅毒吉-海反应少见，但一旦出现，可引起严重的继发性反应，如心脏梅毒者可出现冠状动脉阻塞，神经系统梅毒者可出现癫痫发作及假性脑膜炎，有视神经炎者视力可急剧减弱。为预防吉-海反应的发生，过去多用铋剂进行准备治疗，对心血管梅毒患者尤其重要。为此世界卫生组织（WHO）主张治疗口服泼尼松 5mg，每天 4 次，连续 4 天。抗组胺药对吉-海反应无效。

  处方三 盐酸四环素 500mg po qid（连服 15～30 天）

  处方四 多西环素 100mg po bid（连服 15 天）

  处方五 红霉素 500mg po qid（连服 15～30 天）

  【说明】 青霉素是各期梅毒的首选治疗方案，青霉素过敏者可以选用。

  （2）晚期梅毒（包括三期皮肤、黏膜、骨骼梅毒、晚期潜伏梅毒）及二期复发梅毒

  处方一 苄星青霉素（长效青霉素） 240 万 U 分两侧臀部肌注 qw（共 3 次）

  处方二 普鲁卡因青霉素 80 万 U 肌注 qd（连续 20 天）AST

  处方三 盐酸四环素 500mg qid（连服 30 天）

  处方四 多西环素 100mg bid（连服 30 天）

  （3）心血管梅毒

  处方一 普鲁卡因青霉素 80 万 U qd 肌注（连续 20 天）

  处方二 （青霉素过敏者）四环素 500mg qid（连服 30 天）

  【说明】 心血管梅毒应住院治疗，如有心衰，待心功能代偿后开始治疗。为避免吉-海反应，从小剂量开始注射青霉素，如水剂青霉素，首日 10 万 U，1 次/日，次日 10 万 U，2 次/日，第 3 日 20 万 U，2 次/日，肌注。自第 4 日起按上述方案治疗。连续 15 天为一疗程，共两疗程，疗程间休药 2 周。并在青霉素注射前一天口服泼尼松每次 10mg，2 次/日，连服 3 天。

  （4）神经梅毒

  处方一 生理盐水 100mL ｜ iv drip tid（连续 14 天）
       青霉素 320 万 U ｜

处方二　普鲁卡因青霉素　120 万 U im qd (连续 14 天)

处方三　丙磺舒　0.5g po qid (连续 10～14 天)

处方四　苄星青霉素　240 万 U qw im (共 3 周)

【说明】　神经梅毒应住院治疗，为避免治疗中产生吉-海反应，在注射青霉素前一天口服泼尼松，每次 10mg，2 次/日，连服 3 天。

(5) 妊娠期梅毒

处方一　普鲁卡因青霉素　80 万 U qd 肌注 (连续 10 天一疗程)

处方二　(对青霉素过敏者) 红霉素　500mg po qid

【说明】　使用普鲁卡因青霉素者，在妊娠初 3 个月内，注射一疗程，妊娠末 3 个月注射一疗程。使用红霉素者，早期梅毒连服 15 天，二期复发及晚期梅毒连服 30 天。妊娠初 3 个月与妊娠末 3 个月各进行一个疗程 (禁用四环素及多西环素)，但所生婴儿应用青霉素补治。

六、预防

早期发现并治愈患者是消除传染源的根本方法。应有良好的性道德观，注意个人卫生洁身自爱等，加强婚前、产前检查，坚持做梅毒血清试验；严格挑选血源，供血者一律做梅毒血清试验。

第十二节　疟疾

疟疾 (malaria) 经按蚊叮咬而感染疟原虫所引起的虫媒传染病。临床以周期性寒战、发热、头痛、出汗和贫血、脾大为特征。儿童发病率高，大都于夏秋季节流行。间日疟常有复发，恶性疟的发热不规则，常侵犯内脏及中枢神经系统，可致凶险发作。

一、问诊要点

① 询问发热过程、特点，有无疲倦、乏力、头痛、肌肉酸痛、食欲减退等伴随症状。有无烦躁、谵妄、昏迷和抽搐、肌肉痉挛、大小便失禁等症状。

② 询问询问患者职业、居住地。有到过过疟疾流行地区，有无蚊虫叮咬史。有无疟疾发作史、输血史。

二、查体要点

注意检查有无脾大、肝大、贫血体征。

三、辅助检查或实验室检查

要做血常规，外周血疟原虫检查，必要时骨髓涂片疟原虫检查，诊断困难时作血清循环抗原及血清抗体检查。

四、诊断和鉴别诊断

1. 诊断要点

① 有在疟疾流行区居住或旅行史，有蚊虫叮咬史。近年有或近期曾接受过输血。

② 典型的周期性定时的寒战、发热、出汗可初步诊断。不规律发热，而伴脾、肝大及贫血，应想到疟疾的可能。

③ 外周血中或骨髓涂片找到疟原虫。或血清循环抗原阳性，或血清抗体阳性。

2. 鉴别诊断

与败血症、伤寒、钩端螺旋体病、急性血吸虫病、流行性乙型脑炎等鉴别。

3. 临床分型

（1）普通型疟疾　临床发作过程为发冷、寒战，继之发热，伴头痛、肌肉酸痛、乏力。随发作次数增多，肝、脾逐渐大，同时出现贫血。

（2）重型疟疾　有脑型、高热型及胃肠型等。

① 脑型：高热、谵妄和昏迷为主要症状，可伴剧烈头痛、抽搐及精神失常。严重者因脑水肿，呼吸衰竭而死亡。2/3 的患者在出现昏迷时肝、脾已大；贫血、黄疸、皮肤出血点均可见；脑膜刺激征阳性，可出现病理反射；血涂片可查见疟原虫。腰椎穿刺脑脊液压力增高，细胞数常在 $50/\mu m$ 以下，以淋巴细胞为主；生化检查正常。

② 胃肠型：除发冷发热外，尚有恶心呕吐、腹痛腹泻，水样便或血便，可似痢疾伴里急后重。有的仅有剧烈腹痛，而无腹泻，常被误为急腹症。吐泻重可发生休克、肾衰而死。

③ 高热型：急起持续高热，体温达 42℃ 或更高。伴谵妄、

抽搐，昏迷，常于数小时后死亡。

五、治疗

1. 杀灭红细胞内裂体增殖疟原虫的药物

处方一　磷酸氯喹　1g（基质 0.6g）po（6h 后再服 0.5g，第 2、第 3 天各服 0.5g 总量 2.5g）

【说明】　毒性小，疗效好，但容易产生耐药性。

处方二　青蒿素首剂　1g po（6h 后 0.5g，第 2、第 3 天各 0.5g）

处方三　蒿甲醚首剂　0.2g im（6h 后肌注 0.2g，第 2、第 3 天各肌注 0.2g，总量 0.8g）

处方四　青蒿琥酯按 1.2mg/kg 计算每次用量，于 4h、24h、46h 各再注射 1 次，3 天为 1 个疗程

处方五　磷酸咯啶　每片 0.1g，首剂 0.3g，以后 0.2g，每日两次，疗程 2 日

【说明】　孕妇及心脏病患者忌用。

处方六　甲氟喹　1g po qd（连用 3 天）

【说明】　对血中裂殖体有杀灭作用。主要用于脑型疟疾凶险发作。

处方七　磷酸咯萘啶　第 1 天 0.4g po bid [第 2、第 3 天各 0.4g，口服，总剂量 1.2g（基质）]

【说明】　用于耐氯喹的疟疾发作病例。

处方八　磷酸萘酚喹　0.4～0.6g bid

【说明】　未见明显不良反应，但沙虫速度和控制临床症状较慢，不宜用于治疗脑型疟疾患者。

2. 杀灭红细胞内疟原虫配子体和迟发型子孢子的药物

处方一　伯氨喹啉　13.2mg（含基质 7.5mg）po tid（成人，连用 8 天）

【说明】　防止复发和传播的药物。能杀灭肝细胞内的疟原虫裂殖体"休眠子"及配子体，主要防止疟疾的传播与复发。极少特异体质者出现溶血反应，一旦发生，应立即停药，给予适当

处理。

处方二 乙胺嘧啶 25mg po qd（连用 7 天）

【说明】 主要用于预防的药物。能杀灭肝细胞内的疟原虫裂殖体，对红细胞内期未成熟的裂殖体有抑制作用，还可以抑制各种疟原虫配子体在蚊虫体内生长发育，有防止传播的作用。

处方三 特芬喹 300mg po tid（成人，连用 7 天）

第十三节 血吸虫病

血吸虫病是由血吸虫成虫寄生于人体门脉-肠系膜静脉系统所引起的寄生虫病。我国仅有日本血吸虫病，血吸虫病的虫卵主要是沉着在宿主的肝及结肠肠壁等组织，所引起的肉芽肿和纤维化是血吸虫病的主要病变。含有血吸虫虫卵的粪便污染水源、钉螺的存在以及群众接触疫水是传播途径中三个重要的环节。

一、问诊要点

① 询问有无疫区居住史、接触疫水史，既往有无类似发作史。

② 询问有无发热、咳嗽、皮疹、腹痛、腹泻、便血、脓血便、肝脾大等。

二、查体要点

① 检查有无荨麻疹、血管神经性水肿、全身淋巴结肿大。

② 检查有无腹部膨隆、肝脾大、肝压痛及下肢水肿。

三、辅助检查或实验室检查

查外周血常规、肝功能、肝脏 B 超、粪便常规找虫卵、血清学抗体抗原检测、乙状结肠镜检查。

四、诊断和鉴别诊断

1. 诊断要点

① 在血吸虫病感染季节水有疫水接触史。

② 皮炎，发热，腹泻等症状。

③ 外周血白细胞数增高。晚期因脾功能亢进，红细胞、白细胞、血小板均有减少。

④ CT 扫描显示特异性图像。

⑤ 取新鲜粪便找血吸虫卵，可明确诊断。

⑥ 血清学抗体抗原检测敏感性特异性较高。

⑦ 用乙状结肠镜对病变部位黏膜活检，提高检出虫卵的阳性率。

2. 鉴别诊断

与急性血吸虫病、慢性血吸虫病、晚期血吸虫病等鉴别。

五、治疗

1. 病原治疗

处方　吡喹酮　60～120mg/kg（总剂量）po（分次服）

【说明】　慢性血吸虫病总剂量 60mg/kg，2 天疗法，体重以 60kg 为限，成人每天 3 次，每次 10mg/kg，每天 3 次，连服 2 天。急性血吸虫病成人总剂量为 120mg/kg，4～6 天疗法，每天剂量分 2～3 次口服。一般病例可给 10mg/kg，每天 3 次，连服 4 天。晚期血吸虫病因药物吡喹酮半衰期明显延长，药物剂量宜适当减少，一般可按总剂量 40mg/kg，1 次顿服或分 2 次口服，1 天服完。

吡喹酮是目前公认活尿各种血吸虫病的首选药物。常见的副作用有头昏、头痛、恶心、腹痛、腹泻、乏力、四肢酸痛等，一般程度较轻，持续时间较短，不影响治疗，不需处理。少数病例出现心悸、胸闷等症状，心电图显示 T 波改变和期外收缩，偶见室上性心动过速、心房纤颤。少数病例可出现一过性转氨酶升高。偶可诱发精神失常或出现消化道出血。眼囊虫病患者禁用。

2. 对症治疗

急性期如有发热，应卧床休息或住院治疗，并补充营养和支持治疗。病情严重者可用肾上腺皮质激素治疗。慢性期以病原治疗为主，有贫血及营养不良者，予以支持治疗。晚期患者应适当休息，给予低盐、高蛋白饮食，增加营养，改善全身状况。对血浆蛋白明显减低伴高度腹水者，可输血浆或人血白蛋白，并适当利尿。巨脾型采用脾切除加大网膜腹膜后固定术。异位性损害如脑血吸虫病有癫痫症状者，给苯巴比妥、地西泮、苯妥英钠等控制发作。

六、预防

对本病的预防以灭螺为重点，采取普查普治患者与病畜、管理粪便与水源及个人防护等综合措施。

第十四节 蛔虫病

蛔虫病是由蛔虫寄生于人体肠道而引起的疾病。该病是经消化道传染的疾病。该病除引起消化道症状外，还可以引起胆道蛔虫病、肠梗阻、肠穿孔和腹膜炎等。幼虫在移行过程中还可以引起"暴发性蛔虫性哮喘"。

一、问诊要点

① 询问有无反复发作的上腹及脐周疼痛，有无发热、荨麻疹、干咳、哮喘样发作、痰带血丝、乏力等症状。

② 有无恶心、呕吐、腹泻等消化系统症状。有无磨牙、烦躁易怒、失眠等神经系统症状；有无体重减轻、发育障碍等营养不良表现。

③ 有无呕吐蛔虫及排出蛔虫史，有无生食未洗干净的瓜果蔬菜等农作物及吸吮污染虫卵的手指等不良卫生习惯。

二、查体要点

① 检查腹部有无压痛、反跳痛、腹肌紧张。仔细腹部触诊可能触到索状蛔虫性包块。

② 检查肺部炎症及过敏的表现。

三、辅助检查或实验室检查

粪便中查到蛔虫卵即可明确诊断。考虑有胆道蛔虫、蛔虫性肠梗阻、肠穿孔等并发症时，做肝胆B超、腹部平片等检查。蛔蚴症状重者应行胸片检查。

四、诊断和鉴别诊断

1. 诊断要点

（1）流行病学史 有吐虫、排虫史或生食未洗净的瓜果蔬菜及吸吮手指等不良卫生习惯。

（2）成虫所致征象　腹痛最常见，位于脐周，反复发作，不伴有腹肌紧张和压痛。可伴有纳差、恶心、呕吐等消化道症状。

（3）幼虫所致的征象　由幼虫移行致肺所引起。可出现乏力、咳嗽或哮喘样发作。

（4）实验室检查　粪便中查到蛔虫卵即可明确诊断。

（5）并发症　胆道蛔虫病、肠梗阻、肠穿孔，结合B超、放射学检查可助于诊断。

2. 鉴别诊断

有腹痛时应与肠系膜淋巴结核、肠道阿米巴病、血吸虫病、肝吸虫病、钩虫病、慢性肠炎、肠易激综合征等鉴别。有营养不良、神经症状、蛔蚴症、并发症等时应与相关疾病鉴别。

五、治疗

1. 治疗原则

治则是驱虫治疗及并发症处理，根本是驱虫治疗。

2. 药物治疗

（1）驱虫治疗

处方一　阿苯达唑　0.4g（2周岁以上小儿0.2g）顿服

【说明】　苯咪唑类药物是广谱高效低毒的抗虫药物。在体内代谢为亚砜类或砜类后，抑制寄生虫对葡萄糖的吸收，导致虫体糖原耗竭，或抑制延胡索酸还原酶系统，阻碍ATP的产生，使寄生虫无法存活和繁殖。2岁以下小儿及孕妇禁用。急性病、蛋白尿、化脓性或弥漫性皮炎、癫痫等患者以及授乳妇女不宜应用。有严重肝、肾、心脏功能不全及活动性溃疡病患者慎用。

处方二　甲苯咪唑　每次200mg 1～2次/天（共1～2天）

处方三　噻嘧啶　0.5g 小儿10mg/kg 顿服

【说明】　驱虫最好在症状缓解后进行。对严重感染者需多次治疗，治疗中可能发生胆道蛔虫症。噻嘧啶通过抑制胆碱酯酶，对寄生虫的神经肌产生阻滞作用，能麻痹虫体使之止动，安全排出体外，不致引起胆道梗阻或肠梗阻。本品口服很少吸收，服后有轻度恶心、眩晕、腹痛，偶有呕吐、腹泻、畏寒等，一般不需处理。急性肝炎或肾炎、严重心脏病、发热患者应暂缓给药。孕妇、冠心病及有严重溃疡病史者慎用。

（2）解痉镇痛治疗

处方一　阿托品　0.5mg im

处方二　山莨菪碱（654-2）　10mg im 或 iv drip（稀释后）

处方三　哌替啶　50mg im

处方四　曲马朵　50mg po 或 im

【说明】阿托品、山莨菪碱可有口干、面红、瞳孔散大、视物模糊、心率增快、排尿困难等不良反应；青光眼、前列腺增生症者忌用。因诱发胆道痉挛，不宜使用吗啡镇痛。内科治疗无效者则需手术治疗。

六、预防

加强宣传教育，普及卫生知识，培养良好的个人卫生习惯，做到饭前、便后洗手，不生食未洗净的瓜果蔬菜，不饮生水，对粪便进行无害化处理。